中医治未病旨要

ZHONGYI ZHIWEIBING ZHIYAO

朱向东　主编

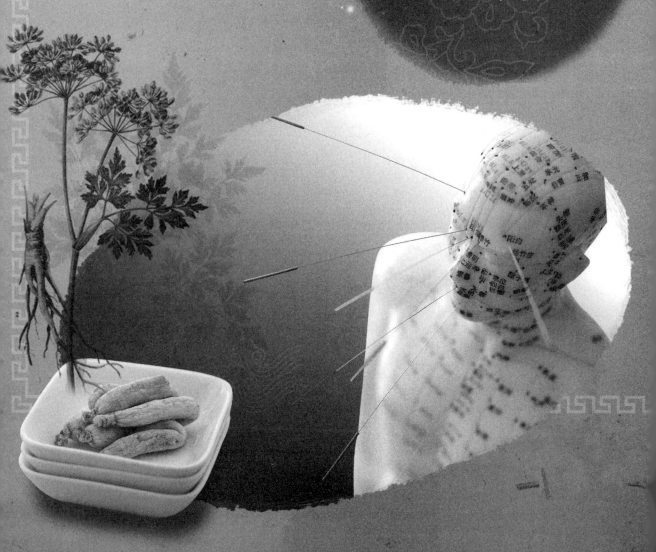

甘肃科学技术出版社

图书在版编目(CIP)数据

中医治未病旨要 / 朱向东主编. -- 兰州 ：甘肃科
学技术出版社，2015.4（2021.8 重印）
ISBN 978-7-5424-2179-1

Ⅰ.①中… Ⅱ.①朱… Ⅲ.①中医学 － 预防医学
Ⅳ.①R211

中国版本图书馆CIP数据核字(2015)第080014号

中医治未病旨要

朱向东　主编

责任编辑　杨丽丽
封面设计　陈妮娜

出　版　甘肃科学技术出版社
社　址　兰州市读者大道568号　730030
网　址　www.gskejipress.com
电　话　0931-8125103(编辑部)　0931-8773237(发行部)
京东官方旗舰店　https://mall. jd. com/index-655807.html

发　行　甘肃科学技术出版社　　印　刷　三河市华东印刷有限公司
开　本　880毫米×1230毫米 1/16　印　张 23 插　页 1 字　数 560千
版　次　2016年5月第1版
印　次　2021年8月第2次印刷
印　数　1001~1750
书　号　ISBN 978-7-5424-2179-1　定　价　138.00元

编委会

前　言

　　治未病是中医药发挥作用的重要优势之一，未病先防亦是解决看病难、看病贵的重要策略。中医历代医学典籍中对治未病理论和方法有大量的阐释和运用，其理论自成体系，方法亦非常丰富，对当前我国开展实施治未病工程有重要的借鉴意义和参考价值。

　　"治未病"，是一个古老而新鲜的话题。在当代社会，面对医疗保健诸多问题的困扰以及人们对健康提出的更高要求，"治未病"的理念与实践被提到了前所未有的高度。在中医学漫长的发展历程中，"治未病"的思想始终闪烁着光辉，"圣人不治已病治未病，不治已乱治未乱"、"上工救其萌芽"、"务在先安未受邪之地"等至理名言千古传颂。"治未病"作为中医学的特色所在和优势领域，在当前以至今后可望展示更加光明的前景，发挥更为重要的作用。

　　中医学将"治未病"表达为"未病先防"、"防微杜渐"、"既病防变"等多个层次，贯穿于无病状态、疾病隐而未显、发而未传的全过程。在几千年的防病治病实践中，形成了独特的思想体系，积累了丰富的实践经验，为我们提供了可资借鉴的有效方法和手段。

　　鉴于此，我们选择中医治未病理论为主要研究内容，希望通过对治未病思想的初步探讨，提醒您在健康的时候要有维护健康的意识，在有病的时候要有早治疗的意识，在康复之后要有防止疾病复发的意识，概括来说就是要防患于未然。古人说："上工治未病"，就是未病先防重养生、有病早治防传变、病后调理防复发。简单地说与其病入膏肓而去抢救，不如提前重视摄生、预防、保健、康复。治未病的重大意义在于让人如何不得病，更为关键的是让人如何健康地、有质量地、优质地生存。由于中医治未病的理论与方法内容涉及范围十分广泛，很多内容和方法实践起来也有一定的困难，本书在作者20多年中医临床和理论研究的基础上，系统挖掘整理中医学发展史上的治未病理论，并对其诠释，系统研究中医治未病的方法，并对其归纳，使治未病的理论和方法有机衔接，内容特点是理论上力求清晰，方法上突出实用。全书的内容分上、下两篇。上篇阐述了基于中医治未病思想的摄生基本理论、基本原则、摄生寿命观；下篇主要介绍了基于中医治未病思想的常用摄生方法。本书的编写过程中得到了张士卿、王道坤、宋敏、雒成林等教授的大力支持。尽管我们对书稿的要求精益求精，并指定专门人员对书稿进行了校订，但其中一定存在很多问题和不合理之处，衷心希望广大读者提出宝贵意见，将不胜感激！

目 录

上 篇

下　篇

中医治未病旨要

上篇

摄生之理

是故圣人不治已病治未病，不治已乱治未乱，此之谓也。夫病已成而后药之，乱已成而后治之，譬犹渴而穿井，斗而铸锥，不亦晚乎！

——《黄帝内经·素问·四气调神大论》

第一章 中医治未病理论解读

健康是人类追求的永恒主题。现代健康理念是指一种躯体、精神和社会适应良好的状态。随着人们生活水平的提高和健康观念的变化，对医疗保健提出了更高的要求。医学科学研究的重点由治疗疾病转向预防疾病为主。吴仪副总理在 2007 年全国中医药工作会议讲话中明确指出："治未病"的实施对保障国民健康，降低医疗费用，发挥中医特色优势以及促进国际医学合作与交流方面都具有重要的意义，提出要把"治未病"作为一个重要课题来研究。早在两千多年前，"治未病"思想就已经被我国古代医家提出，其后历代医家医著又不断将其补充完善。"未病"包括无病状态、病而未发、病而未传几层含义。中医"治未病"的根本原则在于道法自然、平衡阴阳，通过预先采取措施，防止疾病的发生与发展，主要体现于"未病先防"、"有病早治"、"既病防变"，从而达到"虚邪贼风，避之有时"、"精神内守，病安从来"的健康状态。中医学"治未病"的思维与实践，是中华民族奉献给全人类的闪耀着远见卓识和智慧之光的思想体系，也为我们创新有中国特色的医疗保健之路指出了正确的方向。

一、"未病"的内涵

什么是"未病"呢？它与健康是什么关系？二者能画等号吗？其实，关于"未病"一词，在我国古代浩如烟海的典籍中各有所指，其内涵和外延十分丰富。理解起来，主要包括以下三层含义：

首先，"未病"为"无病"，即机体尚未产生病理信息的健康人，也就是没有任何疾病的健康状态。

其次，"未病"为病而未发，即健康到疾病发生的中间状态。此时机体内已有潜在的病理信息，但尚未有任何临床表现的状态，也就是说病理信息的发展仍处于"潜伏"时期，还没有达到"显化"程度。长期以来，人们对处于这个阶段的病理信息不容易或不能够识别，因而误认为健康无病。现在，由于科技的飞速发展、医学检测手段的提高，已经可以对其中的一些信息进行识别、诊断和治疗了。

再者，"未病"可以理解为已病而未传。根据疾病传变规律及器官相关法则，身体某一器官已有病，会影响到其他器官并使之生病，中医学中典型的例子就是"肝可传脾，当先实脾"以防之。

结合现代医学的理论，综合各家说法，可以将人群的健康状态分为三种：一是健康未病态，即人体处于没有任何疾病时的健康状态；二是欲病未病态，即体内病理信息隐匿存在的阶段，或已经具有少数先兆症状或体征的小疾小恙状态，但尚不足以诊断为某种疾病；三是已病未传态，即人体某一脏器出现了明显病变，根据疾病的传变规律及脏腑之间的生理、病理关系，病邪可能传入其他脏腑，但病邪尚局限在某一脏腑未发生传变的状态。

二、"治未病"的内涵

《淮南子》中有句名言："良医者，常治无病之病，故无病；圣人常治无患之患，故无患也。""治未病"是中医学重要的防治思想。这里的"治"，并不单纯指医疗，还含有管理、整理、治理、研究等内容。"治未病"，就是预先采取措施，防止疾病的发生与发展。它的含义非常广泛，大致讲，可以理解为三个层面：一是"未病先防"，二是"防微杜渐"，三是"既病防变"。它要求人们在平时就要防病，有了小病就要注意阻止其酿成大患，在病变来临之际要防止其进一步恶化，这样才能掌握健康的主动权。具体说来，中医"治未病"主要包括以下内容：

平素摄生，防病于先。毫无疑问，"治未病"首先应该着眼于平素养护和调摄，未雨绸缪，积极采取措施，防止疾病发生。也就是《黄帝内经》中所强调的"圣人不治已病治未病，不治已乱治未乱"。在平时注意保养身体，从培养正气，提高机体抗邪能力和防止病邪侵袭两个方面预防疾病的发生。

防微杜渐，欲病救萌。《黄帝内经》中提出："上工救其萌芽。"也就是说疾病虽然还没有发生，但已经出现了某些征兆，或者是疾病还处于萌芽状态时，就应该采取有效措施，防微杜渐，从而防止疾病的发生。我们知道，健康与疾病之间并没有一个截然的界限，中间可能存在一个"第三状态"（即亚健康状态）。在"第三状态"，尽管事实上体内已开始发生某些异常变化，但病象尚未显露，或虽有少数临床表现，却不足以据此确诊病症。"第三状态"的转归有两种可能：或者向健康态转化，或者向疾病态转化。中医"治未病"的任务就在于促进其向健康态转化。《黄帝内经》中提到："肝热病者左颊先赤，心热病者颜先赤，脾热病者鼻先赤，肺热病者右颊先赤，肾热病者颐先赤。病虽未发，见赤色者刺之，名曰治未病。"显然，这里的"治未病"，不是未病先防，而是在病虽未发生但将要发生之时，采取措施治其先兆。临床上像中风之类的病症，多数有先兆症状，如头眩、肢麻、手颤等，如能及时发现，采取果断措施，就可以避免发病。还有一些发作性疾患，如哮喘病，当出现先兆症状时，或在缓解期，预先采取措施，就可以阻止其发作。

已病早治，防其传变。疾病发生的初期，就应该及时采取措施，积极治疗，防止张仲景在《金匮要略》中讲道："适中经络，未流传脏腑，即医治之。四肢才觉重滞，即导引、吐纳、针灸、膏摩，勿令九窍闭塞。"又说："见肝之病，知肝传脾，当先实脾。"都是在强调疾病的早期治疗。在疾病初期，一般病位较浅，病情较轻，正气受损不重，因此早期治疗很容易解决问题。正如《医学源流论》所说："病之始生浅，则易治；久而深入，则难治"，"故凡人少有不适，必当即时调治，断不可忽为小病，以致渐深；更不可勉强支持，使病更增，以贻无穷之害。"疾病在早期即被治愈，就不会进一步发展、恶化，否则，等到病邪强盛、病情深重时再去治疗，就比较困难了。

因此，"治未病"就针对以上三个状态，具有以下作用：一是未病摄生，防病于先：指未患病之前先预防，避免疾病的发生，这是医学的最高目标，是健康未病态的治疗原则，也是一名高明医生应该追求的最高境界；二是欲病施治，防微杜渐：指在疾病无明显症状之前要采取措施，治病于初始，避免机体的失衡状态继续发展，这是潜病未病态的治疗原则；三是已病早治，防止传变：指疾病已经存在，要及早诊断，及早治疗，防其由浅入深或发生脏腑之间的传变，这是欲病未病态、传变未病态的治疗原则。另外，还有瘥后调摄、防其复发：指疾病初愈正气尚虚、邪气留恋，机体处于不稳定状态，机体功能还没有完全恢复之时，此时机体或处于健康未病态、潜病未病态或欲病未病态，故要注意调摄，防止疾病复发。

从根本意义上讲，人类医学应该是关于"健康"的学问，而不是关于"疾病"的学问。治疗"已病"只是在疾病发生后不得已的应对措施，是"消极医学"；而"治未病"，防患于未然才是积极主动的。预防为主，防重于治，应该说是中、西医的共识。但是现代预防医学主要是针对疾病在人群中的发生、发展规律，探索和分析环境中主要致病因素对人群健康的影响，并通过公共卫生措施达到促进健康和预防疾病的目的。而中医的"治未病"思想则主张通过饮食、运动、精神调摄等个人摄生方法和手段来维系人体的阴阳平衡，提高机体内在的防病抗病能力，做到"正气存内、邪不可干"，从而维持"精神内守、病安从来"的健康状态。

三、"治未病"思想的源流

中医学历来重视疾病的预防。"治未病"的概念最早出现于《黄帝内经》，在《素问·四气调神大论》中提出："是故圣人不治已病治未病，不治已乱治未乱，此之谓也。夫病已成而后药之，乱已成而后治之，譬犹渴而穿井，斗而铸锥，不亦晚乎"，就生动地指出了"治未病"的重要意义。另见于《素问·刺热》篇："肝热病者左颊先赤，心热病者颜先赤，脾热病者鼻先赤，肺热病者右颊先赤，肾热病者颐先赤。病虽未发，见赤色者刺之，名曰治未病。"此"病虽未发"，结合上文是指机体已受邪但尚处于无症状或症状尚较少、较轻的阶段。这种潜病态可发展成为某种具有明显症状和体征的疾病。因而，这"治未病"，是指通过一定的防治手段以阻断其发展，从而使这种潜病态向健康方向转化，属于疾病早期治疗的范围。还见于《灵枢·逆顺》："上工，刺其未生者也。其次，刺其未盛者也。其次，刺其已衰者也……上工治未病，不治已病。"此处"治未病"对医生的治疗经验和水平提出了要求，要想成为一名高明的医生，要善于预防疾病，防患于未然。唐代医家孙思邈提出了"上医医未病之病，中医医欲病之病，下医医已病之病"，将疾病分为"未病"、"欲病"、"已病"三个层次。"治未病"思想源自《黄帝内经》，之后的历代医家对于"治未病"的思想和内容进行了继承和发扬，在他们的著作中可以见到"治未病"的理论和应用。可见古人对于"治未病"思想之重视。医圣张仲景秉《黄帝内经》、《难经》之旨，在临床医学实践中贯彻"治未病"思想，他在《金匮要略·脏腑经络先后病脉篇》中云："见肝之病，知肝传脾，当先实脾"，这是运用五行乘侮规律得出的既病防变的措施，是"治未病"思想既病防变的具体体现。唐代医家孙思邈提出了"上医医未病之病，中医医欲病之病，下医医已病之病"，将疾病分为"未病"、"欲病"、"已病"三个层次。在《备急千金要方》中提出用针刺预防中风的具体方法："惟风宜防尔，针耳前动脉及风府神良"。元代朱丹溪指出："与其求疗于有疾之后，不若摄养于无疾之先。盖疾成而后药者，徒劳而已。是故已病而不治，所以为医家之法，未病而先治，所以明摄生之理。夫如是，则思患而预防之者，何患之有哉？"提出了预防与摄生的重要性。明代的杨继洲《针灸大成》中也有艾灸预防中风的详细记载，如："但未中风时，一两月前，或三四月前，不时足胫发酸发重，良久方解，此将中风之候也，便宜急灸三里、绝骨四处，各三壮……如春交夏时，夏交秋时，俱宜灸，常令二足灸疮妙。"清代温病学家叶天士根据温病的发展规律和温邪易伤津耗液的特点，提出对于肾水素虚的患者应防病邪乘虚深入下焦，损及肾阴，在治疗上主张在甘寒养胃同时加入咸寒滋肾之品，以"先安未受邪之地"，是既病防变法则的典范。近年来，在时任国务院副总理吴仪同志大力倡导中医"治未病"实践下，国家中医药管理局举办了"治未病"健康基石为主题的系列活动和"治未病"工程，提出了中医特色的防保服务体系。卫生部部长陈竺在首届"治未病"高峰论坛暨"治未病"健康工程启动仪式上也提出了"治未病"引领人类健康发展方向的三点意见。当前"治未病"思想已逐渐作为广大医务工作者关注的重点之一，"治未病"存在着巨大的临床意义和社会效益。对于单个患者，可以通过提高生活质量，增加一个个体为社会作出贡献的时限与数量，创造更多的社会价值；还可以为国家节省大量的治疗花费，节省大量的医疗资源。国际卫生组织1996年在《迎接 21 世纪的挑战——21 世纪的医学》中也明确西医学正从"疾病医学"向"健康医学"发展，从重治疗向重预防发展，从针对病源的对抗治疗向整体治疗发展，从重视对病灶的改善向重视人体生态环境的改善发展；从群体治疗向个体治疗发展，从生物治疗向心身综合治疗发展，从强调医生作用向重视病人的自我保健作用发展，医疗服务方面则是从以疾病为中心向以病人为中心发展。我们看到无论是西医的发展战略还是现代的三级预防思想与中医的"治未病"思想有着许多契合之处，从而有了"体质三级预防学说"，就是针对不同人群制定相应的预防保健措施。一级预防是针对个体体质的特殊性，积极改善特殊体质，增强自身的抵抗力，从而实现对特殊人群的病因预防，阻止相关疾病的发生。二级预防也就是临床前期预防，即在疾病的临床前期做好早期发现、早期诊断、早期治疗的"三早"预防措施。三级预防即临床预防，对已患某些疾病者，结合体质的特异性及时治疗，防止恶化。在"治未病"原则指导下，它在临床各科疾病的预防中都具有重要意义，甚至可以指导人类已知的所有疾病的预防。中医药"治未病"的理论和临床研究开展非常广泛，而且其防治意义已经逐渐为人们所认可。对于病因明确的疾病，人们可以主动地避免远离各种致病危险因素。但是，目前大多数疾病的病因或危险因素并不明确，从对疾病的掌握上来看，不能实施有效的预防。因此，根据中医"治未病"的思想，采用中医中药的方法，在对于疾病的预防与已病防变方面就显出了巨大成就。

第二章　治未病
——中医摄生学发展历史

中医治未病的形成和发展经历了漫长的岁月，历代摄生学家、医学家和广大劳动人民通过长期防病的实践活动，不断丰富和发展了中医治未病的内容，逐渐形成了一套完整的理论体系和一些独特的摄生方法，对中华民族的繁衍昌盛作出了卓越的贡献，并在世界范围内产生了深刻的影响。了解中医摄生学的形成、发展与成就，掌握其学术渊源、特点和规律，对于学习和应用中医摄生学，使之继承并发扬光大，具有十分重要的意义。

第一节　上古时期（萌芽时期）

中国古代摄生的起源，可追溯至上古时期，自原始群居的猿人起，至公元前21世纪夏代之前。中华民族是具有悠久文明历史的民族，如果从远古时代原始群居的猿人算起，我们已经历了近两百万年的漫长过程。在第一个奴隶制王朝——夏朝建立以前，大致可分为原始人群、母系氏族公社、父系氏族公社等几个历史阶段。在这个时期内，为了生存和发展，我们的祖先在与大自然进行艰苦斗争的过程中，逐渐地认识了自然界，并通过自己的劳动，努力创造条件，以适应自然、改造自然，维持自己的生存与种族发展。这个时期，人类历史由此掀开了文明发展史篇，为今后摄生理论的形成创造了基本条件，可谓萌芽时期。

一、饮食调养的萌芽

人类为了生存就得获取食物，千百万年以来，人们依靠吃野果、野菜、野瓜而生存。上古时期，先民们过着"茹毛饮血，饥则取之，饱则弃之"的原始生活，"时多疾病毒伤之害"，生活环境极为恶劣，各种自然灾害随时随刻威胁着人类的健康和生存。据谯周《古史考》记载："太古之初，人吮露精，食草木实，穴居野处。山居则食鸟兽，衣其羽皮，饮血茹毛；近水则食鱼鳖蚌蛤，未有火化，腥臊多害肠胃"。先民们以瘦弱的身体，拖儿带女艰难地迎战着每一个残酷的白昼黑夜。这些恶劣的条件造成远古时代的人类食物短缺，饥寒交迫，身体矮小，人均寿命只有二十岁左右。然后一场森林大火的爆发为人们的生活带来了曙光。自从火的用途被人类发现后，在饮食上引起了一场由生食到熟食的革命，人类第一次可以把猎捕的野禽、野兽以及野果，用火烧成营养丰富、美味可口的食物。这种野生的动植物，即野生绿色食物与红肉食物构成的食谱比原始的单一的以野果为主的食谱前进了一大步，这种热能较高的食物结构逐步改善了人类自身的智力和体质，大大提高了人类的身高和寿命，防止了一些肠道传染病的发生，对于人类的生存和发展具有非常重大的意义。中华民族使用火的历史至少有 50 万年以上，火的应用，可使人类战胜严寒，温暖人体的肢体关节、胸腹、腰背，除驱散寒冷之外，我们的祖先还懂得了一些用火治病的简单医疗方法，如灸、焫、熨等，用以治病除疾，摄生防病。

二、起居调养的萌芽

我们的祖先最早在河谷地区聚族而居，因为河谷地区水源充足，土壤肥沃，食物丰富，可以满足人类生存的基本需要。即使遇到自然灾害，被迫迁徙时，也总要进行一番选择，要"观其流泉"，"度其（隰）原"（《诗经·大雅·公刘》），以定其新的居处。这说明，上古时期，由于生存的需要，人类已经注意到对居住地域的环境条件的选择。不仅如此，由于"古者禽兽多而人少，于是民皆巢居以避之，昼拾橡栗，暮栖木上"（《庄子·盗跖》），说明古人筑巢穴、栖木上是为了躲避野兽，以防猛兽的伤害。而为了适应自然界气候变化，所以"冬则居营窟，夏则居橧巢"（《礼记·礼运》）。"古者民不知衣服，夏多积薪，冬则炀之"（《庄子·盗跖》），这说明当时的人们已经懂得改变居住环境以适应寒暑之变。在火被发现并得到广泛应用之后，则又进一步懂得了筑房舍以安居，开窗户以透光通气，如："修火之利，范金合土，以为台、榭、宫室、牖户"（《礼记·礼运》）。足以看出，在长期的生活实践过程中，我们的祖先逐渐懂得了居处环境的好坏对于人类生存和发展是至关重要的。为了继续生存，人们将寻找食物的目标从捕食动物转移到了种植植物，先民们收起捕鱼、狩猎用的器具，创造了新的耕种用的农具，中华民族从此踏上了以谷食为主的漫长的农耕道路。据《淮南子·修务训》记载："古者民茹草饮水，采树木之实，食赢蚘之肉，时多疾病毒伤之害，于是神农乃始教民种五谷……神农尝百草之滋味，水泉之甘苦，令民知所避就，当此之时，一日而遇七十毒"。可见，神农尝百草的真正目的其实是在寻找食物资源，在寻找食物的同时，人们也发现了药物和毒物。

三、劳动促进人类健康

劳动不仅是人类赖以生存的手段，也是促进人类健康的重要条件。在原始社会，人类靠劳动寻觅食物、索取火种、制造工具、修筑巢穴，以充饥、御寒、逃避野兽、维持生命。劳动是人类使用工具来改变自然，使之适合于自己需要的有目的的活动。

同时，劳动也促进了人类对大自然的认识，开阔了眼界、增长了智慧、保护了生命、强壮了身体。劳动是与人类生存和发展息息相关的。人们定居以后，勤劳而富有智慧的华夏先民们凭借一双巧手发明了陶器，陶器的出现不仅为酒的酿造创造了条件，也为药物煎煮和食物烹调提供了可能，食疗也因此而萌芽。如《易·系辞下》中有如下一段传说："古者包牺氏之王天下也……作结绳而为罔罟，以佃以渔，盖取诸《离》，包牺氏没，神农氏作，斫木为耜，揉木为耒，耒耨之利以教天下，盖取诸《益》……刳木为舟，剡木为楫，舟楫之利，以济不通……服牛乘马，引重致远，以利天下……断木为杵，掘地为臼，臼杵之利，万民以济……弦木为弧，剡木为矢，弧矢之利，以威天下……上古穴居而野处，后世圣人易之以宫室，上栋下宇，以待风雨"。概括地说明了上古时期劳动促进人类社会进步的情形。

总之，原始社会的人们为生存与繁衍，所采用的各种自我保护方法，是人类最早的摄生术。但应当明确的是，由于环境恶劣，人类终日忙于获取最基本的生存条件，故摄生尚无法摆在重要位置，其所产生的调养方法是原始的、本能的，也许人们自己都未曾认识到它的保健作用。加之，中医学在此时还未产生，这种摄生方法也就不可能成为一种学说，更无独立的思想与理论体系可言。然而，在漫长的劳动实践中，人类正在逐渐地认识自然与生命的关系，并试图去适应它，尝试着运用自然规律去支配它，从而改善了人类的生活环境，增长了智慧，强壮了身体，延长了寿命为此而产生的那些简单方法也就成为中医摄生学的萌芽。

第二节　先秦时期（形成时期）

从夏朝建立至公元前221年秦始皇统一中国这一时期称为先秦时期。

在公元前21世纪，建立了我国第一个奴隶制王朝——夏。经过殷商到周，奴隶制得到较大发展。随着生产力的发展，科学文化事业也相应发展，其突出的标志是知识分子数量空前增加，出现了"诸子蜂起、百家争鸣"的局面。在先秦的学术争鸣中，人们在世界本源、生命学说及人生现象等方面有了较为客观的认识。诸子百家在探讨自然规律与生命奥秘的过程中，中医治未病的思想、观点与方法应运而生。

一、《周易》中医治未病的思想

《周易》一书，是对自然界发生、发展、变化规律的总结，它被视为中国哲学与文化的源头活水，阐释了自然、社会、人生道理等，其众多的重要命题对后世中医治未病的发展有着奠基性的贡献。

1.天人合一

这是《周易》哲学思想的核心。《周易》以乾坤二卦为始描述自然现象，乾为天、坤为地，天地定位，万物乃生。万物产生以后，才有了男女、夫妇，然后才制定出父子君臣上下之礼，形成人类社会，将人事附于天道，把对自然界的分析推广到人类社会，体现出天人同源之理。《说卦·传》明确指出圣人作《易》之目的乃是要求人们合天道而顺天意，效法自然规律。这种天人合一的哲学观，为认识人之本性与规律，修身养性以保持健康、延年益寿提供了可靠的依据。

2.八卦顺逆

《易·系辞》勾画出先天八卦图，乃宇宙、人体及事物形成和发展的总模式。此图自内向外为顺，说明事物按次序发展；此图自外向内为逆，说明事物反此方向发展，故顺逆是一对哲学范畴，代表事物发展反正的辩证关系，意义甚广。顺逆，可代表有无、繁简变化，顺即由无到有、由简至繁，逆即由有到无、由繁至简；可代表动静变化，顺即由静而动，逆即由动而静；可代表分合变化，顺即一分为二、二分为四、四分为八，合即八合为四、四合为二、二合为一。因此，顺逆可广泛用于多学科领域，体现在摄生之中，可分为顺逆两大方法：一为顺式摄生法，如顺应人身阴阳、顺应社会和顺应自然，顺之则保全真气、免遭邪害，这是摄生的根本；二为逆式摄生法，即颠倒生命发展过程，其意并非违背生命规律，而是更高程度地顺应生命规律，如延缓生命衰老，甚至转逆为返老还童；又如西方人健身尚动、中国人摄生尚静等。只有掌握顺逆之道，才能使摄生达到更高的层次。

3.潜龙勿用

《乾卦·初九》曰："潜龙，勿用"。以龙的潜伏、隐而不见的特性，告诫人们处事当静而不动，不可妄为，以伺时机。联系到人，人之所以具有生机、富于生命力，是因为阴精阳气似潜龙而伏藏于体内，保持相对平衡状态的缘故。据此，中医便有了"精神内守"的摄生学观点。

4.艮趾无咎

《艮卦·初六》曰："艮其趾，无咎，利永贞。"提示人们对脚趾受伤这样的小毛病，也要给予足够的重视，以防止大的疾病与灾难。《易·系辞下》曰："君子安而不忘危，存而不忘亡，治而不忘乱，是以身安而国家可保也"，处处体现了居安思危的思想，成为中医未病先防、防微杜渐以预防为主的摄生观的基础。

5.反身修德

《周易》尤为重视道德修养，《坤卦·象传》曰："至哉坤元，万物资生，乃顺承天。坤厚载物，德合无疆。含弘光大，品物咸亨。"坤卦象征着纯阴的品格，坤的品格在于顺，顺承上天，并以其似大地般的厚实承载万物，包孕一切，使万物各自亨通。与乾卦纯阳的品质相比，坤体现于柔顺、安静、稳重、宽广、包容等方面，这也是人所应具有的品德。《塞卦·象辞》指出："君子以反身修德"，通过道德的提升来保养精神，使人处于良好、愉悦的心境之中，这正是摄生所求的精神状态和思想境界。

二、道家的摄生思想

道家学说是以老、庄为代表的学术思想，以自然天道观为主要内容，它不仅是中国传统文化的哲学基础，而且对中医学许多观点与基本概念的形成也起了重要的作用，尤其在中医摄生学的形成中产生过一定的影响。

道家所主张的"道"，是指天地万物的本质及其自然循环的规律。自作界万物处于经常的运动变化之中，道即是其基本法则。《道德经》中说："人法地，地法天，天法道，道法自然"，就是关于"道"的具体阐述。所以，人的生命活动符合自然规律，因时因地选择相应的方法进行摄生实践，才能够使人长寿。这是道家摄生思想的根本观点。

1.三宝重精

道家提出精、气、神三宝的概念，认为精、气是构成万物的基本要素，万物的生成与毁灭，均是气的凝聚或消散的缘故，《庄子·知此游》说："人之生，气之聚也。聚则为生，散则为死"。而精的充盛是人体健康、祛病延年的关键所在，正如《管子·内业》所说；"精存自生，其外安荣"。神为精气相合之体现，生命活动之外相。《庄子·刻意篇》解释为"四达并流，无所不极，上际于天，下蟠于地，化育万物"。由于精气神的重要，故老子对此强调一个"啬"字，寓有爱惜之意，精足气充神旺方能使生命之根本巩固，后人视精、气、神为"三宝"即源于此。"精、气、神"的概念，也为中医摄生理论的创立奠定了理论基础。

2.清静无为

清静，在这里主要指的是心神宁静；无为指的是不轻举妄动。具体地说，就是《道德经》所谓的"少私寡欲"，因为"祸莫大于不知足，咎莫大于欲得"，故宜"致虚极，守笃静，万物并作，吾以观其复。"清静无为是老子哲学"道"的重要观念，他在论道的基础上提出天道和人道两大法则，并认为人道应效法天道，《老子·二十五章》曰："人法地，地法天，天法道，道法自然"。可见，天地万物的发生发展，有其必然趋势，主张顺其自然，反对人为干扰、征服和破坏，此乃天道无为；而人道也要依乎天理，提倡"清静无为"的处世哲学，要求人们少私寡欲，反对人为的自益其生，过度追求物质享受，此乃人道无为。天道与人道之无为相合，可使摄生达到天人玄同的境界。

3.返璞归真

道家崇尚返璞归真。《老子》中多处言及"婴儿""赤子",如"常德不离,复归婴儿"等。其意有二:一则希望人们内心清净明澈,回复到人生最初的单纯状态,保持孩童时代的自然天真、质朴无邪,摄生追求精神上的超脱与自由;二则由婴幼儿的新生与柔弱告诉我们,微小的事物会逐渐发展壮大而走向胜利,幼小柔弱的东西却富有生命力,反之,事物强大了就会走向衰弱,人体生长到极限就会衰老乃至死亡。此乃道家"贵柔"的立身之道,老子曰:"坚强者,死之徒;柔弱者,生之徒"。

4.形神兼养

庄子提出的去物欲、致虚极以养神,但也有一定的养形作用,《庄子·在宥》中说:"必静必清,无劳女形,无摇女精,乃可以长生",《庄子·刻意》说:"吐故纳新,熊经鸟申,为寿而已矣。此道引之士、养形之人,彭祖寿考者之所好也"。他主张以静养神、以动养形。道家汲取了春秋以前宣导摄生术的精华,创立了一套顺乎自然的气功摄生法,《老子》就被称为气功摄生的宏观论著,其"贵柔""守雌"的思想指导了气功摄生学的发展。《庄子》则集先秦气功摄生之大成,逐渐形成了以导引、吐纳为主要方法的体系。导引最初又称作"道引",通过吹呴而调节呼吸与周身之气;通过模仿熊攀树而悬空、鸟飞翔而伸展之式,来导气令和、引体令柔。这里向我们展示的是一种呼吸与躯体运动、动静相合的方法。从而可见,我国古代的导引术是道家所倡导的,从其产生开始就是用于健身、治病、防病的。

三、管子的摄生思想

《管子》的作者承袭了老子关于"道"是宇宙本原的思想,明确提出"道"即"精气"的观点。在摄生方面,《管子》认为"精"是生命的物质基础,故主张存精以摄生,指出,"精也者,气之精者也","精存自生,其外安荣,内藏以为泉源"(《管子·内业》)。此外,他又提出存精的具体方法,"爱欲静之,遇乱正之,勿引勿摧,福将自归"(《管子·内业》),主张虚其欲以存精。

《管子》还提出了起居有时、节制饮食、适应四时等重要的摄生原则。如《管子·形势篇》云:"起居时,饮食节,寒暑适,则身利而寿命益;起居不时,饮食不节,寒暑不适,则形累而寿命损",这些摄生原则是很实际的。

《管子》还十分重视精神调养,《管子·内业》中指出:"凡人之生也,必以平正,所以失之必以喜怒忧患。是故止怒莫若诗,去忧莫若乐,节乐莫若礼","凡人之生也,必以其欢"。保持乐观情绪,也是摄生的重要内容,而调节情绪则可用雅情怡兴的方法。

四、儒家的摄生思想

以孔孟为代表的儒家，宣扬仁义礼乐之教，对我国政治、文化和教育都产生了莫大的影响。儒家思想对中医，鲜明地体现于中医文化的人文内容，最突出的一是医德，将"仁"贯穿于"医"中；二是学风，注重"学"与"思"的结合。其论摄生，则与修身、处世等伦理密切相关。在摄生学方面，儒家具有代表性的学术思想和观点，大致有如下几个方面：

1.提倡调性养身，强调精神调摄

儒家思想以"仁爱"为核心，其主要内容是"仁者爱人"。体现在医学上，要求医者以仁爱精神施医救人；体现在摄生上，倡导养心葆神，注重仁、义、礼、智、信等道德修养，将追求至善至美的道德情操及人的自我完善作为摄生的最高目标。认为只有知识丰富、道德高尚、举止持重、坦荡豁达、顺应自然而形神共葆，方能健康长寿，即所谓"仁者不忧""仁者寿"，说明修身养性与长寿二者相辅相成。虽然养心与养形都是摄生的重要内容，然而精神与形体之间，具有统帅支配作用的是精神。摄生首先要强调精神调摄，而最好的方法是减少物质欲望，即所谓："养心莫善于寡欲"（《孟子·尽心下》）。人生存在着欲望是正常的，然而只能在社会许可的条件下实现欲望，不可有过分的欲求，这就需要遵循"礼"的原则。

2.处事不偏不倚，行为中庸中和

儒家思想以"中庸"为行为准则，孔子《论语》中最先提出"中庸"的范畴。其后，其孙孔伋作《中庸》，指出："喜怒哀乐之未发，谓之中；发而皆中节，谓之和。中也者，天下之大本也。和也者，天下之达道也。致中和，天地位焉，万物育焉"，宋·朱熹的《中庸章句》也说："中庸之中，实兼中和之义"。二者皆把"中"与"和"相联系，由"中庸"进而提出"中和"的概念。"中"指不偏不倚、无太过无不及；"和"指合乎节度；"中"是天下之本根状态，"和"是天下最终的归宿，达到中和是一切事物运动变化的根本目的。中医学也认为，中和是生命整体维持平衡稳定、生存延续的必要条件。

3.重生活起居，调饮食五味

儒家提出要合理地安排生活，起居有常，劳逸适度。《论语·乡党》曰："食不语，寝不言"，谓不注意饮食起居会危害健康，反对"寝处不时""劳逸过度"。集思想家、政治家、教育家与儒家创始者于一身的孔子喜欢音乐、垂钓、射箭、游览大好河山，留下"仁者乐山，智者乐水"之说。儒家思想还体现于其饮食观上：其一，强调饮食"守礼"，《论语·乡党》提出"八不食"的饮食礼制，总体精神是强调饮食卫生与习惯；其二，强调饮食无过、无偏，讲究食物配伍，在《周礼》、《仪礼》、《礼记》三部儒家经典著作中，蕴含了大量的饮食文化思想，《周礼·天官》中记载了王室饮食，《礼记·内则》记载饮品及食物有几十个品种。可见，儒家饮食观主张杂合而食，从中获取多种营养，以补充生命所需。儒家的摄生思想，是极宝贵的摄生经验，因而为历代摄生家所遵循。时至今日，仍有其实用价值。

五、杂家的摄生思想

《吕氏春秋》是先秦杂家的代表作，为战国末期秦庄襄王的相国吕不韦及其门客编著，其汇儒墨之旨、合名法之流、以道德为准则、以无为为纲纪，融诸子之说，就摄生而言也不例外。该书讨论政治、经济问题 160 篇，涉及摄生内容约 50 篇。杂家的摄生思想主要有：

1.顺应自然

认识和掌握自然规律，效法自然，发挥人的主观能动作用，这是杂家摄生的原则。《吕氏春秋·尽数》说："天生阴阳，寒暑燥湿，四时之化，万物之变，莫不为利，莫不为害。圣人察阴阳之宜，辨万物之利，以便生，故精神安乎形而年寿得长焉"，"故凡摄生，莫若知本，知本则疾无由至矣"。而《吕氏春秋·情欲》也说："人与天地也同，万物之形虽异，其情一体也。故古之治身与天下者，必法天地也"。法天地就是法道，又称法一、得抱一、知一或守一。自然规律是人类生命的根本，人类维持正常的生命活动，就一定要顺乎自然的变化规律。

2.去害毕数

先秦杂家认为，人活百岁，是生命的自然寿限。《吕氏春秋·尽数》指出："长也者，非短而续之也，毕其数也。毕数之务，在乎去害。"其中"毕数"，是指人活到寿命的最高界限，而许多人未能活到这一寿限，究其原因，多由于在生命过程中受到种种危害和干扰。如果能找出原因，并采取措施排除这些危害和干扰，则有可能使人长寿，达到自然寿限。"去害""毕数"的观点阐明了人的自然寿限及达到自然寿限的可能性，并指出去害是使人长寿的重要保证。而"去害"的具体措施，就是摄生。

3.动形达郁

《吕氏春秋·达郁》提出"凡人三百六十节、九窍、五脏、六腑、肌肤，欲其比也；血脉，欲其通也；筋骨，欲其固也；心志，欲其和也；精气，欲其行也。若此，则病无所居，而恶无所由生矣。病之留、恶之生也，精气郁也"。《吕氏春秋·尽数》指出："流水不腐，户枢不蠹，动也，形气亦然，形不动则精不流，精不流则气郁"。吕氏认为人之精气血脉以通利流畅为贵，若郁而不畅达，则百病由之而生。因此，鼓励人们通过运动来宣达精气而消除诸病。吕氏提出的这种动形达郁的主张是对摄生学的一个重大贡献。

先秦诸子提出的摄生思想、原则和方法，渗透到医学领域，充实、丰富了中医摄生学的内容，为摄生学理论的形成和发展创造了有利条件。

六、诸家摄生实践

夏代以后，由于社会的进步，生产的发展，使人们的物质生活和文化生活得到改善。人们在长期的生活实践中，懂得采取一些措施，讲究卫生，以增进健康，防止疾病。

1.饮食调养

注意饮食调摄的摄生实践，大概在夏商时代已经开始，到西周及春秋战国时代，对于食物的分类已经很细致。《周礼》载有："食医掌和王之六食、六饮、六膳、百羞、百酱、八珍之齐"，当时已有食医，专门管理饮食营养及饮食卫生。同时，对病人的营养和临床结合起来，创造了"食治学"。《吕氏春秋·本味篇》说："调和之事，必以甘、酸、苦、辛、咸，先多后少，其齐甚微，皆由自起"，针对病人所需营养，强调五味调和及烹饪制作。对于饮膳烹饪，也注意到五味调和。

在殷墟出土的商代甲骨文中，有与现代汉字"酒"字相似的字。同时，还发现酿酒场地遗址，说明当时的酿酒业已相当发达。随着酿酒的发展，酿醋、制酱、腌制食品也相继出现。饮食的改善，不仅可增加营养、开胃进食，也可以健身防病。如酒可以通血脉，行药势；醋可以健胃，并有收敛作用；曲可防治肠胃病等。

2.导引健身

导引是我国传统的健身术，它将呼吸、动形和自我按摩等内容融成一体，春秋战国时期，导引已发展成为保健功，现存最早并且完整地描述呼吸锻炼的是战国初的《行气玉佩铭》，其详细、完整地描述了调息的全过程，说明这种行气保健功已经成为一种专门学问。

3.讲究卫生

夏商时期，人们已经有洗脸、洗手、洗脚等习惯。如甲骨文中既有表示洗脸的"沬"字和表示洗澡的"浴"字。而在《礼记·内则》中则有："五日则（火罨）汤清浴，三日具沐，其间面垢，（火罨）汤清浴，足垢，（火罨）汤清洗"的记载，并认识到"头有创则沐，身有疡则浴"。说明在周代，定期沐浴已成了人们的生活习惯。

4.注意环境

先秦时期，对于环境卫生也十分重视。甲骨文中"帚"字，即清扫工具扫帚。《礼记·内则》中，即有"凡内外，鸡初鸣，咸盥漱衣服，敛枕簟，扫室堂及庭"，说明清洁扫除在当时已经成为每个家庭及个人的日常卫生习惯。此外，在公元前5世纪，我们的祖先就已经懂得了处理污水，当时即有所谓"陶窦"，据说就是当时的下水沟。

对于粪便管理，史载更早即有"厕所"，《周礼》说："宫人为其井匽，除其不蠲，去其恶臭"，匽，即路厕。这都说明当时人们已经注意到环境卫生与人体健康的关系，注意环境卫生是保证健康的有效措施。

5.优生优育

先秦时期，在婚姻制度上，也提出了一些合理主张，如同姓不结亲、必成年而婚配等。在《左传》中，即有"男女同姓，其生不蕃"之论。《周礼·地官·司徒》中说："男三十而娶，女二十而嫁"，强调必待成年而婚，这些现在看来仍然十分科学的思想，对于中华民族的繁衍昌盛有极其重要的意义。

先秦时期，对于妊娠时期的摄生也十分注意。如刘向《列女传》载："太任（周文王之母）有身，目不视恶色，耳不听淫声，口不出傲言"，说明当时对于胎教已有一定的认识。

6.药物摄生

在先秦的有关文献中，对于延年益寿的药物已有不少记载，如在《山海经》中收集了百余种药物。其中，有一类为补药，如櫰（huai 音怀）木、枥木、狌狌（按：同猩猩）等，具有强壮身体、增强记忆力、延年益寿的功效。这些药物为后世摄生学家、医学家探讨抗老防衰、益寿延年的方法，开阔了思路，提供了宝贵的经验。

7.敬老养老

敬老养老是我们中华民族的美德，这一传统大概自进入文明时代以来就开始了。对老人的敬养，也包含着情志、起居、饮食等生活诸方面的摄生内容。《礼记·内则》中说："孝子之养老也，乐其心，不违其志；乐其耳目，安其寝处，以其伙食忠养之"，"凡养老，有虞氏以燕礼，夏侯氏以飨礼，殷人以食礼，周人修而兼用之"。可见，当时在老人摄生方面积累了丰富经验。

七、《黄帝内经》——中医摄生学的确立

《黄帝内经》是我国现存最早的医学典籍，其成书标志着中医学理论体系的初步形成。在摄生理论和实践方面，《黄帝内经》总结了先秦道家、儒家、杂家的摄生思想，是集先秦诸子摄生理论及中医药学实践之大成，它的面世，标志着摄生学在中医理论指导下迅速发展，并为中医摄生学的形成奠定了理论基础。

1.对生命起源的认识

《黄帝内经》认为"精"是构成人体的基本物质，《灵枢·经脉》曰："人始生，先成精"，说明精是构成人体的原始物质，又是人体生命活动的原动力。同时，气对生命也具有同样的意义，《素问·保命全形论》曰："天地合气，命之曰人"，既言自然界阴阳二气是生命之源，又言人与自然的关系。气之盛衰与人之健康寿夭关系甚密，

故《灵枢·天年》曰："其气之盛衰，以致其死"。

2.对生命规律的阐述

《内经》对人体生、长、壮、老、已的生命规律有精妙的观察和科学的概括，不仅注意到年龄阶段的变化，也注意到了性别上的生理差异，如《素问·上古天真论》以"女七男八"为阶段，从发育、壮盛至衰老期的人体状态，突出了肾气在生命活动中的地位。而《灵枢·天年》则以百岁为期，以 10 岁为一个阶段，分述了各段的表现与生理特征，从生机勃发直至颓废，人终因精气告竭而亡。《素问·阴阳应象大论》通过生命过程中 40、50 与 60 三个阶段，揭示人体衰老的实质为"阴气自半""阴痿，气大衰"。这些既是我国医学史上最早对人体生命周期的划分，也为摄生学根据生命规律来防老抗衰提供了宝贵借鉴。

3.对人体衰老的认识

《内经》详细论述了衰老的变化过程及衰老征象，并指出情志、起居、饮食，纵欲、过劳等方面调养失当，都是导致早衰的重要原因，并提出要"法于阴阳，和于术数，饮食有节，起居有常，不妄作劳，故能形与神俱，而尽终其天年，度百岁乃去"（《素问·上古天真论》），可视为抗衰老及老年病防治的理论基础。

4.摄生重视"天人相应"

《黄帝内经》把自然界与人体视为一个整体，自然界的各种变化，都会对人体生命活动产生一定的影响，即所谓天有所变、人有所应，并认为"人以天地之气生，四时之法成"，强调人们要主动适应自然界的变化，避免外邪对身体损害，故《灵枢·本神篇》提出"顺四时而适寒暑，和喜怒而安居处，节阴阳而调刚柔"，《素问·四气调神大论》又提出："春夏养阳，秋冬养阴"等四季摄生原则。《素问·上古天真论》又明确提出"虚邪贼风，避之有时"，这是最早提出的防病摄生的论点。

5.创立经络摄生理论

在长沙马王堆出土文物之一的帛书中，《足臂十一脉灸经》、《阴阳十一脉灸经》是较早的经络学说，但内容简单。而《黄帝内经》中的经络学说较为完整，包括十二正经、奇经八脉等内容，并指出经络的作用，如《灵枢·本脏篇》载："行血气而营阴阳，濡筋骨，利关节"，《灵枢·经脉篇》载："决死生，处百病，调虚实，不可不通"等。在《黄帝内经》的经络学说中，明确提出摄生治病当以经络为基础，经络通畅，气血调和，百病不生。如经络阻塞、气血不通，则体弱多病。所以经络理论是摄生防病及临床治疗的理论基础。

6.明确提出摄生原则和方法

《内经》提出了许多重要的摄生原则和行之有效的摄生方法，如顺应自然、调和阴阳、濡养脏腑、疏通气血原则，以及调情志、慎起居、适寒温、和五味、节房事、导引按跷、针灸等多种摄生方法。不仅如此，还特别强调"治未病"这一预防为主的原则，将摄生和预防疾病密切结合在一起，这一点具有极其重要的意义。

综上所述，《黄帝内经》集先秦诸子之说，参以大量医疗实践，不仅为中医理论体系的建立，而且为中医摄生理论体系的形成奠定了理论基础，对中医摄生学的作出了极其重要的贡献。

总之，先秦时期是我国从原始时代进入文明时代的重要转折时期。在这一时期，生产的发展、社会的进步，使人类更好地认识自然，认识生命。长期的医疗实践，为医学的发展积累了丰富而宝贵的经验。先秦诸子的"百家争鸣"为中医理论体系的建立打下了初步的基础，而《内经》则是这一时期医学发展的系统总结和结晶，它为中医摄生学理论体系的建立奠定了基础。

第三节　汉唐时期（发展时期）

公元前221年，秦始皇统一中国，建立了中国历史上第一个封建帝国，出现了一个暂时的稳定局面。至西汉初期，统治者们又采取了"与民休息"等一系列长治久安的措施，人民生活较为安定，社会生产力得以提高，自然科学与社会科学均有长足发展，医学也是如此。汉、唐两代都曾出现过封建经济高度繁荣的景象，开辟了丝绸之路，促进了中外文化交流，对医学及摄生的发展也产生了积极的影响。这一时期内，出现了不少著名的医学家和摄生学家，以及摄生专论、专著，从而进一步充实和发展了中医摄生学的内容，对摄生学的发展作出了重要贡献。

一、道家摄生术

自秦王执政开始，道家受到重视。许多学者与方士极力提倡导引、吐纳等摄生术，如汉代张良师从赤松子游，"乃学辟谷导引轻身"（《史记·留候世家》）；东方朔、李少君等人宣讲"导气养性"之术（《论衡·道虚》）。西汉初期，统治阶级更加重视清静无为的黄老哲学，其内容仍渊源于老子学说，而假托黄帝之名，形成新的道家学派，即具有宗教色彩的黄老道，既有古代哲学范畴的阴阳，又吸取了儒、墨、法等诸家思想，司马迁在《史记·太史公自序》的"论六家要肯"中所说："凡人所生者，神也，所托者，形也。神大用则竭，形大劳则敝，形神离则死。……神者生之本也，形者生之具也"，"形神骚动，欲与天地长久，非所闻也"，显而易见，这是承袭了先秦道家贵生、养神的思想，同时，也是对汉武帝追求长生不死、得道成仙思想的有力批判。

道教所行摄生之术很多，如外丹、内丹、服气、胎息、吐纳、服饵、辟谷、存思、导引、按跷、动功等，这是将古代所流行的摄生之术，皆吸取进来，加以发挥。

东晋医家葛洪，精研道教理论，在摄生方面作出很大贡献。他从预防为主的思想出发，首先提出"摄生以不伤为本"，认为良好的生活习惯有利于长寿。葛洪对于导引、吐纳等摄生术也十分重视。在他所著的《抱朴子·释滞》中指出："行气可以治百病，……或可以延年命，其大要者，胎息而已"。首次提出了"胎息"功法，并详述其要领。葛洪对炼丹之术也进行了研究，他在《仙药》中论及的植物如灵芝、茯苓、地黄、麦冬、巨胜子、楮实子、黄精、槐实、菊花等，经现代研究分析证实，确有抗衰防老、益寿延年的作用。当然，他的金丹长生之论在摄生方面并不足取，但在化学上却是一大贡献。

南朝著名摄生家陶弘景是继葛洪之后道家摄生派的代表人物之一，他精于医学，通晓道、佛之理，辑录魏晋以前诸多摄生文献而编著了《养性延命录》，是我国现存最早的一部摄生专著，全书计有教诫、食诫、杂诫、服气疗病、导引按摩、御女损益等篇，摄生法则和摄生术很多，如调情志、节饮食、顺四时、行气吐纳、慎房事等，此书推动了摄生学的发展，并有重要的研究价值。

总之，道家摄生派，是以"长生不老"为目的，以"返璞归真、清静无为"作为指导思想，以导引、服饵丹石为主要摄生方法的一个摄生派别。

二、佛家摄生术

佛教发源于古印度，后经中亚传入我国，东汉年间传入内地。随着佛教的传入，大量佛经被翻译过来，当时传译佛经的僧侣学者，大多利用老庄之学的概念译解佛经，早期佛家摄生法多附于道家摄生法之中。经过长时间的消化和吸收，到隋唐时期，中国佛教达到极盛状态。佛家追求"彻悟成佛"，在修炼中必须有健康的体魄，因而必须修习"参禅"，即"禅定"，是调心、调息、调身的静坐思虑，一心参究，以达"顿悟"，此法确有强身健体，却病延年的作用。

佛教的传入，对我国医药学的发展也有一定促进作用，仅据隋唐史书记载，传来的医书和方药书就有十余种。例如，相传中国佛教禅宗达摩译写了《易筋经》，其为佛门摄生健身功法，成为中医摄生学中的健身术之一，流传至今。唐代《千金要方》书中载有天竺国按摩法，也是当时佛教徒常做的一种体操式的按摩法。还有《六妙门》、《摩诃止观》、《百法明门论》等，均是论述摄生的佛教典籍。它们不仅对佛学发展产生很大影响，而且对于摄生学的发展也产生了很大影响。

佛家讲求平衡人与自然环境、社会环境的关系，因而十分重视环境调养，植树造林，行医施药等公益事业，特别是植树造林，尤为突出。尤其寺院地址的选择十分讲究，多选择在依山傍水，山清水秀，环境幽静之处，是修行和养性怡人之佳境。

佛家还有许多戒律，如五戒、十戒、菩萨戒等，是对信徒在酒、色、财、食等诸方面欲念的约束和节制，使其有心参禅，提高道德品质和修养。这种思想被吸收而融入摄生学中，充实了摄生学中"养神"、"固精"、"节欲"等方面内容。

三、儒家摄生术

汉代，汉武帝提出"罢黜百家，独尊儒术"，把儒学作为"官学"，由于儒学地位上升，儒家摄生也开始成为一个独立流派。董仲舒将摄生与中庸思想结合，强调养气与中和，他说："循天之道，以养其身，中者，天地之所始终；和者，天地之所生成也。能以中和养身者，其寿极命"（《春秋繁露》）。儒家主张修身养性。荀悦把儒家的养性学说与气、形、神等相结合，并在理论上作了阐述，使儒家养性学说与人体生理、病理变化联系更加紧密，更为具体，便于普及和推广。

隋唐时代，儒家摄生派在上层统治阶层已很兴盛。到了宋代，经过程颐、朱熹、陆九渊等人的补充与发挥，使儒家学说更加盛行。

汉唐时期，道、佛、儒家思想盛行，它们互相渗透、互相融合，这三家之说充实、丰富和发展了摄生学内容。

四、医家摄生术

汉唐时期许多著名医家，不但是医学大家，更是出名的摄生学家，写出了很多摄生专论、专著，对摄生学的发展，作出了重要贡献。

东汉医家张仲景，继承了先秦时期的医学理论，博采众长，著成《伤寒杂病论》，奠定了中医辨证论治的理论基础。其中，也从病因学角度提出了自己的摄生观点。第一，他提出"养慎"，即调护机体以顺应四时之变。仲景认为："若人能养慎，不令邪风干忤经络，……病则无由入其腠理"。第二，他提出食养的重要意义，特别强调饮食与摄生的关系，"凡饮食滋味以养于身，食之有妨，反能为害……若得宜则益体，害则成疾，以此致危"。第三，仲景重视导引，主张以动形方式防治疾病。如《金匮要略》中云："四肢才觉重滞，即导引吐纳……勿令九窍闭塞"。

华佗是与张仲景同时的医家，他对先秦《吕氏春秋》中的"动则不衰"之说做了进一步发展，从理论上进一步阐述了动形摄生的道理，如《三国志·华佗传》中载其论云："人体欲得劳动，但不当使极尔，动摇则谷气得消，血脉流通，病不得生，譬犹户枢不朽是也"。华佗对导引健身术也十分重视，他创编了《五禽戏》，模仿虎、鹿、熊、猿、鸟五种动物动作的导引法，其方法简便，行之有效，大大推动了导引健身的发展。

东汉时期的王充，提出了禀气的厚薄决定寿命长短的论点，在他所著的《论衡》中强调指出"若夫强弱夭寿，以百为数，不致有者，气自不足也。夫禀气渥则其体强，体强则寿命长，气薄则其体弱，体弱则命短。"他还强调，生育过多往往会影响下一代健康。王充这一思想把优生与长寿联系起来探讨，有独到见解，丰富了摄生学的内容。

汉唐时期，中医摄生学有了巨大成就，使之进入了一个日趋成熟完善的阶段，稳定了其学术地位。

第四节　宋元时期（突破时期）

宋金元时期是中国封建社会的中期，也是我国医学史上又一个辉煌时期，中医摄生学也进入了新的阶段。在思想上倡导融道、儒、佛三教于一炉的所谓"理学"，又出现"新学"哲学流派，他们既有争论，又互有渗透，互有吸收和发扬，这对医疗保健有一定影响。在医药卫生保健方面，改进医事管理，发展医药教育，促进医药保健的发展。此外，科学技术的蓬勃发展，为医疗保健取得成就提供了有利条件。活字印刷术的使用和发展，对医学著述和传播也起了一定的促进作用。许多著名摄生学家与医学家，总结新经验，提出新见解，使摄生学不断充实和发展。

一、饮食摄生

历代医学家和摄生学家都认识到了食物摄生的重要意义，因为这是防病治病、健体延年的基础。在宋元时期，由于实践经验的不断积累，食养食疗不但在理论上而且在方法上都有了新的进展，取得显著的成就。

宋代对医学事业特别重视。由于活字印刷术的发明，出版了许多医学著作，仅《宋史·艺文志》就收载了500余部，在医学史上出现了一个医学研究全面开展与普及的高潮，因而食养发展更加迅速。在《太平圣惠方》《圣济总录》两部医学巨著中记载了许多食养名方，"安身之本，必须于食；救病之道，惟凭于药。不知食宜者，不足以全生"。《太平圣惠方》还指出了食养与药治的不同。元代饮膳太医忽思慧的《饮膳正要》，是保存至今比较完好的营养学专著，也是首论饮食与饮食卫生的著作，载有常用食物200种，讲究配膳，记录了多种食谱，并因人、因时制宜，规定了摄生、孕妇、乳母以及四时的饮食禁忌。

二、药物摄生

宋代自朝廷到民间，都注重药物的收集和研究，例如宋代的《太平圣惠方》就已收载了大量药物摄生方剂。《圣济总录》是在《太平圣惠方》的基础上，广泛收集汉以后官府所藏和民间流传的延年益寿、强身驻颜的单方、验方等近二万个，是集宋以前摄生方剂之大成。其他如张锐的《鸡峰普济方》、王衮的《博济方》、严用和的《济生方》都载有大量的药物摄生内容，在逐渐纠正服饵金石药物摄生的不良倾向之后，开始崇尚草木药物摄生，摄生方剂大多以草木命名，如"草西神煎""草还丹"等。上述著作反映出宋元时期药物摄生发展状况与取得的巨大成就。

三、老年摄生

老年摄生的确立可谓宋代摄生学的一大创新。在唐代孙思邈重视老年保健的基础上，宋元时期医学家、摄生学家寻求新的老年摄生方法，全面认识老年人的生理病理特点，丰富老年人的治疗保健原则和方法，促进了老年医学的发展。宋代陈直撰写的《养老奉亲书》，是我国现存最早的一部老年保健学著作。元代邹铉在此书的基础上继增三卷，更名为《寿亲养老新书》，内容颇为详尽，是老年医学专书，标示中国老年医学的正式诞生。金元时期学术争鸣，对老年保健理论和方法的认识更趋完善。

1.精神摄养

根据老年人的精神情志特点，陈直指出："凡丧藏凶祸不可令吊，疾病危困不可令惊，悲哀忧愁不可令人预报……暗昧之室不可令孤。凶祸远报不可令知，轻薄婢使不可令亲"。说明保持老年人情绪稳定，维持心理健康是非常必要的。邹铉还指出了心病心医的情志保健的原则。《寿亲养老新书》中载有一首诗："自身有病自身知，身病还将心自医，心境静时身亦静，心生还是病生时"。说明了只有进行自身心理保健，才可杜绝情志疾病。

2.饮食调养

对于老年人，合理调节饮食是非常重要的。因为"高年之人，真气耗竭，五脏衰弱，全仰饮食，以资气血；若生冷不节，饥饱失宜，调停无度，动则疾患"。因此，提出"老人之食，大抵宜温热、熟软、忌其粗硬生冷"，及"善治病者，不如善慎疾；善治药者，不如善治食"（《寿亲养老新书》）的主张；这是符合老年人的生理病理特点的。朱丹溪对于老年人的饮食提出"尤当谨节"、"茹淡"，强调节制饮食，又要避免摄入燥热厚腻之物，以保养精气。

3.顺时奉养

《内经》提出四时摄生法则，到宋元时期不仅尊崇其说，而且增广其法，从而丰富了顺时养老的内容。对于老年人，顺应四时的阴阳消长来保养身体，更为重要。故陈直指出，老年人要"依四时摄养之方，顺五行休王之气，恭怡奉亲，慎无懈怠"（《寿亲养老新书》）。朱丹溪亦指出："善摄养者……各自珍摄，以保天和"（《格致余论》）。故养老大法，必然要依据天和的性质，顺应四时变化而摄养，才能老当益壮。此外，邱处机著《养生消息论》亦从不同角度对四时的精神调养、起居调摄、饮食保健等做了阐述和发挥。

4.起居护养

老年之人，体力衰弱，动作多有不便，故对其起居作息，行动坐卧，都须合理安排，"竭力将护，以免非横之虞"（《寿亲养老新书》）。护养方法是："凡行住坐卧，宴处起居，皆须巧立制度"。例如，老年之居室宜洁雅，夏则虚敞，冬则温密。床榻不宜太高，应坐可垂足履地，起卧方便。被褥务在松软，枕头宜低长，可用药枕保健。衣服不可宽长，宜全体贴身，以利气血流畅。药物调治，汗、吐、下等攻伐之剂，切宜详审，防止不良后果。总之，处处为老人提供便利条件，细心护养。

5.注意药物扶持

老年人气色已衰，精神减耗，所以不能像对待年轻人那样，施用峻猛方药，欲速则不达，反而危及生命。《寿亲养老新书》提出老年人医药调治应采取"扶持"之法，即用温平、顺气、补虚和中、促进食欲之方来调治，切不可峻补猛泻，这些原则是符合老年人的生理特点的。

四、"金元四大家"的摄生思想

1.刘完素主张摄生重在养气

刘完素论摄生注重养气，其《原道论》强调气是生命活动中最根本的物质，指出"气耗形病，神依气立，气合神存"。他重视气、神、精、形的调养，但尤其强调气的保养。对于养气方法，他认为当从调气、守气、交气三方面着手，他认为："吹嘘呼吸，吐故纳新，熊经鸟伸，导引按跷，所以调其气也；平气定息，握固凝神，神宫内视，五脏昭彻，所以守其气也；法则天地，顺理阴阳，交媾坎离，济用水火，所以交其气也"（《素问病机气宜保命集·原道论》）。这种调养之法可起到舒畅阴阳，灌溉五脏，调畅气血阴阳的作用。

2.张子和提倡祛邪扶正

张子和主张用攻法防病治病，认为祛邪即所以扶正，邪去则正气自安，反对唯人参、黄芪"为补"的狭隘观点，他还提出"摄生当用食补，治病当用药攻"（《儒门事亲》），对病后的恢复尤重护胃气为本，而运用攻药之后也多采用粥食调养胃气，助胃气恢复以祛除余邪。他的摄生保健的思想核心是"君子贵流不贵滞"的观点，并指出调饮食、施药物、戒房劳、练气功等方法。在防病保健中，还特别重视人与社会环境的整体观和机体与情志的整体观，从而丰富了中医学中有关心身医学、社会医学的内容。

3.李东垣注重调理脾胃

李东垣认为促成人之早夭的根本原因在于元气耗损，他提出"人寿应百岁，……其元气消耗不得终其天年"（《兰室秘藏·脾胃虚损论》），而"元气之充足，皆由脾胃之气无所伤，而后能滋养元气"（《脾胃论·脾胃虚实传变论》）。这说明调养脾胃之气，维护后天之本，是防病抗衰、延年益寿的一条重要原则。调养脾胃的方法主要概括为三个方面：一是调节饮食护养脾胃。他认为"饮食不节"是酿成内伤的一个重要原因，"饮食自倍，则脾胃之气即伤，而元气亦不能充，则诸病之所由生也"。故合理饮食是防病保健的一个重要环节，饮食安于淡薄则不会伤及脾胃，不宜过食酸咸苦辛之物，以免损伤脾胃之气。二是调摄情志保护脾胃。李氏指出："凡愤怒、悲思、恐惧，皆伤元气"，说明精神情志密切关系着生理变化，尤其易伤脾胃功能，因此，须从积极方面调摄，静心寡欲、不妄作劳，以养元气。三是防病治病顾护脾胃。东垣防治疾病之立法遣药，处处考虑到脾胃之升降生化机能，用升发阳气之法，注重调补脾胃。东垣以顾护脾胃而益寿延年的精辟论述为中医摄生学别树一帜、另辟一途，为后世实践所肯定。

4.朱丹溪强调阴气保养

朱丹溪论摄生重护养阴气，他提出"阳常有余，阴常不足"的学说，并一再强调阴气"难成易亏"，因而在治疗与摄生上，都主张以滋阴为主。围绕保阴精，强调顺四时以调养神气，饮食清淡中和以免生火助湿，节欲保精以息相火妄动，并为此而著《色欲箴》以戒众人。在老年病方面，认为老年阴气暗耗，相火易亢为害，故养老大法，总要在于承制相火之亢极。此外，朱氏对防病于未然的摄生理论和方法也有所论述。

综上所述，金元四大家的学术观点虽异，然崇尚摄生则一，尽管他们所研究的专题各有侧重，所得成果也不尽相同，但等到合流之后，终于汇集成比较完整的摄生理论和方法的体系。

此外，宋元时期还涌现出了不少摄生学家及摄生专著，如周守忠的《养生类纂》及《养生月览》、钱称的《养生月令》、刘词的《混俗颐生录》、愚谷老人的《延寿第一绅言》、姜悦的《养生月录》、韦行规的《保生月录》、李鹏飞的《三元参赞延寿书》、王珪的《泰定养生主论》、瞿祐的《居家宜忌》和《四时宜忌》等均为摄生学的发展作出了不同程度的贡献。

总之，宋元时期不仅充实和发展了前人的摄生理论、原则和方法，而且对老年病的防治和摄生保健有了突出的发展，形成了比较完备的体系。中医摄生学发展至此，其理论渐趋完备，其实践也有了重大的创新与突破。

第五节　明清时期（完善时期）

　　明清时期是中国封建社会的末期，统治阶级提倡正统的程朱理学，同时利用佛、道两教的思想，在一部分士大夫和知识分子中有的弃士为医，有的转儒从医，先后出现了很多著名的摄生学家，产生了许多摄生学著作，进一步丰富和完善了中医摄生学的内容，使摄生学得到更大范围的发展。这一时期，摄生学不但在理论上大有建树，而且越来越切合实际，注重实践而普及于民众。总之，这一历史时期，摄生学的发展势头之迅猛与传播之广泛是空前的。

一、摄生重"命门"和治形宝精说

　　自《内经》构建藏象学说体系后，历代多有补充发挥，不断完善。明清时期，藏象理论又有新的突破。

　　至明代，随着命门学说的发展，产生了以赵献可、张景岳为代表的温补派，他们反对滥用寒凉药物主张用温补药物峻补命门。如赵献可认为，十二官的功能活动皆以命门之火为原动力，并说："吾有一譬焉，譬之元宵鳌山之走马灯，拜者、舞者、飞者、走者，无一不具，其中间惟是一火耳。火旺则动速，火微则动缓，火熄则寂然不动，而拜者、舞者、飞者、走者，躯壳未尝不存也"（《医贯·内经十二官论》）。此主张摄生及治病，均以保养真火为要。张景岳提出"阳强则寿，阳衰则夭"（《景岳全书·传忠录》）的论点，指出："欲知所以生死者，须察乎阳，亲阳者，察其衰与不衰；欲知所以存亡者，须察乎阴，察阴者，察其坏与不坏，此保生之本法也"。其重视命门，在理论上较赵献可全面。张氏认为阳气阴精之根本皆在命门，"命门主乎两肾，而两肾皆属于命门。故命门者为水火之府，为阴阳之宅，为精气之海，为死生之窦，若命门亏损，则五脏六腑皆失所恃，而阴阳病变无所不至"，"即如阴胜于下者，原非阴盛，以命门之火衰也；阳胜于标者，原非阳盛，以命门水亏也。水亏其源，则阴虚之病迭出；火衰其本，则阳虚之证迭生"（《类经附翼·求证录》），故他特别注重用甘温固本法预防疾病。这在当时那种滥用寒凉，败胃伤阳，致成时弊的情况下，是有重要意义的。与此同时，张景岳还辩证地阐述了形与神、形与生命的关系，明确提出摄生之要在于治形宝精的主张，张氏所论之形，实指精血而言。他认为形赖精血为养，养精血即所以养形，他明确提出："善摄生者，必宝其精"（《类经·养生类》），指出了节欲保精的重要性，另外，张氏又鲜明地提出了"中年修理"以求振兴的卓越见解，中年时期是人体由盛而衰的转折时期，这种强调中年调养，求复振兴的思想，对于防止早衰、预防老年病具有积极的意义。

二、综合调养法的全面开发

明清时期的摄生学家对于摄生理论的认识，有了进一步的深化，对于中医摄生的调养方法，呈现出多元化的特点。尽管在精气神的保养上各有侧重，但都强调全面综合调理，尤其重视调理方法的研究和阐述。

1.调养五脏法

尤乘在总结前人经验的基础上编著《寿世青编》一书，在调神、饮食、保精等方面提出了养心说、养肝说、养脾说、养肺说、养肾说，为五脏调养的完善作出了一定贡献。高濂的《遵生八笺》从气功角度提出了养心坐功法、养肝坐功法、养脾坐功法、养肺坐功法、养肾坐功法，又对心神调养、四时调摄、起居安乐、饮馔服食及药物保健等方面做了详细论述，极大地丰富了调养五脏学说。明末医家汪绮石著《理虚元鉴》，对虚劳病机的阐发、论治的大法、预防的措施都自成体系，主张肺脾肾三脏俱重。他说："治虚有三本，肺、脾、肾是也。肺为五脏之天，脾为百骸之母，肾为性命之根，治肺治脾治肾，治虚之道毕矣"。尤其是对虚劳的预防，提出了六节、七防、四护、三候、二守、三禁的原则，对抗衰保健有很大意义。

2.药饵保健法

明代开始，药饵学说的发展进入了鼎盛时期，万密斋、龚廷贤、李时珍、李梴等医家，继承了前人的成就，在理论上和方药的运用原则和方法上，都有所阐发和提高，对药饵摄生形成比较完整的体系作出了贡献。万密斋的《养生四要》指出："无阳则阴无以长，无阴则阳无以化，阴阳互用，如五色成文而不乱，五味相济而得和也。凡摄生却邪之剂，必热无偏热，寒无偏寒，温无聚温，温多成热，凉无聚凉，凉多成寒。阴则奇之，阳则偶之，得其中和，此制方之大旨也"。这个中和平衡既济的制方原则，对老年的药饵摄生有直接的指导意义。万氏认为这种保健方法，要从中年开始，未老先防，保健重点在于调补脾肾。同时，还提出了老年用药禁忌。

龚廷贤在《寿世保元》中主张老年保健用药应"温而不热，清而不寒，久服则坎离既济，阴阳协合，火不炎而神自清，水不滋而精自固，平补之圣药也"。又对老年的药饵摄生强调了两个原则：一是调补脾胃；二是提倡用血肉有情之品补益气血，填精补髓，以健身抗老，延年益寿。他首推鹿茸、鹿角，配合人参、地黄、枸杞、二冬、黄柏等制方。

李时珍在《本草纲目》中对于药饵和食养的论述也极为丰富。提供了有关饮食药物摄生的丰富资料，书中还收集了很多食疗方法。李时珍推崇东垣脾胃之说，主张老年人应培补元气，调理脾胃，升发清阳，多用温补之剂以延年益寿。

李梴认为药饵保健，用药宜平和、中和、温和，补虚在于扶培、缓补、调补，反对温热峻补和滥施汗、吐、下等法。李氏又在《医学入门》中指出了药饵摄生中食补、峻补、唯补的偏弊，强调了"量体选药"的重要原则。

曹庭栋针对老人脾胃虚弱的特点，重视以粥养胃益寿，在《老老恒言》中编制药粥配方百余首，以"备老年之颐养"，可谓集食养保健粥之大成。

3.动静结合法

动静结合摄生法在明清时期进一步得到确立。李梴《医学入门·保养说》基于"精神极欲静，气血极欲动"的观点，谈静养精神、动养形体的辩证关系，将摄生之功分为动功与静功二大类。方开《摩腹运气图考》指出："动静合宜，气血和畅，百病不生，乃得尽其天年"，摄生切忌过动过静"过动则伤阴，阳必偏盛；过静则伤阳，阴必偏胜"，阴阳失衡，人必生病。

关于动以养阳、养气与养形，这一时期的气功、导引、武术之类蓬勃展开。其特点：一是气功与中医学结合，以气功为很好的医疗摄生方法，可补针药之不足；二是以动功为主的导引术形成高潮，出现"八段锦""易筋经"和太极拳的流行。

明·徐春甫的《古今医统大全》，结合古代练功经验，将以气功为主的摄生科列为十三科之一；李时珍提出"内景隧道，惟返观者能照察之"的静功内视法；曹元白在《保生秘要》中列46种病症的导引方法；陈继儒的《养生肤诀》将行功之法列为"却病之本"；张景岳强调摄生必练气功，"若摄生者，必明调气之故"。

清代医家汪讱庵的《医方集解》附"勿药元诠"一卷，详细描述了练功方法；沈金鳌的《沈氏尊生书》对行动功时，以一念代万念之"意守"有所论述；王祖源等编著的《内功图说》，将动功名之为"八段锦""十二段锦"和"易筋经"，结合按摩术，并以图解加以说明。

此期，中国的武术流派繁多，练功习武之风盛行，发挥了健身防卫的作用，成为民众摄生的一大特色。

4.综合调理法

明清时期的摄生专书很多，多是强调综合调理，并且简要易行。冷谦撰著的《修龄要旨》是一部内容丰富的气功与摄生专书，详细论述了四时起居调摄、四季却病、延年长生、八段锦导引法、导引却病法等，书中多以歌诀形式介绍摄生要点及具体方法，易于领会实行。万密斋的《养生四要》，提出了"寡欲、慎动、法时、却病"诸摄生原则，对于违反这些原则而产生的疾病，皆列有药物救治方法。清代吴师机撰《理瀹骈文》，这是一部外治法专书。吴氏提倡膏、药外贴等理疗法，如引嚏、坐药、药浴等。他认为外治之理同内治之理，可以收到与内服汤丸相同的效果。还认为摄生不能单纯依赖药饵，如果注意调节生活起居，陶冶性情，对健康则更有益处。吴氏在外治方面为摄生开辟了一条新的门径。

三、老年医学再度兴盛

自从唐代孙思邈提出"养老大例"之后，研究摄生的对象都非常重视老年人，尤其是在明清时期更为普及。颐养对象重视老人还表现在：明清的摄生专著大都涉及老年人的摄生和长寿问题。而且还有不少养老专著，如《安老怀幼书》、《老老恒言》等，曹庭栋根据自己的长寿经验，参阅了三百多家的摄生著作，针对老人的特点，进行了全面的论述，具体而实用，为中医老年医学作出了重要贡献。龚廷贤《寿世保元》和龚居中的《万寿丹书》，亦有发挥之处。"

此外，明清时期的摄生专著还有袁黄的《养生三要》、胡文焕的《寿养丛书》、河滨丈人的《养生要义》、息斋居士的《养生要语》、陈继儒的《食色绅言》及《男女绅言》、冯曦的《颐养诠要》、汪昂的《寿人经》、汪潘磨的《内功图说》、黄克楣的《寿身小补》等，均对摄生作出了一定贡献。

明清时期，中医摄生学专著大量发行出版，促进了摄生学研究的深入和普及，在摄生理论上丰富了明以前的摄生学内容，同时，全面地发展了摄生方法，使其具体而实用。总之，这一时期，中医摄生学已基本发展成为既有坚实理论，又有丰富实践的较为正统的、科学的、完整的专门学说。

第六节　近现代时期（振兴时期）

自 1840 年鸦片战争至中华人民共和国成立之前，由于清政府的腐败无能，帝国主义的侵入，国民党民族虚无主义态度和废止中医的政策，使中医学屡遭摧残。摄生学也因此而几近夭折，摄生著作很少，理论和方法亦无任何进展，中医摄生学进入了一个停滞期。

1949 年，中华人民共和国成立之后，祖国医学获得了新生，中医摄生学也因之而得到较大发展。特别是近年来，随着医学模式的转变，医学科学研究的重点已开始从临床医学逐渐转向预防医学和康复医学，传统的摄生学得到更加迅速的发展，出现了蓬勃向上的局面。其主要表现有以下几个方面：

一、预防保健取得显著成就

新中国成立后，在毛主席关于"中国医药学是一个伟大的宝库，应当努力挖掘，加以提高"的指示下，全国人民开展了以除害灭病为中心的广泛的群众性爱国卫生运动，并进行了大规模的防治传染病工作，在卫生保健、药物预防、消毒隔离、人工免疫等方面提出了许多有效方法。在多种预防方法中把传统的中医预防方法和现代医学的预防措施相结合，收到了切实可靠的防病效果。在短期内，消灭了天花、黑热病等急性传染病，其他如疟疾、麻疹、猩红热、白喉、脊髓灰质炎、流脑、痢疾、血丝虫病、血吸虫病等多种严重危害人民健康的传染病，也得到较好的控制和防治，发病率显著下降，大大提高了人民的健康水平，这是我国疾病预防工作取得的重大成绩。

二、建立摄生保健的科研机构

我国在 20 世纪 50 年代末 60 年代初就系统地开展现代老年病学研究，之后成立了老年研究室，近年来全国各地又相继成立老年病防治研究所（室）及很多老年保健委员会等组织机构，广泛开展老年病防治的科研活动。为了适应形势的发展，有的科研单位成立了中医摄生研究室，全面研究摄生保健的理论和方法，有效地指导人们的保健活动。目前在我国已形成了几十个风景优美、环境宜人，具有不同特点的疗养地和疗养区。根据不同环境气候特点，建立各种疗养院，既利用丰富的天然疗养因子，又采用传统的摄生保健方法为人们的健康服务。此外，近年来，各种类型的康复机构相继在全国各地纷纷建立。普遍采用中西结合方式进行康复疗养。中国传统摄生保健的理论和方法得到了广泛的应用，起到了良好的作用。

三、理论研究不断取得进展

新中国成立以来，党和政府非常关心摄生理论方面的研究，尤其是近几十年，我国各地探索衰老与长寿的奥秘，进行流行病学调查及老年病学基础研究和临床研究，各方面的工作都不断取得新进展。对于抗衰老的理论研究，从中医延年学说和现代科学的角度进行多方面的探索，提出了各种各样的衰老学说和延年益寿的方法。虽说这些学说尚未全面说清衰老这一复杂的生命现象的本质，但可能从不同角度和深度反映衰老的本质。不仅如此，有关科学研究单位对很多中国传统的摄生方法，使用现代科学方法进行研究。例如对气功、太极拳的作用机制进行多方面的研究，对抗衰老药物和饮食等方面的研究也正在积极进行中，而且不少方面取得了满意的结果。实践证明，对摄生理论和方法的研究，进一步促进了摄生实践活动的深入开展。

四、开展社会性保健教育

随着科学的进步，社会经济的发展和人民生活水平的提高，现代医学正由传统的"生物医学模式"向"生物—心理—社会医学模式"演进，中医摄生学在这个医学模式转变的过程中越来越受到重视。近几十年来，我国大量重印或校勘注释出版了一些历代摄生名著，包括一些道、儒、佛、武等家的有关摄生著作。在整理古代文献、总结临床经验，结合现代研究的基础上，对摄生理论和方法进行了系统的整理，从而先后编著出版了多种专著和科普著作，又翻译了不少国外有关摄生的书刊，特别是普及摄生知识的科普期刊杂志。同时，报纸、电台、电视台等广泛宣传摄生知识。通过医学、

中医治未病旨要

摄生科普方面的社会教育，可使更多的人利用较少的时间学到较多的摄生知识，使不同年龄阶段的人都能够自我保养，提高民族素质和全社会的健康水平。

五、培养传统摄生专业人才

培养摄生专业人才是摄生事业兴旺发达的关键。各地中医高等院校相续建立针灸推拿专业，为传统摄生开设有关课程。特别是从1987年开始，国家教委决定开建中医摄生康复专业，逐步在中医院校筹办开设，并且把中医摄生康复概论学科列为中医学院的课程之一，用以普及教育。除此而外，又开办多种培训班、社会摄生康复班、老年摄生保健班等，传授传统摄生的理论和方法。中医传统的体育如太极拳、导引保健功等与医疗相结合，一直很受重视并已在全国范围内推广。1988年国家中医药管理局与世界银行合作，把中医摄生康复专业列为贷款项目进行扶持。总之，采取多层次、多渠道、多形式的措施和方法培养人才，建立起中医摄生康复体系，担负起全国人民的健康保障任务。

六、积极开展学术交流活动

自60年代开始，我国就进行全国老年医学座谈会，促进了老年保健研究。近年来又进行了多种形式和各个系统的防病保健学术交流会及全国摄生学术研讨会，对摄生起到了一定的推动作用。目前，世界各国越来越多的人正努力寻求更好的摄生方法，故此在世界范围内天然医学、身心医学及社会医学等相继兴起，并收到了良好的效果。中国传统的摄生方法在世界范围内产生了广泛的影响。中国传统的摄生学，既有系统的理论，又有独特的方法和宝贵的临床经验，如养神、动形、食养、药饵、气功、针灸、推拿按摩等。随着中医药学宝库中的宝藏被进一步地挖掘，它将为我国及全人类的保健事业进一步作出贡献。

中医摄生学经过数千年发展历史，曲折前行，终于迎来了前所未有的大好发展环境。今后，中医摄生学在理论研究上将不断创新、突破；在实践运用上将向"生物—心理—社会医学模式"演进，普及于民众、服务于社会；在人才培养上以多层次、多渠道、多形式的方法，向社会输送人才，构建摄生康复体系；在学术交流上，源于中国的中医摄生学将在更广的范围内向世界传播。我们相信，经过我们的不懈努力，中医摄生学将成为一门更加完善、更加实用、形式更加多样、科学性更强的一门学科，必将为我国人民和世界人民的健康长寿作出新的贡献。

参考文献

[1]郭海英.中医摄生学[M].北京:中国中医药出版社,2009.08

[2]赵国新.摄生康复[M].江西:江西高校出版社,1997.01

［3］王玉川.中医摄生学(供中医摄生康复专业用)［M］.上海:上海科学技术出版社,1992.10

［4］李庆升.中医摄生学［M］.北京:科学出版社,1993.05

［5］杨世忠,尹德辉.中医摄生学概论［M］.北京:中医古籍出版社,2009.10

［6］孟景春.中医摄生康复学概论(供非中医摄生康复专业用)［M］.上海:上海科学技术出版社,1992.10

第三章　中医摄生学的寿命观

第一节　生命

中医摄生学继承了中国古代哲学思想和传统中医学的理论的精华，强调"以人为本，师法天地"，以"天人相应"和"形神合一"的整体观为出发点。主张从整体认识、综合分析的角度去看待生命和生命活动。摄生活动高度要求理论与实践统一，因此中医摄生学认为只有在整体认识和综合分析的前提下，才能更充分地认识人的本质、生命的本源和生长壮老已的生命规律，在此基础上，才能运用摄生的理论指导摄生实践。人们需要用持之以恒的精神，自觉地、正确地运用摄生的知识和方法，通过自养自疗，提高身体素质和抗衰防病的能力，进而达到延年益寿的目的。

一、生命的起源

生命的"生"字在篆体字为"生"。《说文解字》解释：生，进也。篆体字的"生"是破土之意，"生"就像草木出在土之上。所以"生"的本义是进，是破土而出。后来将"生"与"死"相对。《论语·颜渊》中说：爱之欲其生。再引申为生存、生命等十几个意义。

生命，对于每个人只有一次，具有唯一性和不可复制性，因而我们要珍惜生命，加以精心呵护调养，以期长生久视，正如孙思邈说"人命至重，有贵千金，一方济之，德逾于此"。关于生命的起源，是古今中外诸多先贤哲人，哲学、医学、物理学等众多学科共同追求的终极命题，产生了各种观点和许多学说。中医学对生命本源的认识，根植于博大精深的华夏文化，主要受到中国古代哲学对宇宙本源认识的影响。如《道德经》四十二章云："道生一，一生二，二生三，三生万物"、"有物混成，先天地生。寂兮寥兮，独立而不改，周行而不殆，可以为天下母。吾不知其名，字之曰道"。《易·系辞上》云："易有太极，是生两仪"。太极即混沌未分、鸿蒙未开，阴阳两仪浑而为一的状态。中医学借鉴了以上古代哲学观点，在《黄帝内经》中就已经认识到人是自然的产物，认为生命物质是宇宙中的"太虚元气"，在天、地、日、月、水、火相互作用下，由无生命的物质演变化生出来的。如《素问·宝命全形论》认为"人生于地，悬命于天，天地合气，命之曰人。"明确提出生命是由天地二气相互作用而产生。《素问·宝命全形论》又说："天覆地载，万物悉备，莫贵于人。人以天地之气生，四时之法成。"这里明确认识到天地之气依据四时规律运动变化则产生生命。"人以天地之气生"，是说人类生命的起源，源于天地宇宙，人是大自然孕育的产物，是自然界的一部分，人的生命萌生于自然界的诸如大气、水、土壤等物质基础上。"四时之法成"，是说人类的成长发育要适应四时阴阳变化的规律。因为人生天地之间，自然界中的四季寒暑等一切运动变化、必然会直接或间接地对人体产生影响，而人体的内环境的平衡协调和人体外界环境的整体统一，是人体得以生存的基础。所以，人类的生命活动要与外界自然环境变化相适应。《管子》更进一步指出："人生也，天出其精，地出其形，合此以为人。"关于人的生命形成，《庄子》认为："人之生，气之聚也，聚则为生，散则为死。"

从中国传统哲学层面来看，生命本源于天地之气交感。而从中医学的范畴来看，生命本源于父母之精气的氤氲结合。父母之精气结合构成了人类生命的基础，即先天之精，因此《黄帝内经》说："生之来谓之精，两精相搏谓之神"。"两神相搏，合而成形，常先身生，是谓精"。"人始生，先成精，精成而后脑髓生"。身体的基本素质，寿夭的长短，很大程度上由父母的生殖精气的质量决定。中医学以精气为生命本源的观点，奠定了中医摄生学注重精气保养，尤其是先天之精保养的重要理论基础和学术基调。

二、生命的本质

精气神是生命活动的三大基本要素，后世医家称之为"人身三宝"。人的生命的本质，在中医学看来是精气神的和谐统一，如《灵枢·本脏》所说："人之血气精神者，所以奉生而周于性命者也"。精化源于先天而滋养于后天，是生命活动的本源和物质基础。气是生命活动的动力和物质基础，精气在一定条件下可以互化。神是生命活动的主宰，包括生命活动的现象和精神意识活动，对生命的存在具有极其重要的意义。《灵枢·天年》中"失神者死，得神者生"的论述即说明了"神"对生命的重要性。神的存在和活动以精气为基础，即精气养神；同时神的活动又能统御精气的化生和运转，也就是神御精气。

精气神的和谐统一是通过气机的变化来实现的。气的运动变化是生命活力的动力所在，也就是说"气化"是生命活动的内在动力。《庄子·知北游》说："人之生，气之聚也，聚则为生，散则为死。"这就是说，生命活动是自然界最根本的物质——气的聚、散、离、合运动的结果，生命是物质运动的形式。《素问·六微旨大论》进一步指出物质运动的基本形式是"升降出入"，"出入废则神机化灭，升降息则气立孤危，故非出入，则无以生长壮老已；非升降，则无以生长化收藏，是以升降出入，无器不有"。这都反映出气既是构成人体的基本物质，又是人体的生命动力。正因为气是生命活动的根本和动力，宋《圣济总录·卷第四》提出"万物壮老，由气盛衰"的观点，并认为"人之有是形也，因气而荣，因气而病"。张景岳则反复强调气在防病延年中的重大意义，指出气是人体盛衰寿夭的根本。他在《类经·运气类四十一》中说："盖以大地万物皆由气化；气存数亦存，气尽数亦尽，所以生者由乎此、所以死者亦由乎此，此气不可不宝，能宝其气，则延年之道也。"因此，人的生命过程的盛衰关键就在于人身之气的运动变化。精为本源，气为动力，神为主宰，三者相互协调，共同作为维持人体生命活动的基本因素。

三、生命的特征

1.时空特征

中医理论认为生命本源于天地之精气，那么在自然界有顺应天时的生长化收藏的变化过程，人有生长壮老已的生命过程；自然界因为不同的地理条件，不同的地方所生长的物种也不尽相同，同样，不同地域的人的生理特点也各不相同。自然界时空变换的法则决定了人的生命存在具有时间和空间的法则。在正常情况下，人体通过内部的气机运动，调节一身之阴阳，顺应自然界的时空法则使人体与自然界相适应。如果人的活动违反自然变化的规律，或外界自然环境发生反常的剧变，而人体的调节功能又不能适应时，人体与外界自然环境的协调平衡都会遭到破坏而产生疾病。所以，中医摄生学特别注重地理高下、四季时辰、气候物候与人生命活动的关系，并因此提出"因时之序""四气调神""异法方宜"等重要的摄生原则和方法。

2.气化特征

气化，是中医理论的核心内容。气，是气化的载体与物质承担者。生命之体，靠生命结构的基本演化单位"生殖之精"，在气的推动下演化而来。阴阳，是生命体依靠气化，按照阴阳揭示出的生命反属性演化律，演化出的相对的属性表达。而五行，是气化作用下，生殖之精在生命顺演中显示出的五个有重大属性差别的有序态。《庄子》认为："人之生，气之聚也，聚则为生，散则为死。"人的形体一旦形成，就呈现出人类生命活动特有的机能。这一机能，中医把它概括为形、精、气、神四个方面。古人也认识到人的正常生命活动具有"新陈代谢"的机能，这种代谢过程，是靠升降出入的气化功能完成的。《内经》说："出入废则神机化灭，升降息则气立孤危。故非出入则无以生长壮老已，非升降则无以生长化收藏"。

3.精气特征

中医理论认为生命直接来源于父母的生殖之精，以父母的肾中之精在体内阴阳之气作用下氤氲而生，《灵枢·本神》曰："故生之来谓之精，两精相搏谓之神"，阐明了生命的起源和神的产生。两精，指源于父母生殖之精，神，即指生命活动。《素问·金匮真言论》云："夫精者，身之本也。"来自先天的父母禀赋之精决定了人体质的强弱，生命力的旺盛与否，生命的寿夭与之密不可分。精继承自先天，而充养于后天，为生命的本源和物质基础，因此中医摄生学以保养先天为本。《素问·生气通天论》说："是故谨和五味，骨正筋柔，气血以流，腠理以密，如是则骨气以精，谨道如法，长有天命。"强调了后天饮食五味的调养作用对寿命的影响，"谨和五味"即注重后天调养，最终可以"长有天命"。先天之本仰赖后天充养，后天之精气接受先天滋养。若源自父母的先天精气充盛，后天调养得当，则精气自然旺盛，生命力就有了物质保证；反之，如果先天禀赋亏损或后天失于供养，则生命的物质基础薄弱，生命力必然不足，寿命受到影响。因此，中医摄生奉行保养先天之本，调补后天之精气的摄生之道。

4.有限特征

人的自然生命是有限的，这是任何人都无法摆脱的。这种有限性主要体现在以下几个方面：其一，人的自然寿命有限。它是指自然寿命可以活到的年龄。《素问·上古天真论》里说："尽终其天年，度百岁乃去"；《灵枢经·天年》三度提到人的天年为"百岁"；《尚书·洪范篇》以百二十岁为寿……这些表明古人推算人类的自然年龄在100至120岁间，此与现代科学的测算大致相符，说明人类的自然寿命是可以活到百余岁的。无论是活到100岁还是120岁，人终究要死去，也就是说，人的寿命是有限的。其二，人生际遇的不可控性。社会现实反复表明：绝大多数的人是达不到自然寿命的。因为各种突如其来的疾病，人为造成的灾难，以及各种偶然事件，都可能使个体生命突然消失。生命只有一次，不可能重来。

四、贵重生命

俗话说："人命关天"，"救人一命胜造七级浮屠"。说明了人们对生命的珍视。医学工作研究和服务的对象恰恰就是人的生命，对人的生命价值的态度是决定医学伦理道德标准的基本出发点。在中国传统文化之中，对人的生命的尊重历来被放置于极其重要的地位。道家认为"道"是一切事物之本源，是宇宙运行的根本规律。天地为万物父母，而人则为万物之首。在天人关系中主张"人为贵"。《道德经》二十五章云："道大，天大，地大，人亦大。域中有四大，而人具其一焉。"道教经典《太平经》反复论及重命养身、乐生恶死的主张。指出："人居天地之间，人人得壹生，不得重生也"。强调生命对每一个人只有一次，我们必须要珍惜生命。儒家对此也持相同的观点，认为天地之间以人为贵，《荀子·王制》："水火有气而无生，草木有生而无知，禽兽有知而无义，人有生有知亦且有义，故最为天下贵也"。《春秋繁露·人副天数》说："天地之精所以生物者莫贵于人"。《内经》深受春秋战国时代诸子百家一些先进的思想影响，对人生命的态度显然遵循了儒道二家贵重生命的观点，《素问·宝命全形论》说："天复地载，万物悉备，莫贵于人"，《灵枢·玉版》则指出："人者，天地之镇也"。认为天地之间，万物之中，以人的生命最为贵重。许多著名医家同样非常重视生命认为生命至重，如张仲景在《伤寒杂病论·序》中提及："赍百年之寿命，持至贵之重器"，孙思邈在《千金要方·序》说："人命至重，有贵千金，一方济之，德逾于此。"因此，无论是皇家贵族还是黎民百姓，都同样必须依靠天地自然之气而生存，随四时生长收藏的规律而生活，人人都希望长生不老，保全身心的健康。这种以人为贵、以人为本重视人的生命价值的认识是中医传统医德的思想基础。正由于此，医学工作因其承担救死扶伤，保全生命的重要性成为一个崇高而神圣的职业，从业的医生必须具备生命至上的优良道德修养和职业精神，努力提高执业水平，为人类生命健康作出应有的贡献。

可见，古代传统文化的"贵生"思想，为摄生实践提供了生命至为宝贵的认识，奠定了中医摄生学敬重生命、保摄生命的思想基础，也成为中医摄生学不断向前发展的不竭内在动力之一。

第二节　寿命

一、天年

"天年"，就是天赋的年寿，即自然寿命。是我国古代对人的寿命提出的一个有意义的命题。古代摄生家、医家认为在 100 岁到 120 岁之间。如《尚书·洪范篇》："寿、百二十岁也"，《素问·上古天真论》认为："尽终其天年，度百岁乃去"；嵇康《养身论》亦说："上寿百二十，古今所同"。此外，老子、王冰也都认为天年为 120 岁。西方著名学者 H.Franke 在 1971 年提出："如果一个人既未患过疾病，又未遭到外源性因素的不良作用，则单纯性高龄衰老要到 120 岁才出现生理性死亡"。事实上，120 岁的天年期限与一般的长寿调查资料相符，自古至今达到甚至超过这一生理极限的例子，也是不少的。

但是，古往今来，真正能享尽"天年"者毕竟仍是极少数，影响寿限的原因主要与先天禀赋、后天调养、地理气候环境等因素有关。

先天禀赋强弱，是决定寿限的主要因素。《灵枢·天年》提出生命来自于父母精血，"以母为基，以父为楯"。因此，父母体质的强弱，父母媾精时精血充盛的程度，对下一代生命的寿限起着决定性的作用，《医学正传·医学或问》说："受气之两盛者，当得中上之寿；受气之偏盛者，当得中下之寿；受气之两衰者，能保养仅得下寿。"意思是说，如果能禀受父母两方旺盛的精气，就有可能得到中上之寿；若只能禀受父母单方的旺盛精气，也可达到中下之寿；若父母精气不足，一般达不到寿的程度，只有注意保养才能得到下寿。中医认识到，禀受于父母的先天精气，决定了人的寿限，它又决定着下一代生命的寿限，也就是说人之寿限是有遗传性的，现实生活中常常遇到家族性的寿夭的相似性，就说明了这一道理。《素问·上古天真论》所说的"天寿过度，气脉常通，肾气有余"就是指先天禀赋良好的高寿者。

先天禀赋虽然是决定寿限的主要因素，但并非唯一因素，如上所说，对于先天禀赋不佳者，可以通过后天的保养，以弥补先天的不足，也能达到"寿"的目的。反之，若自恃先天充足，不注意后天生活调护，反复饮食起居不节，劳倦过度，情志过极，就非常容易将父母所赐的优质精气，逐渐消耗，导致早夭。因此，后天的保养也是影响寿限不可或缺的重要因素。

其次，地理气候环境也能够影响人的寿限长短。古代医家通过观察研究，认为我国西北高原地区，气候寒冷，元气不易耗散，所以多寿；而东南地带，气候炎热，元气容易外泄，所以多夭。即使同一地区，由于地势高下的不同，寿命也有差别，正如《素问·五常政大论》所说："帝曰：善。一州之气，生化寿夭不同，其故何也？岐伯曰：高下之理，地势使然也。"诚然，地理气候环境对寿限的影响实际上是非常复杂的，往往与当地的生活习惯、人群体质特点等共同产生作用，但是，在现代我们还能看到诸如秘鲁维尔卡旺巴（长寿谷）、我国广西巴马地区等长寿村落的地域性特征，对人群寿限产生的重要影响。因此，地理气候环境对人寿限的影响是确实存在的。

二、寿命

寿命是指从出生经过发育、成长、成熟、老化以至死亡前机体生存的时间，通常以年龄作为衡量寿命长短的尺度。一般计算年龄的方法又可分为两种，一种是时间年龄，又称历法年龄，是指人出生以后经历多少时期的个体年龄，我国常配以生肖属性，以出生年份来计算其岁数，一般由虚岁或足岁计算年龄。另一种是生物学年龄，是表示随着时间的推移，其脏器的结构和功能发生演变和衰老情况。在生物学上又分为生理年龄与解剖年龄。国外在确定退休准则时，设想应用生理年龄作为指标，可能比时间年龄更胜一筹。因为时间年龄和生物年龄是不完全相同的，前者取决于生长时期的长短，而后者取决于脏器功能及结构的变化过程。由于每个人的先天性遗传因素与后天性环境等因素不同，因此时间年龄和生物学年龄有时不完全相同。此外，还有"心理年龄"，所谓"心理年龄"是指由社会因素和心理因素所造成的人的主观感受的老化程度。即主观感受年龄，也称"社会心理年龄"，用以表示随着时间的推移，机体结构和功能的衰老程度。

随着时代的发展，社会的进步，人类的寿命不断增长，但人类的寿命值究竟是多少？还是一个尚未彻底解决的问题。因为它与先天禀赋的强弱、后天的给养、居住条件、社会制度、经济状况、医疗卫生条件、环境、气候、体力劳动、个人卫生等多种因素的影响有关。

三、我国预期平均寿命的变化趋势

早在《素问·上古天真论》古人就讨论过不同时代寿命的变化情况，认为上古时代人们顺应自然，注意摄生，"年皆度百岁而动作不衰"，而在《内经》时代的人由于起居不节，不知保养，"年半百而动作皆衰"。当然，上古时代的人类寿命不可能都达到百岁，对原始人类的考古证实，三四十岁而亡的很多。所以百岁的说法可能只是表达古人对长寿的愿望。

由于人与人之间的寿命有一定的差别，因此在比较某个时期、某个地区或某个社会的人类寿命时，现在通常采用平均预期寿命。平均预期寿命常用来反映一个国家或一个社会的医学发展水平。

平均预期寿命，即已经活到一定岁数的人平均还能再活的年数。在不特别指明岁数的情况下，人口预期寿命或人均预期寿命就是指 0 岁人口的平均预期寿命。例如，2000 年中国人口预期寿命为 74.25 岁，指的是按照 2000 年的死亡水平，刚出生的人口平均可以活 74.25 年。由于平均预期寿命是一项反映人类健康水平、死亡水平的综合指标，因而其高低在不同社会、不同时期有很大差别，社会经济条件和医疗水平等因素是其主要的制约因素。

随着我国社会经济条件的改善、生活水平的不断提高和医疗卫生事业的发展，人类平均预期寿命的变化呈现逐渐增加趋势。将国家统计局统计的 1990 年和 2000 年进行的全国人口普查资料进行对比，可发现十年来我国人口平均预期寿命由 1990 年的 71.40 岁（其中男性为 69.63 岁，女性为 73.33 岁）提高到了 2000 年的 74.25。人口平均预期寿命提高了 2.85 岁（其中男性提高了 2.79 岁，女性提高了 2.86 岁）。

从与世界人口平均预期寿命的比较看，根据联合国统计委员会的资料，2000 年世界范围内人口的平均预期寿命为 66 岁，发达国家和地区为 76 岁，发展中国家和地区为 64 岁。我国人口的平均预期寿命比世界平均水平高 5 岁，比发展中国家和地区高 7 岁，但同发达国家和地区比较还有差距，约低 5 岁。可以预见，随着我国社会经济的发展，人民生活水平的提高，以及医疗卫生保健体系的不断完善，我国人口的平均预期寿命有望进一步提高。

四、健康——长寿的特征

摄生的目的是延年益寿，而这种长寿是建立在健康的基础之上的，倘若没有健康，那么长寿便缺少了实现的前提，就只能是无本之木，无源之水。当然，健康的标准是动态的，不同年龄段的健康标准是变化的，不能用 20 岁的健康水平去衡量、要求 60 岁的人，所以健康在不同年龄有不同的含义，健康长寿的特征也是相对的。同时影响人类尽终其天年的因素也是多样的。但有两个因素是非常重要的，其一是衰老；其二是疾病。那么，推迟衰老的到来，防止疾病的产生是延年益寿的重要途径。因此，研究健康人的生理特征，就显得很有必要。一般来说，一个身体健康无病，没有过早衰老的人，应该具备下列的基本生理特征：

1.生理健康特征

（1）眼睛有神。肝开窍于目，眼睛有神说明肝血旺盛。眼睛又是五脏六腑精气汇集之地，眼神的有无反映了脏腑的盛衰。因此，双目炯炯有神，是一个人健康的最明显表现。

（2）耳聪齿固。肾开窍于耳，听力聪敏说明肾气旺盛。《灵枢·邪气脏腑病形篇》说："十二经脉，三百六十五络……其别气走于耳而为听。"说明耳的功能发挥还与全身其他组织器官有密切关系，也能反映全身脏腑经络功能的状况。同时齿为骨之余，骨为肾所主，而肾为先天之本，所以耳聪齿固是先天肾中精气旺盛的表现，是健康长寿的重要生理特征。

（3）呼吸微徐。微徐，是指呼吸从容不迫，不疾不徐。《难经·四难》认为："呼出心与肺，吸入肝与肾"，说明呼吸与人体脏腑功能密切相关。呼吸正常，则显示肺肾等脏功能良好。

（4）脉象缓匀。此指人的脉象要从容和缓，不疾不徐。"脉者，血之腑也"，气血在脉道内运行，所以脉象的正常与否，能够反映气血的运行。

（5）骨肉满壮。《灵根·天年》说："三部三里起，骨高肉满，百岁乃得终。"指天庭饱满、脸颊丰润、肌腠致密、体格壮实，不肥胖亦不过瘦为生长发育良好、脏腑精气充盛的长寿之相。

（6）皮润发泽。面色是五脏气血的外荣，肺在体合皮，"发为血之余"，《素问·六节胜象论》："肾者……其华在发"。故而面色红润、皮肤润泽，须发乌黑润泽不脱落、不早白是五脏精血旺盛的表现。

（7）声音洪亮。声出气发，《素问·五脏生成》说："诸气者，皆属于肺。"声音洪亮反映肺的功能良好。

（8）纳食馨香。中医学认为，"有胃气则生，无胃气则死"，胃主受纳，脾主运化，共同承担气血之源、后天之本的重要职责，若纳食馨香，则说明脾胃功能正常，气血有源，后天充足，是健康长寿的重要表现。

（9）二便通畅。《素问·五脏别论》说："魄门亦为五脏使。"认为大便的正常排泄是脏腑功能发挥作用的体现，同时也是脏腑糟粕排泄的必然途径，所以大便通畅是健康的反映。小便是排除水液糟粕的主要途径，与肺、肾、膀胱等脏腑的关系极为密切。所以小便通利与否，也直接关系着脏腑功能活动。

（10）腰腿灵便。肝主筋、肾主骨、腰为肾之腑、四肢关节之筋皆赖肝血以养，所以腰腿灵便、步履从容，则证明肝肾功能良好。

（11）寤寐如常。人之寤寐与营卫之气昼夜的运行有着密切的关系，寤寐如常，表明营卫气血充盛，营卫运行昼则出阳，夜则入阴，反映了营卫之气周流顺畅。

（12）天癸不竭。肾气充盛，则天癸盈满而具备生殖功能，天癸是肾气盛衰的晴雨表，若能长保天癸不竭或晚竭，也即说明肾气不竭，寿命有根本，因此，生殖功能也是判断能否长寿的重要指标。

2.心理健康特征

（1）精神愉悦。《素问·举痛论》说："喜则气和志达，营卫通利"。可见良好的精神状态，喜悦的情志，在七情合理范围内的正常情志变化，对保持健康有积极的正面作用，是健康的重要标志。七情和调、精神愉快，反映了脏腑功能良好。现代医学亦认为，人若精神恬静，大脑皮质的兴奋与抑制作用就能保持正常状态，从而发挥对整体的主导作用，自能内外协调，疾病就不易发生。

（2）记忆良好。肾藏精、精生髓，而"脑为髓之海"。髓海充盈，则精力充沛，记忆力良好；反之肾气虚弱，不能化精生髓，则记忆力减退。

（3）思维敏捷。心为君主之官，据各脏腑之首。心主神明，包括人的思维活动，若心神正常，则思维敏捷，合乎逻辑，作为思维的主要表现形式的语言便也亲疏能辨，轻重得体；反之，则不然。君主得立，则五脏六腑皆能稳固，健康长寿便可期待。

第三节　衰老

"长生不老"从古至今一直是不变的追求。嫦娥奔月的古老神话，历代帝王求仙访道炼制丹药的事实，充分反映了人们对长寿的渴求。人们摄生的目的是为了防病强身，延缓衰老。数千年来，古今中外的帝王、医家和摄生家乃至普通大众都从未放弃对此不懈的追求。如今随着科技的发展，社会的进步，人们生活质量的提高，对于生命、健康长寿、延缓衰老提出越来越高的要求。因此，有关摄生学的研究越来越引起人们的重视，特别是有关衰老方面的研究。研究延缓衰老的目的在于弄清衰老的原因和生理机制，取得预防衰老的方法和措施。

一、衰老的特征

衰老是人类正常生命活动的自然规律，人类的机体在生长发育完成之后，便逐渐进入衰老（或称衰退）的过程。探讨衰老的概念、原因和衰老时的生理、病理改变，以至防止衰老的措施，是十分重要的。

衰老可分为两类，即生理性衰老及病理性衰老。生理性衰老系指随年龄的增长到成熟期以后所出现的生理性退化，也就是人体在体质方面的年龄变化，这是一切生物的普遍规律。另一类为病理性衰老，即由于内在的或外在的原因使人体发生病理性变化，使衰老现象提前发生，这种衰老又称为早衰。

二、衰老的原因

传统中医学在对衰老原因的认识上，非常重视脏腑功能和精气神的作用，又很强调阴阳协调对人体健康的重要意义。

1.精气渐消

精气是人体生命活动的基础，人的四肢、九窍和内脏的活动以及人的精神思维意识，都是以精气为源泉和动力的。因此，尽管人体衰老的因素繁多，表现复杂，但都必然伴随着精气的虚衰，精气虚则邪凑之，邪势猖獗则精损之，如此恶性循环则病留之。《素问·阴阳应象大论》曰："年四十，而阴气自半也，起居衰矣；年五十，体重、耳目不聪明矣；年六十，阴痿、气大衰、九窍不利、下虚上实、涕泣俱出矣"。具体阐述了由于阴精阳气的亏损，人体会发生一系列衰老的变化。

2.脏腑虚衰

肾为先天之本，一身精气之根，肾中精气的盛衰与人的生长发育及衰老关系极为密切。《素问·上古天真论》中"女子七七"、"丈夫八八"的一段论述，即是以肾气的自然盛衰规律，来说明人体生长、发育、衰老的过程与先天禀赋的关系。脾胃为后天之本，气血生化之源。若脾胃虚衰，饮食水谷不能被消化吸收，人体所需要的营养得不到及时补充，便会影响机体健康，从而加速衰老。肝藏血，主疏泄，关系到人体气机的调畅，具有贮存和调节血量的作用。如《素问·上古天真论》说："七八，肝气衰，筋不能动"，即说明人体衰老的标志之一是肝虚。肺主气，司呼吸，主持一身之气，同时肺在体合皮，肺气虚弱会加速皮肤老化，过早显出苍老之象。心藏神，主血脉，心为生命活动的主宰，协调脏腑、运行血脉。故中医摄生学尤其重视保护心脏，称其为"君主之官"，为五脏六腑之大主，认为"主明则下安，以此养生则寿，……主不明则十二官危"。

3.调适失宜

《素问·上古天真论》中已经有了确切的论述："今时之人不然也，以酒为浆，以妄为常，醉以入房，以欲竭其精，以耗散其真，不知持满，不时御神，务快其心，逆于生乐，起居无节，故半百而衰也。"指出饮食、起居等的失调是导致半百而衰的主要原因所在。对照现代生活，饮食无节制，起居无规律、烟酒不离身者大有人在，其现实意义不言自明。

4.劳逸失度

《素问·宣明五气论》有"久视伤血，久卧伤气，久坐伤肉，久立伤骨，久行伤筋"之说，《庄子·刻意》："形劳而不休则弊，精用而不已则劳，劳则竭"，皆指过度劳累、房劳过度或缺乏必要的劳动、运动，过于安逸，可引起全身元真周流不畅，气血耗伤而导致生理功能衰弱，人的衰老就会加速到来。

5.情志伤损

《素问·举痛论》云："怒则气上，喜则气缓，悲则气消，恐则气下，惊则气乱，思则气结。"《内经》中明确提出怒伤肝、喜伤心、忧伤肺、思伤脾、恐伤肾。说明不良的情志变化和过度的情绪波动超过人体生理活动所能调节的范围，就会扰乱人体气机运行，引起体内阴阳气血失调，脏腑经络的功能紊乱，可进而加速衰老。

6.疾病消耗

疾病是促使衰老过程加速的重要原因，尤其是一些慢性病和老年病在反复、长期的疾病过程中，人的精气逐渐消耗，日久伤及寿命之本的肾中精气，即所谓"久病及肾"，导致衰老进程的加快；另一方面，病邪的留恋日久产生痰饮、瘀血等病理产物，阻碍气血运行，进一步加剧脏腑气血、津液、阴阳失调，气机升降出入失常等病理变化，从而加速衰老的过程。目前国内外临床死亡原因分析的报道表明，绝大部分死亡案例均有上述疾病存在的基础，而真正能无疾而终者比较少见。

7.阴阳失调

阴阳的盛衰是决定寿命长短的关键，保持阴阳运动平衡状态是延年益寿的根本。《素问·阴阳应象大论》中就明确指出人的衰老同阴阳失调有关，即"能知七损八益，则二者可调，不知用此，则早衰之节也"。可见，阴阳失调能导致衰老，而调节阴阳就有抗衰老的作用，人到中年以后，由于阴阳平衡失调，机体即可受到各种致病因严的侵袭，从而疾病丛生，出现衰老。

8.禀赋因素

人的生长发育仰赖禀受父母的先天之精。因而先天禀赋的强弱不同，往往衰老速度也不一样。大量事实证明，人类的衰老和先天禀赋有密切关系，正如王充在《论衡·

气寿篇》中所说："强寿弱夭，谓禀气渥薄也……夫禀气渥则其体强，体强则寿命长；气薄则其体弱，体弱则命短，命短则多病寿短"，"先天责在父母"。由此观之先天禀赋强则身体壮盛，精力充沛，不易变老。反之，先天禀赋弱则身体憔悴，精神萎靡，变老就提前或加速。

三、衰老的机理

人体衰老的机理是中医摄生学主要的研究内容之一，是制定摄生原则和方法的理论依据，特别是对药食调养的实施有直接的指导价值。关于衰老的机理，早在《内经》中就已经有了经典的论述。《素问·上古天真论》提出的肾气盛衰与人体生长壮老相关的观点，对后世产生了很大影响，虞传《医学正传·卷之一》的"肾元盛则寿延，肾元虚则寿夭"，叶天士《临证指南医案·卷五》的"男子向老，下元先亏"，"高年下焦根蒂已虚"等理论，都由此而来。肾虚导致衰老的观点至今仍是中医认识人体衰老机理的基本出发点。

现代中医摄生学对衰老机理的认识较《内经》时代更为深入和全面。基本内容可归纳为以下三个方面：

1.肾虚是衰老的根本

肾主藏精，又"受五脏六腑之精而藏之"（《素问·上古天真论》）。肾的精气是激发生命活动和脏腑功能的原动力，影响着人体整个生长壮老已的生命过程，若肾气旺盛，则人体发育、生长、壮盛；肾气亏虚，则人体衰老、夭折。同时，肾为先天之本，从父母禀受先天"肾气有余"则可能年度百岁而动作不衰、年老有子；若禀赋不足，则天寿短少而早夭。

因此，肾虚是人体衰老的根本原因，而其他脏腑对衰老的影响则是间接的作用，或为肾虚的诱因，或是肾虚导致的结果。现代研究的成果也支持这一观点。据对上海地区 20~92 岁 235 人的中医肾虚证的流行病学调查显示，20~29 岁人群肾虚的出现率极低；30~39 岁年龄段有 40%出现肾虚表现；以后年龄每增长 10 岁，肾虚的比率增加约 10%，到 70 岁后，肾虚证的出现率达 90%以上。临床肾虚患者的下丘脑—垂体—肾上腺皮质轴、下丘脑—垂体—甲状腺和下丘脑—垂体—性腺轴出现功能低下或紊乱的改变，补肾方药治疗可改善上述指标。进一步动物实验表明，肾虚证动物模型的神经内分泌免疫指标发生改变，且与老年动物的改变相类似。现代老年医学认为，人体的寿命是有遗传性的，人体进入老年后，主要表现为神经内分泌免疫系统、骨骼系统功能逐渐退化，与中医肾藏精为先天，肾主骨生髓、主生殖等功能衰退的观点基本一致。上述临床和实验研究也证实了肾虚是衰老根本原因的这一观点。

2.脾胃失调是衰老的重要机制

在人体的衰老过程中，五脏或多或少有虚损的改变，其中对肾虚影响最大的当属脾胃。脾胃为后天之本，仓廪之官，水谷之海，气血生化之源。若脾胃虚弱，气血化生不足，全身脏腑组织失于气血的濡养，往往导致功能低下。而最终引起肾中精气补充乏源，肾气亏虚而衰老。

肾气源于先天而充实于后天，故肾气的盛衰与脾胃关系十分密切。对此，诚如张景岳在《景岳全书·脾胃》中所说："盖人之始生，本乎精血之源；人之既生，由乎水谷之养。非精血无以立形体之基，非水谷无以成形体之壮。是以水谷之海本赖先天为之主，而精血之海又必赖后天为之资，此脾胃之气所关于人生者不小。"可见，先天肾和后天脾的相互滋生，是人体延缓衰老、防止早衰的重要保证。如果肾虚及脾或者脾虚及肾造成脾肾皆虚，则可加速衰老进程，使人早衰。同理，只要脾胃健运，就有可能改善肾虚的状况，延缓衰老的进程，即张景岳所说"故人自生至老，凡先天之不足者，但得后天培养之力，则补天之功亦可居其强半。"（《景岳全书·脾胃》）所以，从衰老的发生而言，脾胃虚弱，功能失调，导致脾肾皆虚是衰老的重要机制。而衰老又往往以脾肾两虚的病理变化居多。

3.脾肾亏虚夹实是衰老的基本病理变化

古代对衰老机理的研究，主要偏重于正虚的一面，至于邪实对人体寿夭的影响，仅散见于一些医学文献中的零星论述，如《中藏经·卷中》"其本实者，得宣通之性必延其寿"等，系统研究较为少见。现代的摄生实践及实验研究表明，"虚"并不能全向反映衰老的变化过程，单纯用补益药物，其延缓衰老的效果也不尽如人意。因此，提出了多种邪实与衰老相关的学说，如痰浊说、肝郁说、瘀血说、肠胃郁滞说等。其中痰浊和瘀血被公认为是影响衰老的重要因素。对于邪实的产生和影响，一般认为是由以肾虚为主的五脏虚损或功能失调而产生，然其产生之后，又反过来作用于肾等脏腑，促进肾及其他脏腑的虚损，从而加速衰老的进程。因此，人体衰老的基本病理生理变化，实际上是以脾肾亏虚兼夹痰浊及或瘀血为主要特征。

近年来，随着现代医学的发展，尤其是免疫学、分子生物学等的飞速发展及其测试手段的不断现代化，使抗衰老有关学说探讨进入一个新的阶段。现代医学界提出了中枢神经系统功能减退学说、自身免疫学说、自身中毒学说、自由基学说、生物钟学说、内分泌功能减退学说、体细胞突变学说、差错灾变学说、衰老色素学说、交联学说、遗传学说等衰老假说。这些假说对中医摄生学有关衰老和抗衰老的研究在研究思路的开拓和现代方法的运用方面有十分宝贵的借鉴作用。

附：衰老的现代研究

一、衰老的原因

（一）遗传因素

大量事实证明，人类的衰老和遗传有密切关系，因遗传特点不同，衰老速度也不一样。生物大都有一相对稳定的寿命界限，不同种类的生物有不同的寿命界限，因此，生物寿命的长短与物种长期进化过程中所形成的不同遗传特性有密切关系。遗传是决定一个物种衰老过程和寿命长短的主宰因素，遗传基因的结构和顺序如受到任何不利因素（如放射线、毒物）的影响，基因本身即会发生突变；另一方面，在蛋白质的生物合成过程中，有可能发生转录或翻译上的误差，这两种情况都会影响生命的过程，导致早衰发生。

（二）环境因素

无数的研究表明，自然环境与人体健康息息相关，人类所处的自然环境会对人的生命健康产生巨大的影响。当人长期处于有害的环境因素中，或者环境中的有害因素超过一定限度，就会危及寿命，促进早衰。如空气污染造成空气中过氧化物增加，将不利于人体新陈代谢的正常运转，可引起早衰、疾病甚至死亡。人体过多过久地暴露在阳光下会受到紫外线的照射，从而受到放射性伤害，可导致早衰，皮肤老化乃至死亡。生活环境中的噪声过度可损害人体的中枢神经系统，使心脏的结缔组织变得异常，故许多老年学家认为，噪声亦可能是致人早衰的原因之一。另外，气温的变化也会影响人体代谢反应，热带居民发育和性成熟期一般比寒带和温带居民早，其衰老的到来也较早；在高温环境中工作的人，其基础代谢一般偏高，故易衰老。

（三）社会因素

人类生活在社会中，无时无刻不受社会因素的影响，现代医学研究表明，过度紧张的社会生活和激烈的社会竞争是导致很多精神疾病和躯体疾病的首要因素。如美国综合医院门诊部对病人进行随机研究，发现65%的病人，与社会逆境、失业、工作不顺利、家庭不和等因素有关。不合理的社会制度、恶劣的社会习俗、落后的意识形态，以及人与人之间的重重矛盾等，都可使人体代谢功能紊乱，出现未老而先衰。

（四）精神因素

精神因素对机体衰老的影响很大。对于人来说，神经系统具有重要的作用，它调节各个器官的活动，使它们彼此之间协调合作，若中枢神经系统特别是大脑皮层功能受到破坏，则会导致代谢紊乱，发生早衰。这点在著名的巴甫洛夫实验里得到了证实。

中医治未病旨要

据国外一份对二百多人进行了将近四十年的调查报告指出：精神舒畅可使人身体健康，衰老来得较慢，那些能适应日常紧张状态的人得重病或中年病故的可能性比适应能力差的人低得多，其衰老的速度比那些觉得精神压力大的人慢得多。我国民间有"笑一笑十年少，愁一愁白了头"的谚语，说的就是这个道理。可见精神过度紧张等不良精神因素会破坏中枢神经系统的功能而致早衰，反之则长寿。

（五）劳逸因素

生命在于运动，运动可以提高身体新陈代谢，使机体各器官充满活力，从而推迟各器官的衰老进程。现代医学认为，常年坚持适度运动是非常健康的生活方式。适当的体力劳动和有规律的运动锻炼，可提高心血管系统的功能，使心脏肌肉血液充盈，心壁增厚，收缩有力，保持血管弹性，增加心肌搏出量，此外，运动可以提高人的大脑皮层神经活动过程的强度、灵活性和均衡性，还能使神经细胞得到充足的营养物质，尤其是氧气供给充分，可使头脑保持清醒，精力旺盛。因此，适度合理的运动是防止早衰，保障健康长寿的有力措施。瑞典生理学家索尔延（saltin）让 5 名 20~29 岁的男性安静卧床三星期，结果发现其最大摄氧量减少 27%，最大心输出量减少 26%，这亦从反面表明缺乏运动，安逸过度会促使各器官功能减退是过早衰老的原因之一。

（六）疾病与营养因素

疾病可促进入的衰老进而缩短人的寿命以至引起死亡，国外老年学家指出：92.5% 的老年人患过一种以上的疾病。上海医科大学老年病研究中心等单位联合调查了 6860 份 60 岁以上的死亡证书，发现因疾病死亡者占 82.3%，以衰老为直接死因的仅占 0.2%。可见疾病是使许多老年人不能"尽享天年"的重要原因之一。饮食营养不当也是导致早衰的原因之一，动物实验表明：降低 30%~40% 的平衡营养水平可保证缓慢的生长率，使预期寿命延长 1/3~1/2。一些营养学家认为，人的总能量摄入减少 1/3~1/2，寿命将会延长。这是因为糖、脂肪、蛋白质在代谢过程中会产生大量氧自由基，从而导致人体衰老，因此节制饮食可以延缓衰老。

二、衰老的机制

近年来，随着科学技术的发展，尤其是免疫学、分子生物学、蛋白质化学的飞速发展及其测试手段的现代化，有关人类衰老机制的研究进入一个新的阶段，提出很多理论学说，下面列举一些主要的学说。

（一）自身中毒学说

这个学说认为，衰老是由于各种代谢产物在体内不断积聚，导致细胞中毒死亡造成的。包括大肠中毒说和代谢中毒说两种。

1.大肠中毒说

这是 20 世纪初由梅契尼柯夫提出的，他认为人体肠道中寄居着大量的细菌，尤其是大肠菌类更多，食物在大肠内经细菌分解发酵作用，会产生大量毒素，这些毒素对于分化最明显，被吸收到血液后，对机体有一定毒性作用，可引起组织与细胞的功能障碍，从而引起自身中毒，导致衰老。主张另外引进细菌以置换肠道中原有菌丛，建议饮用酸牛奶、羊奶等发酵品来抑制肠道细菌。因这一建议是根据当时苏联、匈牙利等许多长寿地区的居民经常饮用发酵品这一事实提出的，故当时颇为盛行。

2.代谢中毒说

这是科雷尔首先提出的，他认为机体中由代谢产生的有害物质，如酮体、胺、二氧化碳等，可积累于体内，如果累积过多则会使机体中毒，导致衰老。科雷尔等在对鸡胚细胞进行组织培养时发现，如果不断更新培养液，培养细胞就能长期生存；若不更换培养液，细胞很快就会停止生长，并出现退行性变化。此结果可解释为：在前一种情况下，细胞代谢产生的有害物质因更换培养液而被清除了，后一种情况则是有害物质蓄积于细胞内，故停止生长。

（二）自身免疫学说

自身免疫学说从细胞间、脏器和个体水平解释衰老原因。人体免疫组织的功能与年龄增长密切相关。提供人体免疫能力的淋巴细胞分为两类，一类把产生的抗体分泌到细胞外的体液中去，在那里与侵入人体的有毒物质做斗争，进行体液免疫。这种淋巴细胞来源于骨髓叫做 B 细胞。另一类产生的抗体留在胞膜上，遇到体外的细菌或病毒入侵，它就用膜上的抗体破坏外来的入侵者，进行细胞免疫。这种淋巴细胞来自胸腔前上方的胸腺，叫做 T 细胞。随着人的衰老，T 细胞繁殖缓慢，数量下降。有人统计，60 岁人的 T 细胞数是年轻人的 70%；B 细胞制造抗体的活性也下降，使血液中的抗体减少。大量资料证实了老年期正常免疫潜能减少，自身免疫活动增加。沃尔弗德等人于 1962 年根据衰老过程中发生变异细胞能激发免疫反应，又能使机体的实质细胞发生损害，提出了自身免疫学说，并以此解释衰老。在正常情况下，机体的免疫系统不会与自身的组织成分发生免疫反应，但机体在许多有害因素（如病毒感染、药物、辐射等）影响下，免疫系统把某些自身组织当做抗原而发生免疫反应。这种现象对正常机体内的细胞、组织和器官产生许多有害的影响，使机体产生自身免疫性疾病，从而加速机体的衰老。

（三）自由基学说

该学说由哈曼在 1956 年提出，认为人体在生命活动中必然会产生一些自由基，它在代谢过程中不断与体内一些物质（如蛋白质、脂肪、核酸等）结合发生反应而生成有害的氧化物或过氧化物；对机体造成损害，引起人体衰老。自由基是在外层轨道上具有不成对电子的分子，它们一般都非常活泼、存在时间短暂，它参与正常生化过程，只有当自由基反应异常或失控才会引起组织的损害或机体的衰老。其危害主要如下：①氧化人体内大量的不饱和脂肪酸，使脂肪变性，形成过氧化脂质，并进一步分解产生醛，而醛能交联蛋白质、脂类及核酸；②引起核酸变性，影响它们传递信息的功能以及转录、复制的特性，导致蛋白质合成能力下降，并产生合成差错；③引起蛋白质的变性，导致某些异性蛋白的出现，从而引起自身免疫反应；④引起细胞外可溶成分的降解，如可使关节滑液中的黏多糖发生氧化降解，结果滑液失去滑润作用，对关节发生明显的损害。美国生物化学家里歇教授通过实验确认了自由基对衰老的促进作用。

（四）生物钟学说

在下丘脑中存在着"生物钟样调控机构"，控制细胞分裂的速度和次数不同。如美国学者海弗利克发现，一个中年人大约由 50 万~60 万亿个细胞组成，这些细胞从胚胎开始分裂 46~50 次后，就不再分裂，然后死亡，根据这个细胞分裂次数推算，人类的寿命应是 120 年，这就说明，衰老在机体内类似一种"定时钟"，即衰老过程是按一种既定程序逐渐推进。凡是生物都要经历这种类似的生命过程，只是不同物种又各有其特定的生物钟而已。

（五）遗传学说

衰老的遗传学说，就是指寿命的长短有代代相传的现象。统计资料也表明，人的寿夭有遗传因素的作用。科学家推测，一个人的寿限，有一种预先计划好的信号，从亲代的生殖细胞精子与卵子，带给子代。这种信号称"寿命基因"或"衰老基因"，它存在于细胞核染色体 DNA 小段中。如果这种基因充足，细胞就不易衰老。人体细胞一般分裂 50 次左右即不再分裂，似乎这种基因在起作用。

（六）衰老色素说

这个学说形成于 20 世纪初。1892 年汉诺佛在动物神经细胞内发现一种褐色自发荧光的不溶性颗粒，1911 年博斯特将它命名为脂褐素。这种脂褐素在动物及人体组织内分布广泛，且随年龄而逐步增加，因而有人称之为"衰老色素"，并认为是衰老的原因。如老年人体表的色素斑，神经和心肌、骨伤肌细胞中出现多量脂褐素，会使胞质RNA 持续减少，终至 RNA 不能维持代谢需要，使细脑萎缩或死亡。

（七）代谢机制说

该学说由我国南京大学生物系郑集教授提出的。他认为代谢是生命的具体形式，生物衰老是由遗传所安排，而衰老机制则由代谢来表达，衰老始于细胞，细胞的衰老源于代谢失调。遗传是决定一切生物自然寿命的第一因素，而细胞代谢功能失调则是内遗传决定的生物机体产生衰老的机制。这一观点将以往许多关于衰老的学说统一为遗传主导下的代谢失调学说。

（八）特定器官功能减退学说

此学说认为，衰老的发生并不是体内各脏器同时出现，且各脏器变化速度也不一样，而是由某一最先受累脏器的退变而导致全身性衰老性改变，这就是机体衰老的原因。将最先受累的脏器称原发性脏器，由此而引起的各个脏器变化则称为继发性脏器变化。在研究这类脏器原发性老化现象时，不同学者提出了不同的特定器官或系统，如中枢神经系统、血管、内分泌系统、结缔组织等，以致形成中枢神经系统衰老学说、内分泌系统衰老学说等多种学说。

（九）中枢神经功能减退学说

人的大脑大约有 140 亿个神经元，从出生直到 18 岁左右，脑细胞的数量变化不大，但从成年起，脑细胞由于退化而逐渐死亡。到 60 岁左右将失去一半。同时，运动神经的传导速度和感觉神经的传导速度也都随年龄增加而降低，开始影响智力和体内环境的平衡。所有生理系统都显示与年龄有关的改变，但中枢神经系统的改变在衰老的行为方面和其他几种功能改变方面起主要作用。

（十）内分泌减退学说

这种学说认为，人体内分泌系统的调节在动物的生长、发育、成熟、衰老与死亡的一系列过程中，具有重要作用，这些作用主要是通过内分泌腺分泌的活性物质——激素来完成。人们年龄的增长，内分泌功能的减退，特别是胸腺的功能减退，是导致衰老的重要因素。有人认为脑是内分泌引起衰老的中枢，脑内的下丘脑——垂体是控制生理功能的重要组织，会定期放出"衰老激素"，该激素使细胞利用甲状腺素的能力降低，从而影响细胞的代谢力。当其发生故障时，机体内环境紊乱，平衡失调，最终导致加速衰老死亡。研究表明：人类老化过程中内分泌功能的改变可分为三大类型，即激素降解率降低；内分泌腺分泌的激素发生原发性减少；终末器官或组织对激素的敏感性改变；其中内分泌功能减退尤以性激素分泌水平降低最为明显。这些改变均可引起衰老。

（十一）代谢速度说

通过对多种动物代谢速度与寿命关系的调查，认为代谢速度快的其寿命短，反之则寿命长。一般认为，环境温度与其寿命密切相关，环境温度高则代谢加快，寿命缩短，反之亦然。许多学者用蚤、蚌、蝇、蜥蜴进行动物实验，均证明了这点。但对恒温动物而言，却恰恰相反，因为恒温动物的生活必须维持恒定体温，当环境温度降低时，代谢不仅不降低，反而进食增加，代谢增快，以便产生更多的热量来维持恒定体温，故因其代谢速度加快，反而短命。

（十二）差错灾变说

这一学说首先由梅德维德夫提出。此学说认为在蛋白质合成过程中很可能发生差错，例如会发生氨基酸的错插现象。蛋白质中的氨基酸原来都按严格的顺序排列（这取决于 DNA 与 RNA 的遗传信息），如果合成过程的某一环节发生了随机的差错，使一种氨基酸的位置被另一种氨基酸所占据，这就是错插。如果错插的部位恰好是蛋白质发挥功能最关键的区域——酶类的催化活性中心——就会发生严重后果、酶的活性会减弱，专一性降低，甚至完全丧失原有功能，带有差错的酶可以合成大量有差错、有缺陷的蛋白质，这些有缺陷的蛋白质积累在细胞中，积累到一定程度细胞就会衰老和死亡。

（十三）体细胞突变学说

这种学说认为，当生物在某些化学因素、物理因素、生物因素的作用下，生物细胞中的遗传物质发生了突然的改变，即体细胞的 DNA 突然变异，引起细胞的形态与功能失调，从而导致机体的衰老。例如，物理学家西拉德曾提出："放射线可使遗传物质发生突变"。他指出，在高剂量放射线环境中的机体所发生的加速变性，同衰老过程十分类似。其基本假设是，就像生殖细胞会发生自发突变那样，体细胞也可能发生突变。一定的突变会使体细胞功能发生变化，并进而造成组织或器官的功能衰退——这就是机体的衰老。柯蒂斯等在 1966 年对肝细胞再生进行研究时，发现体细胞异常染色体的频度随年龄增加而增多，认为细胞突变与生物年龄有关，故提出了此学说，已在一些动物实验中得到了验证。

（十四）交联学说

这个学说是鲁齐卡于 1924 年最早提出。此学说认为，肢体异常的交联随年龄而增多，促使细胞丧失整体性。组织与细胞中存在着大量发生交联反应的成分，因而常发生多种交联反应。交联，系指两个以上反应基因的物质与蛋白质作用时，一个反应基因与一个蛋白分子结合，其他反应基因与别的蛋白分子结合而形成新的大分子。交联反应是所有化学反应中的一种，在体内的生物化学反应过程中，只要发生了极小量的交联干扰，就可以对机体产生严重的损伤作用。生物体内大分子中发生异常的或过多的交联，会影响细胞功能而导致衰老。

（十五）细胞信息受损说

该学说认为细胞信息受损，不仅是衰老的原因，而且也导致神经、内分泌、免疫信息的损害，并使内环境平衡失调。其创始人宾德拉说："这一假说同任何一种衰老理论都有关系，于细胞信息流的干扰可发生于从 DNA 到 RNA，到蛋白合成序列中任何一个环节处……另一方面，由于细胞主要成分的分解、溶酶体酶的活性、自身免疫反应、交联增多、老年色素及各种废产物累积所致细胞功能受损.也都可导致细胞信息的丧失，从而引起衰老。"

（十六）溶酶体损伤学说

该学说认为衰老是由溶酶体膜的损伤、破裂，释放出大量酶类，进入细胞内或细胞外，使细胞自身的某些物质被消化、分解而致的。由雷赫希尔德在20世纪70年代提出。机体细胞内有一个被薄膜包围的囊泡叫溶酶体，它是细胞的一种亚微结构，内含大量的酶，对细胞内的代谢过程具有重要作用，若其受损破裂，就会释放出许多高浓度酶，从而引起细胞功能障碍，导致衰老。

（十七）适应调节说

此学说是由弗朗克斯于1970年提出的，认为细胞的调节基因（在高龄人还可见到结构基因）发生原发性变化，使蛋白合成机制受损，功能减退，而导致细胞衰老与死亡。将衰老过程不单纯看成是细胞、组织或器官的退化，而在这些现象发生时机体可出现重要的适应机制，当某些重要细胞（如内分泌细胞等）的功能下降而无法调节适应时，衰老就出现了。

（十八）性腺萎缩学说

著名医学家布劳温—塞奎镕认为衰老可能与性腺功能减退有关，因而主张将狗或豚鼠睾丸制成提取液，然后注入人体内，他曾亲自做试验，并以日记记录，称明显增进了健康，以致许多人效仿试用，但不久即因无理想效果而停止了。

三、延缓衰老的理论和实验研究概况

抗衰老研究，是目前医学生物领域中和保健科研机构中的一个综合性的尖端课题。多少年来，随着科学技术的发展，世界上许多科学家正采用不同方法进行多方面研究。研究的目的在于弄清衰老的生理机制，揭开人类寿命的奥秘，取得预防衰老的方法和措施。下面简单概述一下这方面的研究情况。

（一）延缓衰老的理论研究

衰老的学说总的可分为两大类，一类是中医学的延年学说，如先天禀赋论，后天失调论以及"肾气亏损说"、"脾胃虚衰说"、"心神亏耗说"、"脏腑虚衰说"、"阴阳失调说"等；另一类是近代的各种衰老学说，可归纳为三个方面：

第一，遗传论。认为衰老过程是由遗传所决定的，生物的生长、发育、成熟、衰老和死亡，都是由自身的遗传程序展开的必然结果。如生物钟学说（又叫程序学说），细胞分裂学说等。

第二，环境论。其主要观点认为，遗传虽有一定作用，但主要是强调环境因素的

影响，认为环境中的不良因素，如污染、药物、疾病、辐射等，会造成细胞的损伤，而损伤的积累导致衰老，如"中毒学说"、"交联学说"、"自由基学说"、"免疫学说"、"体细胞突变学说"等。

第三，综合论。它综合了各种衰老学说的有关内容，从代谢失调或细胞信息受损等角度出发而形成的衰老学说，如"内分泌功能减退学说"、"中枢神经系统衰退学说"、"差错灾难学说"、"衰老色素学说"等。这些学说虽然都无定论，但从不同角度和深度反映了衰老这一复杂的生命现象的某一侧面或层次的部分真理。衰老和健康长寿是密切相关的。衰老得早，就会短寿；衰老得晚，就有长寿的可能。故有的科学家从预防衰老的角度出发，提出防衰方法分为"初次预防"和"二次预防"两种。所谓初次预防就是中医的"未病先防"，防患于未然；所谓二次预防，即中医的"既病防变"，如果机体发生了某些生理和病理变化，或者出现了一些衰老退化的现象后，要及时采取防护措施，防其进一步发展，尽快恢复到正常的健康水平，达到防衰健体的目的。

（二）延缓衰老实验研究

1.从生物学途径的研究

根据美国学者海尔弗利克所提出的细胞分裂次数决定寿命之长短的学说理论，科学家们设法采取某些措施进行实验研究。如用抗衰老药物或其他药物，增加细胞分裂次数或延长细胞分裂周期，从而达到长寿。经实验初步证实，在实验培养的人肺细胞的培养基中添加维生素 E，就可使这细胞的分裂次数增加到 120 次以上。又如用氢化可的松等药物可使细胞的分裂次数由 50 次增加到 70 次。

有的科学家认为，延长胸腺功能，人的寿命也会延长。实验证实，将新生小鼠的胸腺切除，其生存期便从原来的三年缩短为六个月，而垂体退化的侏儒鼠在注射一次淋巴细胞后，则可使它们的寿命延长三倍，故目前有的学者实验，将年轻人的胸腺 T 细胞取出冰冻储存起来，过 40~50 年以后，当这个年轻人衰老之后，再将解冻的胸腺 T 细胞注射进去，这样会恢复其青春的活力，提高免疫力，抵抗老年病，寿命就会延长。

科学家还对限食延寿进行了研究。20 世纪 40 年代马凯伊曾用雄大鼠作过一系列实验，证明限食可以延长哺乳动物的寿命，并在不同种类及品系的动物实验中得以证实。虽然限食延寿已属公认，但限食延寿的机理尚在研究中。还未比较普遍地应用于人类。对于限食研究可以使人们清楚地认识和理解与延寿有关的生物学变化，并可为完善人类饮食提供有价值的线索。

2.从物理学途径的研究

许多物理因素：如温度、射线，不频率的光、声以及电磁场都会影响寿命。

（1）温度。比较变温动物（冷血动物）的寿命与不同环境温度的关系，人们发现其在低温条件下寿命较长，因此认为这类动物是在低温条件下改变体温，使代谢变慢从而延长了寿命。然而对于体温恒定的哺乳动物，其环境温度与寿命的关系就不那么明显，甚至冬眠哺乳类的寿命反而更短。即使在冷血动物中情况也不一致，如有些生长在热带的鲜鱼寿命根长，恰与"低温长寿"的论点相矛盾。由此可见，温度与寿命的关系应进行更多的研究。

在环境温度不变的情况下，如果使哺乳类体温自动下降新陈代谢变缓慢能否延长寿命呢？不少老年学文献中提到这种可能性。但迄今还未找出适当办法来降低体温。

（2）电离辐射。从外表上看，许多衰老变化与受辐射后果相似。长期以来，老年学家相信电离辐射是建立衰老模型和探索衰老原因的有利手段，不过此后的研究证明，衰老功能与辐射损伤基本上是不一样的。

辐射可缩短动物的寿命，但并不一定促进衰老，辐射的影响常因动物种类、性别、年龄、辐射源和剂量以及照射时间、方式不同而异，其中机制比较复杂。

值得注意的是，在对某些昆虫及温血动物进行低剂量照射时不但不缩短寿命，而且可能延长寿命20%~60%。此外，当把一次照射的剂量分为几次照射时，即定期间隔以小剂量照射动物也往往延长寿命。

接受辐射的年龄也很重要。有人发现老年鼠接受小剂量辐射有延寿倾向，这可能是由于小剂量对某些疾病有治疗作用，抑制了恶性肿瘤、感染和寄生虫的生殖所致。也有人认为小剂量照射的延寿倾向似乎是一种称作"毒物兴奋效应"的表现。

3.从化学途径的研究

（1）微量元素的抗老作用。早在20世纪60年代就有人注意到微量元素在抗老中的作用，但在20多种微量元素中只发现3价的铬、钇、钯延长了小鼠的寿命。70年代有人发现锰在一定浓度下可延长果蝇的寿命。研究较多的是钙，但结果很不一致。其中还有与螯合剂结合使用的问题，因此微量元素的作用有待更多的研究，特别是最适浓度还须探索。众所周知，几乎所有化学物质大剂量使用都不会对寿命产生有利作用。过去的研究试验了一个或少数几个剂量，结果自然是不完备的。

（2）抗氧化剂的抗老作用。在支持自由基学说的实验中总要试验一些抗氧化剂的抗衰老作用。例如：巯乙胺、乙氧喹、丁化羟基甲苯、维生素 E 等。但也有一些使用抗氧化剂的延寿实验没有取得阳性结果，即使出现了延寿效应，人们的解释也不尽相同。有人不认为是抗氧化剂抵消了自由基损伤，而认为是影响了食欲或同化作用，达到与限食延寿同样的效果；也有人认为是抗氧化剂诱导某些酶的活性从而刺激了一些导致长寿的反应。

(3) 溶酶体膜稳定剂的作用。国内外不少学者对溶酶体膜稳定剂作用进行了研究。膜学说认为溶酶体膜稳定性下降会使溶酶体膜内的水解酶超常释放，给细胞带来严重后果，故需要探求膜的稳定剂。有人试验了 40 种合成的及生物来源的膜稳定剂对果蝇及小鼠寿命的影响，对膜有一定保护作用。根据衰老渣滓学说的观点，人体细胞的萎缩和死亡主要是由于代谢产物有害物质积累的结果。据南堆等人的研究报告，豚鼠与小鼠神经细胞中的脂褐素的蓄积量，随着年龄的增加而增多，如对这些动物中的老年动物使用氯酯醒，可使其神经细胞中的脂褐素明显减少。霍奇斯查尔等人的研究报告说，给小鼠使用氯酯醒，可使雄性小鼠的平均寿命增长 27%，使雌性小鼠的平均寿命增加 5.9%。另外，遗传学家们指出，人体极有可能存在着衰老与死亡基因，若证实了这种设想，就能使用遗传工程的技术关闭这些基因，或者导入年轻人的基因来置换，不断修复那些已经衰退的关键性基因，则可延长人的寿命。

(4) 抗交联剂的作用。根据衰老的大分子交联学说，有人试用抗交联药物如山黧豆中毒因子来中和形成交联键的活性基因以达到延长寿命的目的，但结果并不理想。还有青霉胺及某些杆菌释放的酶，虽有一些效应，但未见重复成功及深入实验。

(5) 生物合成及代谢抑制剂。代谢强度往往与寿命成反比，决定代谢强度的是酶的活性，也就是决定于 RNA 及蛋白质合成的速度，因此抑制其生物合成将起到抑制代谢延长寿命的作用。据此，苏联有人使用抑制 DNA 转录的橄榄霉素及放线菌素 D 以适当浓度培养果蝇，结果延寿 20%~30%。而抑制 RNA 转录的放线菌酮、羟胺、四环素及能量抑制剂氟化钠、二硝基酚都产生类似的延寿效应，特别是橄榄霉素，使实验动物衰老延迟 5~6 个月，从死亡曲线上看，既减缓了衰老速度又改善了维持能力，即在生命早期就降低了死亡卑。

(6) 吸着剂的延寿实验。最近苏联仍有人根据梅奇尼柯夫的中毒说进行抗衰老研究。他们用肠吸着剂 SKN 来减少有毒的代谢产物。如从 28 个月起按每百克体重给 1 毫升的剂量，每隔 1 个月喂大鼠 10 天，平均寿命增加 43.7%，从形态与其他指标上也证明吸着剂 SKN（可能是一种含氮的活性炭制剂）有延寿作用。

(7) 其他制剂。例如，抗自身免疫病的咪唑硫嘌呤、环磷酰胺；抑制脂褐素的氯酯醒、醉椒素、乳清酸镁；作用于中枢神经的二碘甲烷、降糖灵、二苯酰脲、罗马尼亚的普鲁卡因制剂等都有一些延长寿命的实验报道，但仍有待重复验证。

总之，中外许多专家和学者从不同角度和层次探索和研究人类衰老的理论及抗衰老的方法。随着细胞生物学、免疫学、生物化学、遗传学、老年医学等学科的不断发展，新的抗衰老的理论和方法还将不断涌现。

四、延缓衰老的几种措施与方法

几千年来，人类为了达到长寿的目的，曾进行了艰苦的探索，甚至付出了高昂的代价。如我国古代帝王千方百计寻求所谓"仙丹"，东晋时更是盛行服食"五石散"，结果是求寿不成反损健康，甚至损害了生命。用唯物主义的观点来看，长生不老显然是不可能的，但在现有寿命基础上延年益寿是完全可行的，当前中外许多专家学者正潜心于抗衰老的研究，并提出了一些延缓衰老的措施与方法。

（一）维持下丘脑的功能

在科学界一种主流观点认为，导致人的机体自然死亡的基本原因是由于人体"生物钟"节律的丧失，而生物钟隐藏在人的大脑皮层下，医学上称之为下丘脑。在正常情况下，来自人体内部世界的所有信息都会转变为神经信号和内分泌的激素信号，并统统交由下丘脑处理。随着年龄的增大，下丘脑的活动逐渐出现障碍，功能受到抑制。最新研究证明，之所以如此，是与下丘脑中一种特殊物质"多巴胺"的含量下降有关。如果在食物中添加这种物质，可使动物寿命增加 10%。但该方法对人的应用效果，尚待进一步研究。

（二）抑制垂体分泌"衰老激素"

美国学者东捏尔·坚克拉认为，随着年龄趋老，垂体会不听下丘脑指挥而分泌出一种特别的"衰老激素"。如果提炼出这种"衰老激素"的纯净物并由此研制出"抗衰老激素"，可使人类的寿命达到 400 岁。目前，科学家普遍寄希望于维生素 E。因为它能防止机体中的所谓"游离基反应"，从而抑制机体分子的衰老进程。实践证明，维生素 E 能使动物的寿命延长 30%。

（三）维持体内正常的免疫功能

人体的免疫系统不仅抵御微生物、病毒和细菌的入侵，而且担负着识别和排斥机体中各种不速之客的职能。但在人机体的衰老过程中，免疫功能不但下降，还会发生所谓的自体免疫反应，此时淋巴细胞不仅会进攻体内的异物，而且还会错误地吞噬自体细胞。科学家们正欲借助于免疫工程方面的外科改造来延缓衰老。日本科学家已成功地给老年老鼠移植了具有免疫性的胸腺和骨髓，从而使之"年轻化"。实践证明，这种方法可使动物的寿命增加 1/3，同时也提高了机体的抗病毒能力。

（四）置换衰老器官

人体功能器官的移植在当今已相当普遍。前苏联天体物理学家伊·斯·什克洛夫斯基在其著作《宇宙·生命·智慧》一书中表达了这样的设想：人应当培养出有生命的有机器官，以便在必要时顶替人体的缺损器官。相信随着科学的发展，这一设想肯定可以变为现实。

（五）维持细胞膜的功能良好

过去，人们只知道细胞内容物的重要，对于细胞的内外结构，则是少有认识。近年来，科学家通过对细胞的深入研究，得出了只要细胞膜的功能良好，就可以使细胞不易老化，只要人体细胞活跃，人就会青春长驻的结论。细胞外膜，结构独特而精密，外面的养分可以渗进去，而细胞内的脂肪则不会渗漏出来。在适当温度下，细胞膜内的脂肪呈液体状态，一旦渗出来后，就会形成硬粒。因此.不使脂肪变成硬粒，便是长寿措施之一。我们知道，生命延续，需要氧化作用，氧"燃烧"细胞内的脂肪，发出热能，这就能生长和修补组织器官。但这当中会有副产品不断释放出来，进入细胞内部，使内部污染。为了不使细胞受到污染，目前已发现的方法是使细胞吸入维生素 E、C 和乙种胡萝卜素，因为它们能迅速溶于脂肪，可减少细胞内部污染，起着保护与防病作用。

（六）激素调节法

1889 年在国际医学界曾发生了这样一起奇闻：法国内分泌学家布罗恩·赛卡尔在对动物进行长达 20 多年的试验后，声称人的精液具有延年益寿的作用。时隔不久，奥地利著名老年学家施泰纳赫在一些老年动物身上做睾丸移植也获得了返老还童的效果，法国外科医生沃罗诺夫将山羊、绵羊和黑猩猩的输精管移植到老年人身上而使衰老症状消失，一些退化了的功能得以恢复。但同类试验也会出现不同结果，问题就在于衡量标准不统一。实际上，上述试验均非成功之举，因为食欲或性欲的短暂激发也会带来记忆和其他的心理功能的衰竭，而且很快就会恢复到原先的衰老过程。

尽管如此，这些试验却极大地推动了对衰老机制的研究，并使科学家对激素延寿法产生了浓厚兴趣。最新研究成果表明，肾上腺素及女性激素有利于延长寿命，而甲状腺素和男性激素只能使寿命缩短。因此，全面综合地调节各种激素比例将大有可为，不失为未来延缓衰老的一个方向。另外，加拿大著名学者塞利耶还指出，性生活在衰老机制中占有相当比重。性激素的过度消耗会导致衰老速度的加快，要想长寿就不能纵欲过度。然而有节制有节律的性生活不仅不会促进衰老，反而有益健康。例如用活了 600 天的老鼠做试验，控制交配的一组平均活了 1100 天，任其交配的一组则活得短。可见，科学合理地安排自己的性生活是事关延年益寿的大问题。

（七）降低体温法

降低体温是指降低机体上的正常体温，它旨在延缓代谢速率，减慢发育节律，抑制毒素滋生，从而达到长寿的目的。一般冷血动物降低体温后可延长寿命几十倍到几百倍，这主要是由于能量的积聚和消耗、核糖核酸和蛋白质的生物合成过程随之延长的结果。试验表明，降低体温同样适用于温血动物，要是将温血动物的体温下降 2℃~3℃，其寿命可望增加一倍，并能保持原有的生命活力不变。但生物学家强调指出，为了取得长寿的最佳效果，应当确定临界体温的各种参数，因为体温毕竟是温血动物赖以生存的极为重要的条件。此外，降低机体体温绝对不能用降低外界气温的办法，这样做反倒会促使体温升高，代谢速率加快，并最终导致寿命缩短。现代医学已查明，人体体温的调节中枢位于下丘脑部位，它犹如一台非常敏感的恒温器，负责对外界条件的变化迅速作出反应。人到老年后各种适应能力之所以降低，就在于恒温器出了故障。因此，揭示控制这一恒温器的奥秘，必将给老年学研究以启迪。目前生物学家已经积累了有关下丘脑发育变化等方面的详细资料，可以肯定地说，人类在不久的将来就能找到作用于该器官的有效方法，以降低体温直至冬眠来实现寿命的延长。

（八）抗氧化法

英国老年学家哈里曼和前苏联科学院院士埃马努埃列创立的衰老单体防治理论认为，在各种物质，尤其是不饱和脂肪酸的过氧反应中，会生成一种不成对电子的自由基。它的性质活泼，极易破坏体内核酸、蛋白质、脂质及细胞膜的结构，是催人衰老的大敌。虽然细胞中也含有大量不与自由基发生反应的抗氧化物质，但自由基的增加就会危及人体中抗氧化系统的防卫能力。为弥补这一缺陷，学者设想出将抗氧化剂从外部作用于机体的新方案。抗氧化剂亦称保护剂，它包括维生素 E、维生素 C、半胱氨酸、巯乙胺、次磷酸钠、亚硫酸氢钠、丁羟基甲苯及微量元素硒等。前苏联生物学家最近用这些抗氧化剂喂食老鼠的试验证明，上述物质可使老鼠的平均寿命延长 8~10 个月，并且还治愈了一些老鼠身上的赘瘤。

抗氧化剂的防衰老机制目前尚不甚明了。但它所引起的脑垂体激素浓度和肾上腺、甲状腺成分的改变很可能为现代医学开辟一条探索生命本质的新途径。

（九）肠胃吸附法

传统老年学研究均认为衰老是人体内有毒物质的积累，亦即"自体中毒"。现在看来，这一观点有失偏颇。因为衰老的实质与其说是有毒物质深度的连续递增，不如说是人体组织对衰老因素敏感性的提高。这一科学结论的产生使得肠胃吸附法应运而生。经科学测定，人体每昼夜的胃肠液分泌量约为 8~9 升，其中大部分为血液所吸收。因此，只要在食物中添加 1 种吸附剂，就可有效地滤去有毒物质。动物试验证明，吸附剂能够维持蛋白质生物合成的最佳水平，并具有促进脂肪转化、延缓新陈代谢、保护机体构造以及抑制严重病变的作用。这一方法大致可延长寿命 30%~40%。

老鼠的肝脏细胞色素 P-450 通常比别的毒素高许多倍，但前苏联科学家已成功利用吸附剂把它降下来。随着机体中毒素和异物的减少，肝脏中专司解毒的酶系统就活跃起来，这正是减慢衰老速度的必要条件。尽管毒素的积累会在肠胃吸附过后复发，但体内各器官、组织却因此而实现了"年轻化"，它表现为细胞结构的重新组合、发病时间的推迟及酶功能的加强。肠胃吸附法的优点十分明显：第一，它的应用不受年龄限制，特别是当机体防护能力减弱，中毒严重危及生命时，它也能发挥持有的威力；第二，它操作简便，易于推广。现在，有关方面的研究方兴未艾，一些更高效的吸附剂也在研制之中。

（十）抑制细胞突变法

大多数老年学家认为，衰老与细胞染色体发生畸变有关，染色体畸变愈多，寿命就愈短。针对这一现象，学者们开始设法研制一种既能诱发有利变化，又能抑制细胞畸变的新药物。这种药就被称为抑制剂。

抑制剂具有延缓并最终阻止核糖核酸与蛋白质化合、降低机体代谢速率的作用，医学界研究它对长寿的影响是从果蝇身上获得的，果蝇吃了拌有这种抑制剂的食物，其寿命就延长了20%~30%。之后，研究者又用橄榄霉素（抑制剂）喂食已经活了20个月的老鼠，结果其平均寿命延长到了35.6个月，而对照组却只活到30.9个月，两组中活得最长的分别为47.1个月和38.3个月。这是由于橄榄霉素能使体内血浆、心肌、大脑及肌肉中的脂肪、脂肪酸、胆固醇含量普遍降低的结果。此外，橄榄霉素还能阻止动脉粥样硬化及由此而引起的各类并发症的产生。生物学家据此认为，抑制细胞畸变来达到延寿有着非常诱人的发展前景。

（十一）遗传工程法

自从人细胞学家海费利克发现人体细胞的分裂极限以后，由延长细胞个体寿命来促使人类益寿延年的研究，吸引了众多的专家学者。措施之一，是通过药物来延长细胞的寿命；措施之二，是通过遗传工程的方法改变衰老信息。细胞老年学的研究揭示：控制细胞分裂寿命的奥秘是细胞核内的DNA，而遗传基因是衰老的关键。通过遗传工程技术修补发生了差错的基因，或者导入新的人工合成的年轻基因去更换老化的基因，或者切除衰老基因、恢复那些抑制基因的作用，从而复壮衰老的机体。

参考文献

［1］王玉川.高等医学院校试用教材，中医摄生学（供中医摄生康复专业用），2008.

［2］翟双庆.内经选读.中国中医药出版社，2013.

［3］郭海英.中医摄生学.中国中医药出版社，2009.

第四章　中医治未病的基本理论

中医治未病理论是中华民族的先民在漫长的历史长河中，总结生产生活实践的基础上产生的。中国古代社会在夏商周时期就是比较发达的传统农业文明社会。在靠天吃饭的农业社会，先民们在生产、生活实践中体会到，顺应并利用自然规律可以避免灾伤，背离自然规律就会受到自然的惩戒。人生活在自然界天地之间，以天地之气生，四时之法成。因而，顺天法地，遵循自然界的运动变化规律，追求天人合一的和谐状态是治未病的核心理论。

第一节　顺天法地

人生天地之间、宇宙之中，是大自然的一个组成部分，因而人类的一切生命活动都与大自然息息相关，不论四时气候、日月运行，还是昼夜晨昏、地理环境，各种变化都会对人体产生影响。

一、顺四时而养

在中医学中，顺应四时气候变化规律而养，是治未病的重要理论。《素问》有"生气通天"和"四气调神"之论，明确指出人的生命产生、生长、生活以及摄生都与自然界密不可分。《灵枢·本神》指出："智者之摄生也，必顺四时而适寒暑，和喜怒而安居处，节阴阳而调刚柔，如是僻邪不至，长生久视"，《素问·八正神明论》说："天温日明，则人血津液而卫气浮，故血易泻，气易行，天寒日阴，则人血凝泣而卫气沉。"《灵枢·五癃津液别篇》说："天暑腠理开故汗出……天寒则腠理闭，气湿不行，水下留于膀胱，则为溺与气。"《内经》有"肝旺于春"，"心旺于夏"，"脾旺于长夏"、"肺旺于秋"，"肾旺于冬"之说。《素问·四时刺逆从论》又指出："春气在经脉，夏气在孙络，长夏在肌肉，秋气在皮肤，冬气在骨髓中。"这些都体现了一年四季的生理变化规律，充分说明了人的生理健康与自然规律的对应性。

同时，由于四时气候不同，每一个季节各有不同的气候特点，四时变化在人体的病理方面也有明确的表现。即一些疾病具有明显的季节性。例如：春季多温病，秋季多疟疾等。《素问·金匮真言论》说："故春善病鼽衄，仲夏善病胸胁，长夏善病洞泄寒中，秋善病风疟，冬善病痹厥。"此外，某些慢性宿疾的复发和加剧，往往与季节变化和节气交换有关。例如，心肌梗死、冠心病、气管炎、肺气肿等常在秋末冬初和气候突变时发作，精神分裂症易在春秋季发作，青光眼好发于冬季等。掌握和了解四季与疾病的关系以及疾病的流行情况，对预防疾病是有一定价值的。

二、顺月之盈亏而养

顺四时而养是太阳的运动规律对人的影响，与此同时，人体的生物节律还受到月亮盈亏的影响。《素问·八正神明论》说："月始生，则血气始精，卫气始行；月郭满，则血气实，肌肉坚；月郭空，则肌肉减，经络虚，卫气去，形独居。"这说明人体生理的气血盛衰与月亮盈亏直接相关，这是因为人体的大部分是由液体组成，月球吸引力就如引起海洋潮汐那样对人体中的体液发生作用，这就叫做生物潮。人体的许多生理活动都随着月相的盈亏，对人体产生不同影响。例如女性的月经，《妇人良方》中明确指出："经血盈亏，应时而下，常以三旬一见，以象月则盈亏也"。所以，摄生中尤其在虚实调补方面应注意顺应月之盈亏变化，采取相应的摄生方法，如《素问·八正神明论》提出"月生无泻，月满无补，月郭空无治"的原则，虽然主要指根据月之盈亏指导针刺治疗的时机和补泻原则的，但对于摄生也有同样的指导作用。

三、顺昼夜之变而养

因为日月的交替运行的规律，人体内的阴阳之气在一天之内会随着外部阴阳消长即昼夜变化而发生相应的改变，人的新陈代谢也随之改变。《灵枢·顺气一日分为四时》说："以一日分为四时，朝则为春、日中为夏、日入为秋、夜半为冬。"虽然昼夜寒温变化的幅度并没有像四季那样明显，但对人体仍有一定的影响。所以《素问·生气通天论》说："故阳气者，一日而主外，平旦人气生，日中而阳气隆，日西而阳气已虚，气门乃闭。"说明人体阳气白天多趋向于表，夜晚多趋向于里。由于人体阳气有昼夜的周期变化，所以对人体病理变化亦有直接影响。正如《灵枢·顺气一日分为四时》说："夫百病者，多以旦慧、昼安、夕加、夜甚……朝则人气始生，病气衰，故旦慧；日中人气长，长则胜邪，故安；夕则人气始衰，邪气始生，故加；夜半人气入脏，邪气独居于身，故甚也。"这样一天之内因为昼夜的变化而导致人体阴阳的变化的理论正是中医的生气通天说的内容之一。根据此理论，人们可以利用阳气的日节律，指导人类的日常生活安排，提高人体适应自然环境的能力，并能为人类摄生服务以求达到最佳的效果。

四、法地利而摄养

《内经》"人以天地之气生"，指出人是天地交感合气的产物，因而除了天时因素之外，地理环境对人的生命活动同样有至关重要的影响。我国幅员辽阔，地理环境的差异十分明显，如我国南方多湿热，人体腠理多疏松，饮食多甘淡；北方多燥寒，人体腠理多致密，饮食多辛咸。因此，不同地域的不同气候、地形、地貌、水文、土壤、岩石和生物圈等地理因素也不同。正所谓：一方水土养一方人。由于地理环境长期的作用，使不同的地域中形成了的不同的生活习俗和饮食习惯。相应的，这些不同的地理环境和生活方式必然在相当程度上，对居住者的体质产生一定影响，并在生理和病理变化上有所反映。如我国东南一带，气候温暖潮湿，阳气容易外泄，人们腠理较疏松，易感外邪而致感冒，且一般以风热居多，故常用辛凉解表之剂；即使外感风寒，也少用温热性的解表药，而多用偏温性的药物，且分量宜轻。而西北地区，气候寒燥，阳气内敛，人们腠理闭塞，若感邪则以风寒居多，以辛温解表多见，且分量也较重。我国古代医家早已经充分认识到不同地理环境对人类健康的影响，并有了详细的论述。《素问·异法方宜论》曰："东方之域……其民皆黑色疏理。其病皆为痈疡，其治宜砭石。……西方者，……其民华食而脂肥，故邪不能伤其形体，其病生于内，其治宜毒药。……北方者，……其民乐野处而乳食，脏寒生满病，其治宜灸（熵）。……南方者，……其民嗜酸而食胕，故其民皆致理而赤色，其病挛痹，其治宜微针。……中央者，……其民食杂而不劳，其病多痿厥寒热，其治宜导引按跷"，《素问·五常政大论》："高者其气寿，下者其气夭。"这些内容，分别论述了我国东西南北中五方的水文地质、气候、物候、物产以及人的生活习俗、体质特点与发病、治疗情况，以及地利对摄生的重要作用，反映了地理环境对人体的生理、病理和寿命的影响。是先民们通过长期的生活经验积累总结的宝贵摄生和治疗经验。这就是因地制宜，师法地利而养。因此，在摄生方面，要求我们一定要在这一摄生理论的指导下采取适应当地地理环境的方式，紧密结合当地的实际，总结符合现实需要的具体摄生方法。

第二节　形与神俱

中医学认为人是形神合一的生命体，《素问·上古天真论》提出了"法于阴阳，和于术数……故能形与神俱，尽终其天年，度百岁乃去"的摄生理论。所谓形，是指形体，即肌肉、血脉、筋骨、脏腑等组织器官；所谓神，是指情志、意识、思维为特点的心理活动现象，以及生命活动的全部外在表现。二者相互依存、密不可分是一个统一整体，神本于形而生，依附于形而存，形为神之基，神为形之主，只有在形神合一的前提下生命才能存在。

一、形神合一

1.神为生命之主

"形神合一"构成了人的生命，而神是生命的主宰。神，包括了人的精神、思维、意志、情感等，还表现为外部的生命活动现象，是人的生机与活力的具体表现。人类的精神活动是相当复杂的，中医对此用"五神"（神魂魄意志）、"五志"（怒喜思忧恐）等概念加以概括，并在长期的生活实践和医疗实践的基础上，将"五行学说"与五脏联系起来，认为这些精神活动是脏腑的功能表现。在人体的统一整体和系统而复杂的生命活动中，起统帅和协调作用的是心神。只有在心神的统帅调节下，生命活动才表现出各脏器组织的整体特性、整体功能、整体行为、整体规律，故《素问·灵兰秘典论》说："凡此十二官者，不得相失也。故主明则下安，……主不明则十二官危，使道闭塞而不通，形乃大伤"。也正如张景岳说："神虽由精气化生，但统权精气而为运用之者，又在吾心之神"。说明人体的气化生命活动是在"心神"的主宰下进行的，在心神的统帅调节下，各脏腑组织才能够齐心协力、有条不紊地发挥各种生理效应，生命才表现出协调统一的功能活动。人体不但自身各部分之间保持着密切的相互协调关系，而且与外界环境（自然环境、社会环境）也有着密切的联系，故《素问·至真要大论》说："天地之大纪，人神之通应也"。要保持机体内外环境的相对平衡协调，也是靠"神"来实现的，如《灵枢·本脏》所说："志意者，所以御精神，收魂魄，适寒温，和喜怒者也。志意和则精神专直，魂魄不散，悔怒不起，五脏不受邪矣。寒温和则六腑化谷，风痹不作，经脉通利，肢节得安矣。"作为"志意"（神），不但承担协调内部脏腑功能、调摄七情魂魄的任务，还起到调节机体适应外环境变化，防止外邪入侵，保持健康的重要使命。所以张景岳在《类经》中说："人身之神，唯心所主，……此即吾身之元神也。外如魂魄志意五神五志之类，孰匪元神所化而统乎一心"。《内经》说："得神者生"，"失神者死"充分强调了神对于生命的存亡和作为生命的主宰的重要性。

2.形为生命之基

中国古代朴素的唯物哲学已经认识到只有"形具"才能"神生"。战国思想家荀况在《荀子·天论》中说："天职既立，天功既成，形具而神生。"这里的"天"，是指自然界；"形"指人之形体；"神"指精神。其意为，人的形体及精神活动都是自然界的规律在起作用，是自然界物质变化的必然结果，只有具备了人的形体结构，才能产生精神活动。《内经》对形体与精神的关系也有相关论述，如《灵枢·本神》说："肝藏血，血舍魂"，"脾藏营，营舍意"，"心藏脉，脉舍神"，"肺藏气，气舍魄"，"肾藏精，精舍志"。这不仅阐明了精、气、营、血、脉是"五神"的物质基础，而且说明了五脏的生理功能与"五神"活动的关系，即五脏藏精化气而生神。中医摄生学把精气神视为人生"三宝"，强调精、气、血、津液等精微物质，是"神"活动的物质基础。《素问·上古天真论》指出："积精"可以"全神"，陶弘景《养性延命录》说："神者精也，保精则神明，神明则长生，"精的盈亏关系到神的盛衰，李东垣《脾胃论》说："气乃神之祖，精乃气之子。气者，精神之根蒂也，大矣哉！积气以成精，积精以全神。"说明形体为生命之基只有形体精气充足才能使神的活动旺盛健全。

二、形神共养

形神共养，即不仅要注意形体的保养，而且还要注意精神的摄养，使得形体健壮，精力充沛，二者相辅相成，相得益彰，从而使身体和精神都得到均衡统一的发展。中医摄生学的摄生方法很多，但从本质上看，归纳起来，不外"养神"与"养形"两大部分，即所谓"守神全形"和"保形全神"。

1.守神全形

在形神关系中，"神"起着主导作用，"神明则形安"。故中医摄生观是以"调神"为第一要义，摄生必须充分重视"神"的调养。调神摄生的内容很丰富，主要有：①清静养神：精神情志保持淡泊宁静状态，减少不必要名利和物质欲望，和情畅志，协调七情活动，使之平和无太过与不及。②四气调神：顺应一年四季阴阳之变调节精神，使精神活动与五脏四时阴阳关系相协调。③疏导养神：情志活动不可压抑，也不可太过，贵在有节适度。既要合理控制自己的情绪，防止太过伤人，也要适度宣泄、以免郁而为患。④修身怡神：通过修身养德、调息，对神志、脏腑进行自我锻炼以改善气质，优化性格，增强对来自内外环境的不良刺激的化解能力，排除客观事物对自己主观意识的负面干扰，从而达到移情养性、调神、健身健康长寿的目的。总之，守神而全形，就是从"调神"入手，保护和增强心理健康以及形体健康.达到调神和强身的统一。

2.保形全神

形体是人体生命存在的基础，有了形体，才有生命，有了生命才能产生精神活动和具有生理功能。因此，保养形体是非常重要的。张景岳《景岳全书·传忠录》说："形伤则神气为之消靡"，"善养生者，可不先养此形以为神明之宅；善治病者，可不先治此形以为兴复之基乎?"这句话着重强调神依附形而存在，形盛则神旺，形弱则神衰，形体衰亡，生命便会终结。要做到保形全神必然要求人不断地从自然界获取生存必需的物质，充养身体以维持人体生命活动。"保形"重在保养精血，《景岳全书》说："精血即形也，形即精血"，《素问·阴阳应象大论》指出："形不足者，温之以气，精不足者，补之以味。"阳气虚损，要温补阳气，阴气不足者，要滋养精血。可用药物调理及饮养，以保养形体。此外，人体本身就是自然界一个组成部分。因此，保养身体必须遵循自然规律，做到生活规律、饮食有节、劳逸适度、避其外邪、坚持锻炼等，才能有效地增强体质，促进健康。

养神和养形有着密切的关系，二者不可偏废，要同时进行。"守神全形"和"保形全神"，是在"形神合一"的摄生理论推导下，各有侧重的具体的实践运用，其目的是为了更具体的指导摄生实践，达到"形与神俱，而尽终其天年"。

第三节　动静互涵

人是动与静的统一体，我们在摄生中既要重视动以养形，又要强调静以养神。动与静互为其根，无静不能动，无动不能静，动中有静，静中有动，动静互涵为动静结合的哲学基础。正所谓静若处子，动若脱兔。在摄生实践中要强调动静兼修，形体要动，但动须有节；心神要静，但应静中有动，做到动静平衡、动静结合。

一、动静互涵

动和静，是物质运动的两个方面或者说两种不同表现形式。人体生命运动始终保持着动静和谐的状态，维持着动静对立统一的整体性，从而保证了人体正常的生理活动功能。《周易》说："一阴一阳之谓道"，"刚柔者，立本者也"。宇宙间的一切事物的变化，无不是阴阳相互对应的作用，在阴阳交错的往来中，阴退阳进，阳隐阴显，相互作用，相反相成，生化不息。周敦颐在《太极图说》中提出"动静合一"、"动静互根"的观点。经过张载、程颐等人的继承与发挥，至朱熹已提出："静者，养动之根，动者所以行其静"，发展为"动静互涵"的观点。至王夫之，则在《周易外传》明确指出："动静互涵，以为万变之宗"。辩证法认为，孤阳不生，独阴不长。故阴阳互涵互根是宇宙万物的根本法则，也是生命活动的要谛。《思问录》谓："太极动而生阳，动之动也；静而生阴，动之静也"，"方动即静，方静旋动，静即含动，动不舍静"，"静者静动，非不动也"。又《张子正蒙注》说："动而不离乎静之存，静而皆备其动之理，敦诚不息，则化不可测。"认为静中有动，动中有静，"动静"相对立而又相互依存，充分完善了"动静互涵"的内涵。古代哲学认为，既无绝对之静，亦无绝对之动。"动静"即言运动，但动不等于动而无静，静亦不等于静止，而是动中包含着静，静中又蕴伏着动，动静相互为用，才促进了生命体的发生发展/运动变化。

二、动静结合

运动和静养是中国传统摄生防病的重要原则。"生命在于运动"是人所共知的保健格言，人体在适度的体力劳动、脑力劳动和体育锻炼后能加强人体各组织器官的功能，促进新陈代谢，防止早衰。健壮的形体是精神旺盛的物质基础，但人在追求运动健身的同时也不能忽略静养，静可以使形体得以休养，精气得以充养，精神足则血气旺形体强健。因此，中医摄生学提倡动静结合，形神共养。只有做到动静兼修，动静适宜，才能"形与神俱"达到摄生的目的。

1.静以养神

我国历代摄生家都十分重视神与人体健康的关系，认为神气清静，可以健康长寿。由于"神"有任万物而理万机易动难静的特点，常处于易动难静的状态；同时人体五脏六腑的功能活动皆依赖神的调节，故神极易耗伤而受损，因此清静养神就显得尤为重要。老子认为"静为躁君"，主张"致虚极，守静笃"。即要尽量排除杂念，以达到心境宁静状态。《素问·上古天真论》从医学角度提出了"恬淡虚无"的摄生防病的思想，《素问·痹论》中亦说："静则神藏，躁则消亡"。后世很多摄生家、医家都强调静以养神，有"养静为摄生首务"之说。三国时期的嵇康，唐代的孙思邈，明代万全等都对静养心神有精辟的论述。《素问·病机气宜保命集》中指出："神太用则劳，其藏在心，静以养之。"所谓"静以养之"，主要是指静神不思、养而不用，即便用神，也要防止用神太过。清代曹庭栋在总结前人静养思想的基础上，赋予"静神"新的内容；他在《老老恒言·燕居》中提出："心不可无所用，非必如枯木、如死灰，方为摄生之道，……静时固戒动，动而不妄动，亦静也。"曹氏对"静神"的解释使清静养神思想前进了一大步。"静神"实指精神专一，屏除杂念及神用不过。正常用心，能"思索生知"，对强神健脑会大有益处，但心动太过，精血俱耗，神气失养而不内守，则可引起脏腑和机体病变。静神摄生的方法也是多方面的，如少私寡欲、调摄情志、顺应四时、常练静功等。就以练静功而言，其健身机制却体现出"由动入静""静中有动""以静制动""动静结合"的整体思想。锻炼静功有益于精神内守，而静神又是气功锻炼的前提和基础。所以，《素问·上古天真论》中说："精神内守，病安从来，"强调了清静养神的摄生保健意义。

2.动以养形

形体的动静状态与精气神的生理功能状态有着密切关系，静而乏动则易导致精气郁滞、气血凝结，久则损寿。所以，《吕氏春秋·达郁》说："形不动则精不流，精不流则气郁。"《寿世保元·卷二》说："养生之道，不欲食后便卧及终日稳坐，皆能凝结气血，久则损寿。"运动可促进精气流通，气血畅达，增强抗御病邪能力，提高生命力，故张志聪强调"盖血气流通，而形神自生矣。"（《黄帝内经素问集注·卷七》）。适当运动不仅能锻炼肌肉、四肢等形体组织，还可增强脾胃的健运功能，促进食物消化输布。《后汉书·华佗传》中记载华佗的认识："人体欲得劳动……动摇则谷气得消，血脉流通，病不得生。"脾胃健运旺盛，气血生化之源充足，自然可达形丰体壮、健康长寿。动形的方法多种多样，如劳动、舞蹈、散步、导引、按跷等，以动形之法可以调和气血，疏通经络，通利九窍，防病健身，达到摄生长寿的目的。

3.动静适宜

《类经附翼·医易》说："天下之万理，出于一动一静。"我国古代摄生家们一直很重视动静适宜，主张动静结合、刚柔相济。动为健，静为康，动以养形，静以养气，柔动生精，精中生气，气中生精，是相辅相成的。实践证明，能将动和静，劳和逸，紧张和松弛这些既矛盾又统一的关系处理得当，协调有方，则有利于摄生。

从《内经》的"不妄作劳"，到孙思邈的"养性之道，常欲小劳"，都强调动静适度，从湖南马王堆出土竹简的导引图中的导引术，华佗的五禽戏，到后世的各种动功的特点，概括言之就是动中求静。动静适宜的原则，还突出了一个审时度势的辩证思想特点。从体力来说，体力强的人可以适当多动，体力较差的人可以少动，皆不得疲劳过度。从病情来说，病情较重，体质较弱的，可以静功为主，配合动功，随着体质的增强，可逐步增加动功。从时间上来看，早晨先静后动，以便有益于一天的工作；晚上宜先动后静，有利于入睡。总之，心神欲静，形体欲动，只有把形与神、动和静有机结合起来，才能符合生命运动的客观规律，有益于强身防病。

第四节　平和阴阳

阴阳是自然界事物运动变化的总规律，也是人体生命的总法则和规律。《素问·阴阳应象大论》曰："阴阳者，天地之道也，万物之纲纪，变化之父母，生杀之本始，神明之府也。"阴阳之气相交是天地万物化生的根本，因而要摄生要健康长寿必须抓住阴阳这个根本，顺应阴阳之规律。中医摄生学从阴阳对立统一、相互依存的观点出发，认为人与自然、社会，人的脏腑、经络、气血津液之间，必须保持相对稳定协调和通利顺达，才能维持"阴平阳秘"的正常生理状态，从而保证机体的健康。因此，摄生离不开全身阴阳的协调平衡和通利顺达，以此摄生才能达到"以平为期""以顺为和"的摄生核心宗旨。

一、协调人身之阴阳

中医学认为，人体阴阳协调应包括两方面的内容，一方面为天地阴阳与人体阴阳的协调，《素问·金匮真言论》说："夫言人之阴阳……故应天之阴阳。"表明天人相应的实质，是天人阴阳的通应、和谐。如果自然界阴阳变化正常而不乱，即《素问·生气通天论》所言："苍天之气清静"，则人体健康无病；反之，自然界阴阳变化失常，则为虚邪贼风，大风苛毒，则会使人"内闭九窍，外壅肌肉，卫气散解"，气自伤而折寿。另一方面，人体内部阴阳之气的协调如《素问·生气通天论》曰："凡阴阳之要，阳密乃固。两者不和，若春无秋，若冬无夏，因而和之，是为圣度。故阳强不能密，阴气乃绝；阴平阳秘，精神乃治；阴阳离决，精气乃绝。"指出人体中阴阳调和、平顺，即"阴平阳秘"才能保持人体健康。一旦失调，即为病理状态，甚至"阴阳离决"而死亡。故摄生，当以使阴阳协调平衡为准则。

《素问·阴阳应象大论》曰："阳化气，阴成形"。从生理而言，阴成形主静，是人体的营养物质的根源；阳化气主动，是人体的运动原动力。形属阴主静，代表物质结构，是生命的基础；气属阳主动，代表生理功能，是生命力的反映。人体生命活动是以脏腑功能为中心进行的，人体的脏腑亦分阴阳。《素问·六节藏象论》提出："心者生之本，神之变也，其华在面，其充在血脉，为阳中之太阳，通于夏气……脾胃大肠小肠三焦膀胱者……此至阴之类，通于土气。"五脏间的阴阳协调，是通过相互依赖，相互制约，生克制化的关系来实现的。就具体的脏腑功能亦是如此，例如心属火，主动，肾属水，主静。只有"水火既济""心肾相交"，才能保持正常生理状态。有生有制，则可保持一种动态平衡，以保证生理活动的顺利进行。实际上，人体有关饮食的吸收、运化、水液的环流代谢、气血的循环贯注、化物的传导排泄，其物质和功能的相互转化等，都是在机体内脏功能动静协调之下完成的。因此，保持阴静阳动的协调状态，才能促进和提高机体内部的"吐故纳新"的活动，使各器官充满活力，从而推迟各器官的衰老改变。

中医学把健康人称为"平人"。平者，即《灵枢·终始》所指"形肉血气必相称也"。"相称"，即相协，协调之意。故《素问·调经论》说："阴阳匀平，以充其形，九候若一，命曰平人。"说明机体阴阳的协调是健康长寿的基础。

二、平衡动静之阴阳

生命的发展变化，始终处在一个动和静的相对平衡的状态中。阴阳作为人体生命的总法则和规律在动和静中也有明确的体现。《素问·阴阳应象大论》曰："故积阳为天，积阴为地，阴静阳躁，阳生阴长，阳杀阴藏。"在平衡、安静状态下，人体内部的运动变化，由动而静，由静而动从未停止。正常情况下，人体的动静阴阳是维持动态平衡的，当阴静阳躁达到一定程度时，平衡就要破坏而呈现出新的生灭变化。正如《素问·六微旨大论》所言："岐伯曰：'成败倚伏生乎动，动而不已，则变作矣'。帝曰：'有期乎？'岐伯曰：'不生不化，静之期也'。帝曰：'不生不化乎？'岐伯曰：'出入废则神机化灭，升降息则气立孤危。故非出入，则无以生长壮老已；非升降，则无以生长化收藏'。"这里清楚的论述了动和静的辩证关系，并指出了升降出入是宇宙万物自身变化的普遍规律。人体生命活动也顺应动静结合的万物自然之性。周述官在《增演易筋洗髓·内功图说》中说："人身，阴阳也；阴阳，动静也。动静合一，气血和畅，百病不生，乃得尽其天年。"由此可见，人体的生理活动、病理变化、诊断治疗、预防保健等，都可以用阴静阳动，对立统一的观点去认识、分析并指导实践。

中国的传统健身术和功法，就体现了平衡动静之阴阳这一思想，传统功法概括为：虚实、刚柔、吸斥、动静、开合、起落、放收、进退，称为八法。它完全符合阴静阳动的变化之理，及"对立统一"、"协调平衡"的自然规律。太极拳运动更是把人体看成一个太极阴阳整体，主张虚中有实、实中有虚、刚柔相济、动静相兼，每个姿势和每个动作都体现相反相成、阴阳动静平衡的特点。可见协调平衡动静之阴阳是生命整体运动之核心。

三、畅通脏腑经络

五脏主藏精，能化生和贮藏精气；六腑主传化物，能受盛和消化水谷，吸收精微，排泄糟粕。在脏腑功能活动过程中，各脏腑还通过其所络属的经络形成了一个相互联通的有机整体。如《灵枢·邪客》所说："五谷入于胃也，其糟粕、津液、宗气，分为三隧……昼日行于阳，夜行于阴，常从足少阴之分间，行于五脏六腑"，充分说明了脏腑经络相互联通，以通为用的密切关系。脏腑的生理，以"藏"、"泻"有序为其特点，而通过经络联系来完成一身气血的流通运行。在全身的气血周流中，脏腑是气血化生和流通的源头，经络是气血周流的通道，而全身气血只有流通顺畅才能发挥气血荣养、温煦、推动等作用。故《儒门事亲》中张子和强调"惟以血气流通为贵"。《金匮要略·脏腑经络先后病脉证》指出："若五脏元真通畅，人即安和"就是强调只有脏腑藏泻有序，气血才能源源不断，动力充沛，进而川流不息地营运于全身，使生命达到安和协调的状态。同样，只有经络通畅，才能使脏腑相通、阴阳交贯，内外相通，从而养脏腑、生气血、布津液、传糟粕、御精神，确保生命活动顺利进行，使新陈代谢旺盛。所以说，脏腑以顺为和，经络以通为用，脏腑经络通畅与生命活动息息相关。一旦经络阻滞，则影响脏腑协调，一旦脏腑郁闭，气血运行也受到阻碍。因此，《素问·调经论》说："五脏之道，皆出于经隧，以行血气，血气不和，百病乃变化而生。"所以，畅通脏腑经络往往作为一条摄生的指导原则，贯穿于各种摄生方法之中。

畅通脏腑经络在摄生方法中主要作用形式有二：一是活动筋骨，以求气血通畅。如：太极拳、五禽戏、八段锦、易筋经等，都是用动作达到所谓"动形以达郁"的锻炼目的。活动筋骨，则促使气血周流，经络畅通；气血脏腑调和，则身健而无病。二是以气功导引法，以畅通经脉。《奇经八脉考》中指出："任督二脉，此元气之所由生，真气之所由起"，因而畅通经脉的重点就是畅达任督二脉。任脉起于胞中，循行于胸、腹部正中线，总任一身之阴脉，可调节阴经气血；督脉亦起于胞中，下出会阴，沿脊柱里面上行，循行于背部正中，总督一身之阳脉，可调节阳经气血。任、督二脉的相互沟通，可使阴经、阳经的气血周流，互相交贯，促进真气的运行，协调一身之阴阳，强化脏腑的协同作用，增强机体新陈代谢的活力。全身经脉多于脏腑有明确的络属关系，当脏腑间偶有失和，可以通过经络运行之气血及时予以调整，以纠正其偏差。由此也可以看出，畅通脏腑经络这一摄生原则的重要意义。

掌握生命活动的规律，围绕协理阴阳进行摄生，使其达到阴阳平和，运行通畅，乃是中医摄生理论的关键所在。正如《素问·至真要大论》所云："谨察阴阳所在而调之，以平为期。""以平为期"就是以保持阴阳的动态平衡为难则，进而协调脏腑经络通畅，就能达到延年益寿的目标。

第五节　保精养正

精气是构成人体生命活动的主要物质基础，如《灵枢·本脏》云："人之气血精神者，所以奉生而周于性命者也"，可见中医摄生学特别重视保养人身之精气。《素问遗篇·刺法论》"正气存内，邪不可干"强调了保养人体正气的重要性。摄生活动要做到保精养气，顾护正气才能增强生命活力和适应自然界的变化的能力，以达到健康长寿的目的。

一、保精养气

保精养气，就是保养精、气、神。《素问·金匮真言论》说："夫精者，身之本也"，《灵枢·经脉》说："人始生，先成精，精成而脑髓生"充分强调了精气对人体的重要性。人之精气又可分为先天肾中之精气和后天之精气，《医宗必读·脾为后天之本论》说："故善为医者，必责其本，而本有先天后天之辨。先天之本在肾，肾应北方之水，水为天一之源。后天之本在脾，脾应中宫之土，土为万物之母。"因此保精养气关键在于保养先天后天之精气。在生理上，脾肾二脏关系密切，先天生化后天，后天充养先天。脾气健运，必借肾阳之温煦；肾精充盈，有赖脾所化生的水谷精微的补养。要想维护健康，延年益寿，保养脾肾至关重要。

1.保精护肾

肾之精气为一身元气之根，主宰人体生命气化活动的全部过程。《图书编·肾脏说》云："人之有肾，如树木有根"，即明确指出肾精对健康长寿的重要性。扶正固本多从养肾入手，为此古人反复强调肾之精气的盛衰直接关系到人体衰老的速度。所以，历代摄生家都把保精护肾作为抗衰老的基本措施。我国摄生学的一大特点即是重视通

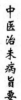

过节欲而保精。《素问·上古天真论》指出了房事不节，酗酒纵欲是引起早衰的重要原因。《千金要方》说："王侯之宫美女兼千……昼则以醇酒淋其骨髓，夜则房室输其血气……当今少百岁之人者，岂非所习不纯正也"，《养生医药浅论》云："人生自幼至老，若阳壮精固，虽尪羸而享寿考，若终日耗其精髓，遂盛壮亦必致夭折"。以上论述都表明，性欲无节制，精血亏损太多，会造成身体虚弱，引起多种疾病，过早地衰老或夭亡。这说明重视"肾"的护养，对于防病、延寿、抗衰老是有积极意义的。至于调养肾精的方法，要从多方面人手，节欲保精、运动保健、导引补肾、按摩益肾、食疗补肾、药物调养等。通过调补肾气、肾精，可以协调其他脏腑的阴阳平衡。肾的精气充沛，有利于元气运行，增强身体的适应调节能力，更好地适应于自然，进而达到尽终其天年的目标。

2.调养脾胃

脾胃为"后天之本"，"气血生化之源"，故脾胃强弱是决定人之寿夭的重要因素。正如《景岳全书·杂证谟》所说："土气为万物之源，胃气为摄生之主。胃强则强，胃弱则弱，有胃则生，无胃则死，是以摄生家必当以脾胃为先"。《图书编·脏气脏德》说："养脾者，养气也，养气者，摄生之要也。"可见，脾胃健旺是人体健康长寿的基础。

脾胃为水谷之海，化水谷之精气而生营血。人体机能活动的物质基础，营卫、气血、津液、精髓等，都是化生于脾胃，脾胃健旺，化源充足，则脏腑功能强盛。脾胃是气机升降之枢，脾胃功能协调，可助肺之宣肃、肝之疏泄，促进和调节机体的新陈代谢，保证生命活动的协调平衡。人身元气是健康的根本，肾为先天元气之根，脾胃则是后天元气之本。李东垣阐述"人以脾胃中元气为本"的思想，提出了脾胃伤则元气衰，元气衰则人折寿的观点。所以，《脾胃论·卷下》说："真气又名元气，乃先身生之精气也，非胃气不能滋之。"元气不充，则正气衰弱。东垣指出"内伤脾胃，百病丛生。"正说明脾胃虚衰正是滋生百病的主要原因，故调理脾胃、扶正益气也是摄生的重要法则。因此，历代医家和摄生家都重视脾胃的护养。调养脾胃的具体方法是极其丰富多彩的，如饮食调节、药物调养、精神调摄、针灸按摩、气功调养、起居劳逸调摄等，皆可达到健运脾胃，调养后天，延年益寿的目的。

调理肾元，在于培补精气，协调阴阳；顾护脾胃，在于增强运化，弥补元气，二者相互促进，相得益彰。这是养真全形，防止早衰的重要途径。诚如《证类本草·卷第一》所言："夫善养生者养内，不善养生者养外。养外者实外，以充快悦泽、贪欲恣情为务，殊不知外实则内虚也。善养内者实内，使脏腑安和，三焦各守其位，饮食常适其宜。"故庄周曰："人之可畏者，衽席饮食之间，而不知为之戒者，过也。若能常如是畏谨，疾病何缘而起，寿考焉得不长？贤者造形而悟，愚者临病不知，诚可畏也。"这里"养内"，即突出强调精血之养，重在脾肾，此为培补正气的大旨所在。

二、养正避邪

人体疾病的发生和早衰的根本原因，就在于机体正气的虚衰。正气旺盛，是人体阴阳协调、气血充盈、脏腑经络功能正常、卫外固密的象征，是机体健壮的根本所在。邪气是人体发病的重要条件，疾病的过程就是"正气"和"邪气"相互作用的结果。要想延年益寿就必须做到内养正气，外慎邪风。

1.内养正气

正气的概念，源于《内经》。《内经》中多处论及正气，如《素问·离合真邪论》说："夺人正气。"《素问·评热病论》说："邪之所凑，其气必虚"等。但有时以真气代之，如《素问·上古天真论》说："虚邪贼风，避之有时，恬惔虚无，真气从之，精神内守，病安从来"李杲又将"谷气"作为正气。但真气、谷气都只是一身之气的重要组成部分，以之代正气，是强调它们在疾病发生发展中的重要作用。正气的虚衰是疾病的发生和早衰形成的主要原因；正气旺盛则是人体阴阳协调、气血充盈、脏腑经络功能正常的象征，是御邪防病的根本所在。因此，历代医家和摄生家都非常重视护养人体正气。《厚生训纂·卷之六》对保养人体正气的原则和方法做了概括："一者少言语养内气；二者戒色欲养精气；三者薄滋味养血气；四者咽津液养脏气；五者莫嗔怒养肝气；六者美饮食养胃气；七者少思虑养心气……"。人体诸气得养，脏腑功能协调，使机体按一定规律生化无穷，则正气旺盛，人之精力充沛，健康长寿；正气虚弱，则精神不振，多病早衰。一旦人体生理活动的动力源泉断绝，生命运动也就停止了。因此，保养正气乃是延年益寿之根本大法。

人体正气又是抵御外邪、防病健身和促进机体康复的最根本的要素，正气不足是机体功能失调产生疾病的根本原因。《素问遗篇·刺法论》说："正气存内，邪不可干"，《灵枢·百病始生篇》又进一步指出："风雨寒热，不得虚邪，不能独伤人。猝然逢急风暴雨而不病者，盖无虚，故邪不能独伤人。此必因虚邪之风，与其身形，两虚相得乃客其形。"这些论述从正反两个方面阐明了中医的正虚发病观。就是说，正气充沛，虽有外邪侵犯，也能抵抗，而使机体免于生病，即使患病亦能较快地康复。由此可知.中医摄生学所指的"正气"实际上是维护人体健康的脏腑生理功能的动力和抵抗病邪的抗病能力。正气充盛，可保持体内阴阳平衡，更好地适应外在变化，有效抵御外来邪气的入侵，防止疾病的发生和早衰的出现，故保养正气是摄生的根本任务。

2.外慎邪风

邪气的概念也源于《内经》。《素问·调经论》说："夫邪之生也，或生于阴，或生于阳。其生于阳者，得之风雨寒暑；其生于阴者，得之饮食居处，阴阳喜怒。"明确指出了邪气分外感和内伤两类。《素问·八正神明论》将邪气分为"虚邪"与"正邪"，《灵枢·刺节真邪》又分称之为"虚风"和"正风"，指出四时不正之气（如六淫、疠气）乘虚侵袭人体，致病较重者，为虚邪或虚风；四时之正气（六气）因人体一时之虚而侵犯人体，致病轻浅者，称为正邪或正风。

摄生学在强调保护正气的同时，也注重对邪气侵入的预防。《素问·上古天真论》在论述摄生原则时明确提到了"虚邪贼风，避之有时"的观点。对于一般轻微之邪，通过保护正气，就可以达到防止疾病发生的目的，但若为严重的四时不正之气，甚至疫疠之气，就要懂得避邪的意义，掌握避邪的时机。退而言之，无论何种邪气入侵，都会或多或少引动正气抗邪，从而扰乱脏腑气血的正常功能，不同程度地耗散人的精气。避邪的目的还是为了保护正气，所以《素问·六元正纪大论》说："避虚邪以安其正。"唯有正气得存，寿命才可长保。

第六节　治未病

摄生，是研究增强体质，预防疾病以达到延年益寿、尽终其天年的理论和方法。《黄帝内经》的摄生学说突出了治未病的思想，并以"渴而穿井、斗而铸锥"为比喻，来阐明治未病的重要意义。

一、未病先防

未病先防的思想在《内经》中已有明确的体现，如《素问·四气调神大论》说："是故圣人不治已病治未病，不治已乱治未乱，此之谓也。夫病已成而后药之，乱已成而后治之，譬犹渴而穿井，斗而铸锥，不亦晚乎?"西汉《淮南子》中指出："良医者常治无病之病，故无病"，东汉张仲景《金匮要略·脏腑经络先后病脉证》提出："若人能养慎，不令邪风……不遗形体有衰，病则无由入其腠理。"都是指在未病之前，要采取各种措施，做好预防工作，以防止疾病的发生。摄生，主要是未病时的一种自身预防保健活动，可增强自身的体质，提高人体的正气，从而增强机体的抗病能力，进而实现健康长寿的目的。因此治未病是实现摄生的重要手段之一。

正气是人身之精气，是人体赖以抵抗病邪维持健康的根本。要治未病，保持健康就必须扶养正气。故《素问·藏气法时论》说："五谷为养，五果为助，五畜为益，五菜为充。气味合而服之，以补益精气。"以后天水谷之精气培补先天人身之精气，达到"正气存内，邪不可干"的状态，预防疾病的发生即是"治未病"。邪气是导致疾病发生的重要条件，故未病先防除了摄生以增强正气，提高抗病能力之外，还要注意避免病邪的侵害。《素问·上古天真论》说："虚邪贼风，避之有时。"就是说要谨慎躲避外邪的侵害。其中包括顺应四时，防六淫之邪的侵害，如夏日防暑，秋天防燥，冬天防寒等；避疫毒，防疠气之染易；注意环境，防止外伤与虫兽伤；讲卫生，防止环境、水源和食物的污染等。对于某些流行性疾病，事先服食某些药物，或采取某些措施可提高机体的免疫功能，能有效地防止病邪的侵袭，从而起到预防疾病的作用。对此，古代医家积累了很多成功的经验。《素问·刺法论（遗篇）》有"小金丹……服十粒，无疫干也"的记载。16世纪发明了人痘接种术预防天花，开人工免疫之先河，为后世的预防接种免疫学的发展作出了极大的贡献。近年来，在中医预防理论的指导下，用中草药预防传染性疾病也取得了良好的效果。如用板蓝根预防流感、腮腺炎，用茵陈、贯众预防肝炎等，都是用之有效，简便易行的方法。

《素问·上古天真论》所说的"上古之人，其知道者，法于阴阳，和于术数，食饮有节，起居有常，不妄作劳，故能形与神俱，而尽终其天年，度百岁乃去"，即是对摄生基本原则的精辟论述。在未病之时即做到顺应自然规律的衣着饮食调配，起居有常，动静合宜等，从而保持健康，预防疾病的发生。

二、既病防变

既病防变指的是在疾病发生的初始阶段，应力求做到早期诊断，早期治疗，以防止疾病的发展及传变。

（一）早期诊治

在疾病的过程中，由于邪正斗争的消长，疾病的发展，可能会出现由浅入深，由轻到重，由单纯到复杂的发展变化。早期诊治，其原因就在于疾病的初期，病位较浅，病情多轻，正气未衰，病较易治，因而传变较少。故《素问·阴阳应象大论》说："故邪风之至，疾如风雨，故善治者治皮毛，其次治肌肤，其次治筋脉，其次治六腑，其次治五脏。治五脏者，半死半生也。"说明诊治越早，疗效越好，如不及时诊治，病邪就有可能步步深入，使病情愈趋复杂、深重，治疗也就愈加困难了。

早期诊治的时机在于要掌握好不同疾病的发生、发展变化过程及其传变的规律，病初即能及时作出正确的诊断，从而进行及时有效和彻底的治疗。

（二）防止传变

防止传变，是指在掌握疾病的发生发展规律及其传变途径的基础上，早期诊断与治疗以防止疾病的发展。防止传变包括阻截病传途径与先安未受邪之地两个方面。

1.阻截病传途径

疾病一般都有其一定的传变规律和途径。如伤寒病的六经传变，病初多在肌表的太阳经，病变发展则易往他经传变，因此，太阳病阶段就是伤寒病早期诊治的关键，在此阶段的正确有效的治疗，是防止伤寒病病势发展的最好措施；又如温病多始于卫分证，因此卫分证阶段就是温病早期诊治的关键。据此可知，邪气侵犯人体后，根据其传变规律，早期诊治，阻截其病传途径，可以防止疾病的深化与恶化。

2.先安未受邪之地

先安未受邪之地，可以五行的生克乘侮规律、五脏的整体规律、经络相传规律等为指导。如脏腑有病，可由病变性质差异，而有及子、犯母、乘、侮等传变。因此，根据不同病变的传变规律，实施预见性治疗，当可控制其病理传变。如《金匮要略·脏腑经络先后病脉证》说："见肝之病，知肝传脾，当先实脾。"临床上在治疗肝病的同时，常配以调理脾胃的药物，使脾气旺盛而不受邪，确可收到良效。又如温热病伤及胃阴时，其病变发展趋势将耗及肾阴，清代医家叶天士据此传变规律提出了"务在先安未受邪之地"的防治原则，主张在甘寒以养胃阴的方药中，加入咸寒滋养肾阴的药物，以防止肾阴的耗损。这些都是既病防变原则的有效应用。

参考文献

[1] 王玉川.中医摄生学.高等医学院校试用教材，2008

[2] 翟双庆.内经选读.中国中医药出版社，2013

[3] 郭海英.中医摄生学.中国中医药出版社，2009

第五章　中医摄生学的基本原则

中医摄生学是中医学的一个重要分支，它的理论是以传统中医理论为基础，如阴阳五行、天人相应、脏腑经络、气血津液等。中医摄生学内容博大精深，经验丰富，经过千百年的实践，逐渐形成了一系列行之有效的摄生原则。遵循这些原则，对于摄生方法的制订、运用及其发展创新，都有重要的指导意义。

所谓摄生的原则，就是在摄生活动中所必须遵循和掌握的一些基本法则。无论是饮食、运动、精神还是药物摄生，都要在中医理论的指导下遵循相应的摄生原则及实行具体的摄生方法，并通过这些途径来保摄生命，进行自我调整和修复，从而达到自我完善和延年益寿之目的。主要的摄生原则有：疏通经络、和调五脏、清静养神、节欲保精、调息养气、综合调养。现分别论述如下：

第一节　疏通经络

一、经络概述

经络是人体内经脉和络脉的总称，它是人体组织结构的重要组成部分，是运行全身气血、联络脏腑形体官窍、沟通上下内外、感应传导信息的通路系统。它是与外界环境相适应的密切联系的有机整体。

经络作为人体的一种组织结构的名称，最早见于《内经》。《灵枢·本藏》说："经脉者，所以行血气而营阴阳，濡筋骨，利关节也。"《灵枢·海论》说："夫十二经脉者，内属于五脏，外络于肢节。"均指出经络是一种运行气血，沟通联系脏腑肢节及上下内外的通道。

经络：经有"径"的含义，像径路无所不通。络有"网"的含义，像网罗的错综联系。但经与络，在生理活动的范畴上，病候反映的征象有深浅远近等不同。经络是十二经脉、奇经八脉、十二经别、十二经筋、十五别络以及若干的络和孙络的总称。其中，以经脉在脏腑、头面、四肢之间的逐经相传，构成了整体循环；经别，是十二经脉所别出，在阴阳经之间离合出入而形成表里配偶，着重于深部的联系；经筋，则起于肢末，行于体左，终于头身，而有三阴三阳的相合，着重于浅部的分布；奇经八脉，可调节十二正经；十五络，为经脉传注的纽带；其他的络和孙络，则错综分布于诸经之间。如此构成了错综复杂、遍布全身的人体经络系统，共同担负着运行气血，联络沟通等作用，将体内的五脏六腑、四肢百骸、五官九窍、皮肉筋脉等联结成一个有机的整体。

二、经络的生理机能

经络的生理机能包括经络具有沟通联系、感应传导及运输、调节等基本生理机能。

1.沟通联系作用

人体有五脏、六腑、四肢、百骸、五官、皮毛、筋肉、血脉等，这些各具不同生理功能的脏腑组织，依靠经络的密切沟通联系作用，进行着有机的整体活动，以使人体内外上下保持着协调和统一。《灵枢·海论》说："夫十二经脉者，内属于五脏，外络于肢节。"说明经络是内脏与体表连接的通路。并且经络的沟通作用还实现了脏腑与官窍的联系、各脏腑之间的联系、经脉之间的联系。

2.运行气血作用

人体各个组织器官均需气血的濡润滋养，才能维持其正常的生理活动。气血之所以能通达全身，发挥其营养脏腑组织器官与抗御外邪、保卫机体的作用，就是依赖经络的灌注而实现的。故《灵枢·本藏》说："经脉者，所以行血气而营阴阳，濡筋骨，利关节者也。"《灵枢·脉度》说："气之不得无行也，如水之流，如日月之行不休，故阴脉荣其藏，阳脉荣其府，如环之无端，莫知其纪，终而复始。其流溢之气，内溉脏腑，外濡腠理。"说明经络不断地将气血输送到全身各部，在内灌注脏腑组织，在外濡养腠理皮毛。

3.感应传导作用

感应传导，是指经络系统对于针刺或受其他医具刺激的感觉传递和通导作用，又称为"经络感传现象"。经络感传现象，是指当某种刺激作用于一定穴位时，人体会产生某些酸、麻、胀、重等感觉，并可沿经脉的循行路线而传导放散。中医特此称之为"得气"或"气至"。经络的这种感应传导作用，可以沟通人体各部分之间的联系，传递各种生命活动信息，引导"气至病所"，从而反映治疗效应。

4.调节平衡作用

经络能运行气血和协调阴阳，可使机体的功能活动保持相对的平衡。当人体发生疾病时，出现气血不和或阴阳偏盛偏衰等症候，即可运用针灸等治疗方法以激发经络的调节作用，从而达到"泻其有余，补其不足，阴阳平复"（《灵枢·刺节真邪》）之目的。文献研究结果表明，针刺有关经络的穴位，可以调节脏腑的功能活动，抑制病理性的亢奋状态，兴奋病理性的抑制状态从而恢复其相对平衡。

三、经络与摄生

经络的生理机能，既可以反映人体的生理机能状况，并且能够阐释疾病的病理变化，指导疾病诊断。经络的机能活动正常，则联系、调节、感应、传导作用才能正常发挥，运行气血濡养脏腑形体官窍，起到抗御外邪、保卫机体的作用。相反，如果经络的生理功能失常，就不能发挥其应有的濡养和抵御作用，病邪就可循经而入，由表及里，由下而上。不仅如此，体内脏腑的疾病也可以随着经络的通路，反映到体表肢节。

气血是人体生命活动的物质基础，依赖经络的传注而输布周身，发挥推动、温煦、气化、固摄、防御、营养等作用，能够温养濡润全身各脏器组织器官，维持机体的正常功能。畅通经络就是要使经脉之气在人体内畅通无阻。只有经络通畅，气血才能川流不息地营运于全身，发挥其营养脏腑组织的作用。只有经络通畅，才能使脏腑相通、阴阳交贯、内外相通，从而养脏腑、生气血、布津液、传糟粕、御精神，以确保生命活动顺利进行，新陈代谢旺盛。所以说，经络以通为用，经络通畅与生命活动息息相关。经络通畅，气血得运，人体才能健康。反之，一旦经络不通，气血涩滞，则影响脏腑协调，气血运行也受到阻碍；轻则身体不适，重则患病。正如《素问·调经论》说："五脏之道，旨出于经隧，以行血气，血气不和，百病乃变化而生"。还有《灵枢·海论》所说的："经脉者，所以决死生，处百病，调虚实，不可不通。"均体现了经络的通畅对人体健康长寿的重要性。所以，疏通经络而使得经络系统正常发挥作用极为重要，是中医摄生学的原则之一，贯穿于各种摄生方法之中。

此外，由于病因的性质、脏腑的功能、经络的部位、气血的盛衰，时令的不同等变化因素，机体会反映出各种不同类型的病理现象。在诊断方面，《灵枢·卫气篇》曰："能别阴阳十二经脉者，知病之所在，侯虚实之所在者，能得病之高下。"这说明掌握经络学说，对推求疾病之原因，明确疾病之性质，观察疾病之部位等，都有重要意义。在治疗方面，无论按药物归经药饵内治，或循经取穴针灸外治，经络同样起着重要的作用。《灵枢·经脉篇》说："经脉者，所以决生死、处百病、调虚实，不可不通。"所谓决生死，是指诊断。处百病，调虚实，即是处方治疗。喻嘉言也说："凡治病不明脏腑经络，开口动手便错。"由此可见，经络贯穿在整个理法方药之中，是中医防治疾病的一项非常重要的角度、手段和方法。

四、可疏通经络的主要方法

经络学说贯穿于人体生理、病理及疾病的诊断、防治等方面，与藏象学说、精气血津液理论、病因学说等中医基础理论结合起来，可以深刻地说明人体的生理活动和病机变化，它不仅是针灸、推拿等学科的理论基础，而且对于中医临床各科的诊断和治疗，均具有十分重要的指导作用。《灵枢·经脉》说："经脉者，所以决死生，处百病，调虚实，不可不通。"《扁鹊心书》亦说："学医不知经络，开口动手便错。益经络不明，无以识病症之根源、究阴阳之传变。"疏通经络在中医摄生中的主要方法如下：

1.针灸、推拿

针灸通过针刺一定的穴位，并施于一定的补泄和行针手法，激发经络本身的功能，从而通过对经络的疏通，使气血畅达、营卫和谐、体质增强，最终达却病延年之目的。针灸实践及近年来诸多实验研究一再证实了这一点。诸如针灸膻中、心俞、肺俞，可疏调心肺经脉，调补宗气，防治心肺病变的发生；针刺足三里穴对胃有双向调节作用，胃痉挛可使其弛缓，胃弛缓可使其加强收缩。而艾灸通过热力作用，可以直接推动经气的运行，推拿通过对体表一定部位做功，也能达到直接疏通局部的筋肉血脉、骨头关节的气血运行作用。保证经络的通畅无阻，机体各部分功能才能联系密切；气血得运，相互间才能配合协调共同完成机体活动。

2.运动

活动筋骨，以求气血通畅。"动则不衰"，"流水不腐，户枢不蠹"。只有动，气血才能周流全身。如：太极拳、五禽戏、八段锦、易筋经等，都是做出相应动作，用来达到"动形以达郁"的锻炼目的。活动筋骨，则促使气血周流，经络畅通。气血脏腑调和，则身健而无病。

3.气功

气功锻炼有素者常可体会到真气循经络运行，就是通过内景感到自身经络的存在。气功中的"周天运转法"、"升降开合法"就是能使经络之气正常地循经络运行的重要功法。

在气功导引法中，有开通任督二脉，营运大、小周天之说，任脉起于胞中，循行于胸、腹部正中线，总任一身之阴脉，可调节阴经气血；督脉亦起于胞中，下出会阴，沿脊往里面上行，循行于背部正中，总督一身之阳脉，可调节阳经气血。任、督二脉的相互沟通，可使阴经、阳经的气血周流，互相交贯，《奇经八脉考》中指出："任督二脉，此元气之所由生，凉气之所由起"。因而，任督二脉相通，可促进真气的运行，协调阴阳经脉，增强新陈代谢的活力。

由于任督二脉循行于胸腔、背，二脉相通，则气血运行如环周流，故在气功导引中称为"周天"，因其仅限于任督二脉、并非全身经脉，故称为"小周天"。在小周天开通的基础上，周身诸经脉皆开通，则称为"大周天"。所以谓之开通，是因为在气功、导引诸法中，要通过意守、调息、以促使气血周流，打通经脉。一旦大、小周天能够通畅营运，则阴阳协调、气血调和、脏腑得养，精充、气足、神旺，故身体健壮而不病。开通任督二脉，营运大小周天其摄生健身作用都是以畅通经络为基础的，由此也可以看出，疏通经络这一摄生原则的重要意义。

第二节　和调五脏

人体生命活动是以脏腑功能为中心进行的。五脏主藏精，可化生和贮藏精气；六腑主传化物，能受盛和消化水谷，吸收精微，排泄糟粕。生理情况下，五脏六腑之间相互联系、相互为用，共同协调地维持体内的气机升降出入，使人健康无病。《灵枢·本脏》所说："五脏者，所以藏精神血气魂魄者也；六腑者，所以化水谷而行津液者也。"这是概括地说明了五脏六腑的主要区别。从各个脏腑的功能活动来看，也都有它独立的作用，如《素问·灵兰秘典论》中说："心者，君主之官也，神明出焉；肺者，相傅之官，治节出焉；肝者，将军之官，谋虑出焉；……膀胱者，州都之官，津液藏焉，气化则能出矣。"但是脏腑的这些功能活动并不是孤立的，而是分工、合作、协调地进行。

在各脏腑功能活动中，它们不仅在生理功能上存在着相互制约、相互依存和相互为用的关系，十二脏腑还通过经络的联系，形成一个协调、统一的有机整体，在心的主导下，互相依赖、互相配合、彼此制约，保证各种生理活动的正常进行。正如《素问·灵兰秘典论》所说："凡此十二官者，不得相失也。"因此，协调脏腑在中医摄生中就有了十分重要的意义。需要强调的是，及时调整失和的脏腑功能，恢复其协调关系，是摄生的重要原则之一。

一、脏腑摄生重在和调五脏

脏腑是人体内组织器官的主要部分，而五脏又是脏腑的核心内容，人体经络血脉、五官九窍、四肢百骸，都是以五脏为其机能的主宰。所以摄生之协调脏腑，重在促进五脏之间的功能协调。五脏间的协调，即通过相互依赖，相互制约，生克制化的关系来实现的。有生有制，可维持内脏功能平衡协调，以保证生理活动的顺利进行。

二、和调五脏重在和调脾肾

1.调肾

人的生命过程，就是人体内气血阴阳对立统一、五脏六腑互相协调的过程，而脏腑功能的正常维持，取决于肾的作用。祖国医学认为，肺气之治节、心气之运行、脾气之转输、肝气之疏泄等，莫不由于肾阳的温煦和肾阴的濡养。因而中医学认为肾为先天之本，水火之宅，受五脏六腑之精而藏之，是元气、阴精的生发之源，生命活动肾为先天之本，主藏精，为阴阳水火的根本。肾中精气阴阳的盛衰，与人的生长发育以及衰老过程有着直接而密切的关系。如《素问·上古天真论》指出，人从幼年开始，由于肾中精气逐渐充盛，才有"齿更发长"等变化；发育到青春时期，肾中精气比较充盈，故开始具有生殖功能；到了老年，由于肾中精气逐渐衰减，生殖能力随之降低乃至丧失，形体亦日益衰老。这说明了人的生命衍变过程的调控归属于肾的功能：肾气充足，则精神健旺，身体健康，寿命延长；肾气衰少，则精神疲惫，体弱多病，寿命短夭。人衰老的最根本的原因是肾气虚衰，正如《医学正传·卷一·医学或问》所说："肾元盛则寿延，肾元衰则寿夭"。人衰老的外在表现如发白、齿落、耳聋、目花、腰弯背驼等，莫不与肾衰有关。故欲使幼儿期生长发育正常，壮年后推迟衰老的到来，培补肾阳，固护肾精，实为重要的一环。

附：近年来，人们运用现代科学方法研究发现，中医学中的肾包含了现代医学中的神经、内分泌、免疫及清除自由基等多种人体调节功能，而这些功能都是随着年龄的增长而逐渐减弱的，这与中医认识到肾气随年龄变化而呈现渐衰的过程相一致。如健康人在 40 岁以后五脏虚象的检出率逐渐增高，而肾虚检出率又较其他脏腑虚象检出率为高。机体内自由基生成过多或清除能力下降时，会出现对组织细胞的毒性作用，而超氧化物歧化酶（SOD）具有清除体内自由基的作用，但肾虚患者的 SOD 活性明显偏低，且病情越重，病程越长，则 SOD 活性愈低。另外，胸腺是免疫系统的中枢组织，与肾气也密切相关。肾气虚可出现胸腺退化，T 细胞数量减少，人体免疫功能降低。尤其是胸腺的发育、衰退、萎缩与年龄的平行，同肾气盛衰与年龄的平行几乎完全一致。在内分泌系统方面，临床检查及实验发现，老年人的肾上腺对下丘脑分泌的促肾上腺酮皮质类固醇排泄皮质激素的反应性降低，肾上腺重量减少，尿中 17-酮皮质类固醇量比青壮年为低，说明肾与内分泌有着共同的生理病理基础。

2.调脾

先天禀赋对寿命的影响固然重要，但后天调养亦是对寿命和衰老产生影响的重要环节。张景岳在《景岳全书·传忠录》中说道："盖人自有生以来，惟赖后天以为穴命之本，……其有先天所禀原不甚厚者，但知自珍而培以后天，则无不获寿。"我们知道，"培以后天"包括内容甚多，诸如饮食调理、起居安排、精神调摄，形体锻炼等，其中保证脾胃功能的正常是最重要的方面。故《景岳全书·杂证漠·脾胃》指出："故人之生至老，凡先天之有不足者，但得后天培养之力，则补天之功，亦可居其强半，此脾胃之气，所关于人生者不小，……胃强则强，胃弱则衰，有胃则生，无胃则死，是以摄生家必当以脾胃为先"。

脾居中焦，其主要功能为运化水谷精微，化生气血，五脏六腑功能活动的物质无不来源于脾，"以中央灌四旁"，故脾为"气血生化之源"，并有"后天之本"之称。脾的生理功能是吸收和转输水谷精微，只有脾的运化功能正常，才能确保水谷精微营养各脏腑以维持脏腑的功能活动，才能保证人体组织器官所需的各种营养物质和能量源源不断，可见脾也是五脏中重要的脏器之一。

脏腑得到营养物质的充养的同时，又将营养物质分别输精于皮毛、肌肉、筋骨等组织器官，以维持这些外周组织器官的正常生理功能，五脏六腑、四肢百骸皆赖脾以养。特别是人出生以后，脾的消化吸收功能健全，只有不断供给周身营养物质，才能满足人体生长发育的需要。所以说，人的生命活动的根基是在肾，而脾则是人生命活动的重要保证。如《素问·玉机真脏论》说："五脏者，皆禀气于胃。胃者，五脏之本也。"明代张介宾很重视后天脾胃对生命活动及寿夭的影响，曾在《景岳全书·传忠录中·先天后天论》指出："后天培养者，寿者更寿；后天斫削者，夭者更夭。"并强调："盖人自有生以来，惟赖后天之为立命之本"。

由此可见，先天之本肾也，后天之本脾也，两者相互资助，互相促进，在人体生命活动中共同发挥着重要作用。如果先天不足，但得到后天的保养，就可以弥补先天而增寿；若先天充足，而后天反加折伤，亦难延长寿命。《类经·藏象天年常度》说："夫禀受者先天也，修养者后天也，先天责在父母，后天责在吾心。"意即先天禀赋强实，发育健全，而后天的调养又合乎生理需要，其人便臻寿域。因此摄生保健，调摄脏腑，应着眼于两个根本，以脾肾为先，既要顾护肾脏，又要调理脾胃，使精髓足以强中，水谷充以御外，这样才能使人体各脏腑功能强健，气血阴阳充足，从而达到健康长寿之目的。

三、协调脏腑的含义与意义

脏腑的生理，以"藏"、"泻"有序为其特点。五脏以化生和贮藏精、神、气、血、津液为主要生理功能；六腑以受盛和传化水谷、排泄糟粕为其生理功能。藏泻得宜，机体才有充足的营养来源，以保证生命活动的正常进行。任何一个环节发生了故障，都会影响整体生命活动而发生疾病。脏腑功能强健，则阴阳协调，精气充盈，血脉流畅，生命活动保持旺盛。反之，若脏腑功能衰退或失常，则人体精神气血便随之耗减，导致防病抗邪的能力降低，引起疾病缠身，甚至早衰夭亡。如《灵枢·天年》说："其不能终寿而死者，何如？岐伯曰：其五脏皆坚，……故中寿而尽也"，"五脏皆虚，神气皆去，形骸独居而终矣。"因此，脏腑功能正常是健康长寿不可或缺的条件，协调脏腑，增强脏腑功能，尤其注重五脏的合调，是中医摄生学的重要原则。

需要说明的是，六腑之间的相互关系主要是传化关系，体现在食物的消化吸收和排泄过程中的相互联系。《素问·五藏别论》说："所谓五藏者，藏精气而不泻也，故满而不能实。六腑者，传化物而不藏，故实而不能满也。所以然者，水谷入口，则胃实而肠虚；食下，则肠实而胃虚。故曰，实而不满，满而不实也。"这里的"满"与"实"，主要是针对精气和水谷的各自特点而言，如王冰说："精气为满，水谷为实，五脏但藏精气，故满而不实；六腑则不藏精气，但受水谷，故实而不满也。"故只有脏腑藏泻得宜，机体才有充足的营养来源，以保证生命活动的正常进行。若其中任何一个环节发生了故障，都会影响整体生命活动而发生疾病。

脏腑协调在生理上的意义决定了其在摄生中的重要作用。从摄生角度而言，协调脏腑是通过一系列摄生手段和措施来实现的。协调的含义大致有二：一是强化脏腑的协同作用，增强机体新陈代谢的活力。二是纠偏，当脏腑间偶有失和，应根据其生克制化的关系来及时予以调整，以免发生乘侮，以纠正其偏差。这两方面内容，作为摄生的指导原则贯彻在各种摄生方法之中，如：四时摄生中强调春养肝、夏养心、长夏养脾、秋养肺、冬养肾；精神摄生中强调情志舒畅，避免五志过极伤害五脏；饮食摄生中强调五味调和，不可过偏等，都是遵循协调脏腑这一指导原则而具体实施的；还有运动摄生中的"六字诀"、"八段锦"、"五禽戏"等功法，也都是以增强脏腑功能为目的而组编的。所以说，协调脏腑是摄生学的指导原则之一，应贯彻在各种摄生方法之中，体现于摄生中的方方面面。

基于上述认识，中医摄生正是在促使脏腑坚固、功能协调、气血流畅的基础上，来使机体尽可能达到益寿延年的目的。

第三节　清静养神

神，作为人体生命活动的主宰，既是脏腑功能活动的外在表现，也表现了人的精神状态，包括精神意识、运动、知觉等。神能统御精气，调节各种生理功能，是生命存亡的根本和关键。神能统帅脏腑组织的功能活动，并由心所主宰，以精、气、血、津液为物质基础。古人云："积气以成精，积精以全神。"说的正是精充、气足、神全是健康长寿的保证：精神守持于内，则能调节人体各部分组织的正常功能活动，以维持人体与外环境的统一，保证人体健康。而在生命过程中，神又极易耗散受损，难于内守。故神充则身强，神衰则身弱，神存则生，神亡则死。可见，养神在摄生中非常重要。

《素问·病机气宜保命集》中指出："神太用则劳，其藏在心，静以养之。"所谓"静以养之"，主要是指静神不思、养而不用，即便用神，也要防止用神太过而言。

《素问·痹论》中的"静则神藏，躁则消亡"，也是这个意思。静则百虑不思，神不过用，身心的清静有助于神气的潜藏内守。反之，神气的过用、躁动往往容易耗伤，会使身体健康受到影响。所以，《素问·上古天真论》中说"精神内守，病安从来"，强调了清静养神的摄生意义。

一、形神俱养，重在养神

形，指形体，即肌肉、血脉、筋骨、脏腑等组织器官；神，指以情志、意识、思维为特点的心理活动现象，以及人体生命活动的全部外在表现。中医摄生主张形神俱养，指的是不仅要注意形体的保养，而且还要注意精神的摄养，以使形体健壮，精力充沛。两者相辅相成，相得益彰，形神俱养，可使身体和精神都得到均衡统一的发展。现代医学研究证明，精神失调引起的不良情绪，可致人体生理功能紊乱，并容易导致各种心理、生理疾病以及人特有的"身心疾病"；而人体脏腑功能发生病变，也会相应地引起一定的情绪变化。我们可以看出，这种结论与祖国医学提出的形神统一理论，是完全一致的。由此可知，形神俱养，是在中医摄生中是极其重要的。

在形神关系中，由于"神"起着主导作用，故中医摄生以"调神"为第一要义。摄生须充分重视"神"的调养，要求精神情志保持淡泊宁静，减少不必要的名利和物质欲望，心态平和。调神的同时，养形也必不可少。对于形体的保养也应该遵循自然规律，做到生活规律、饮食有节、劳逸适度、坚持锻炼，这样才能有效地增强体质，促进健康。

中医摄生学的对于形神的摄生方法很多，但从本质上看，归纳起来不外"养神"与"养形"两大部分，即所谓"守神全形"和"保形全神"。

1.守神全形

在形神关系中，"神"起着主导作用，"神明则形安"。故中医摄生观是以"调神"为第一要义，摄生必须充分重视"神"的调养。

调神摄生的内容很丰富，主要有：①清静养神：精神情志保持淡泊宁静状态，减少不必要名利和物质欲望，和情畅志，协调七情活动，使之平和。②四气调神：顺应一年四季阴阳之变调节精神，使精神活动与五脏四时阴阳关系相协调。②疏导养神：情志活动不可压抑，也不可太过，贵在有节适度。既要合理控制自己的情绪，防止太过伤人，也要适度宣泄、以免郁而为患。④修身怡神：通过修身养德，改善气质，优化性格，增强对来自内外环境的不良刺激的化解能力，排除客观事物对自己主观意识的负面干扰，达到预防疾病，健康长寿的目的。总之，守神而全形，就是从"调神"入手，保护和增强心理健康以及形体健康，达到调神和强身的统一。

2.保形全神

形体是人体生命存在的基础，有了形体才有生命，有了生命才能产生精神活动和具有生理功能。因此，保养形体是非常重要的。张景岳说："内形伤则神气力之消靡"，"善养生者，可不先养此形以为神明之宅；善治病者，可不先治此形以为兴复之基乎？"（《景岳全书·传忠录》）着重强调了神依附形而存在，形盛则神旺，形衰则神衰，形体衰亡，生命便可告终。

如何做好保形全神呢？首先，人之形体要不断地从自然界获取生存的物质，进行新陈代谢，维持人体生命活动。"保形"重在保养精血，《景岳全书》说："精血即形也，形即精血"，《素问·阴阳应象大论》指出："形不足者，温之以气，精不足者，补之以味。"阳气虚损，要温补阳气，阴气不足者，要滋养精血，同时亦可用药物调养及饮食调养，以充养形体。其次，人体本身就是自然界一个组成部分，故保养身体必须遵循自然规律，做到生活规律、饮食有节、劳逸适度、避其外邪、坚持锻炼等，也能有效地增强体质，促进健康。

养神和养形有着密切的关系，二者不可有偏倚，要同时进行。"守神全形"和"保形全神"，是在形神合一论的指导下，对立统一规律在摄生学中的运用，其目的是为了达到"形与神俱，而尽终其天年"。

二、动静结合，静以养神

动静关系是一对哲学范畴，中医摄生以此为原则，强调动静平衡和动静结合。中医摄生主张静以养神、动以养形、动静结合、刚柔相济。所以，能将动和静、劳和逸、紧张和松弛这些既矛盾又统一的关系处理得当，做到协调有方，对于颐养天年将大有裨益。

运动和静养是中国传统摄生防病的重要原则。"生命在于运动"是人所共知的保健格言，它说明运动能锻炼人体各组织器官的功能，促进新陈代谢，可以增强体质，防止早衰。但并不表明运动越多越好、运动量越大越好。也有人提出"生命在于静止"，认为躯体和思想的高度静止是摄生的根本大法，突出说明了以静摄生的思想更符合人体生命的内在规律。以"动、静"来划分我国古代摄生学派，其中老庄学派强调静以摄生，重在养神；以《吕氏春秋》为代表的一派，主张动以摄生，重在养形。他们在摄生方法上虽然各有侧重，但本质上都提倡动静结合、形神共养，从各自不同的侧面对古代摄生学作出了巨大的贡献。故只有做到动静兼修，动静适宜，才能"形与神俱"，达到摄生的目的。

1.静以养神

我国历代摄生家十分重视"神"与人体健康的关系，认为神气清静，可致健康长寿。由于"神"有易动难静的特点，有任万物而理万机的作用，常处于易动难静的状态，故静以养神就显得特别重要。老子认为"静为躁君"，主张"致虚极，守静笃"。即要尽量排除杂念，以达到心境宁静状态。《内经》从医学角度提出了"恬淡虚无"的摄生防病的思想。

后世的很多摄生家对"去欲以养心神"的认识，无论在理论和方法上都有深化和发展。如三国的嵇康，唐代的孙思邈，明代万全等都有精辟的论述。清代的曹庭栋在总结前人静养思想的基础上，赋予"静神"新的内容，对"静神"的解释使清静养神思想前进了一大步。他说："心不可无所用，非必如槁木，如死灰，方为摄生之道"，"静时固戒动，动而不妄动，亦静也"。

"静神"实指精神专一，屏除杂念及神用不过。正常用心，能"思索生知"，对强神健脑会大有益处。但心动太过，精血俱耗，神气失养而不内守，则可引起脏腑和机体病变。静神摄生的方法也是多方面的，如少私寡欲、调摄情志、顺应四时、常练静功等。就以练静功而言，其健身机制却体现出"由动入静"、"静中有动"、"以静制动"、"动静结合"的整体思想。带练静功有益于精神内守，而静神又是气功锻炼的前提和基础。

2. 动以养形

形体的动静状态与精气神的生理功能状态有着密切关系，静而乏动则易导致精气郁滞、气血凝结，久即损寿。所以，《吕氏春秋·达郁》说："形不动则精不流，精不流则气郁"，《寿世保元》亦说："养生之道，不欲食后便卧及终日稳坐，皆能凝结气血，久则损寿"。

运动可促进精气流通，气血畅达，增强抗御病邪能力，提高生命力，故张子和强调"惟以血气流通为贵"（《儒门事亲》）。适当运动不仅能锻炼肌肉四肢等形体组织，还可增强脾胃的健运功能，促进食物的消化输布。华佗指出："动摇则谷气得消，血脉流通，病不得生"。脾胃健旺，气血生化之源充足，故健康长寿。动形的方法，多种多样，如劳动、舞蹈、散步、导引、按跷等，以动形调和气血、疏通经络、通利九窍、防病健身。

3. 动静相宜

《类经附翼·医易》说："天下之万理，出于一动一静"。我国古代摄生家们一直很重视动静适宜，主张动静结合、刚柔相济。动为健，静为康；动以养形，静以养气；柔动生精，精中生气，气中生精，是相辅相成的。实践证明，能将动静、劳逸、紧张、松弛这些既矛盾又统一的关系处理得当，协调有方，则有利于摄生。

从《内经》的"不妄作劳"，到孙思邈的"养性之道，常欲小劳"，都强调动静适度，从湖南马王堆出土竹简的导引图中的导引术，华佗的五禽戏，到后世的各种动功的特点，概括言之就是动中求静。

动静适宜的原则，还突出了一个审时度势的辨证思想特点。从体力来说，体力强的人可以适当多动，体力较差的人可以少动，皆不得疲劳过度。从病情来说，病情较重，体质较弱的，可以静功为主，配合动功，随着体质的增强，可逐步增加动功。从时间上来看，早晨先静后动，以便有益于一天的工作；晚上宜先动后静，有利于入睡。总之，心神欲静，形体欲动，打坐不绕佛跑香，站桩不离试力走步，只有把形与神、动和静有机结合起来，才符合生命运动的客观规律，方能有益于祛病摄生益寿延年。

三、清静养神原则的运用

1.清静养神

清静，是指精神情志保持淡泊宁静的状态。因神气清净而无杂念，则易达真气内存，心神平安的目的。此处之"清静"是指思想清静，即心神之静。心神不用不动固然静，但须动而不妄动；用之不过，专而不乱，同样属于"静"。我们提倡的思想清静主要是思想专一、排除杂念，要思想安定，专心致志地从事各项工作、学习，不见异思迁、想入非非。摄生实践研究已证明，清静养神这种自我调节方法能保持人体神经系统不受外界精神因素干扰，并使人体处于极佳生理状态。要想取得保养心神之良效，必须具备心地光明磊落，志有所专的品德。只有精神静谧，从容温和，排除杂念，专心致志，才能做到安静和调，心胸豁达，神消气灾，乐观愉快。这样不仅有利于学习和工作，而且能使整体协调，生活规律，有益于健康长寿。

2.清静养神的具体原则

清静养神以养神为目的，以清静为大法，只有清静，神气方可内守。清静养神原则的运用归纳起来，大要不外有三：一是以清静为本，无忧无虑，静神而不用，即所谓"恬淡虚无"之态，真气即可绵绵而生；二是少思少虑，用神而有度，不过分劳耗心神，使神不过用，即《类修要诀》所谓："少思虑以养其神"；三是常乐观，和喜怒，无邪念妄想，用神而不躁动，专一而不杂，可安神定气，即《内经》所谓："以恬愉为务"。这些摄生原则，在传统摄生法中均有所体现。如：调摄精神诸法中的少私寡欲，情志调节，休逸摄生中的养性恬情；气功、导引中的意守、调息、入静，四时摄生中的顺四时而养五脏，起居摄生中的慎起居、调睡眠等，均有清静养神的内容。

第四节　节欲保精

精，是构成人体和维持生命的基本物质，有先天之精与后天之精之分。先天之精禀受于父母，后天之精则主要来源于饮食。在整个生命过程中，先天之精不断被消耗，但同时得到后天水谷之精的滋养和补充，从而维持生命动态的平衡。精不仅具有生殖和生长发育的能力，还能抵抗不良因素的刺激而使人体免于疾病。精主宰着人体的整个生长、发育、生殖、衰老的过程，换句话说，精的盛衰是人类生长壮老已的最基本的内在原因。如明代医家张景岳在《类经》中明确指出："善养生者，必宝其精，精盈则气盛，气盛则神全，神全则身健，身健则病少，神气华强，老而益壮，皆本乎精也"。一语道破了保育阴精的重要性，说明了摄生一定要注意保精。

一、节欲、保精

欲达到养精保精的目的，必须抓住两个关键环节。

1.节欲

节欲体现了保养肾精，也即狭义的"精"。男女生殖之精，是人体先天生命之源泉，不宜过分泄漏。如果纵情泄欲，会使精液枯竭，真气耗散而致未老先衰。所谓节欲，是指对于男女间性欲要有节制，自然，男女之欲是正常生理要求，欲不可绝，亦不能禁，但要注意适度，不使太过，做到既不绝对禁欲，也不纵欲过度，即是节欲的真正含义。

节欲可防止阴精的过分泄漏，保持精盈充盛，有利于身心健康。《千金要方·养性》中指出："精竭则身惫，故欲不节则精耗，精耗则气衰，气衰则病至，病至则身危。"告诫人们宜保养肾精，是关系到机体健康和生命安危的大事。这足以说明，精不可耗伤，养精方可强身益寿。作为摄生的指导原则，其意义也正在于此，在中医摄生法中，如房事保健、气功、导引等，均有节欲保精的具体措施，也即是这一摄生原则的具体体现。

"节房室"也是古人摄生的主要内容之一。据载，最早提出固精思想的是管仲。所谓"节房室"，是指色欲不宜过度。祖国医学认为，色欲过度，会损伤肾中所藏的真气，《内经》说："若人房过度，……则伤肾。"人体以肾为藏精之所，是先天之根本。若精气充沛，身强力壮，内则五脏调和，外则肌肤润泽，容颜光彩，耳目聪明。如果一味纵欲贪色，则肾阴肾阳因此亏损，形成精气不足，身弱体衰，容易受病邪侵袭，长期难愈，甚至早夭。

《黄帝内经》十分重视精对生命的作用，认为精是人始生的基础，生命活动的根本，人体寿夭的关键，主张摄生关键在于节欲保精。阴精贵在充盈固秘，则人体得养，精力旺盛，强健长寿，固精的前提和关键是收心正心。因此，倡导晚婚、节欲、调七情等，以保养阴精，益寿延年。

2.保精

保精，此指广义的精而言。精禀于先天，养于水谷而藏于五脏，若后天充盛，五脏安和，则精自然得养，故保精即是通过养五脏以不使其过伤、调情志以不使其过摄、忌劳伤以不使其过耗，来达到养精保精的目的。也就是《素问·上古天真论》所说："志闲而少欲，心安而不惧，形劳而不倦"，避免精气伤耗，即可保精。且《类经》明确指出："善养生者，必宝其精，精盈则气盛，气盛则神全，神全则身健，身使则病少，神气坚强，老而益壮，皆本乎精也"。保精的意义，于此可见。在传统摄生法中，调摄情志，四时摄生，起居摄生等诸法中，均贯彻了这一摄生原则。

此外还包括保养正气。中医认为，正气的虚衰是疾病的发生和早衰形成的主要原因。正气旺盛，是人体阴阳协调、气血充盈、脏腑经络功能正常的象征，是抵御病邪的根本所在。所以，中医摄生非常注重养护人体正气。正气盛，则人体精力充沛，健康长寿；正气虚，则精神萎靡不振，多病早衰。需说明的是，在保养精气方面，脾和肾两脏尤为重要，历代摄生家都把养护肾脏、调养脾胃作为摄生的重要方法。养护好肾和脾，能有效提高机体免疫功能，协调全身机能，气血充盈，延年益寿。

二、保精重在脾肾

保养精气，就是保养精、气、神。从人体生理功能特点来看，保养精、气、神的根本，在于护养脾肾。《医宗必读·脾为后天之本论》说："故善为医者，必责其本，而本有先天后天之辨。先天之本在肾，肾应北方之水，水为天一之源。后天之本在脾，脾应中宫之土，土为万物之母。"在生理上，脾肾二脏关系极为密切，先天生后天，后天充先天。脾气健运，必借肾阳之温煦；肾精充盈，有赖脾所化生的水谷精微的补养。所以，要想维护人体生理功能的协调统一，保养脾肾至关重要。

1.保精护肾

肾之精气主宰人体生命活动的全部过程。《图书编·肾脏说》云："人之有肾，如树木有根"，即明确指出肾精对健康长寿的重要性。扶正固本，多从肾入手，为此，古人反复强调肾之精气的盛衰直接关系到人体衰老的速度。所以，历代摄生家都把保精护肾作为抗衰老的基本措施。

现代医学研究认为，肾与下丘脑、垂体、肾上腺皮质、甲状腺、性腺以及植物神经系统、免疫系统等，都有密切关系。肾虚者可导致这些方面功能紊乱，从而广泛影响机体多方面的功能，出现一定的病理变化和早衰之象。临床大量资料报道都表明，性欲无节制、精血亏损太多，会造成身体虚弱，引起多种疾病，过早地衰老或夭亡。

重视"肾"的护养，对于防病、延寿、抗衰老是有积极意义的。至于调养肾精的方法，要从多方面入手，节欲保精、运动保健、导引补肾、按摩益肾、食疗补肾、药物调养等。通过调补肾气、肾精，可以协调其他脏腑的阴阳平衡。肾的精气充沛，有利于元气运行，增强身体的适应调节能力，更好地适应于自然。

2.调养脾胃

脾胃为"后天之本"，"气血生化之源"，故脾胃强弱是决定人之寿夭的重要因素。正如《景岳全书·杂证谟》说："土气为万物之源，胃气为养生之主。胃强则强，胃弱则弱，有胃则生，无胃则死，是以养生家必当以脾胃为先。"《图书编·脏气脏德》说："养脾者，养气也，养气者，养生之要也。"可见，脾胃健旺是人体健康长寿的基础。

脾胃为水谷之海，益气化生营血。人体机能活动的物质基础，营卫、气血、津液、精髓等，都化生于脾胃；脾胃健旺，化源充足，脏腑功能强盛。脾胃是气机升降运动的枢纽，脾胃协调，可促进和调节机体新陈代谢，保证生命活动的协调平衡。

人身元气是健康之本，脾胃则是元气之本。李东垣阐述"人以脾胃中元气为本"的思想，提出了脾胃伤则元气衰，元气衰则人折寿的观点。所以，《脾胃论·卷下》说："真气又名元气，乃先身生之精气也，非胃气不能滋之。"元气不充，则正气衰弱。东垣指出"内伤脾胃，百病丛生。"正说明脾胃虚衰正是生百病的主要原因，故调理脾胃、扶正益气也是预防保健的重要法则。由此可知，脾胃是生命之本、健康之本，历代医家和摄生家都重视脾胃的护养。

调养脾胃的具体方法是极其丰富多彩的，如饮食调节、药物调养、精神调摄、针灸按摩、气功调养、起居劳逸调摄等，皆可达到健运脾胃，调养后天，延年益寿的目的。

附：现代科学实验证明，调理脾胃能有效地提高机体免疫功能，对整个机体状态加以调整，防衰抗老。从治疗学上来看，调理脾胃的应用范围十分广泛：它除了调治消化系统的疾病外，血液循环系统、神经系统、泌尿生殖系统、妇科、五官科等方面的多种疾病都可以收到良好的效果。

调理肾元，在于培补精气，协调阴阳；顾护脾胃，在于增强运化，弥补元气，二者相互促进，相得益彰。这是全身形、防早衰的重要途径。诚如《证类本草·卷第一》所言："夫善养生者养内，不善养生者养外，……养外者实外，以充快悦泽、贪欲姿情为务，殊不知外实则内虚也。善养内者实内，使脏腑安和，三焦各守其位，饮食常适其宜。"故庄周曰："人之可畏者，衽席饮食之间，而不知为之戒者，过也。若能常如是畏谨，疾病何缘而起，寿考焉得不长？贤者造形而佰，愚者临病不知，诚可畏也。"这里"养内"，即突出强调精血之养，重在脾肾，此为培补正气的大旨所在。

第五节　调息养气

中医摄生学主张调息养气来延年益寿。《内经》中："恬淡虚无，真气从之，精神内守，病安从来。"这就是说，调气能够祛病延年。中医认为，"人受天地之气，以化生性命"，"人之有生，全赖此气，形以气充，气耗形病，神依气立，气纳神存"，可见气是生命的动力和根本。气对人体生命的主要作用有：①固守肌表，抗御外邪；②温煦人体，维持体温；③固摄体液，不使外泄；④激发推动，运行体液。气充全身，运行不息，维系着人的健康和长寿。若气虚、气滞、气陷，都会使健康受到影响，使人衰老和折寿。

一、调息养气的具体原则

调息养气主要从两方面入手，一是保养正气，一是调畅气机。元气充足，则生命有活力，气机通畅，则机体健康。

1.保养正气

中医摄生学不仅强调自然界对人体的影响，而且十分重视人体内的正气在发病学中的地位，历代医家和摄生家都非常重视护养人体正气。中医认为，正气的虚衰是疾病的发生和早衰形成的主要原因。所谓正气，是指人体正常的生理功能及其对外界环境的适应能力和抗病能力。正气旺盛，是人体阴阳协调、气血充盈、脏腑经络功能正常的象征，是御邪防病的根本所在；而在正气不足的情况下，或自然界气候的变化超越了人体的适应或防御能力时，人体就容易患病并且早衰。如《素问遗篇·刺法论》说："正气存内，邪不可干"，意思是讲人体正气充沛、旺盛时，病邪就不能侵犯人体。若正气受损，机体功能失调，就会发生疾病，《素问·评热病论》所谓"邪之所凑，其气必虚"就是这个道理。因此，保养正气乃是延年益寿之根本大法。

《厚生训纂·卷之六》对保养人体正气的原则和方法做了概括："一者少言语养内气；二者戒色欲养精气；三者薄滋味养血气；四者咽津液养脏气；五者莫嗔怒养肝气；六者美饮食养胃气；七者少思虑养心气……"现归纳几种保养正气的具体方法，述如下：

首先是顺四时、慎起居。如果人体能顺应四时变化，则可使阳气得到保护，不致耗伤。即《素问·生气通天论》所说："苍天之气清静，则志意治，顺之则阳气固，虽有贼邪，弗能害也，此因时之序。"正如中医摄生学的"顺乎自然"的思想，从根本上讲还是为了保养正气。《内经》中亦讲到"春夏养阳，秋冬养阴"的摄生原则，总之，一切都是为了保养阳气。只有人体阳气得到保养，人的形体和精神活动才能和冬天阴盛阳衰的自然气候相适应，符合冬藏之规律，即所谓"养藏之道"。故四时摄生、起居保健诸法，均以保养元气为主。

其次，调养元气的方法还包括调饮食、和五味、戒过劳、防过逸。保养正气多以培补后天，固护先天为基点，饮食营养以培补后天脾胃，使水谷精微充盛，以供养气。所以节欲固精，避免过劳过逸则是固护先天元气的方法措施。

再次，调情志可以避免正气耗伤，省言语可使气不过散，还有习吐纳、行导引都是保养正气的措施，通过调养其气，以达健康长寿。

2.调畅气机

气，贵在运行不息，升降有常。调节气机升降，维持其正常功能，足以强身健体。至于调畅气机，则多以调息为主。《类经·养生类》指出："善养生者导息，此言养气当从呼吸也。"呼吸吐纳，可调理气息，畅通气机，宗气宣发，营卫周流，可促使气血流通，经脉通畅。

故古有吐纳、胎息、气功法，重调息以养气。在调息的基础人还有导引、按跷、健身术以及针灸诸法。都是通过不同的方法，活动筋骨、激发经气、畅通经络以促进气血周流，达到增强真气运行的作用。足以看出，在诸多摄生方法中，都将养气作为一条基本原则具体予以实施，足见养气的重要。

二、注意外慎邪风

中医摄生学在强调保护正气的同时，也注重对邪气侵入的预防。《素问·上古天真论》在论述摄生原则时也提到了"虚邪贼风，避之有时"的观点。对于一般轻微之邪，能共同保护正气，可以达到防止疾病发生的目的，但若为严重的四时不正之气，甚至疫疠之气，就要懂得避邪的意义，掌握避邪的时机。退而言之，无论何种邪气入侵，都会或多或少引动正气抗邪，从而扰乱脏腑气血的正常功能，不同程度地耗散人的精气。避邪的目的还是为了保护正气，所以《素问·六元正纪大论》说："避虚邪以安其正。"唯有正气得存，寿命才可长保。

第六节　综合调养

人是一个统一的有机体，无论任何一部分的失调，都会影响整体生命活动的正常进行。所以，摄生必须从整体和全局着眼，注意到生命活动的各个环节，全面考虑，综合调养。

综合调养的内容，不外乎着眼于人与自然的关系，以及脏腑、经络、精神情志、气血等方面，具体说来大致有：顺四时、慎起居、调饮食、戒色欲、调情志、动形体，以及针灸、推拿按摩、药物摄生等诸方面内容。恰如李挺在《医学入门·保养说》中指出的："避风寒以保其皮肤六腑"，"节劳逸以保其筋骨五脏"，"戒色散以养精，正思虑以养神"，"薄滋味以养血，寡言语以养气"。避风寒就是顺四时以摄生，使机体内外功能协调；节劳逸就是指慎起居、防劳伤以摄生，使脏腑协调；成色欲、正思虑、薄滋味等，是指精、气、神的保养；动形体、针灸、推拿按摩，是调节经络、脏腑、气血，以使经络通畅、气血周流，脏腑协调；药物保健则是以药物为辅助作用，强壮身体、益寿延年。从上述各个不同方面，对机体进行全面调理保养，使机体内外协调，适应自然变化，增强抗病能力，避免出现失调、偏颇，达到人与自然、体内脏腑气血阴阳的平衡统一，便是综合调养。

一、综合调养的要求

从本质上讲，中医摄生以综合调养的方法使机体始终处于阴阳平衡、形神合一的状态。从摄生的角度而言，其目的就是必须保持阴阳双方的平衡，维持脏器功能之间的协调统一。中医摄生强调形神合一，主要在于说明心理与生理的对立统一、精神与物质的对立统一、本质与现象的对立统一等。人类健康长寿并非靠一朝一夕、一功一法的摄养就能实现的，而是要针对人体的各个方面采取多种调养方法，持之以恒地进行审因施养，才能达到目的。因此，中医摄生学一方面强调从自然环境到衣食住行，从生活爱好到精神卫生，从药饵强身到运动保健等，进行较为全面的、综合的防病保健。

（一）阴阳平衡

人的生理功能非常复杂，凡是健康的躯体，都可用"阴阳平衡"来概括。《素问·生气通天论》曰："生之本，本于阴阳。"就是说，生命的根本，就是阴阳。究其原因，是由于"阳化气，阴成形"，而生命过程就是不断的化气与成形的过程，即有机体同外界进行不断的物质交换和能量交换的过程。

化气与成形，是生命本质自身中的矛盾，两个对立面是不仅是斗争的，又是统一的。化气与成形，互为消长，任何一方的太过或不及，均可导致另一方受损。但二者又结合于生命的统一体内，互相依存，互相转化。阳气化为阴精，阴精又化为阳气，否则"孤阳不生，独阴不长"。

调理阴阳，增进阴阳的协调平衡，是摄生保健的目的。《黄帝内经·素问》中言："阴平阳秘，精神乃治。"又说："阴阳匀平，……命曰平人。"说明了阴阳平衡，是保持健康的必要条件，是身心健康的状态。但阴阳平衡的关系并不是静止不变的，它们彼此间互相转化，处于相对的动态平衡。摄生保健、预防疾病的关键，就是维持和增进阴阳之间的这种动态平衡状态。在生命过程中，体内阴气平顺，阳气固守，脏腑功能协调，就能保持人体的健康。

摄生是以自我调摄为主的一种综合活动，渗透到生活的方方面面，诸如四时衣服的增减，应随着自然界气候的寒热温凉变化而作相应的调整，天热则衣薄，天寒则衣厚，从而保持了内外阴阳的平衡，使人体的内环境处于相对稳定状态。又如饮食的内容，也应考虑季节的特点，如肝木旺于春，为适应春天阳气升发和肝之疏泄的需要，春季应适当食用辛温升散或辛甘发散类食物，如枣、葱、花生、香菜、鸡蛋、瘦肉、胡萝卜之类；夏季酷暑炎热，心火易亢，可食清心泻火的苦瓜；秋季燥气当令，宜用养阴润燥的食物，如银耳、百合之类；冬日气候寒冷，则宜多食温性的食物，如羊肉、胡桃仁等，以增加机体的御寒能力。再如起居方面，春夏的晚睡早起，秋季的早卧早起，冬日的早卧晚起，都是为了适应自然界的阴阳变化，以保证体内阴阳的相对恒定。

（二）形神合一

中医摄生学的摄生方法很多，但从本质上看，归纳起来不外"养神"与"养形"两大部分，即所谓"守神全形"和"保形全神"（详见本章第三节）。守神而全形，就是从"调神"入手，保护和增强心理健康以及形体健康，达到调神和强身的统一。在形神关系中，"神"起着主导作用，"神明则形安"。故中医摄生观是以"调神"为第一要义，摄生必须充分重视"神"的调养。张景岳说："形伤则神气为之消。"形体是人体生命存在的基础，有了形体，才有生命，有了生命才能产生精神活动和具有生理功能。因此，保养形体是非常重要的。养神和养形有着密切的关系，二者不可偏废，要同时进行。"守神全形"和"保形全神"，是在"形神合一"论推导下，对立统一规律在摄生学中的运用，其目的是为了达到"形与神俱，而尽终其天年"。形神共养，即不仅要注意形体的保养，而且还要注意精神的摄养，使得形体健壮，精力充沛，二者相辅相成，相得益彰，从而身体和精神都得到均衡统一的发展。

二、综合调养的运用

综合调养作为摄生的指导原则之一，主要是告诫人们摄生要有整体观念，在具体运用的要注意以下几点：

（一）养宜适度

摄生能使人增进健康，益寿延年。但在实际调养过程中，也要适度。晋代摄生家葛洪提出"养生以不伤为本"，不伤的关键即在于掌握适度的原则。无论哪种摄生方法，适度是一个十分重要的问题。所谓适度，就是要遵循自然的规律，做到不偏不倚，恰到好处。简言之，就是养不可太过，也不可不及。过分注意保养，则会瞻前顾后，不知所措，不知从何着手摄生，稍动则怕耗气伤神，稍食便怕滋腻碍胃，稍寒就怕折损阳气。如此等等，虽然意求养全但自己却因养之太过而受到约束，这也不敢，那也不行。不仅于健康无益，反而有害。所以，摄生应该适度，按照生命活动的规律，做到合其常度，才能真正达到"尽终于天年"的目的。

又如劳和逸也需做到适度。适度的劳动和运动可以激发脏腑活力、畅通经络气血、活络筋脉关节，有益于保持健康；适度的安逸休息能够保养精气、消除疲劳，促进脏腑自我调节功能发挥作用，也有益于健康。但在现实生活中，也会有许多主客观的因素导致很多人处于劳逸失调的状态，或过劳伤精耗气，或过逸郁滞气血，逐渐沦为引起早衰的病理变化。因此，保持劳逸协调，或纠正已经存在的偏颇，是不可忽略的重要任务之一。

（二）养勿过偏

综合调养亦应注意不要过偏。过偏大致有两种情况，一种情况是认为"补"即是"养"。于是，饮食则强调营养，食必进补；起居则强调安逸，以静养为第一，为求得益寿延年，还以补益药物为辅助。当地食补、药补、静养都是摄生的有效措施，但用之太偏而忽略了其他方面，则也会影响健康。食补大过则营养过剩，药补太过则会发生阴阳偏盛，过分静养，只逸不劳则动静失调，都会使机体新陈代谢产生失调，运转不灵，有碍于健康而对摄生无益。一种情况是认为"生命在于运动"，只动不休，强调"动则不衰"，而使机体超负荷运动，消耗大于供给，忽略了动静结合，劳逸适度，同样会使新陈代谢失调，虽然主观愿望是想摄生益寿，但结果往往是事与愿违。所以，综合调养主张动静结合、劳逸结合、补泻结合、形神共我要从机体全身着眼，进行调养，不可失之过偏，过偏则失去了摄生的意义，虽有益寿延年的愿望，也很难达到顶期的目的，不仅无益，反而有害。

近年来，随着人们生活水平的提高，对健康长寿的愿望更加迫切，也有经济能力进行健康"投资"，但出现了盲目补养的不良风气，有些人吃人参、鹿茸者如小菜，服膏方汤液如咖啡，视保健补剂为礼品，殊不知中医摄生强调辨证而养，注重个体差异，因人而异；同时强调有常有度，通补兼顾。所以，过度的补养非但不能促进健康，反而导致药邪丛生，阴阳失衡，健康受损，最后引起折寿早衰的结果，不可不防。

（三）审因施养

综合调养在强调全面、协调、适度的同时，也强调养宜有针对性。所谓审因施养，就是指要根据实际情况，具体问题、具体分析，不可一概而论。一般说来，需要因人、因时、因地不同而分别施养。不能千人一面，统而论之。

1.因人摄生

根据年龄、性别、体质、职业、生活习惯等不同特点，有针对性地选择相应的摄生方法，即是因人摄生。人生自妊娠于母体之始，直至耄耋老年，每个年龄阶段都存在摄生的内容。人在未病之时，患病之际，病愈之后，都有摄生的必要。不仅如此，对不同体质、不同性别、不同地区的人也都有相应的摄生措施。中医摄生反对千篇一律、一个模式，而是针对各自的不同特点有的放矢，体现中医摄生的动态整体平衡和辨证施养的思想。人类本身存在着较大的个体差异，这种差异不仅表现于不同的种族，而且存在于个体之间。不同的个体可有不同的心理和生理，对疾病的易感性也不相同。这就要求我们在摄生的过程中，应当以辨证思想为指导，因人施养，才能有益于机体的身心健康，达到益寿延年的目的。因人用药，是根据人的年龄、性别、体质以及生活习惯等不同特点，运用相应的中药进行摄生。

不同年龄的机体生理功能各有所异，气血阴阳变化各有不同。如少年儿童，生机旺盛，但气血未充，脏腑娇嫩，不胜补药。但禀赋不足，生长发育迟缓者，可稍进补品以壮根基。青壮年时期，机体脏腑组织功能日臻成熟，精神饱满，血气旺盛，大多无须进补扶正药物。既使用补，亦乎缓少量为宜。人至老年，精血亏耗，阴阳失调，脏腑功能日渐衰退，可适当用中药摄生调补，但也须视其体质特点而用药。在性别方面，主要是妇女有经带胎产的生理特点，尤其是因月经、产育等耗血过多，多呈阴血不足之象，在脏则女子以肝为先天，故妇女中药摄生多以滋阴补血，养肝疏肝为主。妇女更年期，因阴血不足，不能濡养脏腑而出现脏躁之症，药物则以滋阴养血，补心宁神为主。男子具有阴精易虚的特点，中药摄生需注意补肾填精为主。

2.因时摄生

中医摄生讲究遵循自然变化的规律，使生命过程的节奏随着时间、空间的移易和四时气候的改变而进行调整。因时摄生包括两方面内容：一是遵循自然界正常的变化规律，二是慎防异常自然变化的影响。所谓时辰摄生法，就顺应天时昼夜阴阳消长规律以摄生保健的方法。随着自然界阴阳的消长，一日之中，晨起、中午、傍晚、入夜，即子、午、卯、酉四个时辰，人体阳气有生发并趋向于表、旺盛、收敛、内藏等运动特点。所以，根据这些特点进行精神、起居、饮食、运动等方面的调养，是时辰摄生法遵循的原则。

如《易·系辞》中认"变通莫大乎四时"。四时阴阳的变化规律，直接影响万物的荣枯生死，人们如果能顺从天气的变化，就能保全"生气"，延年益寿，否则就会生病或夭折。所以，《素问·四气调神大论》说："夫四时阴阳者，万物之根本也。所以圣人春夏养阳，秋冬养阴，……故四时阴阳者，万物之始终也死生之本也。"简要告诉人们，四时阴阳之气生长收藏，化育万物，为万物之根本。春夏养阳，秋冬养阴，乃是顺应四时阴阳变化的摄生之道的关键。

3.因地摄生

中医整体现认为，人与自然是一个有机的整体。在自然界中存在着人类赖以生存的必要条件，人类在长期生存过程中需与自然环境适应，并保持协调统一，则健康无病。然而，由于各地地势有高下，地貌有山川，气候有寒热，这些地理气候条件对人体的影陶也有很大差异。劳动人民在长期生活实践中积累了丰富的医学地理知识，认识到疾病的发生不仅与外界环境变化密切相关，而且在不同地区，由于人们体质状况、生活习惯、居住方式各异，发生的疾病种类也不同。日常的摄生措施及治疗方法、手段也要与之相适应，才能获得最佳效果。故摄生应强调因地制宜。

早在远古时代，人们就有了如何利用地势的不同来强身治病、延年益寿的知识。如《诗经·公刘》中就记载，夏末时公刘率周民族由邹迁幽，相度山川形势与水土之宜，规划营宅，使周之先民得以安居生息。其中有"既景乃岗，相其阴阳"之句，说明当时人们就已做得择地而居。在先秦《山海经》、晋代《养生论》、北魏《水经注》等文献中还有利用泉水治疗疾病的记载，如《水经注》曰："温泉水，水出西北暄谷，其水温热若汤，能愈百疾，故世之谓之温泉焉。"可见，注重因地摄生、康复中的积极作用，古已有之。

参考文献

[1]郭海英,陈晓.新世纪高等中医药院校规划教材·中医摄生学.北京:中国中医药出版社,2009

[2]王玉川.高等医药院校试用教材·中医摄生学.(供中医摄生康复专业用),1992

[3]韦大文,董锡凯.中医摄生学概要.北京:中国医药科技出版社,1993

[4]曹希亮.中医摄生学.西安:陕西科学技术出版社,1996

[5]谭颖颖,刘昭纯.取象思维在中医摄生理论体系建构的作用,2011,31(4):50

下

篇

摄生之法

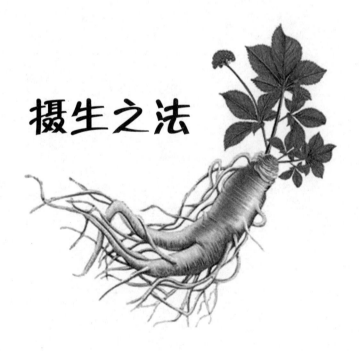

第六章　精神摄生

第一节　精神摄生的概念和原理

一、精神摄生的概念

精神摄生，亦称心理卫生。从摄生学的角度看，精神和心理可视作同一范畴。精神摄生，是指以积极向上、正常的心理状态去适应周围的社会环境，维持心理与生理的平衡和身心与环境的平衡，以增进人体的健康。

人人都希望健康。但现在许多人对健康的理解，往往重视躯体功能的正常，而忽略了精神方面的因素。然而，我国古代的医学和摄生理论是十分重视人体健康中的精神因素的。如嵇康《养生论》就认为："修性以保神，安心以全身，爱憎不栖于情，忧喜不留于意，泊然无感，而体气和平。"《世界卫生组织宪章》于1948年通过，开宗明义写道："健康乃是一种在身体上、精神上和社会上的完满状态，而不仅仅是没有疾病和衰弱现象。"这就明确把人类的健康与生物的、心理的以及社会的因素联系在一起。同时还应指出，精神的或心理的因素在这个复合因素体系中起着中介作用。由此可见，一个人不只是身强力壮，没有器质性疾病就算健康，还必须精神（心理）上健康，并能对社会环境有良好的适应，才能算是真正的健康。

随着现代生活节奏的加快，越来越多的人正在承受着来自工作、家庭、婚姻、社会、竞争等诸多方面的精神压力，现代医学研究也已证明长期、慢性、反复的情志刺激可以诱发抑郁症、狂躁症、精神分裂症、甚至恶性肿瘤等疾病，从而严重影响人体的身心健康。因此，无论是祖国传统医学还是西方现代医学对于精神因素对人体疾病和健康的影响都给予了高度的重视，精神摄生的重要性正被越来越多的人所重视。精神摄生的理论和实践，在我国源远流长。先秦时期老子《道德经》中关于"清静无为"，"少思寡欲"的思想，为后世精神摄生的发展奠定了重要的理论基础。《左传》就已有丰富的精神摄生内氏指出"起居、饮食、哀乐、思虑"等不时不节都会影响到身心健康，须"改前心"，以防病却病。《内经》则提出了较为系统的精神摄生理论如"精神内守"、"恬淡虚无"、"清静养神"、"四气调神"等都是精神摄生的主要观点。

隋唐时期的巢元方、孙思邈，较为系统地阐述了妇孺的精神摄生问题。孙思邈还十分重视调神养性，认为德行是"养性之大经"，静神灭想是"养性之都契"。金元四大家不仅擅长临床治疗，而且也十分注重精神摄生。如养阴派朱丹溪，从"阳常有余，阴常不足"的理论出发，提倡"收心养心"，并认为节欲以养阴精。明清时期的张景岳、龚廷贤、万全、喻嘉言、叶天士等医家也十分重视精神摄生。如龚廷贤的《万病回春》中的病家十要，涉及精神摄生的就有六个方面。

所谓精神，主要指人的思想意识，思维、情绪，感知等心理过程，是高度发达的人体器官——脑的产物，它能动地反映物质也能动地反作用于物质。中医学关于精神的含义和运用，有广义和狭义之分。广义的精神，泛指一切生命活动，包括思维、意识、情绪、感知、运动等，即神、魂、魄、意、志五种神志的综合反应。这就是《灵枢·天年》所谓："血气已和，营卫已通，五脏已成，神气舍心，魂魄毕俱，乃成为人"的意思。它说明：只有在神、魂、魄、意、志都健全地存在于形体组织之间，这样的生命体，才可以叫做人。换言说，健康的生命所具备的一切功能活动，都是精神作用的结果，是精神的象征。关于神的产生，中医学一直认为：神由精化生，是阴阳两精相互作用的结果。如《灵枢·本神》云："两精相搏谓之神"。神和以心为主导的五脏关系最为密切，心是神藏身之所。精神的变化对形体组织功能健全与否影响极大，甚可致病或危及生命。

总之，精神摄生的内容是十分广泛的。它提倡优生和优育，从婚姻、配偶、受孕、胚胎等方面着眼，讲究"胎教"，关注个体发育不同年龄阶段的心理卫生、不同社会群体（家庭、学校、居民区、单位等）和特殊职业群体的心理卫生，还有社会发展过程中出现的阶段性突出的社会成员（独生子女、老龄人、青少年过失及犯罪、大龄未婚者等）的心理卫生。本书重点从七情内伤的角度，谈谈如何运用摄生方法才能避开烦恼，快乐生活，健康长寿。

二、精神摄生的原理

中医精神摄生学认为人体的形神具有统一性，认为精神情志的变化和五脏六腑的生理病理活动息息相关。《素问·六节藏象论》说："心者，君主之官，神明出焉"，《素问·宣明五气论篇》说："心者，五脏六腑之大主也，精神之所舍业"。"心藏神，肺藏魄，肝藏魂，脾藏意，肾藏志，是谓五脏所藏"说明心主宰神志，又和五脏关系密切。这也说明形体决定精神的存在，但是精神又可以驾驭形体，从而对形体健康产生重要作用，如《灵枢·天年》说："失神者死，得神者生也"讲的就是这个道理。因此，中医摄生学十分注重精神情志变化和五脏的关系。认为精神内守，可有助于预防疾病，如《内经》从医学角度提出了"恬淡虚无"和"精神内守，病安从来"的预防摄生思想。而情志异常又可导致疾病的发生，如中医学中有七情致病的理论，《素问·阴阳应象大论》说："百病生于气也，怒则气上，喜则气缓，悲则气消，恐则气下……思则气结。"长期持续的不良情志刺激必然会扰乱脏腑气血运行而导致疾病的发生。在摄生和临床治疗上，中医学又提倡以情胜情和精神治疗的重要作用，《内经》十分重视精神摄生的重要性，提出控制病人"恶死乐生"的心理，帮助病人树立战胜疾病的信心，为治疗创造有利条件；李东垣在《脾胃论》一书中倡导"安养心神，调制脾胃"和"省语养气""虚心以维神"的精神摄生及治疗方面的理论。因此，要认识精神摄生必须要了解以下几个方面：

1.情志生理基础

情志是七情和五志的概称，情是指人们内心对外在事物的影响产生的喜、怒、忧、思、悲、恐、惊等心理状态。志者，意也。也可以理解为意志。张介宾在其著作《类经》中指出"世有所谓七情者，即本经之五志也。"首次提出情志病的病名。而《素问·阴阳应象大论》云"人有五脏化五气，已生喜怒悲忧恐。"明确提出情志的生理基础是五脏之气。认为五脏藏精，精化为气，气的运动应答外界环境而产生情志活动，且五脏和五志有一一对应关系，认为"肝在志为怒，心在志为喜，脾在志为思，肺在志为忧，肾在志为恐"。故五脏生理功能活动正常是产生正常情志活动的生理基础。

2.七情正常活动

中医学中将正常范围内的情志活动称之为七情，七情是指喜、怒、忧、思、悲、恐、惊七种正常的情志活动，中医经典理论认为肝在志为怒，心在志为喜，脾在志为忧，肾在志为恐。人之精气内藏于五脏，精气化生为血液，经过肝气的疏泄作用调节人体情志的变化。因此，是人体生理和心理活动对外界环境变化产生的情志反应，七情是人类的正常情绪现象，正常的情志活动不会导致人体的疾病。

3.七情内伤变化

因为情志活动是内外环境作用于人体的结果，所以工作环境的急剧变化，不良的人际关系，以及脏腑精气的盛衰，气血失和，不良的生活习惯，个体的心理及生理反应不同等均可导致七情变化失常从而导致疾病发生。中医学将人体五脏分属五行，同时五脏因七情所致疾病的临床症候表现又各不相同。正如《吕氏春秋》中所说的："年寿得长者，非短而缓之也，毕其数也。毕数在乎去害。何谓去害？……大喜、大恐、大忧、大怒、大衰，五者损神则生害矣"。

（1）心与情志变化。中医学认为：心者，君主之官神明出焉。其所指的神既有广义的含义，又有狭义的含义，其广义者指人体生命活动的整体外在表现；狭义之神，是指人的精神、意识思维、情感等精神活动。心在五行属火，在志为喜，正常的喜乐可使人气和志达，营卫通利。但是，如果喜乐过度又可伤人心神，中医学将此种症候称之为喜则气缓。如《灵枢·本神》说"喜乐者，神惮散而不藏。"说明喜乐过度可以伤心，令人心气涣散不收，注意力难以集中，失眠，甚者神志失常、狂躁妄动。

（2）肝与情志变化。肝在五行属木，其性疏发调达，犹如树木枝条调达有序，长期的情志抑郁，则肝失疏泄，肝气郁结，令人心情郁闷不乐，悲忧欲哭，胸胁、两乳或少腹等部位胀痛不舒；肝在志为怒，怒则肝气上逆，暴怒可令人肝之疏泄功能超出正常范围，《素问·调经》论说："血之与气并走于上，则为大厥，厥则暴死，气复反则生，不反则死。"说明肝气上逆甚者血随气逆，并走于上，其症候表现为头涨头疼，烦躁易怒，面红目赤，甚者呕血昏厥。肝气过旺又可出现横逆犯脾，中焦运化失常，表现为腹痛纳呆，泻下不爽，泻后痛止之肝气犯脾的表现。又如妇科的痛经、月经不调、产后少乳以及男性阳痿，均和肝气疏泄失职有密切的关系。

我国古代著名历史小说《三国演义》中记载这样一段故事：诸葛亮平定南方，率领 30 万精兵出祁山伐魏，魏王曹睿派曹真、王朗率 20 万人马迎敌。两军对阵，王朗企图劝诸葛孔明投降，孔明听罢仰天大笑痛斥王朗"罪恶深重，天地不容！天下之人，愿食汝肉……"王朗劝降不成，反而受辱，老羞成怒，气满胸膛，大叫一声，撞死马下。这个故事说明大怒轻则致病，重则身亡。

（3）脾与情志变化。脾位于中焦，五行属土，其性敦厚，其志为思。思虑是人体的情志活动之一，正常的思虑活动不会影响人机体健康。但如果思虑过度，或所思不遂，则会导致脾气郁结，脾失运化，脾不升清，胃气不降，而出现脘闷纳呆，头目眩晕诸症。所以，《素问·举痛论》说"思则心有所存，神有所归，正气留而不行，故气结矣。"临床所见不思饮食，腹痛泄泻，或便溏便秘，均和脾有密切的关系。同时，脾为人体后天之本，主运化，为气血生化之源，思虑过度，气血生化乏源，使人体出现形体消瘦、乏力等症候。

（4）肺与情志变化。肺者，主一身之气，《素问·六节藏象论》说："肺者，气之本"。肺位于人体上焦，为脏腑之华盖，在五行属金，应于秋季，有肃杀之性，故其志为悲。正常的悲忧情志不会致病，过度的悲忧对人体来讲是一种不良的情志变化，可以出现耗伤肺中精气的病机变化，导致肺失宣发肃降，出现意志消沉，精神不振，呼吸气短，乏力懒言等症候，全身机能都会受到影响，出现不耐劳作，呼吸及血液循环功能逐渐减退等衰老表现。相反患有肺系疾病的患者会出现时时欲悲，意志消沉的表现。

（5）肾与情志变化。肾者，先天之本，是人体先天精气贮存、封藏之所。其在五行属于水，在志为恐，其华在发。惊恐是人体对外界刺激的生理心理反应，惊为不自知的，突然的受惊而恐慌。恐是指自知而胆怯，是恐惧内生。《灵枢·本神》说"恐惧则伤精，精伤则骨痠痿厥，精时自下。"《内经》中还说；"惊则心无所倚，神无所归，虑无所定，故气乱矣。"心在五行属火，居于上焦，肾水位于下焦，正常情况下心火下降于下焦以暖肾水，使肾水不致过寒，肾水上济于心，使心火不致过旺，这种水火相济的功能状态称为心肾相交，如果此种状态失调，心火失于抑制则会使心火偏旺，而导致心烦、失眠等情志变化。

（6）五脏情志之间变化。五脏精气、阴阳气血盛衰变化，是情志异常变化的基础，五脏分属五行，五行之间的生克制化在五脏之间功能上亦有所体现，五脏之中心、肝两脏与情志的关系最为密切，心者，君主之官，主司人体五脏六腑的生理机能以及心理活动。凡是七情致病必先累及心神，进而影响其他脏腑。肝者，将军之官，谋虑出焉，性喜调达，恶抑郁，主疏泄，调畅气机，维持和调节情志活动不郁不亢。脾胃者，后天之本，运化水谷，已成精微，上输于心肺，故而脾胃于心肺关系密切，培土可以达到生金的效果，在情志变化方面，长期的忧虑，以及所思不遂可以伤及脾胃的运化功能，水谷精微化生不足，气血生化乏源，心肺失养，则会导致心肺情志表现异常，如心烦、多梦、健忘、易于悲伤及易患外感等症候；或是由于脾胃素虚，体内失于运化，导致痰浊水饮内生，蒙蔽清窍，心神受扰，表现为神志昏蒙，困倦嗜睡，反应迟钝等神志异常。同样肝肾两脏功能失调引起情志的异常变化，表现为潮热、盗汗、心烦易怒等症候。所以说，情志异常不仅可伤所届之脏，而且能伤及多脏。张景岳在《类经》中指出，"五志有互为病者，"心脾二脏皆可病为思，心肺二脏皆可病于喜，肝胆心肾四脏皆可病于怒，心肺肝脾四脏皆能病于忧，心肾肝脾四脏皆可病于恐，肝肺心三脏皆可病于悲，肝胆心胃四脏皆可病于惊。由于机体各脏之间是相互联系、相互影陶、密切相关的，所以情志异常时，一情可伤及多脏，一脏也可被多情所伤，互通为病。如情志抑郁，可导致梅核气、不寐、郁症、癫狂、脏燥等疾发生。心血管系统疾病可因过度暴怒、忧郁、大喜、惊恐等而使病情骤发、加剧，乃至昏迷、死亡。

总之，中医学认为情志是指人的内心世界现象，包括思维、意志、情感及其他各种心理活动。中医学将其统一归属神的范畴，认为形是神的物质基础，神是形的生命表现；强调神的主要地位，认为神为形之主，神可驭形。五脏六腑神不仅主宰着人体的神志活动，也主宰着物质能量代谢、调节适应、卫外抗邪等脏腑组织的功能活动；只有在神的统率下，才能保持机能内外环境的相对平衡，生命活动才表现出整体特性、整体功能、整体规律。因此中医并生学既重视养形，更强调养神，养神得当，则人体七情调和，脏腑协调，气顺血充，阴平阳秘，健康少病。正如《索问·上古天真论》所言，"恬淡虚无，真气从之。精神内守，病安从来"。

第二节 调神摄生法

调神摄生是中医摄生学的重要内容之一，古代摄生家将调养精神作为去病摄生之本法，防病治病之良药，如《淮南子》说："神清百节皆宁，养性之本也；肥肌肤，充肠腹，供嗜欲，养性之末也"。这充分说明"摄生贵乎养神"，不懂得养神之重要，单靠饮食营养、药物滋补，是难以达到却病延年的最终目的。调神之法甚多：如清静养神、立志养德、开朗乐观、调畅情志、心理平衡等。《内经》中说："恬淡虚无，真气从之，精神内守，真气从之，病安从来。"说明人体的精神心理状态和身体健康状态密切相关。唐代孙思邈曾明确指出："德行不充，纵服玉液金丹，未能延寿。"诸子百家均将修德养性列为摄生首要任务，可见其对人体健康所起的重要作用。从中医学来看，道德修养与脏腑阴阳协调具有内在联系，即《黄帝内经太素》所说，"修身为德，则阴阳气和"。"阴阳气和"即指阴阳和谐，可见德行高尚的人之所以能健康长寿，其秘诀在于"德全"能使人身心安祥舒泰，阴阳之气平秘调和，如此则体健长寿。

调神养神的基本原理为形神统一、神能御精、神能安身、情志互胜。中医认为精、气、神是人身三宝，精气为生命活动的物质基础，神是精气的产物，但神是人的高级活动，是生命质量和意义的提升，也是生命价值的根本所在。一个人如果没有了神，只不过是形同植物动物一样。神是人之所以为人的存在标志，所以《内经》说："得神者昌，失神者亡"。

现代临床医学研究发现，心理活动的变化，可导致一系列生理活动的相应改变。一般而言，道德修养高的人，大脑皮质的兴奋和抑制相对稳定，体内的酶和乙酰胆碱等活性物质分泌正常，神经系统的调节能力得以强化，对健康长寿极为有利。所以摄生务必以养德作为首要任务，道德修养德则已修身养性为主，道德修养神的过程是人与社会和谐互动过程中精神、情绪安定、平和的过程。

一、恬淡虚无，淡泊名利

历代摄生家都调整心态作为摄生寿老之本法。老子《道德经》主张："见素抱朴，少私寡欲。"《内经》指出"是以志闲而少欲，心安而不惧，形劳而不倦，气从以顺，各从其欲，皆得所愿……所以能年皆度百岁而动作不衰"。因为私心太重，嗜欲不止，欲望太高太多，达不到目的，从而产生忧郁、焦虑、悲伤、失望的负面情绪，在这种情况下就会扰乱清净之心神，使肝气郁结，或气机升降逆乱，脏腑功能失调而发病。只有淡泊名利，潜心安神，方可做到与世无争，心地坦然，心情舒畅，从而促进身心健康。要做到少私寡欲，必须明确两点：一是明确私欲之对于摄生的害处，以敛心凝神。如《医学入门·保养说》言："主于理，则人欲消亡而心清神悦，不求静而自静也"。二是要正确对待个人利害得失。《太上老君养生诀》说："且夫善摄生者，要先除六害，然后可以保性命延驻百年。何者是也？一者薄名利，二者禁声色，三者廉货财，四者损滋味，五者除佞妄，六者去妒忌"。六害弗除，万物扰心，神岂能清静？去六害养心神，确为经验之谈。《素问·生气通天论》说："清静则肉腠闭拒，虽有大风苛毒，弗之能害"，说明"恬淡虚无"之要旨是保持静养，思想清静、畅达情志，使精气神内守而不散失，保持人体形神合一的生理状态，有利于防病去疾，促进健康。

二、乐观豁达，悦人悦己

乐观愉悦，是人们积极乐观的面对生活的态度。性格是人的一种心理特征，它主要表现在人已经习惯了的行为方式上。性格是先天遗传因素、后天社会因素身共同作用于人体的结果。医学研究已证明，人的性格与健康、疾病的关系极为密切。情绪的稳定，对维系人体的健康起着重要作用。性格开朗，活泼乐观，精神健康者，不易患急慢性疾病，即使患病也较容易康复。不良情绪对人体健康的影响是多方面的，它可以对人体各个器官、组织和系统产生危害。因此，要培养乐观愉悦性格。

首先，要从实际出发，从具体问题具体分析，通过不断践行美好的行为，从而塑造开朗的性格。其次，要认识到恼怒、愤恨等不良情志对身心健康的危害，树立乐观的人身观。知足常乐，心存善良；常乐者可以补脑髓，通畅气血，消食导滞。再次，要正确地对待名利和享受，要培养"知足常乐"的思想，知足的人无论地位高低、身份贵贱，都不会有过高的奢望，随遇而安，思想安宁，容易得到满足，内心恬静，无忧无虑，精神状态总是极其平和。

人之心神易受外物所感感，因此，神志安宁的首要条件是要乐观豁达。欲望过多，对人对己过分要求太多，则心神为物所役，久之容易产生焦虑、忧郁、疲乏、心悸等生理心理不适。这种情况如果得不到及时正确的疏导就会影响到人体的生理心理健康，导致各种疾病的产生。悦己者，指的是能够正确自我定位，理性的、豁达的对待自己的优点和缺点。如果一个人一味的挑剔自己的缺点，不能客观地的对待自我，对自己的缺点觉得不可容忍，久之人会变得自卑。在和别人交往过程中如果不能宽容他人的缺点，那么就会形成自私狭隘的性格，从而使朋友离你而去。人是社会的一分子，所以一个良好的人际社会关系网的形成是以对他人的一定宽容为基础的，而一个温馨的人际关系将会对个人的健康及长寿是极为有利的。

因此我们在生活中既要懂得欣赏自己，又要善于发现别人的优点，欣赏别人的优点，适度宽容别人的缺点，共同创造一个温馨的社会环境，从而使更多的人能够摆脱心理烦恼，达到长寿的目的。正如《素问·上古天真论》言："内无思想之患，以恬愉为务，以自得为功，形体不敝，精神不散，亦可以百岁"。古人的摄生实践均证实，注意道德修养，塑造美好的心灵，助人为乐，养成健康高尚的生活情趣，获得巨大的精神满足，是保证身心健康的重要措施。

三、动静相合，形与神俱

老子在《道德经》中说："五色令人目盲，五音令人耳聋，五味令人口爽，驰骋田猎令人发狂"。人类处于纷杂多变的现实社会之中，外界的感官刺激作用于耳目，均会使人精神烦劳而心神不宁。历代医家尤其强调节制用神，认为"多思神殆，多念则志散，多欲则志昏，多事则形劳，多语则气乏，多笑则脏伤，多愁则心慑，多乐则语溢，多喜则妄错昏乱，多怒则百脉不定，多好则专迷不理，多恶则憔悴无欢"。中医学认为气化运动是生命活动的基本特征。静已养神，可以使精神饱满，生机勃勃，动已用神，用神的目的是使精得到锻炼，神动静相合，方能使精神生生不息。

（1）凝神定志，神用专一。刘河间说："心乱则百病生，心静则万病悉去"。但清心静神不是过度地压抑思想或毫无精神寄托的闲散空虚，无知无欲、静思灭想，而是要求情绪安宁，工作学习之时，专心致志，心无旁骛，不计名利得失。工作学习之余，兴趣所致，或寄情于山水，或专注于花草，或忘情书画诗词。用心专一可以使神用得以充分发挥，并能忘却烦恼忧愁，使人获得精神上的满足和慰藉，有利于安定心神，愉悦身心。另外，处事果断及时，可以减少不必要的精神负担，解除后顾之忧，也是避免精神散佚、神用不专，保持思想清静的好方法。

（2）动静结合，适度用神。人不可无思，神焉能不用。强调静以养神，并非绝对的神静不用，用进废退是自然界的普遍规律。司马迁说："精神不用则废，用之则振，振则生，生则足。"但"多用则疲，疲则不足"。所以动静结合，适度用神是精神保健不可或缺的环节。神为形之主，如果合理适度用神，不仅能增强记忆力，保持旺盛的精力，维持心神生机勃勃的状态，而且能促进气血畅达，有助于脏腑功能协调，抗御疾病，防止早衰。善用神者，虽稀世之年，仍神清志聪，老而不衰。临床研究证明，适度的智力培训可以开发大脑功能，激活处于休眠状态的神经细胞，提高我们思考问题、分析问题的能力。另外，多用脑勤思考可以减缓衰老，减少心理性疾病的发生，有效地预防老年性痴呆等多种疾病。

（3）精神摄生，贵在适度。既要克服欲念、忘掉自我，又要将精神专注于有益于身心健康的工作或活动之中，使心神和调，有利于健康。唐代名医孙思邈一生勤奋，虽白首之年，仍孜孜不倦，思维敏捷，至百岁高龄，完成巨著《千金方》。中国有句谚语："流水不腐，户枢不蠹"，这也告诉我们养神要注意动静结合，通过静养可以达到积精全神的目的，而适度益性怡情又可以达到神能驭精的功效。

四、静养心神、调神摄生

中医学认为心是藏神之所，为君主之官，主管人的精神情绪活动，所以，调神摄生的关键是静养心神。而静养心神的关键是"静"。关于如何做到"静"，老庄学说有精彩的论述。以老庄为代表的道家学派崇尚自然，提倡返璞归真，清静无为。《道德经》中指出："淡然无味，神气自满，此将为不死药。"指出人们只有保持思想的安静、清闲，节制欲望，就可以使人之神志健全，精气内守，健康长寿。庄子继承老子的思想，提出："静则无为……无为则俞俞，俞俞者忧患不能处，年寿长矣。"后世不少摄生家在内容和方法上不断有所补充和发展。道家认为静养之要务在于宁心养神，此外，道、儒、佛、医家都有此主张。"儒曰正心，佛曰明心，道曰炼心，要皆参修心学一事"，说明心静则神清，心定则神凝。故养心养神乃摄生之根本，心静神明，则血气和平，有益健康。人禀天地之气以生，四时之节而成。因此，人体既要顺应自然变化和避免邪气的侵袭；又必须谨守虚无，心神宁静，只有外御邪气，内守真气，而邪不能害也。所以，"恬淡虚无，精神内守"之目的是要保持静养心神，思想清静、使情志豁达，精气神内守而不散失，保持人体形神合一的生理状态，有利于防病去疾，延年益寿。现代临床医学研究业已证实，人在静心养神的状态下，脑电波呈现为慢波时相状态，表明是人体的衰老生化指标得到了一定程度的延缓。古今临床研究证实，在经受重大精神挫折、思想打击之后，又未得到及时精神调摄的人，多种疾病的发病率都会有一定程度的明显增加。

五、以德润身，提高德养

古人把道德修养作为摄生一项重要内容。儒家创始人孔子早就提出："德润身"，"仁者寿"的理论。他在《中庸》中进一步指出："修身以道，修道以仁"，大德必得其寿"。由此可见，古代摄生家把道德修养视作摄生之根，摄生和养德密不可分的。讲道德的人，待人宽厚大度，体内安详舒泰得以高寿。正确的精神调养，必须要以正确的人生观为依托。在生活充满信心，目标高远的人，才能更好地进行道德修养和精神调摄，从而促进身心健康。要提高道德修养首先要志存高远，要有为全人类服务的伟大志向，树立起为国家、社会生活的信念，对生活充满希望和乐趣。要树立高尚的思想和道德情操，这是每个人的生活基石和精神支柱。理想和信念是人体健康的精神保障，有了正确的志向，才会真正促使人们积极探索生命的价值，追求知识，陶冶情操，促进身心全面健康发展。提高道德修养有利于增强个人的生活信念。信念是生活的主宰和战胜疾病的动力，科学证明人人体具有巨大的潜能，坚定的信心和顽强的意志毅力是战胜疾病的极为重要的力量。《灵枢·本脏篇》曰："志意者，所以御精神，收魂魄，适寒温，和喜怒者也"。就是说意志可以统率精神，调节情志，抵御外邪等作用，因此，意志坚强与否与健康密切相关。临床研究证明，个体内心的毅力意念能够影响神经、内分泌的变化，如白细胞大幅度升高，可以提高体液免疫或者细胞免疫功能，增强抗病能力，故有益于健康长寿。

六、平衡心理、坦然处世

现代生活中的人们必须面对长期、反复、激烈的竞争，人体处在高压力的社会竞争环境中，极易产生焦虑、抑郁、烦躁易怒、失眠等心理生理现象。长期的身心压力又会影响心理健康。因此，在高节奏的现代生活中我们必须学会如何去排解因为工作生活烦扰而带来的生理心理压力。要做到这点我们首先要正确地对待工作生活中存在的竞争问题，用正确的心态去对待竞争问题，竞争可以促使我们有更高的追求和对志趣的倾心。通过竞争可以使个人视野开阔，生活充实。使人类社会文明得以不断发展。但是，在竞争中我们必须有正确的心理素质。首先，在竞争中要保持顽强的毅力，坚定的毅力是我们工作生活成功的保证保证。同时，也是能够承受失败带来的痛苦的基础。人生不可能一帆风顺，总要经历坎坷磨砺，所以，我们必须要有良好的心理承受力，使之足以应对剧烈的竞争。无论在任何情况下，都可心地坦然的迎接新的挑战。因为社会生活中充斥着各种各样的竞争，所以不必为一时的失利而苦恼，丧失信心。只有在实践中不断总结经验教训，克服自卑感，才能扬长避短，合理科学安排个人工作和学习，使自己处于有利的竞争地位。其次要克服嫉妒心理，妒忌是指对别人比自己优越，如才华、名声、成就、相貌等高过自己时，努力排挤他人优势的表现为一种不甘心和怨恨的强烈心理及言行表现。这种病态的心理变化会由于所思不遂，抑郁愤怒等导致机体气血阴阳失和，脏腑功能失去平衡而发生疾病。对个人而言消除嫉妒心理的最佳方法，就要有正确的竞争意识，既要树立被人超越的观念，又要有超越强者的坚定信念。摆脱一切不良情绪，发挥自己的长处，在可能的范围内达到最佳水平。社会的发展将会促进合理的竞争，培养竞争意识，适应社会的需要，就能在当代环境中保持健康的平衡心理，保证旺盛的精力，健康的体魄，这对自己、对社会都是有益的，也是每个人应该具备的素质。

第三节　调摄情绪法

人之七情由五脏所发，而七情之间亦存在相生相克的制约关系。故而很多医家都非常重视七情调摄，中医情志疗法中的调摄情志即是治疗手段。调摄情绪，疏导气机具有重要的摄生意义，不仅可以调理脏腑气机运行，疏通经络气血循环，且可激发一种情绪作为一种调节和治疗手段，用于克制不良情志所导致的躯体以及心理障碍，从而起到防病摄生的目的。中医摄生调摄情绪的基本方法是依据五行相克所采用的情志互胜。《黄帝内经》中指出："怒伤肝，悲胜怒"，"喜伤心，恐胜喜"，"思伤脾，怒胜思"，"忧伤肺，喜胜忧"，"恐伤肾，思胜恐"等。《儒门事亲·九气感疾更相为治》说："悲可以治怒，以怆恻苦楚之言感之。喜可以治悲，以谑浪狎之言娱之。恐可以治喜，以恐惧死亡之言怖之。怒可以治思，以污辱欺罔之言触之。思可以治恐，以虑彼志此之言夺之"。神的主要组成除精神意识思维外，还包括情志。喜、怒、忧、思、悲、恐、惊，统称为"七情"，是正常的情志。正常范围的情志变化不会导致疾病的发生。只有在长期、过度强烈的七情刺激，并超过了人的承受能力的情况下，才能导致人体发病。另外，某些人形体生理机能正常，但存在心理扭曲、厌世嫉俗等不正常的心理状态，也属于情志致病的范畴。情志互胜疗法是利用情志的五行相克、阴阳两极转化规律，激发一种情绪作为治疗手段，以克制不良情志并对其相关联的躯体障碍施以治疗作用。例如过度恼怒伤及肝脏的心理疾患，则可采用金克木的理论治疗，金属性情志为肺的悲和忧，所以可以用使人悲伤和忧虑的情志来克制恼怒。具体的有"怒伤肝，悲胜怒"，"喜伤心，恐胜喜"，"思伤脾，怒胜思"，"忧伤肺，喜胜忧"，"恐伤肾，思胜恐"等。在情志相胜治疗精神疾患方面，朱丹溪曰："怒伤，以忧胜之，以恐解之；喜伤，以恐胜之，以怒解之；忧伤，以喜胜之，以怒解之；恐伤，以思胜之，以忧解之；惊伤，以忧胜之，以恐解之，此法唯贤者能之。"此对情志相胜治疗法则解释较为详细，不仅采用五行相克规律，还运用了五行相生的理论。如怒伤，以忧胜之，是金克木的原理，而以恐解之，是运用了五行相生的原理。

一、节制不良情绪法

（一）遇事戒怒

"怒"是历代摄生家最忌讳的一种情绪，它是情志致病的魁首，对人体健康危害极大怒不仅伤肝脏，怒气还伤心、伤胃、伤脑等，导致各种疾病。发怒时不但可以是肝气上升，而且引起情志异常冲动，影响人的正常工作和学习，长此以往可以产生抑郁、焦虑等不良情绪，甚者会悲观厌世。《老老恒言·戒怒》亦说"人借气以充身，故平日在乎善养。所忌最是怒。怒气一发，则气逆而不顺，窒而不舒，伤我气，即足以伤我身"。以上这些论述把戒怒放在首位，指出了气怒伤身的严重的危害性，故戒怒是摄生一大课题。制怒之法，首先是以理性制怒。用理性克服感情上发怒时的冲动，在日常工作和生活中，虽遇可怒之事，如果想一想其不良后果，便可以理智地控制自己过激情绪，使情绪反映"发之于情"，"止之于理"。其次，人们可用铭言提示法制怒。在自己的床头或案头写上"制怒"、"息怒"、"遇事戒怒"等警言，或是以佛家名言、或是历代著名摄生家的警示为自己的生活信条，随时提醒自己，经过长期的精神熏陶一定会收到良好效果。再次。要经常自省，凡是遇到怒事后经常反省，每次发怒之后，吸取教训，并且逐步减少遇事发怒的频率，最终达到凡遇可怒之事能以平和之态而对待，从而达到摄生的崇高境界。

（二）宠辱不惊

人作为社会的一分子，处于不断变化的社会环境之内，其思想情志变化必定会受到其所处的社会环境的影响。人世沧桑，起伏沉降，喜怒悲乐，是不可避免的情志变化。处理好这些纷扰于心的情绪变化对于摄生相当重要。老庄提出"宠辱不惊"之处世态度，视荣辱若一，后世遂称得失不动心为宠辱不惊。现代医学研究表明，情志刺激与人体体液免疫功能和细胞免疫功能之间存在着密切的联系。过度的情志刺激可降低白细胞的吞噬和杀伤能力，削弱人体免疫系统功能，导致人体内免疫系统的功能低下而致病。因此，对于益寿延年，强身健体而言，任何过激的情绪都是百害而无一益的。所以，我们要养成善于自我调节情志，从而养成善于摄生的良好习惯。对外界环境的各种刺激，除了有所感受外，还必须保持内心的情绪安定，明辨是非，用安定泰然的处世态度与稳定心理状态对待周围的环境变化。

二、疏泄情绪

把积聚、抑郁在心中的不良情绪，通过适当的方式宣达、发泄出去，以尽快恢复心理平衡，称之为疏泄法。具体做法可采取下面几种方式：

（一）直接发泄

用直接的方法把心中的不良情绪发泄出去，例如当遇到不幸，悲痛万分时，不妨大哭一场；遇有挫折之事，心情压抑时，可以通过强烈的、无拘无束的喊叫，发泄内心的郁愤之气、从而使精神和心理状态恢复平衡。当然，我们要用合理的途径来宣泄不良的情绪，决不可采用不理智的冲动性的行为方式。否则，可能引起新的烦恼，导致更严重的不良情绪。

（二）顺志从欲法

我们出现不良情绪时，可以借助于别人的疏导，可以把压抑在心里的郁闷宣泄出来。因此，扩大社会交往，拓宽人际关系，赢得别人的尊重和帮助，是人们克服不良情绪的有效方法事实。研究证明，建立良好的人际关系，有利于增强人体的体液和细胞免疫系统功能是维持人体身体健康，延年益寿的重要保证。

（三）转移情志法

转移情志法。是指运用一定的措施改变人的某些思想焦点，或者是改变其社会周围环境使其脱离与不良刺激因素的接触，从而使人从情感纠葛中解脱出来。《素问·移情变气论》言："古之治病，惟其移精变气，可祝由而已……当今之世不然，忧患缘

中医治未病旨要

其内，苦形伤其外，……虚邪朝夕，内至五脏骨髓，外伤空窍肌肤，所以小病必甚，大病必死，故祝由不能已也。"《灵枢·贼风》有"因鬼神"而卒发病者，治以祝由。《五十二病方》等记载了比较完整的古代的祝由疗法，例如，其记载的治疣方法是"以月晦日之丘井有水者，以敝帚扫疣二七，祝曰：'今日月晦，扫疣北。'入帚井中。"这是治疗疣的方法，要求患疣之人在每月末的最后一天在井边用扫帚扫疣，默念咒语，同时将扫帚投入井中的治疗方法。同时马王堆医书中也记载了祝由和药物、导引、调气等配合使用的摄生方案。这充分说明祝由是与针、药并列的一种摄生和治疗疾病的手段。祝由实际上是古代对心理疗法的称谓。其本质是转移患者的精神，以达到调整气机，精神内守的作用。转移情志法有以下几种方法：

1.理智处理法

理智处理法就是用理智坚强的意志战胜负面情绪对身心情志的干扰，用坚强的毅力克服生活中的种种不幸，并把理智和情感化作行为的动力，投身于事业中去，以工作和事业的成绩来克服不良的情绪带来的影响，舒畅自己的情志。这也是排除不良情绪，保持稳定心理状态的一条重要保健方法。超脱，把事情看得淡一些，行动上脱离导致不良情绪的环境。在出现压抑、愤怒等不良内心情绪时，可以到环境优美的公园或视野开阔的海滨漫步散心，可驱除烦恼，使心情达到畅快愉悦。有条件的，还可以作一次短期旅游，把自己置身于壮观的自然美景之中，可使美化人的内心，使人精神愉快，气机舒畅，五脏气血调达舒畅，自然会达到延年益寿的最高境界。

2.移精变气

所谓移精，就是转移人的情思，有目的的改变人内心情绪的指向性；移精变气法就是将精神意识活动从内心困扰的焦点上转移、分散到其他方面去，缓解或消除由此而引起的病理改变。《临证指南医案》说："情志之郁，由于隐情曲意不伸，……郁证全在病者能移情易性"。"移精变气论"可以看做是中医情志调理的重要内容之一。其具体方法很多，可根据不同人的心理、环境和条件等，采取不同措施，进行灵活运用。《北史·崔光传》说："取乐琴书，颐养神性"，《千金要方》亦说："弹琴瑟，调心神，和性情，节嗜欲"。古人很早就意识到书画琴棋等娱乐措施具有影响人的情感，转移情志，陶冶性情的作用。生活经验告诉我们，当人处于情绪不佳时，欣赏节奏愉快的音乐、观赏戏曲或者歌舞，可以使人精神振奋，心情舒畅。所以，移情易性要采取灵活多变的处理方案，情绪愤怒时，要疏散其怒气；悲痛者，宜使其脱离产生悲痛的环境与气氛；对内心自卑者，要增强其自信心；有自大妄想情绪者，要使其认清真实的自我等。

3.适度运动

适度运动不仅可以增强机体的生命活力，而且有利于调摄人体不良情绪，使人精神愉快。通过跑步、打球、游泳等运动可以有效地把不良情绪的能量发散出去，调整机体阴阳平衡。当自己情绪激动与别人争吵时，最好的调节方法就是转移一下注意力，去参加适度的体育活动。如游泳、踢球、跑步等活动，传统的运动健身法和太极拳、太极剑、八段锦、导引等融合了气功摄生的基本内容，且主张动静结合，形神兼修，身心合一，长期坚持锻炼也能达到协调阴阳，延年益寿的功效。另外，人体要经常参加适当的体力劳动，用肌肉的紧张去消除精神的紧张。在体力劳动中人们付出勤劳的汗水，促进血液循环，促进人体生理机能，精神饱满。同时，因为劳动所创造的丰硕成果又会给人们带来丰收的喜悦。

4.情志制约法

又称以情胜情法。它是根据情志及五脏间存在的阴阳五行生克原理，用互相制约、互相克制的情志，来转移和干扰原来对机体有害的情志，以达到协调情志的目的。

（1）五脏情志相胜法。《素问·阴阳应象大论》曾指出："怒伤肝，悲胜怒"；"喜伤心，恐胜喜"；"思伤脾，怒胜思"；"忧伤肺，喜胜忧"；"恐伤肾，思胜恐"。这是认识了精神因素与形体内脏、情志之间及生理病理上相互影响的辩证关系，根据"以偏救偏"的原理，创立的"以情胜情"的独特方法。正如吴崑《医方考》所言："情志过极，非药可愈，顺以情胜"，朱丹溪宗《内经》之旨指出："怒伤，以忧胜之，以恐解之；喜伤，以恐胜之，以怒解之；忧伤，以喜胜之，以怒解之；恐伤，以思胜之，以忧解之；惊伤，胜恐解之，此法惟贤者能之"。医家张子和更加具体地指出："以悲制怒，以怆恻苦楚之言感之；以善治悲，以谑浪戏狎之言娱之；以恐治喜，以恐惧死亡之言怖之；以怒制思，以污辱欺罔之言触之；以思治恐，以虑彼忘此之言夺之"。后世不少医家对于情志的调摄有时比药石祛疾还加重视，而且创造了许多行之有效的情志疗法。"情极必反"是情胜疗法原理之一，利用情绪的两极变化的规律，促使情绪的两极转化。例如，或逗之以笑，或激之以怒等。"以情胜情"方法时，要注意情志刺激的总强度，超过或压倒致病的情志因素，利用情志相胜法作为摄生手段应用其当用一面（有利方面），避其不理方面（负面作用），只有熟练掌握情志相胜原理，才可以灵活运用。

（2）情志阴阳相胜法。运用情志之间阴阳属性的对立制约关系，调节情志，协调阴阳，是为阴阳情志制约法。人类的情志活动是相当复杂的，很难明确区分其五脏所主及五行属性，然而情志活动可用阴阳属性来分，现代心理学研究表明情志变化具有两极性的特点。苦尽甘来，乐极生悲，福兮祸所伏，祸兮福所倚可以说是这种观点的诠释。《素问·举痛论》指出："怒则气上，喜则气缓，悲则气消，恐则气下，……惊则气乱，……思则气结"。七情引起的气机异常，具有两极倾向的特点。根据阴阳分类，人的多种多样的情感，例如，喜与悲、喜与怒、怒与恐、惊与思、怒与思、喜乐与忧愁、喜与恶、爱与恨等性质彼此相反的情志，对人体脏腑功能活动的影响也正好相反。所以性质相反的情志之间，可以互相调节控制，使阴阳平衡。喜可胜悲，悲也可胜喜；喜可胜恐，恐也可胜喜；怒可胜恐恐也可胜怒等。

（3）不同体质对情志刺激的反应。人的体质禀赋有强弱之别，性格有刚柔之异，年龄有长幼之不同，性别有男女之别。因此，相同的的情志刺激，不同的人有不同的情绪反应。《医宗必读》说："外有危险，触之而惊，心胆强者不能为害，心胆怯者触而易惊。"《灵枢·通天》阐明人们的体质有阴阳不同，对情志刺激反应也不同，"太阴之人，多阴无阳"，精神易抑郁；"少阴之人，多阴少阳"，心胸狭隘，善忧愁悲伤，抑郁寡欢；"太阳之人，多阳无阴"，感情易于暴怒；"少阳之人，多阳而少阴"，虚荣、自尊心强。《灵枢》曰："多阳者多喜，多阴者多怒。"说明不同体质特点的人对情志刺激产生的好发性不同另外，性格是人们个性心理特征的重要方面。一般而言，性格开朗乐观之人，气血多调和，故不易为病；性格抑郁之人、心胸狭隘，情绪常易于激烈波动，易酿成疾患。这种情绪变化耐受能力的差异，与人的内心意志的勇怯密切相关。因此，意志坚定者，善于调控自己的个人情感，使之免于过度激烈波动；意志怯弱者，难以调控六欲的剧烈的、长期的变化，从而导致脏腑阴阳失调，气血逆乱导致器质性疾病的发生。

总之，应用有针对性的情志变化的刺激方法，通过相反的情志变动以调整整体气机，从而起到协调情志的作用。以情胜情是一种脏腑气机调整方法，善养生者只要掌握情志对于气机运行影响的特点，就可以正确、合理、有效地调节情志变化，达到养生保健的目的。但不可拘泥于五行相生相克而滥用情志制约法，有时会适得其反。因此，只有掌握其情志相胜调节的实质，方法运用得当，才能真正起到调整心神的作用。

参考文献

［1］马烈光.中医养生学——供中医学、针灸推拿学、中西医临床医学、护理学专业用.中国中医药出版社，2012.08

［2］杨世忠.中医摄生学概论.中医古籍出版社，2009.10

［3］张学梓，钱秋海，郑翠娥，中国医药科技出版社，2002，01

第七章　起居摄生

　　所谓起居摄生，是指人体要合理地安排起居作息时间，它要求人体起居作息，日常生活要遵循合理的规律，从而达到强健身体，延年益寿的目的。中医学非常重视起居的调理在治病防病方面的重要作用。《素问·上古天真论》指出："上古之人，其知道者，法于阴阳，和于术数，食饮有节，起居有常，不妄作劳，故能形与神俱，而尽终其天年，度百岁乃去。今时之人不然也，以酒为浆，以妄为常，醉以入房，以欲竭其精，以耗散其真，不知持满，不时御神，务快其心，逆于生乐，起居无节，故半百而衰也。"由此可知，起居有常者，多能够形与神俱，益寿延年，度百岁而去；起居无常，以酒为浆，醉以入房，逆于生乐，以妄为常者，必定会有"年半百而衰的"后果。因此，历代摄生家均认为合理的起居是保障人体健康长寿的重要条件之一。

　　《素问·生气通天论》说："起居如惊，神气乃浮"。清·张隐庵说："起居有常，养其神也，不妄劳作，养其精也。夫神气去，形独居，人乃死。能调养其神气，故能与形俱存，而尽终其天年。"这说明起居有常者，能够保养精气，使人体精力充沛，生命力旺盛，平时抵抗力较好，一般能尽享其天年；反之违背起居常理，不能顺应自然界的规律，不能做到按时起居，长此以往将会严重耗伤人体精气，而导致精神萎靡，目光呆滞，面色无华等表现，进而会导致人体免疫力降低而发生衰老和疾病。

　　东晋著名医家葛洪在其著作《抱朴子·极言》中指出："善摄生者，卧起有四时之早晚，兴居有至和之常制"。又说："定息失时，伤也"。这说明违背起居之常者，易产生精神紊乱，脏腑机能损伤，导致机体过早衰老和疾病的各种表现。特别是年老体弱者，生活作息失常对身体的损害更为明显。

第一节　起居有常

一、起居有常的概念

　　起居是指日常生活作息规律。有常，是指有一定的规律。起居有常的含义是人们要建立一套科学、合理日常生活作息制度。这是强身健体、延年益寿的重要途径。早在我国的春秋战国时期就为当时的摄生学家奉为长寿的基本方法。

二、起居有常的保健作用

（一）提高人体免疫力

早在春秋时期，人们就已经认识到人体必须顺应自然气候的变化，适时起居。《管子·形势》说："起居时，饮食节，寒暑适，则身利而寿命益；起居不时，饮食不节，寒暑不适，则形体累而寿命损"。明确认识到，顺时起居者则寿，逆之者则夭。以老庄为代表的道家对中医摄生具有重要影响，《庄子·天运》提出"依乎天理"、"因其固然"的摄生原则，说明早在春秋时期先哲就认识到人体摄生要符合于天地、自然、社会的客观规律。《素问·上古天真论》说："饮食有节，起居有常，不妄作劳，故能形与神俱，而尽终其天年，度百岁乃去。"可见人们的寿命长短与能否合理安排起居作息有着密切的关系。孙思邈强调善摄生者，卧起有四时之早晚，兴居有至和之常。根据一些长寿老人经验看，都有一套符合生理要求的作息制度，并且要持之以恒，养成良好的生活作息制度。第一，合理作息对人体有保健作用。合理的起居作息习惯能提高人体抵御自然界六淫邪气的能力，防治邪气伤人，从而避免疾病的发生。合理起居制度是达到延缓衰老、健康长寿的必要条件。自古以来，我国人民就非常重视起居有常对人体的保健作用。《素问·四气调神大论》篇就有专门论述四时气候的变化规律，以及应当如何顺应四时，调节日常起居的内容，其观点认为"故阴阳四时者，万物之始终也死生之本也，逆之则灾害生，从之则苛疾不起，是谓得道。"这段话告诉我们，人生存与宇宙万物之中，顺应大自然的变化规律才是摄生的真谛。第二，生活作息失常不仅使生活规律被破坏，起居失调，甚则引起精神紊乱，脏腑功能损坏，免疫机能下降，使机体发生各种器质性病变，危害人体健康，对于人体的健康长寿产生不利影响。《内经》告诫人们"起居无节"者"半百而衰也"。人体在日常生活中，若违逆作息规律，恣意妄行，逆于生乐，以酒为浆，以妄为常，必定会引起机体机能早衰而致损伤寿命。无论是中医学抑或是现代医学研究都证实，生老病已是任何生物都无法抗拒的自然规律，但是人类可以对自身的衰老进程合理地加以控制，从而获得接近人体自然寿命的目标。现实生活中，有些人生活作息没有合理的规律，生活起居定时不科学，逞一时之乐，放纵淫欲，加之缺乏体育锻炼，其结果是加速了机体衰老的进程，未老先衰，并进而导致非正常死亡。因此，建立合理的起居作息制度，结合有效的休息睡眠，形成一定规律，并持之以恒，方能尽终其天年。

人体的生理机能和自然界的各种变化息息相关。《素问·生气通天论》说："阳气者，一日而在外，平旦阳气生，日中而阳气隆，日西而阳气已虚，气门乃拒。是故暮而收拒，无扰筋骨，无见雾露，反此之时，形乃困薄。"《灵枢·岁露》说："人与天地相参也，与日月相应也。"这说明人体的阳气盛衰是和自然界的阳气变化相应的。平旦，太阳开始升起，人体的阳气亦随之渐旺，及日中则人体阳气盛极，倾向于浮于体表，日落则人体阳气则渐入里。因此，人的起居亦应该是日出而作，日落而息，违背自然规律必定会损伤人体阳气而致"形乃困薄"，其寿多夭。《素问·金匮真言论》还指出："平旦至日中，天之阳，阳中之阳也，日中至黄昏，天之阳，阳中之阴也；合夜至鸡鸣，天之阴，阴中之阴也，鸡鸣至平旦，天之阴，阴中之阳也。"更具体地说明了昼夜之间阴阳之强弱及其消长情况。阴阳四时的变化对人体有着巨大影响，如果建立顺应这种变化起居规律就健康长寿，违背自然规律的起居习惯就会导致疾病丛生。《内经》提出"春夏养阳"、"秋冬养阴"的原则，强调四季摄生的重要性，主张春季应"夜卧早起，广步于庭"，夏季应"夜卧早起，无厌于日"，秋季应"早卧早起，与鸡俱兴"，冬季应"早卧晚起，必待日光。"人类只有按照这种方式"日出而作，日落而息"，这样才会有利于健康长寿。具体而言，白天人体的阳气在运行于外，活跃地推动着人体的脏腑组织器官的机能活动，所以白天是学习或工作的最佳时机。入夜人体的阳气内敛而趋向于里，阴血入肝而藏之。孙思邈说："善摄生者卧起有四时之早晚，兴居有至和之常制"。即根据季节变化和个人的具体情况制定出符合生理需要的作息制度，并养成按时作息的习惯，使人体的生理功能保持在稳定平衡的良好状态中，这就是起居有常的真谛所在。因此，适时而睡眠起居是恢复人体机能的重要保证。人体起居作息一定要顺应四时之阴阳，同时起居也要顺应一日之阴阳。人的起居只有顺应四时之阴阳变化，才能保证机体功能健康长寿。

现代医学研究表明，人体的生理活动具有一定的节律性变化。例如，人体的促肾上腺皮质激素和皮质激素水平来说，早晨迅速上升，在8点钟左右达到高峰，整个上午的分泌量大约占全天分泌量的40%，下午其分泌水平有逐渐下降，至深夜分泌活动完全停止，到后半夜其分泌量有逐渐增加。与之相对应的是人体的生理功能是上午10时处于最佳状态，中午13~14时是人体内激素变化的阶段，人体容易感觉到疲劳，工作效率较低，至午夜时分，身体各项机能处于抑制状态，需要按时休息。违背这种规律会导致人体内分泌活动紊乱，从而导致功能失调而影响人体的健康长寿。因此，顺应四时季节建立合理的起居制度有利于增强机体的免疫力，延缓人体衰老过程，达到健康长寿的目的。

（二）保养人体精气神

精、气、神三者为人身之三宝，《内经》言："得神者生，失神者亡。"起居有常，不妄劳作者精气神不会无故亡失，精力充沛生命力旺盛，长期坚持就会起到延年益寿的目的；反之起居无常者，精气神无故流失，日久则神气衰败，精神萎靡，免疫机能降低生命机能衰退。

人体禀先天之精而生，同时先天之精必须依靠后天之精所奉养。五脏是人体化生和储藏精气的场所。五脏功能正常方能化生精气，滋养全身。起居无常，违背四时之规律，则损伤五脏功能，从而不利于摄生。

心主神志，其华在面。心脏是人体生命活动的主宰，合理的起居作息制度是保养心神功能的重要条件。心应于夏时，夏时为暑热所主，夏季起居不慎，可使暑热伤心，从而出现发热、心烦、口渴、胸闷、腹泻等症候。《素问·四气调神大论》说"逆夏气则太阳不长，心气内洞。"同时，由于个体体质、性别、年龄的不同，要制定适合不同人群和个体的摄生方法。青少年心气旺盛，儿童为纯阳之体，老年人气血衰少。因此，老年人尤其要注意保养心神心血；青少年及儿童要注意避免外邪侵袭，以防止外邪化火扰乱心神。

肝藏血，主疏泄，为气机升降之枢，主升发之气，应于春季，主筋，其华在爪，开窍于目。人体之血白天运行旺盛，入夜人体之血归藏于肝。故起居失调者，尤其是春季起居失于调摄者，肝血损伤，其疏泄失常，可出现情绪方面的异常变化以及脾胃运化失调的症候。表现为头昏眼花，筋脉拘急震颤麻木等症。

脾脏为后天之本，气血生化之源，主长夏和四时，若起居失调，令脾胃冒受寒湿等外邪，必然会使脾胃纳运失常出现纳呆、泄泻、头昏乏力等症候；如果是年老体弱者脾胃不足者更应当顺应四时季节的变化而合理增加或减少饮食的多少和进食的时间。只有这样才能使脾胃运化功能旺盛，从而达到以后天之本补养先天之本，达到延年益寿的目的。

肺主皮毛，司呼吸，开窍于鼻，应于秋季。肺脏通过鼻窍和外界相通，六淫外邪伤人多从皮毛而入，所以肺脏功能正常是防御外邪侵袭人体的重要保证，《素问·四气调神大论》说："逆秋气则太阴不收，肺气焦满。"所以通过保养肺气可以增强人体的御邪抗病机能。

肾藏精，主生殖，为人体先天之本，应于冬季，其华在发，开窍于耳及外阴。因此，冬季人体要特别注意保养肾中的阴精，《素问·四气调神大论》说："逆冬气则少阴不藏，肾气沉浊。"老年人肾气衰少，起居不节或病后失调，均可以导致肾气受损，而出现耳聋耳鸣，畏寒肢冷，夜尿频数，尿后余沥等证。小儿肾气未充，如遇起居失调，护养不当，可造成生长发育迟缓的表现。

综上所述，日常起居安排得当，可以看做是五脏保养所必需的重要保障，《养生镜·起居》说："不可极目远视，养肝也；不可倾耳极听，养肾也；不可睡地，养肺也；……不可多食生冷，养脾也，此五脏之忌戒也。"这说明起居有常和摄生保健有着密切的关系，制定合理的起居规律要因人、因时因地而宜。只有灵活运用，才能够指导我们制定适合自己的摄生方案。

第二节　劳逸适度

劳逸二者之间存在着辩证关系，《素问·上古天真论》曰："以妄为常……故半百而衰也"，古人明确认为，妄作妄为者，破坏了人体正常的生活规律，所以只活到五十岁就已显出过早衰老的表现了。所谓妄作妄为，是指错误的生活方式，其范围大致包括劳力过度、房劳过度、过于安逸、劳神过度等。人体的各种生理活动必须要劳逸结合，这点在摄生保健方面表现为劳逸结合，儒家讲求中庸之道，在这方面值得摄生者借鉴。《备急千金要方·道林养性》说"养生之道，常欲小劳，但莫疲及强所不能堪耳。"这说明古人在摄生保健中十分注重劳逸结合。

一、通畅经络气血

经络是经脉和络脉的总称，经脉是经络系统的主干，络脉是其细小分支。人体共有十二条正经，其中阴经六条、阳经六条，另有奇经八条。《灵枢·本藏》说："经脉者，所以行血气而营阴阳濡筋骨，利关节者也。"

现代医学研究认为，适当的体力劳动对心血管、内分泌、神经、精神、运动、肌肉等各个系统都有好处。如体力劳动能促进血液循环，气功运动可以改善呼吸和消化功能、平衡基础代谢率，适度的脑力劳动，如下棋、读书可以兴奋大脑皮层提高对肌体各部的调节能力，调节精神。适度的休息也是维持正常生理功能的需要，它能够迅速恢复人体的体力和脑力，调节身心健康。生物学及医学实验证明，疲劳能降低受试生物的免疫功能，使受试的生命体易于衰老，或是患各种疾病的概率大大增加。例如，随着现代生活节奏的加快，许多白领被迫成了工作狂，长期处于高强度、长时间的工作压力下健康状况日渐下降。从而产生了早衰以及其他一些慢性疾病。

二、充养脏腑精气

五脏六腑是人体重要的组成部分，必须依靠气血津液的滋养，而气血津液的化生又依赖于脏腑功能的正常运行，五脏的生理功能是藏精气，其特点是藏而不泄，六腑的生理功能特点是泄而不藏。劳逸适度的保健最终目标是达到形体和精神两方面的充盛。脏腑的精、气、神是人维系身体的重要物质，相互依存，相互为用。古代摄生家给予了很多精辟的论述，陶弘景说："夫神者生之本，形者生之具也。神大用则竭，形大劳则毙。"汪昂说："精能生气，气能生神，营卫一身，莫大于此。故善摄生者，必宝其精，精盈则气盛，气盛则神全，神气坚强，老而益壮，皆本乎精也。"起居有常者，可以保证脏腑功能运化正常，气血津液生成充足，各个脏腑的精气充盈，故不易患病，患病者也易于康复。

三、预防未老先衰

衰老是任何生命体都无法回避的事实，早在两千多年前的中医古籍《黄帝内经》中古人就认识到人类的生老壮已是有一定规律可循的。任何生命体都无法避免衰亡，但人类可以延缓自己的衰老过程，劳逸适度讲的就是这个道理，任何事物的发展都要有一个度，也就是有一定的量变过程，超过了这个度就会产生相反的作用。从体力劳动方面来讲，体力劳动的过程是四肢躯干在肌肉及筋骨的协调下的活动，适度的体力活动可以促进机体气血运行通畅，强筋健骨，增强机体的抗病及抗衰老的能力。青壮年筋骨健壮，耐受体力劳动的能力较好，因此能够适应强度高的体力劳动，而且易于在短暂的休息后恢复机体正常功能；老年人则气血亏损，筋骨脆弱，不耐高强度或是长时间的体力劳动，而且需要较长的休息时间才能恢复机体的正常机能。因此，只有根据个体的体质不同制定相应的劳逸摄生手段，才能够起到预防机体衰老的目的。

对于脑力劳动者而言，适度用脑可以延缓大脑皮层神经细胞的衰老过程，科学用脑可以开发大脑的潜能，有效地延缓大脑的衰老过程。通过科学用脑的锻炼甚至能够提高人的智力。现代医学研究发现，经常科学用脑，勤于用逻辑思维思考问题的科学家或是艺术家其智力水平往往高于同龄的人群。这充分说明了科学用脑对于延缓人体智力随年龄增长而衰退具有重要作用。但是，科学用脑并不是过度用脑，晋代摄生名家陶弘景说："能从朝至暮，常有所为，使之不息乃快，但觉极当息，息复为之。"《素问·上古天真论》曰："不妄劳作。"古代摄生家清楚地告诉我们无论是体力劳动还是脑力劳动都要在人体可以承受的范围内适度而止。反之，就会引起劳倦过度。《素问·宣明五气篇》说："五劳所伤，久视伤血，久卧伤气，久坐伤肉，久立伤骨，久行伤筋。"因此，过度劳倦和内生百病密切相关，尤其人到老年更应该避免过劳累才是摄生真谛。

诚然，过度贪图安逸者，亦非摄生家所取。贪逸恶劳久之则气机郁滞，同样也可以引起机体气血运行失调，气机逆乱，百病丛生，《吕氏春秋》说"出则以车，入则以辇，务以自佚，命曰招蹷之机……富贵之所以致也。"说明过于富贵安逸也是导致人体发生疾病的重要诱因。《内经》中认为："久卧伤气，久坐伤肉。"《景岳全书》曰："久卧阳气不伸，故伤气；久坐则血脉滞于四体，故伤肉。"也告诉我们久图安逸外则四肢百骸，内至五脏六腑，气血难以通畅运行，机体功能活动衰退，进而会引起衰老，或者诱发各种疾病从而危害身体健康。

第三节　顺时着装

服装是人类在长期生活中逐渐发明的日常生活必备的基本用物，穿着衣物是人类进入文明社会的重要标志。首先，服饰的基本功能是御寒防暑和保护机体免受外邪侵袭。人们为了适应外界气候的变化，维护体内阴阳的动态平衡，除自身生理功能的自我调节外，衣着服饰起着重要的辅助作用。其次，服饰反映了人类的精神风貌和物质财富的丰富程度。人们的着装服饰有着明显的地域和季节特点，平原和盆地的衣着特点因气候特点的不同而有所区别。江南水乡气候炎热潮湿，故服装用多布料，丝绸等轻薄透气的织物，颜色较浅，厚度宜薄，尽量少遮住身体，剪裁较为体，外出时多携带雨伞、草帽等用以以遮阳避雨，冬天只需准备薄薄的棉衣棉被即可。而东北平原地区，气候极其寒冷，要求衣物具有极高的保暖性能，常用衣着除单衣、夹衣外，应该选用御寒保暖性好的棉、毛或毛皮衣服，为保护头面部、手脚部避免受寒邪侵袭。

一、服装的保健意义

服装的主要功用就在于御寒防暑，保护机体免受外界理化因素的刺激和生物因素的侵袭，在适应外界气候的变化，维护机体内外阴阳的动态平衡的过程中，除自身生理功能的调节外，衣着也起着极为重要的辅助作用。现代研究认为，人体和衣服之间存在着一定的空隙，被称为衣服内气候。衣服内气候的正常范围是：温度 32℃±1℃，风速 0.25±0.15 米/秒。适当的衣服内气候，有利于人的体温调节中枢处于正常生理功能状态，维护机体温热感，从而提高工作效率和恢复体力。若衣服内气候失常，则体温调节中枢处于功能紊乱状态，甚至可影响到机体其他内脏的功能平衡，引起疾病。因此，合理的衣着，有利于人体与外在环境之间进行正常的热量交换，从而维持衣服内气候的相对稳定。

二、服装顺时适体

（一）顺应四时

是指根据季节气候的变化合理及时的调节衣着服饰，可以参考以下几点：

（1）保温性。纺织衣料的导热性越低，它的热缘性和保暖性越好。实验研究证明在 15℃时，毛织品的放热量小于 20%，麻纱类衣料的放热量约为 60%。因此，夏季最适合人体着着装的衣料以麻纱类衣料为主；毛织品可用于制作冬装，其他如腈纶、氯纶等导热性也较低，是优良的保温性纺织衣料，可以用作冬装。

（2）透气性。根据季节气候的不同而选用最合理的衣物布料，冬季气候寒冷地区要选择具有良好防风保暖作用的衣料，夏季气候炎热的时候要选择具有良好透气和散

中医治未病旨要

热性能的衣料。

（3）色泽。不同颜色的衣料对于热的吸收和反射也不相同，一般来讲，衣服颜色越深，其吸热性越强，反射性越差；反之，浅颜色的衣服吸热性比较差，反射性更强。因此，夏季着装以浅色衣料为主，以减轻反辐射热；冬季衣物应当以深颜色的衣物为主，以利于增强反辐射热的吸收。除此以外，衣料的颜色可以影响个人的情志反应。

（4）衣物材质的选择。衣物的材质选择当以柔软轻便，夏装要选择轻薄柔软、易于散热为最佳，不论冬夏季节，内衣内裤之类服饰均应以棉质为最佳选择，这样既舒适又具有良好的吸湿散湿功效。若所选衣物材质粗糙，不但穿着时会不舒适，而且可能会使皮肤被磨伤。

（5）季节气候对于着装的要求。我国大部分的地区地理位置处于北温带，四季气候变化分明，春秋季节气候温和，可以选用多种纺织品作为衣料，春季多风，秋季气候干燥，故制装时应选择透气性和吸湿性适中的化学纤维纺织品为最佳。当然，有些化学纤维纺织品会使某些人皮肤发生过敏反应，有时还会对皮肤产生一些其他不良反应，这也是值得我们注意的。

夏季气候炎热，着装的基本原则是有利于降低人体的温度，通风透气以及利于身体热度和汗液的散发。夏季尽可能选用短袖的衣物，但是必须注意胸背部的防护，避免胸背部免受风寒邪气的侵袭。《老老恒言·衣》说："夏虽极热时，必着葛布短半臂，以护其胸背。"讲的就是这个道理。

冬季气候寒冷，人体的着装原则是以防寒保温为首要目的，选择的衣物要有一定的厚度、透气性小、保温性能好、颜色较深。此外，羽绒及丝毛类服装轻柔且保暖性能优良也是冬季可以选择的衣物。在某些冬季气候极其寒冷的的地区，棉帽和皮质帽子、围脖、皮靴是保护人体免受寒邪侵袭的必备服饰。

（二）舒适得体性原则

衣服的大小及松紧性能要适合人体气血的运行，这点对于正处于生长发育时期的儿童青少年来说尤其重要。过紧过瘦的衣物对人体的气血运行极其不利，对女性而言，有些瘦身塑身衣服会限制臀部的气血运行，导致局部的瘀血从而产生疼痛症状。女性如果长期束胸及束腹，或者是乳罩过紧，则会使胸腹部变形，脏器移位，有损于人体健康。儿童衣物过紧，则会影响其正常发育。但并不是衣物越宽松越好，过于肥大的衣物首先会影响人体运动的灵活性，在某些危险工作领域还成为不安全的因素，极容易造成外伤和事故。

着装的另一个原则是追求舒适性，《老老恒言·衣》说："惟长短宽窄，其于适体。"这说明穿衣得体舒适可以起到保健摄生的功效。

（三）顺应四时合理增减衣物

由于四季气候的变化有一定的规律，故合理及时更换衣服以应四时之节，是摄生的重要措施，《老老恒言·燕居》说"春冰未泮，下体保暖，上体无妨略减，所以养阳之生气。"春季阳气始生，阴寒之气未尽，更换衣物时要注意下体保暖，上体衣物无妨略减，以保护人体阳气的升发。夏季气候炎热，适时地穿脱衣物是人体防暑的最佳方法。秋季气候转凉，要注意合理的添加衣物。但是，不要一次添衣过多。民间有"春捂秋冻"的说法讲的就是这个道理。春季穿衣宁以稍暖，秋季穿衣宁以稍凉。冬季寒冷，穿衣着装应依《摄生消息论》所言："宜寒甚方加棉衣，以渐加厚不得一顿便多，惟无寒而已"。

衣物穿着要随季节气候的变化及时增减，但不可换衣过于频繁，忽冷忽热。例如，《摄生消息论·春季摄生消息论》说："春季天气寒暄不一，不可顿去棉衣。老人气弱骨疏体怯，风冷易伤腠理，时备夹衣，温暖易之。一重减一重不可暴去"。春季换衣过早，或是换衣过薄极容易导致外邪侵袭人体而导致疾病。又如《老老恒言·燕居》亦说"绵衣不顿加，少暖又须暂脱"。说明古人认识到穿衣着装不宜过暖过寒，否则反倒容易受邪致病。衣服过暖或过寒，则扰乱机体抵御风寒邪气的能力，而使抗邪防病之力减弱。老人和体质虚弱的人，由于对寒热骤变的耐受性较差，所以又当尽量注意慎于脱着，以免风寒暑湿之侵，小心调摄。《彭祖摄生养性论》说："先寒而后衣，先热而后解"，说明合理更换衣物应根据天气变化及时更换。除此之外，穿脱衣服尤其注意以下二者。一者，大汗之时勿当风脱衣，以防止冒受风邪，《千金要方·道林养性》说："凡大汗勿偏脱衣，喜得偏风半身不遂"。这是因为大汗，则人体腠理发泄，玄府开放，骤然脱衣，易受风寒之邪侵袭而致病。二者，汗湿之衣勿得久穿，《千金要方·道林养性》说："湿衣与汗衣皆不可久着，令人发疮及风痒"。说明汗衣湿衣久穿会导致人体发生皮肤疾病。或者汗后湿衣不易干，伤害人体阳气。汗后腠理虚，汗湿滞留肌肤，阻滞经络，妨碍气血的正常运行，易产生风寒湿之类的病变。

第四节　排便

排便是人体的正常生理功能，二便是人体排除新陈代谢废物的主要形式。人体所摄入的食物和水经过脾胃的泌别清浊及肺肾的气化作用生成糟粕和尿液，并以二便的形式将其排出体外。所以二便是人体生理活动中所产生的对人体无益的物质，并且二便在人体内如果不能及时排出体外就会产生大量的对人体有害的物质，如氨、硫化氢、尿素等有毒物质，这些有害物质在人体内长时间蓄积必定会影响人体健康。故二便正常与否，直接影响到人体的健康。所以，养成良好的二便卫生习惯，对健康长寿具有重要意义。

一、大便通畅

历代摄生家都十分重视保持大便通畅和摄生之间的关系。汉代王充在《论衡》中指出："欲得长生，肠中常清，欲得不死，肠中无滓"。金元时代的朱丹溪也说："五味入口，即入于胃，留毒不散，积聚既久，致伤冲和，诸病生焉"。这句话说明人体胃肠道中的食物残渣必须及时不断地给予清理，将有害物质及时排出体外才能保证人体正常的生理功能。大便经常秘结不畅者，浊气上扰，气血逆乱，脏腑功能失调，可以产生或诱发多种疾病，如头痛、眩晕、牙痛、痔疮、肛瘘、冠心病、高血压、肠癌等。现代医学研究证明长期大便不通者，大便在肠道内蓄积时间过久就会产生氨、硫化氢等有毒物质，这些物质经肠道吸收进入人体后可以引起口臭、心烦、头昏等各种症状。保持大便通畅的方法很多，除了注意适当饮水外，还应注意以下几点：

（1）养成定时排便的习惯。要通过不断的练习逐步形成定时排便的习惯，每晚或每天早上起床后按时上厕所，久而久之，则可以形成定时排便的习惯。

（2）注意肛门周围卫生。肛门的健康对人体相当重要，同时肛门疾病又非常普遍。因此，加强肛门部位的卫生和大便后的清洁保养是十分重要的。大便之后所用手纸应以柔软、平整为宜。忌用报纸旧书纸等，更不可以用土块、木块、树叶等代替手纸，以免引起肛门皮肤黏膜的破损及感染。每天晚上睡觉前最好用温水清洗肛门，以保持肛门卫生，并且可以促进肛门部位的血液循环。内裤必须要使用薄而柔软的棉布制作，尽量不要使用化纤或粗糙的布料制作。肛门已有炎症感染者必须要用干净的温水冲洗干净，而后用无菌纱布拭干，并积极治疗原发病、抗炎等。久坐者及老年人尤其要注意肛门部位卫生。尤其是老年人，更应重视肛门卫生，每次排便后，稍加调理，对身体会有很多益处。如在饱食后大便，便后宜稍喝一些健脾和胃的汤类，以助胃气利消化。《老老恒言》说："饱后即大便，进汤以和其气"，讲的就是这个道理。又如在饥饿时大便，为了防止便后气泄，排便时宜取坐位，便后应进食少量食物，配合做提肛动作3~5次，以固摄正气。

（3）排便顺应自然。清代著名摄生家曹慈山说："养生之道，惟贵自然"，排便摄生更应如此。大便时不可以努力强挣努责和强忍，两者皆可以损伤人体正气，长期如此会引起痔疮、肛瘘等疾病。现代医学观点认为忍便不解可以使粪便中的部分毒素被直肠黏膜吸收，危害人体健康。强努排便时则会使人体腹腔内的压力急剧增高，血压升高，特别是原有高血压、动脉硬化的患者容易诱发脑血管意外和冠心病等危险。此外，由于腹腔静脉压的增高可引起痔静脉充血扩张，导致肛瘘痔疮等疾病。

（4）腹部按摩通便。运动按摩腹部起到疏畅气血、增强肠胃消化和排泄粪便的功能，腹部按摩可以加强大小肠的蠕动，促进摄入食物的吸收，通畅大便的作用。平常可选用一些传统保健功法锻炼，如太极拳、气功导引摄生功、腹部按摩保健法等。另外，可以配合其他方面的综合保健方法，如调摄精神，保持情绪安定；合理饮食搭配，多素少荤，粗细结合；针灸关元、气海、天枢等穴位，通过综合的保健措施就能有效地保持大便通畅。

二、小便清利

小便是水液代谢后排除新陈代谢产物的主要途径，与肺、脾、肾、膀胱三焦等脏腑的关系极为密切。中医学认为肾主二便，为人体先天之本，在人体水液代谢的整个过程中，肾气是新陈代谢的原动力，调节着每一环节的功能活动，故又有"肾主水"之称。人体尿液排泄正常与否反映了机体脏腑功能的状态，特别是与肾气是否健旺密切相关。小便通利，则人体健康；反之，则说明人有疾患。苏东坡在《养生杂记》中说："要长生，小便清；要长活，小便洁"。曹慈山在《老老恒言·便器》亦说："小便惟取通利"。保持小便清洁、通利，是保证身体健康的重要方面。具体的保健原则包括以下几点：

人体的水液代谢以通畅和调为顺，不可久滞，故《素问·经脉别论》有"通调水道"之说。对于保证水道通调之法，清代摄生家曹慈山在其著作《老老恒言》中提出了重在饮食调摄的四个要点："食少化速，则清浊易分，一也；薄滋味，无黏腻，则渗泄不滞，二也；食久然后饮，胃空虚则水不归脾，气达膀胱，三也；且饮必待渴，乘微燥以清化源，则水以济火，下输倍捷，四也。所谓通调水道，如是而已。如但犹不通调，则为病。然病能如是通调，亦以渐而愈"。由此可见，正确饮食调摄，做到少食、素食、食久后饮、渴而才饮等，是保证小便清利的重要方法。另外诸如情绪、房事、运动对小便的清利也有一定的影响，因此还要保持情绪乐观、节制房事和适当运动锻炼，经常进行导引和按摩保健，对于小便通利也有很多好处，其主要方法有三：

（1）导引壮肾。具体做法是晚上临睡时，或早晨起床后，调匀呼吸，舌抵上腭，眼睛视头顶上方，随吸气缓缓做收缩肛门动作，呼气时放松，连续做 8~24 次，待口中津液较多时，可嗽津咽下此种方法可护养肾气，增强膀胱制括约肌的调控能力，可以防治遗尿、尿频、尿失禁等症。

（2）端坐摩腰。具体操作方法是取端坐位，两手置于背后，上下推搓 30~50 次，上至背部，下至骶尾，以腰背部发热为佳，可在晚上就寝时和早晨起床时进行练习。此种法有强腰壮肾之功，有助于通调水道。

（3）仰卧摩腹。取仰卧位，调匀呼吸，将掌搓热，置于下腹部，先推摩下腹部两侧，再推下腹部中央，各作 30 次。动作要由轻渐重，力量要和缓均匀。时间亦可在早或晚。此法有补中益气，增强膀胱气化的功能，对尿闭、排尿困难有一定防治作用。

（4）按摩会阴穴。取仰卧位，以一手食指中指并拢，以均匀的力量轻柔地按摩会阴穴 30~50 次，每日睡前和起床后各做一次，此种方法可以起到促进局部血液循环，强肾健体的功效，特别适用于老年男性因前列腺肥大所导致的尿频、尿急、尿有余沥等症。

排尿是肾与膀胱气化功能的表现，是一种生理反应，因此有尿时要及时排出，不要用意志控制不解，否则会损伤肾和膀胱之气，导致多种与之相关的病变，如癃闭、遗尿等。《千金要方·道林养性》说："忍尿不便，膝冷成痹"。《老老恒言·便器》指出："欲溺便溺，不可忍，亦不可努力，愈努力则愈数而少，肾气窒塞，或致癃闭"。排尿要顺其自然，强忍不尿，努力强排，都会对身体健康造成损害。男子排尿时的姿势也有宜忌。《千金要方·道林养性》说："凡人饥欲坐小便，若饱则立小便，慎之无病"。《老老恒言》的解释是"饱欲其通利，饥欲其收摄也"。现代医学中有一种"排尿性晕厥症"，其原因在于排尿时由于血管舒张和收缩障碍，造成大脑一过性供血不足而导致的突然晕倒的病症。其发生的原因很多，但有时与体位突然改变，排尿时屏气用力过度，腹腔压力急剧变换，血液循环障碍，脑组织缺血缺氧有一定关系。

参考文献

[1] 杨世忠.中医摄生学概论.中医古籍出版社，2009.10

[2] 尹德辉.中医摄生学概论.中医古籍出版社，2009.10

[3] 张学梓，钱秋海，郑翠娥.中医摄生学.中国医药科技出版社出版，2002，4

第八章 睡眠摄生

摄生云"三分调，七分养"，是指人体脏腑失调的时候，虽然可以通过药物进行调养，但是大部分还是要通过睡眠、饮食、情志、运动等诸方面进行调养，从而使人体尽快恢复平衡并保持平衡。因此就要求我们必须顺应天地自然的规律，做到"法于阴阳，和于术数，食饮有节，起居有常，不妄劳作"，而能"终其天年，度百岁乃去。"

明代谢肇淛撰的《五杂组》卷十三事部一里说："读书不可过子时，盖人当是时，诸血归心，一不得睡，则血耗而生病矣。"晋代葛洪在《抱朴子极言》也说："寝息失时，伤也。"由此可见，睡眠是十分重要的。中医学认为睡眠是阴阳交错的结果，《灵枢·口问篇》曰：阴气尽而阳气盛则目瞑，阴气盛而阳气尽而寐矣。

因此，睡眠摄生就是顺应宇宙与人体阴阳变化的规律，采用合理的睡眠方法和措施，保证充足而适当的睡眠时间，以恢复机体的疲劳不适，从而达到健体防病、强身益寿的目的。

第一节 睡眠的生理

睡眠是一种正常的生理现象，但是对于其机制的探讨却是经历了一个漫长的过程，随着人们对自然认识的发展，古代医家在日夜交替的基础上逐渐对睡眠的问题有了较为明朗的认识。

一、中医的睡眠理论体系

中医学从形神一体观的角度出发，在阴阳学说的基础上，通过观察和实践，形成了独特的睡眠理论，主要包括以下几个方面：

（一）昼夜阴阳消长决定人体寤寐

阴阳是促进宇宙间一切事物产生及发展变化的根源。《素问·阴阳应象大论》说："阴阳者，天地之道也，万物之纲纪，变化之父母，生杀之本始，神明之府也。"因此睡眠的理论必然统摄于阴阳学说。

在自然界阴阳消长变化中，最突出的表现就是昼夜交替出现。基于"整体观念"与"天人合一"的观点，平旦时人体的阳气随自然界阳气生发而由内出外，阳气渐长，人起床活动（寤），黄昏阳气渐消，入夜则阳气潜藏于内，人即睡眠休息（寐）。于是就有了寤和寐的交替。古代医家注意到了人体"入夜则寐，入昼则寤"的现象，意识到人体的寤寐变化与自然界天地之阴阳消长节律相应，因此便形成了阴阳寤寐学说——寤寐是阴阳矛盾运动产生的一种主要过程，与自然界阴阳变化的规律相一致，于是就形成了"日出而作，日落而息"的作息规律。正如《灵枢·营卫生会》言："日入阳尽而阴受气矣夜半而大会，万民皆卧，命曰合阴；平旦阴尽而阳受气，如是无已，与天地同纪。"在《灵枢·口问》又进一步解释说：夜半"阳气尽，阴气盛，则目瞑"；白昼"阴气尽而阳气盛，则寤矣"。

（二）营卫运行是睡眠的生理基础

卫气运行睡眠说统摄于阴阳睡眠说之内，阴阳睡眠说中阳气消长出入的阳气，指的就是卫气。卫气运行睡眠说认为，由于卫气运行于阳经而醒觉，卫气运行于阴经及五脏而产生睡眠。

卫气来源于水谷精气，营运不休，属人体的阳气范畴。《灵枢·营卫生会篇》说："人受气于谷，谷入于胃，以传于肺，五脏六腑，皆以受气，其清者为营，浊者为卫，营在脉中，卫在脉外，营周不休，五十而复大会。阴阳相贯，如环无端。"卫气的运行规律是，白天运行于阳经二十五周，夜间运行于阴经及五脏二十五周。平旦时卫气出于目，循足太阳经、手太阳经、足少阳经、手少阳经、足阳明经、手阳明经之外运行，再从手阳明入掌中，足阳明入足心，行阴分至目为一周。夜间卫气运行于阴经及五脏，正如《灵枢·卫气篇》说："阳尽于阴，阴受气矣。其始入于阴，常从足少阴注于肾，肾注于心，心注于肺，肺注于肝，肝注于脾，脾复注于肾为周。"即以肾、心、肺、肝、脾五行相克的顺序周行。白天卫气运行于阳经二十五周，人体阳气盛于外，温煦周身，卫外而为固，人寤而活动；夜间卫气入里，运行于阴经和五脏二十五周，人则卧寐休息。卫气通过阴阳跷脉，来司目的闭睁。由于卫气昼夜运行变化的规律，人体出现寤寐的不同生理活动。所以《灵枢·天年》说："营卫之行，不失其常，故昼精而夜瞑"。

（三）心神是睡眠与觉醒的主宰

神是人体生命活动的主宰，包括人的意识及思维活动，故睡眠和觉醒也是受到心神的支配的，神静则寐，神动则寤。正如张景岳所说："盖寐本于阴，神其主也。神安则寐，神不安则不寐。"而神的活动，也是具有一定的规律的，随自然界阴阳消长而变化。白天属阳，阳主动，故神营运于外，人寤而活动；夜晚属阴，阴主静，故神归其舍，内藏于五脏，人寐卧而休息。《血证论》说："寐者，神返舍，息归根之谓也。"因此，心神睡眠说也可以归于阴阳睡眠说中。

二、睡眠的两个时相

睡眠由两个交替出现的不同时相所组成，一个是慢波睡眠，又称非快速眼动睡眠，另一个则是异相睡眠，又称快速眼动睡眠，此时相中出现眼球快速运动，并经常做梦。非快速眼动睡眠主要用于恢复体力，快速眼动主要用于恢复脑力。

（一）慢波睡眠

慢波睡眠（NREM）可以根据人脑电波的特征分为四个不同的期，即相应于睡眠由浅入深的过程。在人体清醒平稳的状态下脑电图上出现的曲线频率是 8~13 次/秒的快周波，称为 α 波。进入初睡阶段，也就是第一期，脑电波将会明显减慢，以 4~7 次/秒的频率（称为 θ 波）为主，这时人会昏昏欲睡，处于朦胧状态，它常出现在睡眠伊始和夜间短暂苏醒。如果慢波比例越来越多，人就会慢慢睡着，称为第二期，也就是浅睡眠。此时，脑电图上可以看到在 θ 波的背景上出现两种特殊的脑电波性：一种叫 δ 波，一种叫 "K 复合体" 波。这种 θ 波慢波中出现 δ 波和 "K 复合体" 波的曲线，是浅睡期的标志。此时，稍有响动，便会惊醒。再接下去，脑电波的背景上将出现振幅较大而频率很低的（0.5~3 次/秒）的 δ 波，此时则标志着人已经进入深睡期。如果 θ 波中的 δ 波占 20%~50%，称为慢波睡眠的第三期，也就是深睡期。如果 θ 波中的 δ 波>50%，则属于第四期，也就是沉睡期。

（二）异相睡眠

异相睡眠（REM）是在睡眠过程中周期出现的一种激动状态。脑电图呈现快频低压电波，类似清醒时脑波。自主神经系统活动增强，如心率、呼吸加速，血压升高，脑血流及耗氧量均增加。此外，睡者时时翻身，面和指（趾）端肌肉不时抽动。在实验动物上还记录到单个神经细胞的放电活动非但高于慢波相，有时还超过清醒状态下的活动水平。人的异相睡眠，和动物的一样，表现出三个特征：①低电压，快频脑波；②颈部肌肉张力松弛以及脊髓反射被抑制，此时运动系统受到很强抑制；③频繁出现快速的眼球运动，同时在一些和视觉有关的脑结构，包括大脑皮层视区，出现高大锐

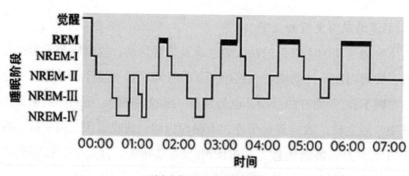

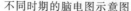

不同时期的脑电图示意图

又常被叫做快速眼动睡眠。

慢波睡眠和异相睡眠是相互交叉进行的，正常成年人入睡后，首先进入慢波相，通常依次为1-2-3-4-3-2等期，历时70~120分钟不等，即转入异相睡眠，约5~15分钟，这样便结束第一个时相转换，接着又开始慢波相，并转入下一个异相睡眠，如此周而复始地进行下去。整个睡眠过程，一般有4~6次转换，慢波相时程逐次缩短，并以第二期为主，而异相时程则逐步延长。以睡眠全时为100%，则慢波睡眠约占80%，而异相睡眠占20%。但是因为个人情况不同，其时间的长短和次数也会不同，即使是同一个人也会因疲劳程度、健康情况或情绪好坏而变化。

将睡眠不同时相和觉醒态按出现先后的时间序列排列，可绘制成睡眠图，它能直观地反映睡眠各时相的动态变化。

三、睡眠的作用

在所有的休息方式中，睡眠是最理想的休息方式。在睡眠状态下，全身各种功能降低，仅维持必要的生理功能，如呼吸降低、心率减慢、肌肉放松等。因此良好的睡眠能消除全身疲劳，使脑神经、内分泌、物质代谢、呼吸功能、心血管活动等得到调整，促使身体的各组织生长发育及自我调节修复，提高对疾病的抵抗力。因此，没有适当的睡眠，就没有办法维持生命的其他活动。战国时名医文挚对齐威王说："我的养生之道把睡眠放在头等位置，人和动物只有睡眠才生长，睡眠帮助脾胃消化食物，所以睡眠是养生的第一大补，人一个晚上不睡觉，其损失一百天也难以恢复。"由此可见，睡眠的作用是任何其他方式都无法取代的，它的作用大致可以概括为以下几个方面：

（一）消除疲劳，恢复体力

睡眠是消除身体疲劳的主要方式。睡眠时，人体精气神皆内守于五脏，五体安舒，气血和调，由于体温、心率、血压下降，呼吸及部分内分泌减少，使基础代谢率降低，从而使体力得以恢复。

（二）保护大脑，恢复精力

睡眠不足者，表现为烦躁、激动或精神萎靡，注意力涣散，记忆力减退等；长期缺少睡眠则会导致幻觉。而睡眠充足者，精力充沛，思维敏捷，办事效率高。这是由于大脑在睡眠状态下耗氧量大大减少，有利于脑细胞能量贮存。因此，睡眠有利于保护大脑，提高脑力。

（三）增强免疫力，康复机体

睡眠不仅是智力和体力的再创造过程，而且还是疾病康复的重要手段。人体在正常情况下，能对侵入的各种抗原物质产生抗体，并通过免疫反应而将其清除，保护人体健康。睡眠能增强机体产生抗体的能力，从而增强机体的抵抗力；同时，睡眠还可以使各组织器官自我康复加快。现代医学中常把睡眠作为一种治疗手段，用来帮助患者度过最痛苦的时期，以利于疾病的康复。

（四）促进生长，利于发育

睡眠与儿童生长发育密切相关，婴幼儿在出生后相当长的时间内，大脑继续发育，这个过程离不开睡眠；且儿童的生长在睡眠状态下速度增快，因为睡眠期血浆生长激素可以连续数小时维持在较高水平。所以应保证儿童充足的睡眠，以保证其生长发育。

（五）延缓衰老，促进长寿

近段时间来，许多调查研究资料均表明，健康长寿的老年人均有一个良好而正常的睡眠。人的生命好似一个燃烧的火焰，而有规律地燃烧则生命持久；若忽高忽低地燃烧则使时间缩短，使人早夭。睡眠时间恰似火焰燃烧最小的程度，因此能延缓衰老，保证生命的长久。

另外，睡眠还具有其他的作用，如保护人的心理健康，睡眠对于保护人的心理健康与维护人的正常心理活动是很重要的。因为短时间的睡眠不佳，就会出现注意力涣散，而长时间者则可造成不合理的思考等异常情况；有利于皮肤美容，在睡眠过程中皮肤毛细血管循环增多，其分泌和清除过程加强，加快了皮肤的再生，所以睡眠有益于皮肤美容。

第二节　睡眠的时间和质量

一、睡眠时长

睡眠是人及动物的一种自然生理现象，意识的、自然的、有规律的暂时中止，在此期间体力得到恢复，能达到闭目安息的作用，使大脑皮质处于休息状态。但人的睡眠时间多长才算足够，很难机械规定。每人每天生理睡眠时间根据不同的年龄、性别、体质、性格、环境因素等而变化。

睡眠时间与年龄有密切的关系，是由于人生长发育的规律决定的。一般而言，年

中医治未病旨要

年龄段	新生儿	2月婴儿	1岁	2岁	3~4岁	5~7岁	8~12岁	13~18岁	成年人	60~70岁	70~90岁	>90岁
适宜睡眠时间	20~22小时	18~20小时	15小时	14小时	13小时	12小时	10小时	9小时	7~8小时	9小时	10小时	>10小时

龄越小，睡眠时间越长，次数也越多。婴幼儿无论脑还是身体都未成熟，青少年身体还在继续发育，因此需要较多睡眠时间。老年人由于气血阴阳俱亏，"营气衰少而卫气内伐"，故有"昼不精，夜不瞑"少寐的现象，但并不等于生理睡眠需要减少。相反，由于老人睡眠深度变浅，质量不佳，反而应当增加必要的休息，尤以午睡为重要，夜间睡眠时间也应参照少儿标准。古代摄生学家说："少寐乃老人大患"，《古今嘉言》认为老年人宜"遇有睡思则就枕"，这是极符合摄生道理的。睡眠时间还多少与性别有关，通常女性比男性平均睡眠时间长，现代研究认为可能与性激素分泌差异有关。

所以我们日常只要保证足够的睡眠时间就可以维持正常的需求了。相反，一味的延长睡眠时间，对我们的身体反而有害无益。

二、睡眠时间

摄生学上常说"子午觉"，那到底什么是"子午觉"呢？子时即为23时至1时，午时即为11时至13时。子时为生发之机，《黄帝内经》认为，夜半子时为阴阳大会，水火交泰之际，称为"合阴"，是一天中阴气最重的时候，也是进入最佳睡眠状态的时刻。此时为胆当班，《黄帝内经》云：凡十一脏皆取决于胆，可见胆的重要性。如若把胆养好，胆气生发则人体也就好了。所以睡眠的一个很重要的原则便是在23时前睡觉，这样才能慢慢地把这点生机给养起来。

午时是阴阳相交的意思，是心的主时，为"合阳"之时。午时的特点就是午时一阴生，一上午的运化全是阳气，这个时候就是一阴生。从某种意义上来说，此时为阴阳的转化点，人也要顺应这种天地的转化。所以此时应该睡午觉。但是午睡时间不宜过长，以半个小时为宜。虽然睡眠时间短，但是其保健作用确是不容忽视的。

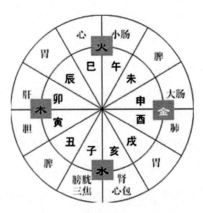

12 时辰与脏腑对应表

由此可知，很多人认为睡眠是可以补回来的观点是非常错误的，这样的睡眠是没有任何作用的，对身体也是没有好处的。研究表明，长时间熬夜，就算是睡足8小时，几年下来会容易内分泌失调，生理时钟也会乱掉。因此，我们一定要顺应自然，按时睡觉，这样才能强身健体、延年益寿。

三、睡眠质量

睡眠是一个系统工程，睡觉并不是倒在枕头上，盖上被子合眼一宿，再睁开眼睛醒来这么简单，它是一个复杂的渐变过程。为什么我们有时醒来后，身体会神奇般地恢复力量，而有时却感觉比睡觉之前还累呢？这便是是由睡眠质量所决定的。

（一）睡眠质量的标准

睡眠质量取决于睡眠的深度及 REM（快动眼期的睡眠）占睡眠总量的比例，正常为：

年龄段	新生儿	婴儿	儿童	青少年	成人	老年人
REM 比例	50%	40%	18.5%~25%	20%	18.9%~22%	13.8%~15%

另外，它还要满足以下几个条件：①入睡快：上床后 5~15 分钟进入睡眠状态；②睡眠深：睡中呼吸匀长，无鼾声，不易惊醒；③无起夜：睡中梦少，无梦惊现象，很少起夜；④起床快：早晨醒来身体轻盈，精神好；⑤白天头脑清晰，工作效率高，不困倦。一般说来，睡眠质量好，则睡眠时间可以少些。

（二）如何提高睡眠质量

睡眠质量的高低直接决定着我们的身体健康状况及次日的工作状态，因此提高睡眠质量是至关重要的，那如何来提高我们的睡眠质量呢？可以从以下几点入手：

（1）保证充足的睡眠时间。睡眠时间一定要适量，不可贪多，也不可少。当然也不能太计较睡眠的量，因人而异，以精神和体力的恢复作为标准。

（2）养成正确的生物钟。正确的睡眠时间是至关重要的，一定要养成睡子午觉的好习惯，做到早睡早起。

（3）创造一个良好的睡眠环境。环境对睡眠的影响是显而易见的。最基本的就是要满足睡眠区的暗和静。此外，舒适、合理的床上用具，对提高睡眠的质量也大有好处。

（4）合理的饮食习惯。晚餐量要合适，否则会影响人的睡眠。临睡前可以吃点奶制品或喝一杯牛奶，帮助睡眠。睡前忌饮大量含酒精或咖啡因的东西，以免影响睡眠。

（5）良好的生活习惯。①选择合适的锻炼时间：下午锻炼是帮助睡眠的最佳时间，而有规律的身体锻炼能提高夜间睡眠的质量，切记不可剧烈运动；②睡前洗澡：睡觉之前的一个热水澡有助于你放松肌肉，可令你睡得更好；③睡觉前泡脚：睡觉前半小时用温水泡脚有助于放松脚部及腿部，可以缓解一天的疲劳，有助于促进血液循环，放松全身神经系统，促进入睡，对于失眠的人来说，睡前泡脚是个不错的办法。

（6）采用合适的睡姿。对于一个健康人来说，睡眠的最好体位应该是右侧位或正平卧位，这样既不会压迫心脏，又利于四肢机体的放松休息。不可蒙头睡或枕着手睡，这样都是不利于身体健康的。

（7）放松自己，调节心理。睡前应避免从事刺激性的工作和娱乐，也不要从事过分紧张的脑力活动，做些能松弛身心的活动，最好做到心无杂念，对尽快入睡会大有好处的。

四、助眠和影响睡眠的食物

（一）助眠的食物

1.富含松果体的食物

富含松果体的食物之所以能改善睡眠，是由于人的睡眠质量与大脑中一种叫松果体素的物质密切相关。夜晚，黑暗会刺激人体合成和分泌松果体素，它会经血液循环而作用于睡眠中枢使人体产生浓浓睡意。天亮时，松果体受光线刺激就会减少，使人从睡眠状态中醒来。含有松果体的食物有：燕麦、甜玉米、蕃茄、香蕉等。青少年服用，强健大脑，养心安神，能够很好地治疗因学业压力引起的神经衰弱、失眠、健忘、疲乏无力，促进身体健康发育，茁壮成长；中青年服用，养心补肾，对于腰膝酸软、疲乏无力，以及工作压力引起的失眠、心慌、身体虚弱等亚健康状态有显著疗效；老年人服用，强健心脏，强壮身体，对于失眠、健忘、疲乏酸软、脉细或沉而无力的老年人具有明显的滋补功效。

2.对抗咖啡因的食物

茶的兴奋作用会影响睡眠。因此，如果白天饮茶较多影响睡眠，可在睡前用几克酸枣仁泡水喝，或用酸枣仁与大米煮粥，睡前喝一小碗。酸枣仁中含有酸枣仁皂甙 A、酸枣仁皂甙 B、桦皮酸、桦皮醇及三种甾醇类物质，它们可降低血液中去甲肾上腺素的含量，从而对抗由咖啡因引起的睡眠不佳。

3.抑制 5-羟色胺的食物

如果白天经常犯困，而晚上睡眠不安稳，可以在睡前吃一块馒头或面包。因为这类人群在日间分泌的色氨酸较多，色氨酸会转化为 5-羟色胺，5-羟色胺有催眠作用，会导致犯困，而到了晚间体内的色氨酸却不足，难以安然入睡。因此，夜间吃一些馒头、面包，能提高体内色氨酸的含量，人也就容易入睡。

4.调节神经的食物

如果长期摄入锌、铜不足，那么一段时间后，人体就会由于缺乏这两种微量元素而影响脑细胞的能量代谢及神经系统的调节，内分泌常处于兴奋状态，因而辗转难眠。在这种情况下，晚餐时多吃一些富含锌、铜的牡蛎、鱼、瘦肉、虾、鳝鱼等食物，能有效改善神经衰弱症状，保证良好睡眠。

5.奇异果

睡眠障碍的产生与中枢神经过度唤起及交感神经过度兴奋有关，或是受压力荷尔蒙大量分泌的影响，而奇异果由于含有丰富的钙、镁及维生素 C，有助于神经传导物质的合成与传递，尤其是钙，更具有稳定情绪及抑制交感神经的作用。将黄金奇异果与牛奶、蜂蜜、冰块等一起打成夏季冰饮，不但有利于人体对果籽中维生素 E 的吸收，还有增加皮肤弹性的功效。

6.牛奶

牛奶中含有两种催眠物质：一种是色氨酸，能促进大脑神经细胞分泌出使人昏昏欲睡的神经递质五羟色胺；另一种是对生理功能具有调节作用的肽类，其中的"类鸦片肽"可以和中枢神经结合，发挥类似鸦片的麻醉、镇痛作用，让人感到全身舒适，有利于解除疲劳并入睡。

7.苹果

苹果可以治脾虚火盛，补中益气，无论是对心脾两虚、阴虚火旺、肝胆不和或肠胃不和所致之失眠症都有较好的疗效。苹果中的芳香成分中醇类含 92%，羰类化合物 6%。其浓郁的芳香气味，对人的神经有很强的镇静作用，能催人入眠。如果家里没有苹果，可以试试倒杯开水加入一勺醋来喝，同样能促进睡眠。

（二）影响睡眠的食物

1.冰淇淋

冰淇淋含有大量脂肪，吃完就睡，会让身体没有时间去燃烧脂肪。所有的糖会给身体发出错误的能量信息，然后自动储存并变成脂肪。另外，研究发现，睡前吃高糖食物容易做噩梦。

2.芹菜

芹菜是一种天然利尿剂，会使尿量变多。如果睡前摄入太多芹菜，身体会为了排尿而唤醒你。虽然芹菜能给身体带来丰富的营养，但睡前尽量别吃。

3.意大利面

意大利面全是碳水化合物，吃完马上入睡，容易变成脂肪，改变你的血糖水平，进而推迟睡眠，或容易在夜里醒来。另外，加在意大利面上的奶酪、奶油或番茄酱还可能加重你的消化系统负担。

4.比萨

比萨中的番茄沙司酸度高，会刺激胃部泛酸。其中的肥肉和奶酪等还会使你胃灼热。

中医治未病旨要

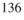

5.糖块

最新一项研究显示，10个人中有7个睡前会吃糖块等垃圾食品，并导致整晚做噩梦。专家猜测因高糖水平造成更多脑电波，导致做噩梦。

6.麦片

麦片中常含有大量精糖和碳水化合物，会让人血糖飙升，因此不适合睡前食用。

7.大蒜

晚上吃大蒜，除了会让你整晚口臭外，还会造成胃灼热。如果你的胃功能较差或易泛酸，睡前一定不要吃大蒜等辛辣食物。

8.巧克力

黑巧克力中的咖啡因能使人兴奋。几乎所有巧克力都含有一定水平的咖啡因。除此之外，其中的可可碱会使人心跳加快。

9.酒精

一般人认为酒精会促进睡眠，这是不准确的。酒精确实可以帮助入睡，但它不会维持长时间、优质的睡眠。酒精实际上还会干扰睡眠的恢复功能，经常用酒精催眠的人会陷入必须依靠喝酒才能入睡的恶性循环。

第三节　睡眠的方位和姿势

一、睡眠的方位

所谓卧向，是指睡眠时头足的方向位置。从"天人相应"的整体观来看，睡眠的方位和人体健康是有内在联系的，一年四季气候有不同的变化，室内的风向、日照、温度等都有相应的改变。因此，合理的安排睡眠卧向，对睡眠和健康保健都是有益处的。我国古代摄生家对寝卧的方位有如下几种观点：

（一）寝卧东西向

从季节上讲，春夏属阳，阳气上升、旺盛，从方位上讲，东方属阳，所以头宜朝东卧，以应生发之气而养阳；同样的，从季节上讲，秋冬属阴，阴气主降、收敛、潜藏，从方位上讲，西方属阴，因此，头宜朝西卧，以应潜藏之气而养阴，以合"春夏养阳，秋冬养阴"的原则。正如《千金要方·道林养性》说："凡人卧，春夏向东，秋冬向西"，《老老恒言》引《保生心鉴》亦云："凡卧，春夏首宜向东，秋冬首宜向西"。现在不少摄生家仍主张这种卧向。

（二）寝卧恒定东向

一些摄生家主张一年四季头都应恒东向而卧，不因四时变更，《老老恒言》引

《记玉藻》："寝恒东首，谓顺生气而卧也"。头为诸阳之会，人体之最上方，气血升发所向，而东方震位主春，能够升发万物之气，故头向东卧，可保证清升浊降，头脑清楚。

（三）避免北首而卧

《千金要方·道林养性》提出："头勿北卧，及墙北亦勿安床"。《老老恒言·安寝》也指出："首勿北卧，谓避地气"，古代摄生家在这一点上基本一致。认为北方属水，阴中之阴位，主冬主寒，恐北首而卧阴寒之气直伤人体元阳，损害元神之府。临床调查发现头北足南而卧的老人，其脑血栓发病率较其他卧向高。国外资料也表明，头北足南而卧，易诱发心肌梗死。

（四）根据季节确定卧寝方向

古代一些摄生家认为，应该根据不同的季节确定不同的卧寝方向，也就是说，一年四季应该有四个卧向。春季头向东，应春气旺于东方；夏季头向南，应夏气旺于南方；秋季头向西，应秋气旺于西方；冬季头向北，应冬气旺于北方。随四时之变应四时所旺之气而卧，顺应自然，协调阴阳。

但是到目前为止，卧寝方向与健康的关系并没有明确的定论，还值得进一步的深究。

二、睡眠的姿势

睡姿虽有千姿百态，以体位来分，不外乎仰卧、俯卧、侧卧三种，那么哪一种姿势既能保证好睡眠又能促进身体健康呢？我们要根据实际情况，灵活的采用不同的睡眠姿势，大致可以分为以下几种：

（一）常人宜右侧卧

《释氏戒律》说："卧为右侧"，《续博物志》说："卧不欲左肋"，《老老恒言》说："如食后必欲卧，宜右侧以舒脾气"。古今医家都选择右侧卧为最佳卧姿。《千金要方·道林养性》说："屈膝侧卧，益人气力，胜正偃卧"，《道藏·混元经》说："仰面伸足睡，恐失精，故宜侧曲"，这说明侧卧比仰卧好。

为什么对于一般人而言侧卧位好呢？在这个位置，身体脊柱向前弯曲，好像一张弓，四肢可以放在比较舒适的位置，全身肌肉能得到较好的放松。心脏位于胸腔偏左的位置，胃肠道的开口都在右侧，肝脏位于右季肋部，这种卧姿使心脏压力减小，有利于血液搏出，又可增加肝的供血流量，"人卧血归于肝"，有利于肝的新陈代谢；右侧卧可使食物在消化道内吸收、运行，畅通无阻，对血液循环的顺利运行和解毒、抗病等方面都有利。

那么不正确的睡姿又能造成什么样的危害呢？①左侧位，心脏容易受压，影响心脏的血液循环，尤其是对脾胃虚弱者而言，饭后左侧位，影响消化功能，所以容易导致胃病、心脏病等。②仰卧位，上下肢处于伸直状态，肌肉得不到充分的放松，故不能消除疲劳。仰卧位时手容易习惯性的放置胸前，而引起噩梦，同时舌根部往后坠缩，容易引起呼吸不畅而发生鼾声。所以仰卧容易导致心脏病、面部老化等疾病。③俯卧位是最不好的睡姿，因为俯卧位是胸部、心肺承受较大的压力，影响呼吸和血液的循环。肥胖的中老年人经常俯卧睡眠容易导致低氧血症。

（二）孕妇宜左侧卧

对于孕妇，睡眠的姿势尤为讲究，应该采取左卧位，不宜经常的仰卧或者是右卧，尤其是进入中、晚期妊娠的人，此时大约有80%孕妇子宫右旋倾斜，使右侧输尿管受压，易产生尿潴留倾向，长期可致右侧肾盂肾炎。另外，右侧卧可压迫腹部下腔静脉，影响血液回流，不利于胎儿发育和分娩。仰卧时，增大的子宫可直接压迫腹主动脉，使子宫供血量骤然减少严重影响胎儿发育和脑功能。因此说左侧卧是孕妇最合理的睡眠姿势，这样才能血脉畅通，有利于胎儿生长，可以大大减少妊娠并发症。

（三）婴幼儿睡姿

对婴幼儿来说，俯卧是最不好的卧姿。因为婴儿不能自主翻身，加之颅骨软嫩，易受压变形，俯卧时间一长，会造成面部五官畸形。长期一侧卧或仰卧也易使头颅发育不对称。因而婴幼儿睡眠时，应在大人的帮助下经常地变换体位，每隔1~2小时翻一次身，左右侧卧位交替进行。对于身体健壮的儿童，可以采取仰卧位，这样有利于血液循环，帮助睡眠。

（四）老人睡姿

对于老年人仰卧、俯卧、左侧卧均不适宜，以右侧卧最好。

（五）病人睡姿

对于某些疾病患者，就不能机械性地强求一致的睡姿了：心衰病人及咳喘发作病人宜取半侧位或半坐位，同时将枕与后背垫高；肺病造成的胸腔积液患者，宜取患侧卧位，使胸水位置最低，不妨碍健侧肺的呼吸功能；有瘀血症状的心脏病人，如肺心病人等一般不宜取左侧卧或俯卧，以防心脏负荷过大；急性肝炎发作期的患者，常感肝区隐隐作痛，这时若再右侧位，反而增加病人的痛苦，所以左侧位为好。

但是在睡眠中却不是一直要求保持一种睡姿，这是不符合生理需求的，孙思邈在《千金要方》中已有所论述："人卧一夜当作五度反复，常逐更转"。近年有学者用慢镜头电影记录了人在熟睡中的姿势，发现每隔10~15分钟就要变动一次，整个睡眠过程体位变动可达20次以上。因此，在入睡时养成正确睡姿的良好习惯，是有利于自身保健的，但并不是说在整个睡眠中都保持一成不变的睡姿。

第四节　睡眠与卧具

一个人的睡眠好坏与很多因素都有关系，但是卧具绝对是一个不可忽视的重要因素。众所周知，卧具的作用是为我们提供一个休息、睡眠的场所。那么从摄生的角度来说，卧具不仅是要美观、大方、耐用，更重要的是要考虑到它是否有利于睡眠和健康。对此，我国古代摄生家总结出了一套完整的理论。

一、床铺

床铺作为一种睡眠卧具，已有 2500 多年的历史了。从北方的火炕到南方的藤床，从小儿的摇篮到老人的躺椅，种类不计其数。随着社会的进步和科学的发展，床的功能也多样化。但是从摄生保健的角度而言，床无论怎样变化，都应具备以下几个要素：

（一）床宜高低适度

《老老恒言》说："床低则卧起俱便"，主张床的高度以略高于就寝者膝盖水平为好，约为 40~50cm，这样的高度便于上下床。若床铺过高，易使人产生紧张感影响安眠；若床铺过低则易于受潮，使寒湿、湿热之地气直中脏腑，或造成关节痹症。在过低的床铺上睡觉，往往呼吸不到新鲜空气，灰尘、二氧化碳较多，影响健康。由此可见，床铺过高或过低对身体都是不利的。

（二）床宜稍宽大为宜

《服虔通俗文》中载有："八尺曰床，故床必宽大"。床铺面积大，睡眠时便于自由翻身，自由伸缩活动，有利于气血流通、筋骨舒展，容易消除疲劳。一般来说，床铺宜长于就寝者身长 20~30cm，宽于就寝者身宽达 30~40cm。对于运动员应用特制的床，使长宽达到要求。婴儿床除要求一定长宽度外，还应在床周加栏杆，以防婴儿坠地。

（三）床宜软硬适中

标准的软硬度以木板床上铺垫约 10cm 厚的棉垫为宜。软硬适中的床可保证脊椎维持正常生理曲线，使肌肉放松，有利于消除疲劳。临床研究发现，理想软硬度的床铺是预防和治疗劳损的重要措施之一。而过软的床则能使脊椎周围韧带和椎关节负荷增加，肌肉被动紧张，久则引起腰背疼痛，甚至导致畸形。尤其是小孩和青少年，正值发育时期，更不宜睡过软的床。另外，过软的床垫通风性差，在夏日天气炎热更不宜用，对于有些病患，如腰椎间盘突出或脊柱损伤的患者，更不能睡软床，否则会加重病情。太过硬的床铺不能适宜人体生理曲线的需要，结果对肌肉和脊椎造成严重的负担和各种各样的危害。睡过硬的床不舒服，睡眠者会过于频繁的翻身，从而影响睡眠质量。特别是老年人，年迈体衰，久卧硬床，易引起褥疮，应多加注意。

二、枕头

枕头是睡眠不可缺少的用具，适宜的枕头有利于全身放松，保护颈部和大脑、促进和改善睡眠，还有防病治病之效果。

（一）枕头的基本要素

1.高度

《老老恒言·枕》指出："高下尺寸，令侧卧恰与肩平，即仰卧亦觉安舒"。现代研究也认为枕高以躺卧时头与躯干保持水平为宜（仰卧时枕高一拳，侧卧时枕高一拳半，具体尺寸因人而异），枕头过高和过低都有害。枕高是根据人体颈部七个颈椎排列的生理曲线而确定的。正常情况下，颈椎是呈向前弯曲的生理曲线，这时肌肉、韧带及关节囊均可处于相对平衡状态。在睡眠时，也要求适应这个生理弯曲。过高的枕头破坏了这种平衡，仰卧时枕头过高，犹如站立时的低头位，因颈部过于屈曲，还可压迫颈动脉，妨碍血液运行。只有保持这个曲线正常的生理弯曲，才能使肩颈部的肌肉、韧带及关节处于放松状态。如果枕头过低或干脆不用枕头，也同样破坏了颈椎的生理曲线，此时脑部血液增多，以致头部血管发生充血现象，血管壁受到的压力增大，头部可能出现发晕发胀的感觉，或者是面部浮肿。《显道经》曾指出："枕高肝缩，枕下肺蹇"。即是说枕过高影响肝脉疏泄，枕过低则影响肺气宣降。一般认为高血压患者、肺病、心脏病、哮喘病病不宜使用过低的枕头；颈椎病及脊椎不正的病人不宜使用高枕，否则，不利于康复。

2.长宽度

古人主张枕以稍长为宜，尤其对于老年人"老年独寝，亦需长枕，则反侧不滞于一处"。枕的长度应够睡眠翻一个身后的位置，一般要长于头横断位的周长，这样可以使人在睡觉的时候自由辗转，从而保持睡眠姿势舒展，气血通畅。枕头也不宜过宽，以 15~20 厘米为好，过宽对头颈部关节肌肉造成被动紧张，不利保健。

3.软硬度

枕芯应选质地松软之物，制成软硬适度，稍有弹性的枕头为好，一般而言，枕芯松软，睡起来才舒适。枕头太硬使头颈与枕接触部位小，压强增加，造成头部不适；枕头太软，则枕难以维持正常高度，头颈项部得不到一定的支持而疲劳。此外，枕头的弹性应适当，枕头弹性过强，则头部不断受到外加的弹力作用，产生肌肉的疲劳和损伤。而且，弹性过大的枕头，一般总是中央高，四周低，头在枕上不稳，翻身容易滑落。

4.位置

枕头的置放位置很重要。一般仰卧时，枕应放在头肩之间的项部，使颈椎生理前凸得以维持，与床面之间的凹陷正好得以塞满；侧卧时，枕应放置于头下，（注意不要把肩部也放在枕上）使颈椎与整个脊柱保持水平位置，这样对睡眠和健康都有好处。

（二）保健药枕

药枕是改善睡眠的一项重要措施，是根据中医辨证原则，采用不同的药物加工制成枕芯做成的枕头，以达到防病治病和健身的目的。

1.药枕的保健原理

药枕中的药物应选择具有芳香走窜性质的花、叶、子等。保健原理在于枕内的中药不断挥发，中药微粒子借头温和头上毛窍孔吸收作用透入体内，通过经络疏通气血，调整阴阳；另一途径为通过鼻腔吸入，经过肺的气血交换进入体内，此所谓"闻香治病"的道理。

2.药枕的保健作用

药枕对人体既有治疗作用，又具保健作用，可以疗疾除病协调阴阳，又可聪耳明目益寿延年。药枕的使用要贯彻辨证的原则，根据不同的年龄、体质、疾病和季节环境变化来辨证处方，对症施枕。如小儿宜选不凉不燥的小米枕，以利头部发育，老人宜选不寒不热的健身丁公枕、菊花枕；阴虚火旺体质宜选绿豆枕、黑豆枕；阳亢体质宜选夏枯草枕、蚕砂枕；耳鸣耳聋患者可选磁石枕；目暗目花患者可选菊花枕、茶叶枕和决明子等"明目枕"；神经衰弱者、心脏病患者可选琥珀枕、柏子仁枕。夏季暑热炽盛时，宜选竹茹枕、石膏枕。总之，药枕可"疗百病"、可"益寿延年"，是一种有效的保健品。近年来，临床上也开始用一些药枕来治疗一些慢性病。如高血压患者可选用夏枯草、菊花、绿豆衣等做枕芯，颈椎病患者可选用一些白芷、威灵仙、川草乌、片姜黄等活血化瘀、祛风止痛的药做枕芯。实践证明都是有一定效果的。由此可见，选用合适的药枕是有利于睡眠，有利于健康的，特别是有益于大脑。

3.药枕的保健范围及宜忌

药枕可以无病防病、有病疗病，对全身系统的器官均有影响，但一般对五官科及头面疾患效果最佳，对神经系统、呼吸系统、循环系统疾患效果亦好。药枕一般适用于慢性疾病恢复期以及部分外感疾病急性期，不适于创伤、急症、传染病等。使用药枕时应注意几点事项：枕内容物宜选辛香平和、微凉、清轻之品，不宜使用大辛大热、大寒及浓烈毒之物，慎用动血、破血之品。对于药效强，药力猛的治疗性药枕，也不可滥用于常人保健。药枕内的药物如果质地过硬时，要注意将其研碎；枕套也要使用轻柔透气的材质，使药效更好地发挥出来；药枕宜定期更换枕芯，以一个月至三个月为宜，夏天宜常晒晾，以防发霉变质。

中医治未病旨要

三、其他卧具介绍

为了寝卧安适，被褥、睡服及床上其他用品的选用也很重要。

（一）被

首先被宜柔软。《老老恒言》中说："被宜里面俱紬，毋用锦与缎，以其柔软不及也"，紬即绸。此外，被里还可选细棉布、棉纱、细麻布等，不宜用腈纶、尼龙、的确良等带静电的化纤品。被宜保温。盖被目的在于御寒护阳，温煦内脏，故被内容物宜选棉花、丝棉、羽绒为最好，腈纶棉次之。丝棉之物以新为优，不宜使用超过两年。陈旧棉絮既沉且冷，易积湿气不利摄生。被宜轻不宜重。重则压迫胸腹四肢，使气血不畅，心中烦闷，易生梦惊。被宜宽大。《老老恒言》说："被取暖气不漏，故必宽大，使两边可折"。被子宽大利于翻身转侧，使用舒适。故现代流行的睡袋不如传统被子保健性好。睡袋上口束紧，三面封闭，影响了肢体活动和皮肤新陈代谢。

（二）褥

褥宜软而厚。《老老恒言》说："寝卧必得厚褥，老人骨瘦体弱，尤须厚褥，必须多备，渐冷渐加……"，厚褥利于维持人体体表生理曲线。一般以 10cm 厚为佳，随天气冷暖变化加减。

（三）睡衣

睡眠时换衣为好。睡衣宜宽大无领无扣，不使颈、胸、腰受束。睡衣要有一定的长度，使睡眠时四肢覆盖，不冒风寒。睡衣选料以天然织品为好，秋冬选棉绒、毛巾布为料，春夏宜选丝绸、薄纱为料。睡衣总以宽长、舒适、吸汗、遮风为原则。

（四）睡帽与肚兜

老人冬日睡卧宜带睡帽，其式状如回民帽，棉布作成，以能遮盖住整个头顶为宜。老人不论冬夏，睡卧时宜带肚兜，对 70 周岁以上老人，应嘱其日夜不离。因老人阳气已虚，易为风寒所伤，伤腹则直中脾胃，产生腹痛、泄泻等病。

《老老恒言》说："阳光益人，且能发松诸物。褥久则实，隔两三宿就向阳晒之，毋厌其烦，被亦然"，"不特棉絮加松，终宵有余暖，受益确有明验"。故一切床上用品均应勤洗勤晒，日晒起到消毒杀菌作用，还能间接使皮肤接受紫外线刺激是很好的保健措施。尤其是婴儿的卧具更要注意卫生。因为婴儿处在寝床的时间长，出汗机能旺盛，水分丧失量比成人多，吐乳、大小便污染寝床的机会多，因此要随时注意其床铺的卫生情况，其寝床内必须保持适当的温度和干燥状态。

第五节 睡眠环境及宜忌

一、睡眠环境

睡眠环境关系着睡眠质量，因此，睡眠环境应该具备以下几个要点：

（一）恬淡宁静

安静的环境是帮助入睡的基本条件之一。帮助快速入眠的声音应该是平静柔和的，而嘈杂的环境只能使人心神烦躁，难于安眠。因而卧室选择重在避声，窗口远离街道闹市，室内不宜放置音响设备等。

（二）光线幽暗

《老老恒言》说："就寝即灭灯，目不外眩，则神守其舍"，《云笈七签》说："夜寝燃灯，令人心神不安"。在灯光中入睡，使睡眠不安稳，浅睡期增多，因此睡前必须关灯。窗帘以冷色为佳。住房面积有限，没有专用卧室者，应将床铺设在室中幽暗角落，并以屏风或隔带与活动范围隔开。

（三）空气新鲜

卧室内必须要安窗，保证白天阳光充足，并且定期开窗透气，保证空气流通，以免潮湿之气、秽浊之气滞留。在睡觉时也不宜全部关闭门窗，应保留门上透气窗，或将窗户稍开。氧气充足不仅利于大脑细胞消除疲劳，而且利于表皮的呼吸功能。此外，应注意不在卧室内用餐、烧炉子，以防蚊蝇滋生和中毒的发生。

（四）温湿度适宜

要想安舒静卧，温湿度适宜是入睡的重要条件。因此要保持卧室内温湿度相对恒定，室温以 20℃为好，湿度以 40%左右为宜。过冷、过热或者是过于潮湿，都会引起大脑皮质的兴奋，妨碍大脑皮层抑制的扩散，从而影响睡眠。可置兰花、荷花、仙人掌等植物，此类植物夜间排的二氧化碳甚少，且有利于温湿度调节。

（五）室内洁净

卧室内要保持清洁，室内家具越少越好，一切设置应造成简朴典雅的气氛，利于安神。床上是安心休息的地方，所以最好不要在床上工作和娱乐，保持床上干净整洁。床下也最好不要乱塞杂物，以免造成打扫不便，从而藏匿污垢。另外，最好不要在卧室内吃东西，一是避免卧室空气污浊，二是避免残渣剩饭，油腻不适。

（六）被褥舒适

要想寝卧舒适，被褥、睡衣的选择至关重要。首先，被褥要宽大柔软保温。晚上入睡前盖被御寒，保护人的阳气，以温煦内脏，因此被宜轻柔贴身，既能防寒，又能

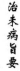

减轻对身体的压力，有助于机体的气血流畅，可以促进睡眠。其次，被褥及床上用品最好勤洗勤换，以保持其干净、松软和干燥，从而提高睡眠质量。

二、睡眠的宜忌

我国古人把睡眠经验总结为"睡眠十忌"。一忌仰卧；二忌忧虑；三忌睡前恼怒；四忌睡前进食；五忌睡卧言语；六忌睡卧对灯光；七忌睡时张口；八忌夜卧覆首；九忌卧处当风；十忌睡卧对炉火。概括起来可分三个方面：

（一）睡前禁忌

（1）睡前不宜饱食、饥饿又或大量饮水及浓茶、咖啡等饮料。一般认为，晚餐应在入睡前 4 个小时，也就是下午 17~18 时为宜。食物宜清淡、容易消化。《彭祖摄生养性论》说："饱食偃卧则气伤"，《抱朴子·极言》曰："饱食即卧，伤也"，《陶真人卫生歌》说："晚食常宜申酉前，何夜徒劳滞胸膈"，都说明了饱食即卧，则脾胃不运，食滞胸脘，化湿成痰，大伤阳气。饥饿状态入睡则饥肠辘辘，难以入眠。睡前亦不宜大量饮水，饮水损脾，水湿内停，夜尿增多，甚则伤肾。睡前更不宜饮兴奋饮料，烟酒亦忌，以免难以入睡。

（2）睡前要保持思想安静，情绪平和，切忌忧虑、恼怒。睡觉时一定要专心安稳思睡，先让身心安适，再上床闭眼入眠。如果睡下之后，想入非非，甚至忧愁焦虑，对身体的损害是很大的。睡前更忌恼怒，怒则气血上涌，情绪激动，烦躁不安，神不守舍，难以成寐。不仅是恼怒，任何情志的过极变化都会引起气机失调，导致失眠，甚至疾病。

（二）睡中禁忌

（1）寝卧忌当风，对炉火、对灯光。睡卧时头对门窗风口，易成风入脑户引起面瘫、偏瘫。卧时头对炉火、暖气，易使火攻上焦，造成咽干目赤鼻衄，甚则头痛。卧时头对灯光则神不寐。这些都是引起睡眠质量不高的原因。

（2）寝卧忌言语哼唱。古人云："肺为五脏华盖，好似钟磬，凡人卧下肺即收敛"，肺主声音，凡人卧下，肺即收敛，如果言谈过多，必耗肺气，扰人心神，影响五脏，必然燥而不安，难于入睡。

（3）睡卧忌蒙头而睡。用被蒙头，不仅使人呼吸困难，而且被窝还是一个小小的污染源，人呼吸时呼出大量二氧化碳，身体代谢产生的肺气，与出汗蒸发的汗味混合在一起，对人体是非常有害的。《千金要方·道林养性》说："冬夜勿覆其头得长寿"，此即所谓"冻脑"之意，可使呼吸通畅，呼吸新鲜空气，使脑供氧充足，从而有利于睡眠，有利于健康。

（4）睡卧忌张口呼吸。孙氏在书中还说："暮卧常习闭口，口中即失气"，因为张口睡眠极不卫生，冷热空气没有经过鼻腔过滤，不洁空气和灰尘等物可直接进入肺部、消化道、胃内。张口睡眠者，醒后常感到口干咽燥，喉中有痰，或恶心欲吐，肺胃部受冷空气刺激容易致病，不利于健康。

（5）睡眠忌仰卧、俯卧。睡眠最合适的姿势是右侧卧位，俯卧、仰卧都是不健康的睡眠姿势。

（三）醒后禁忌

古人云："早起者多高寿"，故醒后忌恋床不起，如若一直不起，则会"令四肢昏沉，精神蒙昧"。因为人体是有固定的生理周期和规律的，比如大脑，经过一个晚上的休息，它会在固定的时候开始恢复他的运动，而你这个时候强制它处在休眠状态，违反规律，你会发现，你越睡越想睡，而且睡醒起来后你的精神似乎不是特别好，感觉全身疲乏。因此，睡懒觉不利于人体阳气宣发，使气机不畅，易生滞疾。此外，旦起忌嗔恚、恼怒，此大伤人神。《养生延命录·杂诫篇》说："凡人旦起恒言善事，勿言奈何，歌啸"，"旦起嗔恚二不详"，认为这样影响一日之内的气血阴阳变化，极有害于健康。

第六节　睡眠与做梦

一、人为什么会做梦

早在先秦时期，我国古代的一些学者就曾对梦的本质做过一些解释。如《庄子》曰："梦者阳气之精也，心所喜怒则精气从之。"《梦书》曰："梦者像也，精气动也。"中医学认为，精气是人体生命活动的物质基础，而梦是精气的一种运动形式。很显然，这是一种深刻而科学的见解。

人在睡眠时对外界还保持着一定的警觉能力，大脑某些部位与外界的刺激产生一定的联系，这种警觉与外界刺激的强度一般无太大关系，而与刺激的意义密切相关。

现在科学研究证明，睡眠可分为慢波睡眠和快波睡眠两种时相，并且两种时相是相互交替进行的。当人在快波睡眠时将其唤醒，他就会告诉你他在做梦。有人曾做过试验研究，随机选择191个受试者，并且在快波睡眠中将其唤醒，有151人承认自己正在做梦，约占80%。由此可见，所谓梦，是在快波睡眠中出现的必然生理现象。

一个人醒来能否知道自己做梦，这与从什么状态中醒来是有密切关系的。如果从慢波睡眠中醒来，就几乎对梦境毫无记忆，或者认为从未做梦；如果正好从快波睡眠中醒来，就会对梦境记忆犹新。在快波睡眠时期，大脑皮层的某些区域仍处于紧张活动状态，做梦的生理过程正是大脑皮层在睡眠时跟外界保持某种联系的结果。例如：

睡觉时把手搁在胸前，可能会梦见一些怪物压住胸口而喘不过气来；白天遇到一些惊险的事，晚上可能梦见掉入深渊而惊醒；憋尿睡觉，做梦会梦见到处找厕所而找不到；心情愉快时，可能梦见鸟语花香的美景等。

二、做梦的意义

正常的梦是一种主动的有积极意义的生理过程。有梦境的快波睡眠是正常睡眠中不可或缺的过程。因为人在睡觉时，少数神经细胞兴奋引起人做梦之时，正是多数神经细胞抑制最深之时，也是睡眠效果最好的时候。有试验证明，阻断受试者的快波睡眠，在以后几天的自然睡眠中都要得以补偿。由此可见，做梦保护了睡眠的正常进行。因此，正常的梦对人体是有益无害的。有报道指出，有梦睡眠要比无梦睡眠更能改善记忆力。做梦不仅是一种改善记忆的警觉状态，而且能够巩固和鉴别贮存的信息，所以做梦是机体的特别需要。

睡眠本身是有规律的，做梦也是有节律的。我们应该按照它本身的节律保护和促进它的正常进行，而不应该干扰和破坏这种规律。例如，长期熬夜、不规律的睡眠、爱睡懒觉、经常使用安眠药等，都会干扰和破坏做梦的节律，给睡眠带来不利影响。各种原因导致的快波睡眠时间延长，都会出现睡眠不安，造成噩梦不断，醒来时就感到头昏脑涨、疲乏无力，长此以往，则会使人患病。

在睡眠过程中，人体内部脏腑、组织器官的生理活动与病理过程常常刺激睡眠者而引起梦。中医学很重视某些梦对疾病的诊断意义。《素问·脉要精微论篇》说："阴盛则梦涉大水恐惧；阳盛则梦大火燔灼；阴阳俱盛则梦相杀毁伤；上盛则梦飞，下盛则梦坠；甚饱则梦予，甚饥则梦取；肝气盛则梦怒；肺气盛则梦哭；短虫多则梦聚众，长虫多则梦相击毁伤。"这些论述是描述人体内部的某些刺激与梦的关系，说明梦对自己身体状态和疾病特点有时会有一定的反应，所以，有时梦在一定程度上能预见现实情况。

第七节　失眠调养

失眠即由于各种原因而导致的睡眠异常。中医称之为"不寐"，是以经常不能获得正常睡眠为病症，主要表现为睡眠时间、深度的不足，轻者入睡困难，或寐而不酣，时寐时醒，或醒后不能再寐，重则彻夜不寐，常影响人的正常工作、生活、学习和健康。失眠可分为偶然性失眠与习惯性失眠。偶然失眠不能算作疾病，它是由偶然因素引起的。长期、反复的失眠称习惯性失眠，又分为继发性和原发性两种。习惯性失眠就是病态了。

一、失眠的分型

失眠有多种分类方法，下面将分别从西医和中医的角度进行分型。

（一）按现代医学最常见的失眠分类法分类

1.起始失眠

又称入睡困难型失眠。特点为晚上入睡困难，精力充沛，思维奔逸，上床后辗转难眠，毫无困意，久久无法成眠，直至后半夜才因极度疲劳而勉强入睡。这种类型的失眠占大多数，大多由于生活紧张、忧虑、焦急和恐惧所引起，通常是"猫头鹰型人"，以年轻人和神经官能症的人多见。

2.间断失眠

又称熟睡困难型失眠。特点为睡眠程度不深，夜间常被惊醒，醒后久久无法再眠。这种类型人通常更为焦虑痛苦。常见于身体虚弱、消化不良的中年人及有个性心理特点的人。

3.终点失眠

又称睡眠早醒型失眠。特点是早早醒来，后半夜一醒即再难入睡。白天精神状态差，常常打盹，至下午精神才好转，常见于动脉硬化和高血压病人及年迈的老人，也可由精神忧郁引起。由于各人睡眠规律与类型的不同，因此诊断失眠还应参照睡眠质量标准。有的老年人素来醒得很早，醒后十分精神，白无不觉疲劳，尽管少眠不属于失眠范围。

（二）从中医辨证论治的角度分类

1.肝郁化火

多由恼怒烦闷而生，导致肝郁化火，上扰心神。表现为少寐、急躁易怒、目赤口苦、大便干结、舌红苔黄、脉弦而数。

2.痰热内扰

常由饮食不节、暴饮暴食、恣食肥甘生冷或嗜酒成癖引起，导致湿食成痰，郁痰生热，扰动心神。表现为不寐、头重、胸闷、心烦、嗳气、吞酸、不思饮食，苔黄腻，脉滑数。

3.阴虚火旺

多因身体虚精亏，纵欲过度，使肾水亏虚，不能上济于心，心火炽盛，不能下交于肾。表现为心烦不寐，五心烦热，耳鸣健忘，腰膝酸软，咽干少津，舌红，脉细数。

4.心脾两虚

由于年迈体虚，劳心伤神或久病大病之后，引起气虚血亏，心神失养，神不安舍。表现为多梦易醒，头晕目眩，神疲乏力，面黄少华，舌淡苔薄，脉细弱。

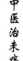

5.心胆气虚

由于突然受惊，或耳闻巨响，目睹异物，或涉险临危，而使心虚胆怯，心神失养，神魂不安。表现为虚烦不寐，噩梦惊扰，夜寐易醒，胆怯心悸，遇事易惊，气短自汗，舌淡，脉细弦。

二、失眠的原因

中医认为失眠的基本病机是"阳盛阴衰，阴阳失交，脏腑不和"，主要部位在心，与肝、脾、肾有密切关系。现代医学认为，失眠是大脑兴奋与抑制过程中平衡失调的结果，也就是大脑抑制活动减弱，而兴奋活动增加，长期如此则形成了睡眠功能障碍。具体分析起来原因很多：

（一）起居失常

生活不规律，劳逸失度，缺乏良好的睡眠习惯，生活节律紊乱，造成晨昏颠倒，破坏了睡眠的觉醒节律，或者是过饱过饥、睡前喝茶及咖啡等兴奋性饮料，使自主神经系统紊乱是造成失眠常见的原因。

（二）心理因素

中医称此类因素为情志过极，白天过度紧张或整日忧心忡忡，恼怒、恐惧、抑郁都能造成大脑皮层兴奋抑制失常，以致夜晚失眠。临睡前大怒大喜或激动悲伤亦可造成大脑局部兴奋灶强烈而持久的兴奋，引起失眠。有些人甚至是因为对失眠的恐惧而产生了失眠。由于心理因素而导致失眠者，亦占相当部分。

（三）身体因素

任何来自身体的不适，都有可能导致失眠，如疼痛、瘙痒、呼吸不畅等。

（四）环境因素

不良的卧室环境，也能引起失眠，如噪音、空气污染、蚊蝇骚扰、强光刺激、大寒大暑以及地域时差的变化等。

（五）药物原因

长期服用一些药物而产生了一定的依赖性，一旦停止，则导致失眠。如长期服用安眠药，一旦戒掉，就会出现戒断症状。或者是服用中枢兴奋药物导致失眠，如减肥药苯丙胺等。

（六）性格因素

另外，失眠和性格也有一定的关系，性格坚定刚毅、心胸开朗乐观，懂得合理安排时间的人，就不容易失眠；相反，性格优柔寡断、多愁善感、精神负担过重的人就容易出现失眠。

三、失眠的危害

失眠的危害是显而易见的，从短期效应来看，睡眠不足直接影响的是第二天的工作与学习，精神萎靡，疲惫无力，情绪不稳，注意力不集中。而从长远的角度来看，危害更是巨大和深远的：大多数患者长期失眠，越想睡越睡不着，越急越睡不着，易引发焦虑症；同时失眠对于很多人来说都能诱发某种潜在疾病的可能，如自主神经功能失调，易患神经功能亢进等，出现手脚心多汗，心悸，心跳快，呼吸急阻，肌肉收缩，颤抖，尿急尿频，胸部有压迫感，腹胀而泻，咽部阻碍感，多汗、四肢没力麻木等症状；失眠对人的社会性也会造成极大的危害，由于长期陷入对于睡眠的担心与恐慌中，人会变得多疑、敏感、易怒，以及相当的缺乏自信，这些势必影响其在家庭和工作中各方面的人际关系，从而产生孤独感、挫败感。同时，失眠在对人精神上产生影响后，很容易导致器质性的疾病，还会使人免疫力下降。失眠使人的身体消耗较大，因为生长素的分泌主要在晚上睡着后，因此少年儿童的失眠会减少生长素的分泌，不利于身体的生长发育。

四、失眠的防治

防治失眠，自古至今方法很多，概括介绍如下：

（一）病因防治

对于身体因素、起居失常、环境因素等造成的失眠，宜采用病因疗法，即消除失眠诱因。对身患各种疾病从而影响安眠的病人，应当首先治疗原发病，再纠正继发性失眠。

（二）心理防治

要保持乐观的心态。平素宜加强精神修养，遇事乐观超脱，不过分追求能力以外的名利，是避免情志过极造成失眠的良方。青年人则应学会驾驭自己情感，放松思想；老年人则要学会培养对生活的浓厚兴趣，每天对生活内容作出紧凑的安排，防止白天萎靡不振。

心理治疗可分为认知调整、行为疗法、催眠疗法和自我暗示法。其中最方便的就是自我暗示法，我们可以在上床后通过语言暗示或者是情景暗示给自己进行心理暗示，达到睡眠的目的。长期坚持进行这种的自我训练，可以形成良好条件反射，上床就着。

（三）运动防治

《老老恒言》中说："盖行则身劳，劳则思息，动极而反于静，亦有其理"。体育锻炼不仅改善体质，加强心肺功能，使大脑得到更多新鲜血液，而且有助于增强交感—副交感神经的功能稳定性，对防治失眠有良好作用。一般在睡前 2 小时左右可选择一些适宜项目进行锻炼，以身体发热微汗出为度。在临睡前可做气功，调节呼吸，使呼吸做到深、长、缓、匀，每次 20~30 分钟，同时可配合心理暗示。

（四）药物防治

安眠药治疗失眠应用面最广，但一般说，不到不得已时不宜使用，或尽量少用。安眠药一经服用往往产生依赖性、成瘾性，对肝、脑以及造血系统还有不良作用，易发生药物中毒反应，安眠药还打乱了睡眠周期节律，影响脑力恢复。所以安眠药偶尔、短期服用较好，对于中老年人以及失眠不严重的人宜选中成药为佳。

（五）食物防治

失眠者可适当服用一些有益睡眠的食物，如蜂蜜、桂圆、牛奶、大枣、木耳等，还可配合药膳保健。药膳种类很多，可根据人的体质和症状辨证选膳。常用药膳有：莲子百合瘦肉粥、山药牛奶羹等。

（六）穴位按摩防治

失眠者躺在床上可以进行穴位按摩，如按揉双侧内关穴、神门穴、足三里穴及三阴交穴，左右交替揉搓涌泉穴等都有助于催眠。

另外，睡前可以通过泡脚、洗澡舒缓神经，使身体达到一个最放松的状态。

参考文献

[1]王玉川.中医摄生学[M].上海:上海科学技术出版社,1992

[2]马烈光.中医摄生学[M].北京:中国中医药出版社,2012

[3]王庆奇.内经选读[M].北京:北京中医药出版社,2009

[4]孙思邈.备急千金要方[M].北京:中国医药科学出版社,2011

[5]钱超尘.养性延命录.摄生消息论[M].北京:中华书局,2011

[6]曹廷栋.老老恒言[M].北京:人民卫生出版社,2006

[7]庄周.庄子[M].北京:中华书局,2007

[8]谢肇淛.五杂组[M].上海:上海古籍出版社,2012

[9]葛洪.抱朴子内篇[M].贵阳:贵州人民出版社,1995

[10]铁峰居士.保生心鉴[M].北京:中国古籍出版社,1994

[11]宝成.释氏源流[M].北京:中国书店出版社,2010

[12]张君房.云笈七签[M].北京:中华书局,2007

第九章　饮食摄生

　　饮食摄生，是指按照中医理论调整饮食，注意饮食宜忌，合理地摄取食物，以增进健康，益寿延年的摄生方法。饮食摄生的目的在于通过合理而适度地补充营养，以补益精气；并通过饮食调配，纠正脏腑阴阳之偏颇，从而增进机体健康、抗击病邪、延年延寿。由于饮食为人所必需，而饮食不当易影响人体健康，故饮食摄生是中医摄生学中的重要组成部分。中国饮食摄生文化是中华民族的宝贵遗产，它的许多理论都渗透着中国古代哲学思想，在维系人民生存健康方面有着重要的意义。它涵盖原料配伍、饮食卫生、饮食结构、饮食习惯、饮食方法等众多内容，具有深邃的科学内涵。这种在中华民族文化基础上发展起来的饮食摄生理论，虽然在很多方面不同于现代的营养学理论，但其正确性正逐步为现代科学所证实，并将随着科学、社会的进步而发扬光大。

　　饮食是供给机体营养物质的源泉，是维持人体生长、发育，完成各种生理功能，保证生命生存的不可缺少的条件。《汉书·郦食其传》所说："民以食为天"，就是这个意思。饮食摄生源远流长，古代摄生家、医家早就认识到了饮食与生命的重要关系。他们从长期的实践中认识到，人们如果在日常生活中能够注意遵循良好的饮食方法及饮食宜忌的规律，根据自身的需要，选择适当的食物进行补养，可以更有效地使饮食发挥作用：不仅可以保证人体健康，还可以提高人体新陈代谢能力。如《内经》中提出："饮食有节"。《金匮要略》亦提到，如果饮食"不闲调摄，则疾病竞起"。这里提到的"有节"、"调摄"，一是，指节制食量，不可吃得太饱影响消化吸收，免伤肠胃；二是，要调配饮食，食用多样化，不偏嗜，使体内得到多种营养素，以增强正气，维持健康。又如《千金要方》中说道："精以食气，气养精以荣色；形以食味，味养形以生力，精顺五气以灵，形受五气以成，若食气相反则伤精，食味不调则伤形……"可见，食物要合乎人体营养素的需求，才能有益于身体健康。千百年来，有关于食养的丰富的知识和宝贵经验不断地被积累下来，逐渐形成了一套具有中华民族特色的饮食摄生理论，在保障人民健康方面发挥了巨大作用，是中医摄生学中的一个重要组成部分。

第一节　饮食摄生的作用

饮食对人体的作用，大致可归纳为以下几个方面：

一、补充营养

人体所需的营养物质，必须依靠饮食源源不断地予以补充。《素问·经脉别论》云："食气入胃，散精于肝，淫气于筋；食气入胃，浊气归心，还气十脉。"是说食物进入人体后，可散布精华于肝，而后浸淫滋养于肌肉；可食气归心，精气浸淫于脉，以充营心与血脉。明确指出了摄入饮食物，所化的水谷精微可滋养脏腑、气血、经脉、四肢、肌肉乃至骨骼、皮毛、九窍等的作用。饮食入胃，通过胃的消化、吸收，脾的运化，从而输布全身。

食物对人体的营养作用，还表现在各种食物对人体脏腑、经络、部位的选择性上，即通常所说的"归经"问题。《素问·至真要大论》中指出："五味入胃，各归所喜，故酸先入肝、苦先入心、甘先入脾、辛先入肺、咸先入肾，久而增气，物化之常也。"由于食物的味道各有不同，所以不同的饮食，归经不同，对脏腑的作用也不同。如：桂心能安神而归心经；梨可清肺止咳而归肺经；茶叶可明目清肝而归肝经；葱归肺经，可用于肺气不宣之咳嗽；苦瓜归心经，可用于心火上炎之口舌生疮。这说明要有针对性地选择适宜的饮食，以尽可能好地发挥食物对人体的营养作用。

二、是"精、气、神"的营养基础

《素问·阴阳应象大论》云："味为形，形归气，气归精，精归化。"说明了饮食入胃，除营养形体之外，进而可以充实真气，再化为精华，以养元神。中医认为人体最重要的物质基础是精、气、神，统称为"三宝"，精是后天水谷之精微所化生的物质，为人体各种活动的物质基础；气是水谷之精气与吸入的自然界大气合并而成的，为机体一切生理功能的主要物质基础；神是指人体一日正常生理活动的概括。机体营养充盛，则精、气充足，神自然健旺。《寿亲养老新书》曰："主身者神，养气者精，益精者气，资气者食。食者生民之天，活人之本也。"明确指出了饮食是"精、气、神"的营养基础。

三、预防作用

现代医学证明，人体如缺乏某些食物成分，就会导致疾病，如钙质不足会引起佝偻病，维生素缺乏会产生夜盲症、脚气病、口腔炎、坏血病、软骨症等；而通过食物的全面配合，便可预防上述疾病的发生。祖国医学早在一千多年前，就已用动物肝脏预防夜盲症，用谷皮、麦麸预防脚气病，用水果和蔬菜预防坏血病等。此外，还可以发挥某些食物的特异性作用，可直接用于某些疾病的预防，如：用葱白、生姜、豆豉、芫荽等预防伤风，用甜茶煎服，或樱桃密封地下，隔年化汁，取出饮用预防麻疹；用大蒜预防外感和腹泻；用绿豆汤预防中暑等。近年来，人们还主张用生山楂、红茶等食品降低血脂，用玉米粉粥预防心血管病，《广济方》用小的薏苡粥预防癌症，这些都是利用饮食的方式，达到预防疾病的目的。食物对人体的预防作用，具体是从以下几个方面来进行的：

首先，饮食可以充养正气。食物对人体的滋养作用本身就是最有效预防疾病的途径，合理安排饮食可以保证机体的营养，增强体质，使五脏六腑功能旺盛，气血充足，增强机体的抵抗力。正如《素问·刺法论》中所说："正气存内，邪不可干。"饮食充足，营养丰富，人体正气旺盛，则适应自然界变化的应变能力及抵御外邪的能力就强，因而可以避免外邪的侵袭，保证人体健康而不患病。

其次，食物可以调整阴阳。饮食又可调整人体的阴阳平衡，即《素问·阴阳应象大论》曰："精不足者，温之以气，形不足者，补之以味"，根据食物的气、味及人体阴阳的盛衰予以适应饮食营养；既可补充营养物质，又可调整阴阳平衡，以防止疾病的发生。如：食用动物肝脏，既可养肝，又能预防夜盲症；食用海带，既可补充碘及维生素，又可预防甲状腺肿；食用水果和新鲜蔬菜，既可补充营养又可预防坏血病等，均属此类。

再次，饮食可益寿防衰。饮食调摄是长寿之道的重要环节，饮食的益寿延年、抗衰防老作用是历代医学十分重视的问题，进行了不断的研究和探讨。中医认为，饮食的这种作用是通过补精益气，滋肾强身而产生的。精生于先天，而养于后天，精藏于肾而养于五脏，精气足则肾气充盛，肾气充则体健神旺。此乃益寿、抗衰的关键。因此，进食宜选具有补精益气、滋肾强身作用的食品。同时，注意饮食的调配及保养，对防老抗衰十分有意义，特别对于老年人，作用尤其重要，诚如《养老奉亲书》云；"高年之人，真气耗竭，五脏衰弱，全仰饮食为资气血。"正是说明了老年人要加强营养，以养真气，补益气血，防衰益寿。此外，清代摄生家曹庭栋则认为老人以粥调治颐养，可以长寿，他说："老年有竟日食粥，不计顿，饥即食，亦能体强健，享大寿。"因之编制粥谱百余种，以示人食饮。

很多食物都具有防老抗衰作用，所以我们可以适当有意识地选择食用这类食物。例如；芝麻、桑葚、枸杞子、龙眼肉、胡桃、山药、人乳、牛奶、甲鱼等，都含有抗衰老物质成分，有一定的抗衰延寿作用。

四、治疗作用

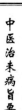

食物是人类赖以生存的物质基础，同时亦是治疗疾病，恢复健康的重要条件。它在机体的正常发育过程，乃至脏腑功能失调的罹病过程中，不时的发挥着重要作用。由于某些食物对疾病具有治疗作用，有些药物又可充饥，作为食物食用，所以，我国历来有"药食同源"之说。这里的"药食同源"，并无截然界限，饮食得当，亦可达到祛邪除病的目的，故古有"药补不如食补"之说，将善于用饮食治病的医生称为"良工"。宋代《太平圣惠方》中即指出；"若能用食平疴，适性遣疾者，可谓良工。"

饮食之所以能够治疗疾病，是因为饮食中的某类成分的作用与中药作用基本相似，不但可以营养机体、补益脏腑，而且可以调和阴阳，祛除寒热，增强体质、益寿防老。根据食物的性、味、归经不同，予以合理调配，即可以收到治疗效果，中医称之为"食疗"。在我国医学发展史上，食疗在治疗疾病及病后康复等方面是十分重要的，为人类的健康长寿作出了巨大贡献。临床上，"食疗"常作为治疗疾病及促进病后康复的辅助疗法，具体表现在以下几个方面：

（一）调理饮食以养容颜

饮食是否合理可以在颜面皮肤上表现出来。适当地食用对皮肤健康有益的食品，如维生素、锌、硒含量较高的食品和各种水果、蔬菜，同时摄入足够的水分，就可以预防面部皱纹和早衰，保持皮肤润泽而富有弹性。此外，经常饮用矿泉水、低钠苏打水、热柠檬水、蔬菜汁、果汁等可以有效地清除面部雀斑、蝴蝶斑、黄褐斑等。

（二）调节饮食以通二便

饮食与大便通畅与否有直接关系。随着人们生活水平的提高，精制食品越来越多，但这些食物不利于肠道蠕动，易引起便秘。预防便秘，首先要调节饮食，做到饮食多样化。平时以五谷杂粮为主食，适当多食蔬菜和水果，因为这些食物均含有大量的纤维素，能促进肠道蠕动，有利于排便。注意饮食，还可通调水道。中医认为，水液代谢以通畅和调为顺，不可滞留，机体内水道的通利协调是保证水液代谢正常进行的关键。

（三）利用特性以治疾病

利用某些食物的特异性作用可以防治一些疾病。例如：食用动物肝脏防治夜盲，食用海带防治甲状腺肿，食用绿豆汤预防中暑，食用生山楂、红茶降血脂等。

第二节　饮食调养的原则

民以食为天，饮食摄生，是摄生中不可缺少的组成部分。饮食摄生，并非无限度地补充营养，而必须遵循一定的原则和法度。这些原则对于指导饮食调养是十分重要的，具体把握以下几点原则：

一、合理搭配

食物的种类繁多，不同的食物，所含的营养成分也各不相同，只要做到各种食物合理搭配，才能满足人类生命活动的各种营养需求，以保证人体正常生长发育和健康长寿。对此，《素问·脏气法时论》中早已明确指出："五谷为养，五果为助，五畜为益，五菜为充，气味合而服之，以补精益气。"《素问·五常政大论》也说道："谷、肉、果、菜、食养尽之。"五谷，为稻、麦及其他杂粮类食物的泛称；五果、五菜则分别指古代的五种蔬菜和果品；五畜泛指肉类食品。粮食、肉类、蔬菜、果品这四大类食物，是饮食的主要构成，其中，中国人传统饮食以谷类为主，肉类为副食品，蔬菜、水果为辅助。人们根据需要，兼而取之。从现代营养学研究来看，谷类食品含有糖类和一定数量的蛋白质；肉类食品中含有蛋白质和脂肪；蔬菜、水果中含有丰富的维生素和矿物质。这些食物的合理配合无疑是十分重要的，是人体不可缺少的营养物质。

合理调配饮食，可满足人体对各种营养物质的需要，有益于人体健康。反之，如果我们在生活中不注意食品的合理搭配，就会影响人体对营养素的摄取，从而导致营养不良、发育障碍、抵抗力低下，甚至发生疾病。所以平时不能偏食，饮食搭配一定要合理。恰如清代医家程国彭在《医学心悟》中说："过食肥甘则病生，过嗜醇酸则饮积；瓜果乳酥，湿以内生，发如肿满泻利，五味偏啖，久而增生，皆令殀夭，可不慎哉。"

例如个别地区的食物中缺乏某种营养素，或一些人的特殊的饮食习惯如对某种食物的偏食、挑食等，都会对人体健康产生不同程度的不良影响。因为摄入的营养成分不均衡，机体所需要的没有获取，机体不再需要过多摄取，引起机体阴阳、气血的偏盛偏衰，从而发病。如过多地食用油腻厚味，即会导致气血壅滞，发生疮疡肿毒，或痔疮下血。即所谓"膏粱之变，足生大疔。"长期不吃蔬菜、水果，会发生维生素缺乏，易发生口腔溃疡及皮肤病。所以，合理搭配饮食，摄入食物种类多样而不偏食，是饮食调养的首要原则。

二、五味调和

食物有五种味道——酸、苦、甘、辛、咸。中医认为，味道不同，对人体的作用也不同。五味调和，有利于健康；五味过偏，会引起疾病的发生，所以祖国医学十分重视五味的调和。《素问·生气通天论》中说："是故谨和五味，骨正筋柔，气血以流，腠理以密，如是则骨气以精，谨道如法，长有天命。"道出了五味调和得当对人体的益处。《内经》的上述观点，被后世历代医家推崇，如张仲景说："所食之味，有与病相宜，有与身为害，若得宜，则益体，害则成疾。"因此，在选择食物时，必须做到五味调和，这样才有利于健康；若五味过偏，会引起疾病的发生。这与合理搭配饮食原则的核心思想是相通的。

不同的食物之味，有其不同的作用。如酸味有敛汗、止汗、止泻、涩精、收缩小便等作用，像乌梅、山楂、山萸肉、石榴等；苦味有清热、泻火、燥湿、降气、解毒等作用，像橘皮、苦杏仁、苦瓜、百合等；甘味即甜味，有补益、和缓、解痉挛等作用，如红糖、桂圆肉、蜂蜜、米面食品等；咸味有泻下、软坚、散结和补益阴血等作用，如盐、海带、紫菜、海蜇等；辛味有发散、行气、活血等作用，如姜、葱、蒜、辣椒、胡椒等。

五味对人体的作用各有不同，对五脏的作用也各有所选。食物五味与相应的脏腑有特定的联系与亲和力，可以选择性地发挥其补益和滋养作用。中医指出：五味入胃各有所选，酸先入肝，苦先入心，甘先入脾，辛先入肺，咸先入肾。如果五味调和，就能维持机体营养均衡，有利于五脏功能和身体健康。

人体营养来源于五味，但五味不宜过偏。五味能增强五脏之气，但如果长期偏嗜某味的食物，就可能使某脏之气偏盛，损伤内脏的功能，发生疾病。《素问·生气通天论》云："味过于酸，肝气以津，脾气乃绝；味过于咸，大骨气劳，肌短而心气抑；味过于甘，心气喘满、色黑，肾气不衡；味过于苦，脾气不濡、胃气乃厚；味过于辛，筋脉沮弛，精神乃央。"《素问·五脏生成论》亦云："是故多食咸，则脉凝泣而变色；多食苦，则皮槁而毛拔；多食辛，则筋急而爪枯；多食酸，则肉胝皱而唇揭；多食甘，则骨痛而发落，此五味之所伤也。"强调了饮食五味宜适当，切忌偏亢，否则伤及五脏，于健康不利。

五味调和，主要是要做到饮食清淡，忌油腻厚味。清淡的饮食，如植物油、蔬菜、水果、粗粮、豆类及乳酪等，不仅营养丰富，而且便于消化吸收，可健脾和胃，防止血脂过高、动脉硬化，对老年人延年益寿非常有益。

三、饮食有节

我国历代摄生学家都十分重视"饮食有节"，即饮食要有节制，提倡定时定量，防止饥饱失常。《吕氏春秋·尽数》认为"食能以时，身必无灾"，人体是一个整体，有规律地定时进食，可以保证消化、吸收机能有规律地进行；食无定时，在打乱胃肠消化正常规律的同时，其造成的饥饱失常也会损害健康。孙思邈在《千金要方》中告诫说："不欲极饥而食，食不可过饱；不欲极渴而饮，饮不可过多；饱食过多，则结积聚；渴饮过多，则成痰。善养性者，先饥而食，先渴而饮；食欲数而少，不欲频而多。"长期饥饱失常则脏腑身形失养，正气日弱，亦易招致外邪之侵袭而发病；若暴饮暴食，则易食滞，损伤胃肠功能，或继发它疾。晋朝张华在《博物志》中说："所食愈少，心开愈益；所食愈多，心愈塞，年边损焉。"

饮食有节，"有节"所强调的一是指进食的量，二是指饮食的时间。也就是人们常说的饮食要定时定量。

（一）饮食定量

饮食定量是指进食量宜适当，做到食后饥饱适中。人体对饮食的消化、吸收、输布、贮存，主要靠脾胃来完成。进食定量、饥饱适中、恰到好处，则脾胃足以承受，消化、吸收功能运转正常，人便可及时得到营养供应，以保证各种生理功能活动。过饥或过饱，都对人体健康不利。

过分饥饿，则机体营养来源不足，无以保证营养供给，消耗大于补充，以致气血生化无源。其结果是难以供给人体生命活动所必需的营养，会使机体逐渐衰弱，影响健康，甚则导致疾病的发生。反之，饮食过量，或在短时间内突然进食大量食物、暴饮暴食，势必加重胃肠负担，食物停滞于肠胃不能及时消化，不仅影响营养的吸收和输布，而且脾胃功能因承受过重亦会受到损伤。如《管子》曰："饮食节，……则身利而寿命益，饮食不节……则形累而寿命损。"《千金要方·养性序》进而指出："不欲极饥而食，食不可过饱，不欲极渴而饮，饮可过多。饱食过多，则结积聚，渴饮过多，则成痰澼。"人在大饥大渴时，最容易过饮过食，急食暴饮。所以在饥渴难耐之时，亦应缓缓进食，避免身体受到伤害。

当然，在没有食欲时也不应勉强过分强食，脾胃也会受伤。《吕氏春秋·孟春纪》说："肥肉厚酒，务以自强，命曰烂肠之食，《素问·痹论》亦说："饮食自倍，肠胃乃伤。"梁代陶弘景在《养性延命录》也指出："不渴强饮则胃胀，不饥强食则脾劳"，这些论述都说明了节制饮食定量的重要摄生意义。

（二）饮食定时

饮食定时是指进食宜有较为固定的时间，早在《尚书》中就有"食哉惟时"之论。有规律的定时进食，可以保证消化、吸收机能有节奏地进行活动，脾胃则可协调配合，有张有弛。饮食物则可在机体内有条不紊地被消化、吸收并输布全身。如果不分时间，随意进食，打乱胃肠消化的正常规律，都会使脾胃失调，消化能力减弱，食欲逐渐减退有损健康。

我国传统的进食方法是一日三餐，若能经常按时进食，养成习惯，则消化功能健旺，对身体健康是大有好处的。古人云："饮食有节，则形利而寿命益；饮食不节，则形累而寿命损。"可见饮食调理是饮食摄生必须遵循的原则，对保证身体健康具有重要的意义。

定量、定时是保护消化功能的调养方法，也是饮食摄生的一个重要原则。一日之内，人体的阴阳气血随昼夜变化而盛衰各有不同：白天阳气盛，新陈代谢旺盛，需要的营养供给也必然多，故饮食量可略大；夜晚阳衰而阴盛，多为静息入寝，故需要的营养供给相对少些。因而，饮食量可略少，同样有利于胃肠的消化功能。所以，定量定时的具体运用，在于"早饭宜好，午饭宜饱，晚饭宜少"。具体内容在第三节"进食摄生"中有详细介绍。

四、饮食卫生

俗话说"病从口入"，说明日常注意饮食卫生的重要性。我国人民历来有注意饮食卫生的习惯，如大教育家孔子很早就提出了一些食物不宜食用："食饐而餲，鱼馁而肉败，不食；色恶，不食；臭恶，不食；失饪，不食；割不正，不食；……"如此看来，饮食卫生自古就为人们所重视，人们把注意饮食卫生看做摄生防病的重要内容之一。归纳起来，大要有三：

（一）饮食宜新鲜

新鲜、清洁的食品，可以补充机体所需的营养，饮食新鲜而不变质，其营养成分很容易被消化、吸收，对人体有益无害。食品清洁，可以防止病从口入，避免被细菌或毒素污染的食物进入机体而发病。因此，饮食物要保证新鲜、清洁。《论语·乡党》中就有"鱼馁而肉败不食，包恶不食"的说法，张仲景则在《金匮要略》中进一步指出："秽饭、馁肉、臭鱼食之皆伤人。"告诫人们，腐败不洁的食物或变质的食物不宜食用，食之有害。新鲜、清洁的食品才是人体所需要的。

（二）宜以熟食为主

大部分食品不宜生吃，需要经过烹调加热后变成熟食，方可食用，其目的在于使食物更容易被机体消化吸收。同时，在加工变熟的过程中，食物得到了清洁、消毒，可为人体除去一定的致病因素。实际上，早在人类取得火种以后，吃熟食便已成为人类的饮食习惯，以致当今发展为颇有学问与讲究的"烹调艺术"。孔子的"脍不厌细"，也是着眼于熟食而言。故饮食以熟食为主是饮食卫生的重要内容之一，肉类尤须煮烂，如《千金要方·养性序》云："勿食生肉，伤胃，一切肉惟须煮烂"，这对老年人尤为重要。

（三）注意饮食禁忌

在长期实践过程中，人们逐渐认识到，有些动、植物于人体有害，食入后会发生食物中毒，如海豚、发芽的土豆等。误食对人体有毒之物会发生疾病，甚至危及生命。因而，在日常饮食中，应多加小心、仔细辨认，选择无毒无害的食物。早在两千多年前，汉代医家张仲景就提出了有关食品禁忌的问题。在《金匮要略》中，分别有《禽兽鱼虫禁忌并治》和《果实菜谷禁忌并治》两类，指出："肉中有朱点者，不可食之"，"六畜自死，皆疫死，则有毒，不可食之"，"诸肉及鱼，若狗不食，鸟不啄者，不可食之，"生果停留多日，有损处，食之伤人"，"果子落地经宿，虫蚁食之者，人大忌食之"。这些饮食禁忌，至今仍有现实意义，应予以足够重视。

五、三因制宜调配饮食

（一）因时制宜

因时制宜，即按时间季节的不同调配膳食以充分发挥其食物摄生的作用。自然界四时气候的变化，对人体有很大影响，故自古以来，我国传统的摄生法中即有"四时调摄"之说。随四时变化而调节饮食，对保证人体健康是有很好作用的。元代的《饮膳正要》一书中说："春气温，宜食麦以凉之；夏气热，宜食菽以寒之；秋气燥，宜食麻以润其燥；冬气寒，宜食黍以热性治其寒。"由此可见因四时不同，饮食调摄亦有侧重之大要。

春季，万物萌生，阳气升发，人体之阳气亦随之而升发，此时为扶助阳气，在饮食上也须注意，例如：葱、荽、麦、豉、枣、花生等，即很适宜，可发散为阳，以助春阳。春季主发散，为防止肝气升发太过，可食酸以收敛之，佐以食甘味护脾，亦可防肝气太过而伤脾（木克土）。

夏季，万物生长茂盛，阳气盛而阴气弱。此时，宜少食辛甘炽烈食品，以免过分伤阴，宜多食甘酸清润之品。例如绿豆、青菜、乌梅、西瓜等，较为适宜。清热、祛暑，酸甘化阴。但热天亦不宜过分贪凉饮冷，过食生冷，脾胃受伤。故进食时，应有热食，多吃大蒜，一则防止寒伤肠胃，二则避免腐烂不洁之物入口，三则预防胃肠道疾病。这是需要注意的。

秋季，是果实成熟的季节，天气转凉，气候多燥，在饮食上，要注意少用辛燥食品，如辣椒，生葱等皆要注意。宜食用芝麻、糯米、粳米、蜂蜜、枇杷、甘蔗、菠萝、乳品等柔润食物。老年人可采取晨起食粥法，以益胃生津。

冬季，是万物潜藏的季节，气候寒冷，故宜保阴潜阳，宜食谷、羊、鳖、龟、木耳等食品，注意食热饮食，以护阳气。对体虚、年长之人，冬季是饮食进补的最好时机。

因时摄生具体内容我们会在第十五章"因时摄生"中详细介绍，现不过多赘述。

（二）因地制宜

因地制宜，即根据不同地区的自然环境特点，制定相应的食养方法。由于外界环境、地理区域以及个人体质等因素的不同，必须考虑不同情况，采取相应的食养措施，才能达到健身延年的目的。

我国幅员辽阔，地理环境各异，加之各地的民俗及生活方式的区别，所以食养的

中医治未病旨要

方法亦当有所不同，必须有针对性地选择。如常谓"冬令进补"，虽同为冬令时期，西北地区与我国东南沿海气候条件迥然有别。西北严寒，其补则宜进大温大热之补品，如羊肉、狗肉等；而江南小乡则气温较西北温和，进大温、大热之品则不尽相宜，可酌进滑补甘温之味，如鸡鸭、鱼之类可也。而高原山区地带，雨水较少且偏燥，则当常食甘滔之品如梨、冰糖及其他果蔬之类以生津养液。

（三）因人制宜

饮食摄生，除了根据饮食特性、四季变化而注意调理外，还需根据人的不同的年龄、体质、个性、习惯等方面的差异，分别予以安排，不可一概而论。千篇一律地进补往往只会造成某种偏差，不但对健康无益，甚至会影响健康。

1.根据年龄进补

（1）儿童及少年。小儿正处在生长发育阶段，身体各部分的功能尚未健全，是"成而未全，全而未壮"的情况。脾胃功能也是如此。小儿生长迅速，因此，必须保证其机体有充足的营养供应。在此前提下，亦应对其饮食有所调节：一是饮食的营养价值可高一些，精一些；使之能充分被消化、吸收、利用；二是在食量上应有所节制，食物量少，固然不能满足机体生长的需要，影响发育；但贪食多饮，亦易伤及脾胃。目前，多数儿童是独生子女，在饮食上存在的问题往往是过量多食为主。古人有"欲速则不达"之说，过食不但起不到补充营养的作用，反而对健康有害。例如：当前给孩子进食往往营养过剩、零食过多、过杂。鱼、肉、鸡、鸭等油腻厚味太多，易使孩子消化系统难以吸收，胃肠负担过重，则脾胃损伤，零食多面杂，冷热不匀，肠胃不得休息，亦易使小儿消化系统受到伤害。结果适得其反，孩子不能健康成长这是需要予以重视的。

（2）青壮年。青壮年生机旺盛，体质健壮，精力充沛。在一般情况下，只要一日三餐定时、定量、饮食搭配合理，就能达到营养健身的目的。但处于这个年龄段的人，往往自恃身体健壮，常置健康于不顾，或饥饱无常，或暴饮暴食，或冷热无度，或饮酒过量。这些都是不利于健康的生活习惯，应予以戒绝。对于身体虚弱者，应趁年轻抓紧调养，为今后健康人生打下牢固的基础。

（3）老年。老年人身体日趋衰弱，在饮食调养上应提倡清淡、温热、熟饮，忌油腻厚味、黏硬生冷食品。

所谓饮食清淡，而忌油腻厚味，是指五味不宜太过，适可而止。口味过重，则易伤身体。尤其要注意不要过食咸味，这对于心血管是不利的。同时，老年人宜注意多吃一些富有营养的清淡食品，如植物油、蔬菜、水果、粗粮、豆类、乳酪等。不宜过食油腻厚味。《吕氏春秋》曰："肥肉美酒，务以自强，命曰烂肠之食。"《韩非子》

云："厚酒肥肉，甘口而疾形。"就是告诫人们少食油腻，尤其是老年人肠胃功能较弱，需特别注意。而清淡的饮食，不仅营养丰富，而且便于吸收，可健脾和胃，更可防止脂肪堆积而发生的动脉硬化。这样饮食，对老年人延年益寿非常有益。

所谓食宜温热而忌生冷，是因为老年人脾胃虚弱，肠胃喜暖恶冷。温热的饮食，食后不仅使人感觉舒适，也有助于促进胃肠蠕动，消化吸收。过于寒冷的食品，则对肠胃的刺激较大，易使老年人产生腹泻，便溏，不易于胃肠的消化吸收。脾胃虚寒的老年人尤其需要注意。

所谓食宜熟软，而忌粘硬，也是据老年人特点而言，肠胃消化、吸收能力日渐衰弱，即应该吃一些易消化的熟食、软食，不使脾胃负担过重，也可及时使身体得到补养。粘硬的食物，不易被消化吸收，而且容易伤害肠胃，所以，对老年人来讲，应当慎食粘、硬食品。

这些原则，均是多年来古人摄生经验之谈，应引以为戒。对于老年人摄生延寿是十分重要的。

2.根据体质进补

（1）胖人。体胖之人多有痰湿，平时应多食青菜、瓜果等清淡、富含维生素的食物，如韭菜、芹菜以及粗粮等。这类食品对于体胖的人，可起到健脾利湿、助消化的作用，在一定程度上也有减肥的效果。肉类油腻食品则不可多吃。

（2）瘦人。体瘦者多有阴虚血亏，往往虚热内生。这类人应多食甘润生精的食品，如粥、汤、牛奶、鸡蛋、鱼类等，也要多食蔬菜果品。有条件者可服用银耳、海参类补品。肥腻厚味、辛辣燥烈之品，如辣椒、羊肉之类，由于使人产生内热，致使阴液更伤，以少食为好；而甘淡滋润的食品，则有助于养阴清热，对身体有益。

（3）阳盛体质。阳盛体质的人，往往内热偏盛，喜凉恶热，因而在饮食上应多用清热、养阴、清淡之品，如有清热作用的蔬菜、水果以及绿豆粥、荷叶粥等。辣椒、姜、葱、羊肉、狗肉等一些辛辣燥热的食品宜尽量少食。平日不可饮酒，特别是烈性酒。

再如阳虚之人，不宜多食生冷寒凉食物，宜多食温热性食物。阴虚之人，不宜多食温燥辛辣之品，宜多食甘润生津之品。从性别而言，尤其是妇女经期及产妇，血液易亏损，身体虚弱。此时，在饮食上宜注意益气养血，应多食一些补气、养血的食品，诸如小米、大枣、鸡蛋、鸡、红糖、龙眼、鱼、肉之类，这些食品，有助于益气、养血。对保证经期及产妇的营养供应、恢复体力，是大有裨益的。

食物摄生还当结合体质的阴阳偏颇。如体质虚寒者，宜食热性食物；阳热体质者，则忌食辛热食物。如葱、韭、蒜、辣椒等皆属辛辣温热食物，脾胃虚寒者适当食用，其具有通阳健胃之作用，而素体阴虚阳亢者，则不宜多食，多食助火生痰。肥胖痰湿体质，应禁食过于甘肥厚腻之味，并应适当节制饮食。另外，对于某些食物有过敏反应，及原病过程中的食物宜忌，亦是食物摄生中应当注意的。

第三节　进食摄生

饮食发挥作用和饮食调养的原则，必然要通过进食来具体实施。进食摄生关系到饮食营养能否更好地被机体消化吸收利用，调养机体，使人们身体健康延年益寿。在进食方面，古人给我们留下了许多好的摄生经验，流传至今，仍有其实际意义。现择其要，归纳如下：

一、三餐要合理

前面我们说道，按中国人的饮食习惯，一日以三餐为宜，但三餐应各有不同。一日之内，人体的阴阳、气血运行随昼夜变化而盛衰。白天阳盛，故新陈代谢旺盛，机体活动量也大，需要的营养也多些，所以在饮食上量可大一些。夜间阴盛阳衰，多为静息入寝，活动量减少，故营养需要也少些，所以食量以少为宜。

（一）早饭宜好

经过一夜睡眠，人体得到了充分休息，精神振奋，但胃肠经一夜时间，业已空虚，此时若能及时进食，则体内营养可得到补充，精力方可充沛。所谓早饭宜好，是指早餐的质量，营养价值宜高一些，精一些，便于机体吸收，提供充足的能量。尤以稀、干搭配进食为佳，不仅摄取了营养，也感觉舒适。

（二）午饭宜饱

中午饭具有承上启下的作用。上午的活动告一段落，下午仍需继续进行，白天能量消耗较大，应当及时得到补充。所以，午饭要吃饱，所谓"饱"是指要保证一定的饮食量。当然，也不宜过饱，过饱则胃肠负担过重，也影响机体的正常活动和健康。

（三）晚饭宜少

晚上接近睡眠，活动量小，故不宜多食。如进食过饱，易使饮食停滞，增加胃肠负担，会引起消化不良，影响睡眠。所以，晚饭进食要少一些。也不可食后即睡，宜小有活动之后入寝。《千金要方·道林养性》说："须知一日之忌，暮无饱食"，"饱食即卧乃生百病"。

从中医摄生角度看，不提倡夜间工作和学习，因夜间工作破坏了人体的正常生理节律，耗伤体力，影响健康。因此，夜生活丰富的人应适当吃点夜宵，以补充营养消耗。夜宵应富有营养，易于消化吸收。打算过夜生活者，晚餐也应吃好一些。

二、进食宜专致

进食时宜专心，不可分心，应将大脑中的各种琐事尽量抛开，把注意力转移到饮食上来。专心进食既可品尝食物的味道，增进食欲，更可以有意识地将主食、蔬菜、肉蛋等食品杂合进食，做到合理调配，促进胃肠消化功能，又有助于消化吸收。所以我国古人早有"食不语"（见《论语·乡党》）及"食勿大言"（见《千金翼方》）之说，又如元代忽思慧在《饮膳正要》说："薄滋味，省思考，节嗜欲，戒喜怒。"就是要人们在吃饭对专心致志，说明自古以来，早已认识到专心进食有利于消化的道理。倘若进食时，头脑中仍思绪万千，或边看书报，边吃饭，没有把注意力集中在饮食上，心不在"食"。那么，也不会激起食欲，纳食不香，自然影响消化吸收，这是不符合饮食摄生要求的。

三、进食宜心情舒畅

心情开朗，精神愉快，是摄生第一要诀，饮食前保持平静愉快的情绪有利于激起食欲，饮食后保持好的情绪有利于消化功能的正常运行，可见情绪对人体健康也有非常重要的意义——即中医所说的：肝疏泄畅达则脾胃健旺。反之，情绪不好，恼怒喧患，则影响食欲，不利于食物的消化吸收。这即中医学中所谓七情抑郁、情志不好，则气血紊乱，伤及脾胃，则食不得化。古人云："食后不可便怒，怒后不可便食"。故食前，食后均宜注意保持乐观情绪，力戒忧愁恼怒，不使其危害健康。如《素问·举痛论》中说："怒则气上，喜则气缓，悲则气消，恐则气下，惊则气乱，思则气结。"不良的情绪会直接影响人体正常的生理功能。清朝李渔说："怒时食物易下而难消，哀时食物难消亦难下。"吃饭的时候，如争吵动怒，或内心部塞，都会影响消化，导致各种疾病。

进食时，要使情绪舒畅乐观，可以从以下几个方面着手：首先，进食的环境要宁静、整洁。这对稳定人的情绪是很重要的，喧闹、嘈杂及脏乱不堪的环境往往影响人的情绪和食欲，对消化和健康不利。其次，进食的气氛要轻松愉快，进食过程中，不回忆、不谈论令人不愉快的事，不急躁、不争吵，保持轻松愉快的气氛。再次，轻松、柔和的乐曲有助于消化吸收。音乐对于消化功能也大有裨益，《寿世保元》中说："脾好音声，闻声即动而磨食。"道家著作中有"脾脏闻乐则磨"之说。柔和清越的音乐配合进餐可以让人精神愉悦，促进胃肠蠕动，有利于食物消化吸收。

四、细嚼慢咽促消化

进食时注意要细嚼慢咽，以促进消化吸收。我国历代医学家和摄生家都非常重视细嚼慢咽。《昨非庵日纂》云："吃饭须细嚼慢咽，以津液送之，然后精味散于脾，华色充于肌。粗快则只为糟粕填塞肠胃耳。"《老老恒言》云："入胃有三化，一火化，烂煮也；二口化，细嚼也；三腹化，入胃白化也。"人对食物的消化过程，是从口腔开始的。食物进入口腔后，牙齿把它们嚼碎，使大块的东西变成碎小的容易吞咽。人还有三对唾液腺：腮腺、颌下腺和舌下腺，这些腺体能分泌唾液，唾液和食物通过咀嚼充分混合形成容易消化的食糜。

细嚼慢咽，可益寿延年。人体唾液中的津液，古代摄生家将其美誉为"琼浆"、"玉液"、"计露"、"金液"等，并告戒人们要"一咽再咽，身体强健"、"百咽千咽，长寿延年"。不论什么食物，均应嚼得细碎才咽下，其好处有三：一是食物中的营养精华易被人体吸收；二是能稳定情绪，避免急食暴饮；三是保护胃肠，有利于胃、胰、胆、唾液腺等消化器官的正常工作。反之，急食则食不易化，会骤然加重肠胃负担，还容易发生噎、呛、咳等意外。所以，中医不主张过快饮食。

五、进食禁忌

在进食摄生具体运用中，不同的情况下会有不同的进食宜忌。如果机体患病，我们就要处理好进食和药物之间的关系，使之又快又好的调养机体，恢复人体健康。历代摄生家对食物、药物的具体应用，以及食物与食物，药物与药物之间的关系进行了有益的探讨，积累了一些经验，可供后世借鉴。

(一) 患病期间一般饮食禁忌

根据中医文献记载，古代医家把患病期间所忌食的食物概括为以下几大类：

生冷：冷饮、冷食、大量的生蔬菜和水果等。为脾胃虚寒腹泻患者所忌。

黏滑：糯米、大麦、小麦等所制的米面食品等。为脾虚纳呆，或外感初起患者所忌。

油腻：荤油、肥肉、油煎炸食品、乳制品（奶、酥、酪）等，为脾湿或痰湿患者所忌。

腥膻：海鱼、无鳞鱼（平鱼、巴鱼、带鱼、比目鱼等）、虾、蟹、海味（干贝、淡荣、鱼干等）、羊肉、狗肉、鹿肉等。为风热证、痰热证、斑疹疮疡患者所忌。

辛辣：葱、姜、蒜、辣椒、花椒、韭菜、酒、烟等，为内热证患者所忌。

发物：指能引起旧疾复发.新病增重的食物。除上述腥、膻、辛辣等食物外，尚有一些特殊的食物，如荞麦、豆芽、苜蓿、鹅肉、鸡头、鸭头、猪头肉、驴头肉等。为哮喘、动风、皮肤病患者所忌。

(二) 病证的饮食禁忌

病证的饮食禁忌是根据病症的寒热虚实、阴阳属性，结合食物、药物的特性来加以确定的。临床上病证有寒热虚实之不同，因此，在运用食药保健时，必须考虑病证的具体性质，遵循"热者寒之"、"寒者热之"、"虚者补之"、"实者泻之"的基本原则。寒证宜益气温中、散寒健脾，常用温性热性食、药，忌用寒凉、生冷之物；热证宜清热、养阴生津，常用寒凉性质的药、食，忌食温燥伤阴之品；虚证当补益正气，阳虚者宜温补，忌用寒凉；阴虚者宜清补，忌用温热燥烈之类。实证则祛除邪气，视其病变所在分别予以相应的食药，如发散邪气、通腑泻实之类。

（三）服药禁忌

在服用药物期间，对某些食物的不宜或禁忌，前人称为服药禁忌，也就是通常所说的忌口。在古代文献上有甘草、黄连、桔梗、乌梅忌猪肉，薄荷忌鳖肉，天门冬忌鲤鱼，白术忌大蒜、桃李，人参忌萝卜，土茯苓忌茶等记载。但对于这些内容不能绝对化，应灵活掌握，科学对待，有的内容有待进一步证实。

（四）饮食禁忌

除药物与食物之间的禁忌外，古籍中尚有食物与食物之间的配伍禁忌，如鳖鱼忌苋菜，鸡肉忌黄鳝，蜜忌葱等，这可能与营养学上的食物相克相类似，如钙和磷、钙与锌、钙与草酸、草酸与铁等，抑或是由于两种营养素之间的数量或比例不当，一种营养素阻碍了另一种营养素的吸收或存留。

除此之外，古代食物禁忌还包括以下一些情况，可能是吃了腐败变质的食物，或对食物过敏，或是年代久远，依传闻各书转载等，尚待今后进一步观察研究。因此，对中医古籍中记载的食物相克或饮食禁忌，要用一分为二的观点来分析，取其精华，摒弃糟粕。

第四节　食后摄生

进食之后，亦应做一些必要的调理，以帮助消化食物，促进胃动力，维护饮食后的健康。例如：食后散步、摩腹等。

一、食后摩腹

《千金翼方》中说："平日点心饭讫，即自以热手摩腹"，又说道："中食后，还以热手摩腹"。说明了食后摩腹的具体方法，即：吃饭以后，将手搓热，以掌心着腹，以脐部为中心，慢而轻柔地顺时针和逆时针环转推摩各 20、30 圈不等。这种方法既有利于胃肠蠕动和腹腔内血液循环，可促进胃肠消化功能；又可作为一种良性刺激，通过神经传入大脑，有益于中枢神经系统功能的调节和发挥，健身防病。

食后摩腹，多被后世摄生家所沿用，实践证明它是饮食摄生中的一种简便易行，行之有效的方法。只要持之以恒，对人体消化，乃至全身健康，均有好处。

二、食后散步

进食后，立即卧床休息、睡觉，并不是好习惯，于消化不利。《千金要方》云："饭后即卧，乃生百病。"一些人习惯于食后便卧，这种做法会使饮食停滞不利于胃肠蠕动和消化吸收，引起不同程度的饮食健康问题。

饭后宜做一些从容缓和的活动，才有益于健康，所以古人有"饱食勿便卧，食饱不急行"的说法。说明饭后不宜不活动，亦不宜活动过量。《摄养枕中方》中说："食止，行数百步，大益人。"告诉我们，食后慢步行走，适度活动身体。其中以散步是最好的活动方式，有助于促进胃肠蠕动，有助于胃肠消化液的分泌和食物的消化吸收，有益于人体健康。《千金翼方》将其归纳为："中食后，还以热手摩腹，行一二百步，缓缓行，勿令气急，行讫，还床偃卧，四展手足，勿睡，顷之气定。"

俗话亦说："饭后百步走，活到九十九。"说明饭后应该以一种悠闲的姿态缓缓踱步，每次以百余步为佳。此外，切记食后不可急步快走，食后急行会使血液流向四肢，影响消化吸收功能；亦不可进行剧烈运动，否则会给健康带来不利。

三、食后漱口

食后漱口，是我国传统摄生保健方法之一。古曰："食毕当漱口，漱过令牙齿不败，口香。"由于进食后口腔内容易残留一些食物残渣，若不及时清除，往往会腐败引起口臭，或发生龋齿、牙周病，食后还要注意口腔卫生。早在汉代，《金匮要略》中即有"食毕当漱口数过，令牙齿不败口香"之说。忽思慧说："凡食讫，温水漱口，令人无齿疾口臭"，"凡清晨刷牙，不如夜刷牙，齿疾不生"。现代医学也很重视口腔的卫生保健，并提倡从儿童开始就要做好口腔卫生，保护牙齿。经常漱口可使口腔保持清洁，牙齿坚固，并能防止口臭，龋齿等疾病。所以，我们要从小养成饭后漱口的好习惯。

此外，古人还有饭后用茶漱口的习惯。宋朝大诗人苏轼在《苏轼文集》卷73"漱茶说"中说："每次食毕，拥用浓茶漱口，烦腻皆除，而脾胃不损。"且卡在齿间的食物残渣，得茶漱涤，尽消缩脱去，不烦刺剔，牙齿也因此坚密。

四、食后制怒

"食后不可便怒，怒后不可便食。"因为，饭前食后平静愉快的情绪有助于人体的消化和吸收。《寿世保元》中说："脾好音声，闻声即动而磨食。"道家书中亦有"脾脏闻乐则磨"之说，据说道家用一套"音符"奏出柔和轻悦的音乐，以配合进食，并说这样可以"陶冶性情，溶溶似醉，元气归宗，乐以忘忧"。从这里我们得到的启发是，柔和轻快的音乐，乃至赏心悦目的环境，都可以作为一种良性刺激，通过中枢神经系统调节人体的消化吸收功能。与此相反，喧闹嘈杂的声音、强烈激昂的节奏、混乱不堪的环境、污浊难闻的气味，或是受到忧怒烦闷不良情绪的刺激，毫无疑问，都会导致大脑中枢神经系统功能紊乱，对摄食和消化功能产生不良影响。

因此，食后宜欣赏轻柔明快、美妙动人的乐曲。进食前后，尤其老人饭后，可怀揣袖珍收音机或录放机，漫步于绿柳之下或庭院之中，边散步边听优美动听的音乐或要闻趣事，使心情悠闲舒畅，有益于消化功能的调节和身心健康。

主要参考文献

［1］王玉川.高等医药院校试用教材·中医摄生学.(供中医摄生康复专业用),1992

［2］郭海英,陈晓.新世纪高等中医药院校规划教材·中医摄生学.北京:中国中医药出版社,2009

［3］杨世忠,尹德辉.高等医药院校试用教材·中医摄生学概论.北京:中国古籍出版社,2009

［4］刘占文.中医摄生学.上海:上海中医学院出版社,1989

［5］盛志刚.饮食定量方法和饮食节奏问题的初探.中国医药学报,2004,3(19):70

［6］张善凤.食后摄生助延年.开卷有益(求医问药),2003,18(3):63

［7］张亦宏.食后摄生法.中国中医药报,2006,24(3):1

中医治未病旨要

第十章　房事摄生

祖国医学把男女两性生活称为房室生活，又叫房帏之事，简称房事、行房。古代把关于性医学、性保健的论述称之为房中术或房事摄生，也叫房中医学，就是根据人体的生理特点和生命规律，进行健康的性生活，以达到防病保健，健康长寿的目的。我国的房事保健研究起源甚早，认识亦极为深刻，但由于封建礼教的约束，长期以来性知识被认为是淫秽败俗，不予称道。因此，性保健教育之路充满了阻力和误解。当今，随着社会文明的不断进步，人们对性保健的认识不断丰富，但其中不仅有"性解放"、"性自由"的思想糟粕，更有淫秽物品的毒害。由此可见，正确的性知识、科学的性行为、高尚的性道德理论教育势在必行，不仅可以促进家庭和谐、个人健康，更是对中华民族的种族繁衍、社会稳定具有重要意义。

第一节　房事摄生的重要性

房事摄生，又称为性保健。它是一门古老又新颖的学科。它的古老，在于这门学科源远流长，随着人类文明的诞生，就有了性医学的萌芽。但长期处于封建制度下，性保健教育一直充满了阻力、困难和误解，致使人们不能正确对待自身的性知识和学说，性医学在传统医学中可谓是一个薄弱环节；它的新颖，在于它近三四十年来才受到国内外医家的重视和研究。人的生长发育可以分为两个过程，即自然生长过程和社会化过程。人的性活动具有社会性。性活动最终将发展为婚姻、生育，生育必然影响到整个社会，因此性保健是一种社会需要。现代社会不乏"性解放"、"性自由"思想糟粕的影响，更有淫秽物品的毒害传播，此时便需要正确的性知识、科学的性行为、高尚的性道德理论的教育和灌输。对于不同个体，由于性别、年龄等自身特点的差异，性保健教育区别对待是非常必要的。

性教育是一件十分重要而严肃的事情，普及性保健知识，具有多方面作用：第一，有利于建立健康文明、科学和谐的生活方式，可以促进人的身心健康，避免不必要的恐惧和烦恼及多种性功能障碍的疾患。第二，有助于增进个人的幸福、家庭的和谐和社会的稳定。性保健教育区别于其他教育的显著特点是，它不仅关系到个人的身心健康，而且直接关系到夫妻、家庭的幸福。它为人们提供正确的指导，有助于增强夫妻感情，协调夫妻关系，建立健康和谐的家庭生活。第三，对青少年的健康成长具有重要意义。普及性科学知识，重视青春期的性知识和性道德教育，可以引导青少年培养高尚的道德情操，防止犯罪发生。第四，有助于促进社会主义精神文明建设。由于长期的封建制度下，把性的问题看作禁区，人们的思想普遍受到束缚与压抑。普及和提高性知识，使人们谈到生殖器官，就像谈到肺、胃和肾一样泰然处之，这体现了一个民族文化层次与文明程度的发展提高。第五，有利于打击各种犯罪活动。性犯罪的司法实践指出，性犯罪分子通过传播黄色、淫秽的读物及影视音响作品，以腐蚀他人的思想。而掌握了科学的性知识，就可自觉采取坚决的措施抵制这些精神鸦片。总之，普及性保健教育，建设性文明是建设社会主义精神文明的一个重要组成部分，它有利于提高人口素质，促进社会的进步与发展。

第二节　房事的生理作用和社会作用

一、房事合乎阴阳之道

中国古代哲学认为，阴阳二气是构成自然万物的本原，阴阳的相互作用是滋生万物的内在力量。人与天地相参，人类的生命活动及生育繁衍离不开阴阳对立统一运动这一自然法则。男女相需如天地相交，天地要得以永恒，人类要繁衍昌盛，必须合乎阴阳之道。所谓阴阳之道，乃是性爱的真髓，这一基本理论是研究人类生活的一大法则。孔子认为男女关系是"人伦之始"，"五代之基"，《孟子·告子》谓："食色，性也"，《礼记·礼运》谓："饮食男女，人之大欲存焉"。把性欲和食欲并举说明了它是不可抗拒的生理法则，而"保存自己"和"繁衍种族"是生物的两大使命。由此，食色乃是动物的自然属性，人类的繁衍昌盛亦归功于男女阴阳之道。我国古代道教文化很重视摄生，对"阴阳之道"也颇有研究，不仅不把它看作"修行"的阻碍，而且还把它作为重要的修炼方法之一。正如元代李鹏飞在《三元延寿参赞书》中说："男女居室，人之大伦，独阳不生，独阴不成，人道有不可废者"。古人有云"一阴一阳之谓道"、"偏阴偏阳之谓疾"、"阴阳交则物生，阴阳格则物杀"。男女相需好比是天地相合，若男女两者不合，则违背阴阳之道。犹"若春无秋，若冬无夏。因而合之，是谓圣度，圣人不绝和合之道"。《玉房秘诀》亦谓："男女相成，犹天地相生，天地得交会之道，故无终竟之限。人失交接之道，故有夭折之渐，能避渐伤之事而得阴阳之道也"。由此可见，房事生活本乎自然之理，应合乎阴阳之道，这是摄生延寿的重要内容之一，是健康长寿的必遵之旨。

二、房事是人类生理之需

性是人类的天性，是人的自然生理。正常的房事生活是人类的天性和生理之需，也是夫妻间不可或缺的生活情趣。不适当的禁欲既违反自然规律，也违背人类天性和生理规律，还可引起一定的病理变化，带来许多疾病。《素女经》谓："天地有开合，阴阳有施化，人法阴阳，随四时。今欲不交接，神气不宣布，阴阳闭膈，何以自补?"，又言："阴阳不交，则生痛之疾，故幽、闲、怨、旷多病而不寿"。《千金要方》中亦云："男不可无女，女不可无男，无女则意动，意动则神劳，神劳则损寿，若念真正无可患者，则大佳长生也，然而万无一有，强抑闲之，难持易失，使人漏精尿浊以致鬼交之病，损一而当百也"。《三元延寿参赞书》指出："若孤阳绝阴，独阴无阳，欲心炽而不遂，则阴阳交争，乍寒乍热，久而为劳"，此皆说明了禁欲的危害。人类有着丰富的情感世界，男女的性行为更多的是为满足传达情意与追求愉悦的心理需求，而男女相互依存，适当的性生活还能促进性激素的分泌而延缓衰老。实践证明，健康的性爱不仅可以增强夫妻感情，保持健康的心理状态，而且还可以增强夫妻体质，延年益寿，对夫妻和谐婚姻和家庭幸福具有重要意义。

三、房事是人类种族繁衍的基础

房事的社会属性体现在它是人类繁衍的必然需要。孔子说"夫婚，万世之嗣也"，孟子也说："不孝有三，无后为大"，《国语·越语》有："令壮者无取老妇，老者无取壮妻。女子十七不嫁，其父母有罪；丈夫二十不娶，其父母有罪。将免（娩）者以告，公令医守之。生丈夫，二壶酒，一犬；生女子，二壶酒，一豚；生三子，公与之母（乳母）；生二子，公与之饩。"此明确记载了春秋越国鼓励生育的政策。我国古代生产力发展处于相对较低水平，又战事频繁，所以历代统治者多提倡早婚早育，多生多育，增值人口，大多制定了免除赋税以奖励生育的政策。

历代统治者大多提倡生育，并长期推行此类政策，使得早生早育、多生多育的思想深入人心。然过快的人口增长不利于人口素质的发展，如东汉王充在《论衡·气寿篇》中指出："妇人疏字者子活，数乳者子死"，认为生育少的妇女"子坚强"，生育多的妇女"子软弱"，已初步认识到少生少育与优生优育。明代科学家徐光启亦提出和平年代人口三十年就可增加一倍，而南北人口密度差别过大，应该调整人口密度，合理分布。明代文学家冯梦龙认为江南人口过于稠密，明确提出应节制生育，提出了"不若人生一男一女，永无增减，可以长久"的观点。

第三节　节制房事的意义

"欲不可纵"，是中医摄生学的基本要点之一。古今中外，对性知识进行了诸多探索，主要有三种观点，一是纵欲，一是禁欲，一是节欲，前二者是极端的，是有害的。而节欲则是辩证地提出性生活应节制、适度，这对于人体有着重要的摄生意义。诚如古人所言："房中之事，能生人，能煞人，譬如水火，知用者，可以养生；不能用之者，立可尸矣"。

一、节欲保精的作用

首先，中医认为"精者，身之本也"。精受之于先天，充养于后天，藏之于肾，关系到人的生长发育衰老过程及生殖能力，是维持人体生命活动的根本，因此惜精、养精、固精即成为摄生防衰的关键。节欲保精，即是说欲不可禁，亦不可纵，而应有所节制。房事活动应该适度，以使精气保持充盈，精足则神旺，神旺则生命富有活力，有益于抗衰防老。若房事不节，必耗伤精气。故《素问·上古天真论》认为"以欲竭其精，以耗散其真，不知持满，不时御神"是导致"半百而衰"的重要原因。亦如常言所云："纵欲催人老，房事促短命"。临床上常见到由于不注意节欲保精，施泄无度，精气亏耗而引发的早衰，表现为发鬓稀疏早白、视力减退、耳鸣耳聋、牙齿脱落、小便失禁、腰膝酸软、健忘、男子阳痿早泄、女子月经不调、白带频多等肾精亏损的症状。如孙思邈指出："人年四十以下，多有放恣，四十以上，即顿觉乏力，一时衰退，衰退既至，众病蜂起"，"所以善摄生者，凡觉阳事辄盛，必谨而抑之，不可纵心竭意以自贼也"。又说："四十已上，常固精养气不耗，可以不老"，"六十者闭精勿泄"，"若一度制得，则一度火灭，一度增油。若不能制，纵情施泄，即是膏火将灭，更去其油，可不深自防"。可见节欲保精对于中老年尤为重要。其次，节欲保精有益于优生。孙思邈指出："胎产之道，始求于子，求子之法，男子贵在清心寡欲以养其精，女子应平心定志以养其血"，明代万全亦说："男子以精为主，女子以血为主，阳精溢泻而不竭，阴血时下而不愆，阴阳交畅，精血合凝，胚胎结合而生育滋矣"，张景岳指出："凡寡欲而得之男女，贵而寿，多欲而得之男女，浊而夭"。总之，节欲保精不仅有利于健康长寿，而且是优生优育的重要保证。

二、房事不节对健康的影响

房事不节，一是指不节制，纵欲无度；二是指不谨慎，不懂房事宜忌。中医学历来认为房事不节，劳倦内伤是致病的重要原因。因为不懂技巧，不遵原则，违反禁忌，必然耗伤精气，正气虚损，致使百病丛生。《三元延寿参赞书》指出："书云：欲多

中医治未病旨要

则损精。可保者命，可惜者身，可重者精。肝精不固，目眩无光；肺精不交，肌肉消瘦；肾精不固，神气减少；脾精不坚，齿发浮落。若耗散真精不已，疾病随生，死亡随至"。临床上常见房事过度的人经常出现腰膝疲软，头晕耳鸣，健忘乏力，面色晦暗，小便频数，男子阳痿，遗精、滑精，女子月经不调、宫冷带下等症状。房事不节可引起诸多疾病，或致疾病反复发作，加重病情。临床常见的冠心病、高血压性心脏病、风心病、肺结核、慢性肝炎、慢性肾炎等，经治疗症状基本消失后，常因房事不节，而使病情反复发作，使病情加重。现代医学研究认为，精液中含有大量的前列腺素、蛋白质、锌等重要物质。过频的房事生活会丢失大量与性命有关的重要元素，促使身体多种器官系统发生病理变化而加速衰老。另外，失精过多，致雄、雌激素亏损，内分泌失调，人体免疫功能减退，血循环不畅，代谢率降低等，不仅造成身体虚损，而且容易引起多种疾病，对人体健康是十分不利的。

三、适度和谐的房事有益健康

房事是人的正常生理需求，适度和谐的房事生活是健康心理、生理的重要保证。现代医学研究已证明适度、协调的性生活不仅促进健康，而且对疾病的预防也具有积极意义。如终身未嫁及离婚、鳏寡之男女，乳癌的发病率比一般人高，患病率、死亡率也高。另外，房事要适度和谐，不可禁欲。禁欲，是指禁除性欲望，禁止性行为。我国很长一段时期提倡程朱理学的"存天理，去人欲"，而这种对于人性的禁锢，使得很多人深受其害。早在晋代，葛洪《抱朴子·内篇》就说："人不可以阴阳不交，坐致疾患。"唐代医家孙思邈在《备急千金要方·房事补益》中言："男不可无女，女不可无男，无女则意动，意动则神劳，神劳则损寿。……强抑郁闭之，难持易失，使人漏精尿浊，以致鬼交之病，损一而当百也。"《素女经》亦言："阴阳不交，则生痈瘀之疾。故幽、闲、怨、旷多病而不寿。"此皆说明男女禁欲独身，由于缺乏正常的两性生活，容易导致阴阳失调、五脏失和等各种病理变化而产生多种疾病。

第四节　房事摄生的原则和方法

房事保健应当从年轻时就开始做起，直至老年，始终如一。历代摄生家和医家对此皆有不少论述，概括起来，主要有以下几个方面：

一、行房卫生

注意行房卫生是防病保健的一项重要措施。男女外阴容易藏纳污垢，如细菌、真菌、病毒、衣原体等，男性要特别注意清洗包皮内垢，否则不但容易引起龟头和包皮炎症，而且很容易引起女方的疾病。大量的医学临床资料证明，很多疾病是因男女行房不注意卫生而引起的。如妇科病月经不调、闭经、慢性宫颈炎、感染性阴道炎、子宫内膜炎、阴道黏膜溃疡等；男科疾病尿潴留、急性前列腺炎、尿道滴虫病、泌尿系感染、阳痿等。因此，男女双方都要养成晚上睡前洗涤外阴的习惯。如果条件允许，行房后，也最好清洗一下，女性要小便一次，起到冲刷外阴的作用。根据有关性科学的调查研究报道，男女双方养成睡前清洗外阴的习惯，不仅可有效地预防妇科疾病发生，而且对促进男性生殖器的正常功能，提高房事质量都有很好的作用。

行房卫生的另一重要内容是坚决杜绝不良性行为。只有夫妻之间的性行为才合乎法律及伦理道德规范。近年来，受西方所谓的"性解放"、"性自由"等腐朽思想的影响而出现了一些不正当的两性关系，如同性关系、多个性伴侣等，不仅违背了法律和道德规范，而且为性疾病传播提供了滋生的温床。特别是世纪杀手艾滋病已在全球蔓延，给人类健康带来了极大的威胁。为此，每个成年人都应当自觉遵守和担起对社会和家庭的义务及责任，自尊自重，洁身自爱，自觉抵制不良的生活方式和行为，这在房事摄生中是不可忽视的。

二、行房有度

所谓有度，即适度。古代摄生家认为，男女房事，实乃交换阴阳之气，可固本培元，只要行之有度，对双方都有益处。马王堆出土的竹简《十问》中，有关于房事影响寿夭的记载，其大意说，夫妇间的性生活若能做到心安不放纵，形气相和谐，遵守一定的度，以保精全神，勿使元精乏竭。如此，体虚的人可以逐渐充盈，体壮的人能更健实，老年人亦可因而长寿。房事有度，此"度"不是一个绝对概念。《素女经》认为："人年二十者，四日一泄；年三十者，八日一泄；年四十者，十六日一泄；年五十者，二十一日一泄；年六十者，即当闭精，勿复更泄也。若体力犹壮者，一月一泄。凡人气力自相有强盛过人者，亦不可抑忍；久而不泄，致痈疽。若年过六十，而有数旬不得交接，意中平平者，可闭精勿泄也"。孙思邈还指出："人年四十以下，多有放恣"，若不加节制，"倍力行房，不过半年，精髓枯竭，唯向死近，少年极须慎之"。古人这些有关两性生活的观点不乏合理的科学成分。行房有度，并没有一个统一标准，宜根据个体差异，如年龄、体质、职业等不同情况，灵活掌握，区别对待。新婚初期，或夫妻久别重逢的初几日，可能行房次数较频，而经常在一起生活的青壮年夫妇，每周1~2次正常的房事不会影响身体健康。行房适度一般以第二天觉得身心舒适，精神愉快，不感到疲劳为原则。如果出现腰酸背痛、疲乏无力等不适，说明纵欲过度，应当调整节制。

另外，古人认为性生活频率应考虑季节因素，《素问·四气调神大论》云"春三月，此为发陈。天地俱生，万物以荣"，"夏三月，此为蕃秀。天地气交，万物华实"，

"秋三月，此为荣平。天气以急，地气以明"，"冬三月，此为闭藏。水冰地坼，勿扰乎阳"。《养生要集》云："春天三日一施精，夏及秋当一月再施精，冬当闭精勿施。夫冬藏其阳，人能法之，故得长生，冬一施当春百。"指出人们应根据春生、夏长、秋收、冬藏的自然规律来安排房事生活：春季阳气上升，万物欣欣向荣。在此时，人也应和万物一样，勿使身心活动受到压抑，应让其充分地发生，尽量使身心保持一种畅达的状态。房事次数应当较冬季有所增加，不对其过分制约，这样才有助于机体各组织器官的代谢活动，增强生命的活力；夏季各种植物繁荣秀丽，人们亦应心情愉快，体内的阴阳不应受任何阻碍地向外宣通发泄。此季房事亦应随其意愿，不过度约束，使机体功能在"阳气浮长"之际，保持茁壮旺盛之势。需要注意的是，暑热天气，人体脏腑功能相对减弱，暑气易进入人体，此时房事应适量减少；秋季天气转凉，万物萧瑟，人也应宁神静志，收敛精气。此时性生活应加以收敛，控制欲望，减少性生活的次数，使体内的阴阳不向外发泄；冬季百虫蛰伏，阳气藏封。此时，人们要严格控制性生活，尽可能减少性生活的频率。如果在此季屡屡恣情，频频纵欲，则容易导致机体阴阳失调，五脏受损，不利摄生。

三、晚婚少育

古代摄生家历来主张"欲不可早"，并提倡晚婚晚育。《寿世保元》指出"男子破阳太早，则伤其精气；女子破阴太早，则伤其血脉"。《三元延寿参赞书》引《书》云："精未通而御女，以通其精，则五体有不满之处，异日有难状之疾"；"未笄之女天癸始至，已近男色，阴气早泄，未完而伤"。这说明"早欲"影响青少年正常生长发育，危害健康。《泰定养生主论》指出："古法以男三十而婚，女二十而嫁。又当观其血色强弱而抑扬之；察其禀性淳漓而权变之，则无旷夫怨女过时之瘵也"。可见，古代摄生家不仅主张晚婚，而且还要查看其有无妨碍晚育的疾病，再作决定。现代生理学认为人体骨骼的钙化过程要在23~25周岁才能完成，只有待全身发育成熟后，婚育才可进行。另外，还应提倡少育。唐·孙思邈在《千金方》中说："子育太早，或童孺而擅气"，"生子愚痴，多病短寿"。可见，早育不仅损害男女自身，而且对下一代危害极大。胎孕生育必然耗伤人体大量精血，若产妇产后，正气未复，则不可再孕，否则，会更加耗精伤肾，引起多种病理变化，胎儿也多先天不足。我们虽提倡晚婚晚育，但也并非越晚越好，应根据人体生理特点和个人体质差异而定。《素问·上古天真论》说："女子，四七，筋骨坚，发长极，身体盛壮"，"丈夫，四八，筋骨隆盛，肌肉满壮"。认为女子28岁左右，男子32岁左右，是一生肾气最旺盛的时期，也是生育的最佳时期。与现代医学的观点基本吻合，现代医学认为女性婚育的最佳时期是21~28岁，男性婚育的最佳时期是24~32岁。在这个时期生育子女不仅不会损害男女自身健康，而且可较好的避免后代智力缺陷、畸形等不良后果，从而保证下一代聪明健康，为家庭和社会带来益处。

此外，古代医家从健康角度提出了很多晚婚晚育、优生优育的主张和方法，早在马王堆医书和《黄帝内经》中就很注重晚婚晚育与优生优育。明代著名医家张介宾《景岳全书》记载"大都妇人之质贵静而贱动，贵重而贱轻，贵厚而贱薄，贵苍而贱嫩。故凡唇短嘴小者不堪"，认为妇女的形体面貌与优生也有很大关系。我国古代也很重视胎教，马王堆帛书《胎产书》中有"内象成子"的观点，东汉王充《论衡·命义篇》中有："性命之本，有胎教之法，子在身时，席不正不坐，割不正不食，非正色目不视，非正声耳不听。"这些观点对于优生优育均有积极意义。

四、行房技巧

男女性行为不仅仅是人类的自然行为，而且涉及人的生理、心理、情感等多方面的复杂活动。《素女经》云："欲和之道，在于定气、安心、和志，三气皆至，神明统归，不寒不热，不饥不饱，停身定体，性必舒达，浅内徐动，出入欲希，女大快，另盛不衰，以此为节。"所谓定气、安心，即在房事前要宁心安神，泰然稳特，避免烦躁慌张，忧愤妒忌，愤怒郁闷等情绪；所谓和志，即男女感召，配合默契，性感集中，情意合同，互相激发。只有这样，才能达到"从容安徐"，获得和谐的、高质量的性生活。孙思邈《千金要方·房中补益》中说："凡御女之道，不欲令气未感动、阳气微弱即交合。必须先徐徐嬉戏，使神和易感良久，乃可令得阴气，阴气推之，须臾自强。所谓弱而内迎，坚急出之。进退欲令疏迟，情动而止。"亦指出行房前应注重情感的交流，务使彼此神合意感，情意缠绵，自觉阳气旺盛，方能交合。否则"阳气微弱"，彼此不相感应，卒暴交合，绝无性生活质量可言。交接前，应先做按摩和导引，包括伸直脊背、舒展四肢、放松臀部、运动前阴、收敛肛门等，并注重呼吸吐纳，包括做深呼吸，吞服口中津液，意守丹田等。交合时，动作应缓慢轻柔，"徐徐出入""进退欲令疏迟"，不可急躁，开始时要浅入浅出，后期应"深纳（内）勿动"，泻精时要做到闭口、张目、闭气，握固两手，并应做到"坚急而出""情动而止"。《洞玄子》言："女当津液流溢，男即须退，不可死返，必须生还。如死出，大损于男，特宜慎之"。尤其应当注意性生活中，女性性冲动缓慢，男方不能粗暴急躁，不可强行交合。

五、适龄独宿

独宿又称独卧，古代摄生家将独宿作为节制房事和摄生保健的重要措施之一。孙思邈《千金翼方》中引用古代寿星彭祖的话说："上士别床，中士异被，服药百裹，不如独卧"。古人认为，独卧则心神安定，耳目不染，易于控制情欲，有利房事保健。民间亦有"中年异被，老年异床"的说法。临床上经常见到房劳伤肾者，很多年轻人婚后纵欲，加之不懂房事保健之法，致使体弱肾亏，未老先衰。故青壮年情欲易动难制者，可采用此法。老年人若不知节制房事，可致病患缠身，难以长寿。赵献可《寡欲论》要求老年人"急远房帏，绝嗜欲"。有些患慢性疾病的患者在康复期间也宜适当采用独卧摄生之法，戒房劳，调养精血，以期早日康复。另外，在独卧之时，亦应安神定志，不生淫邪之心，不犯手淫。总之，独卧可作为一种辅助保健方法，针对不同年龄情况，分别对待。

第五节　强肾摄生

肾气充足，性功能旺盛，可有效地保持身心健康。强肾摄生的方法种类很多，如饮食、药物、推拿按摩、针灸、气功等。根据不同情况选择相应方法保健，都可收到良好效果。下面介绍几种简单易行、效果显著的方法，只要坚持锻炼，持之以恒，就可达到强肾保精，延年益寿的目的。

一、叩齿咽津翕周法

每日早晨起床后叩齿 100 次，然后舌舔上腭及舌下、齿龈，含津液满口，频频咽下，意送至丹田。翕周即收缩肛门，吸气时将肛门收紧，呼气时放松，一收一松为一次，连续做 50 次。此法有滋阴除火，固齿益精，补肾壮腰的作用，能防治性功能的衰退。

二、按摩下肢涌泉法

取坐位，双手搓热后，双手掌分别紧贴脚面，从趾跟处沿踝关节至三阴交一线，往返摩擦 20~30 次，然后用手掌分别搓涌泉穴 100 次，摩擦时，宜意守涌泉穴，手势略有节奏感。本法有交通心肾、引火归源之功，对心肾不交引起的失眠、遗精等症都有很好的防治效果。

三、双掌摩腰法

取坐位，两手掌贴于肾俞穴，中指正对命门穴，意守命门，双掌从上向下摩擦 40~100 次，使局部有温热感。此法有温肾摄精之效，对男子遗精、阳痿、早泄，女子虚寒带下，月经不调等，均有很好的防治作用。

四、壮阳固精法（仅用于中老年男子）

兜阴囊：取半仰卧位。将双手搓热后，以一手扶小腹，另一手将阴囊上下兜动，连续做 60~100 次，然后换手也做 60~100 次。拿睾丸：一手扶小腹，另一手抓拿睾丸，一抓一放为一次，连续做 60~100 次，然后换手，以同样方法再做一次。提阳根：一手掌面紧贴丹田，另一手握阴茎和睾丸向上、下、左、右提拉各 30 次，然后换手再做一次。壮神鞭：两手掌夹持阴茎，逐次加力，来回搓动 100~200 次。不要憋气，要放松肌肉，意念部位，切忌胡思乱想。此方法有壮阳、补肾、固精的作用。该方法未婚青年不宜练，适用于中老年操练，久练能延缓衰老，益寿延年。

五、培元固本法（仅用于女子）

取坐位或仰卧位。揉乳房：两手同时揉乳房正反方向各 30~50 圈，再左右与上下各揉 30~50 次。抓乳房：两手交叉，用手指抓拿乳房，一抓一放为一次，可做 30~50 次。捏乳头：两手手尖同时提住乳头，以不痛为度，一捏一放为一次，连续做 30~50 次。拉乳头：两手同时将乳头向前拉长，然后松回，一拉一松为一次，可连续做 30~50 次。此功法对女性有滋补肝肾，培补元气，调节功能，促进发育之功效。久练可调节内分泌，提高免疫功能和抗病能力，增强性功能，延缓衰老。

六、疏通任督法

取半仰卧位。点神阙：一手扶小腹，另一手中指点按在神阙穴上，默数 60 个数，然后换手再做一次。搓尾闾：一只手扶小腹，另一手握尾闾 30~50 次，然后换手再重做 30~50 次。揉会阴：一只手或双手重叠扶在阴部，手指按在会阴穴上，正反方向各揉按 30~50 次。揉小腹：双手重叠，在小腹部正反方向各揉按 30~50 圈。此功法温运任督，疏通任督，培补元气，燮理阴阳。久练可有疏通经络、滋阴补肾，调节任督冲带等脉功能，对前列腺炎、泌尿结石、子宫疾患有良好的防治功效。

七、温灸肾俞、命门

以艾悬灸腰部三穴，每次约 20 分钟。人正坐，背部稍向后倾，右手拿艾，艾火向上，熏于三穴。火性炎上，此法艾火向上，较之病人卧位艾火向下之悬灸有事半功倍之用，持之以恒，效果大佳。

八、摩擦双耳

晨起时，用指尖或罗纹面在耳轮，对耳轮体等部位轻轻形成环形摩擦，力度适中，或点压揉捏，以局部微胀痛有热感为度。此法具有调和阴阳，疏通气血，健肾固精之功效。

上述八种功法，既可单项做，亦可综合做。只要认真坚持这些保健功法的锻炼，就能使肾气旺盛，阴阳协调，精力充沛，从而起到防治疾病、延缓衰老的作用。

第六节　房事禁忌

中医房中摄生非常重视入房禁忌，强调"欲有所忌"、"欲有所避"。所谓禁忌，就是在某些情况下要禁止房事。若犯禁忌，则可损害健康，引起很多疾病。房事禁忌，大致有三个方面：

一、行房人忌

阴阳合气，要讲究"人和"。人的生理状态受生活习惯、情志变化、疾病调治等方面的直接影响，女性还有胎、产、经、育等生理特点，要选择人体的适当状态行房，而在某些特定的情况下不宜行房，以免带来不良后果。

（一）醉莫入房

酒为大辛大热之品，适量微饮，可通经活血，调畅情志。但若饮酒过度，则易灼伤胃肠，损伤肝肾。《素问·上古天真论》云："以酒为浆，以妄为常，醉以入房，以欲竭其精，以耗散其真。不知持满，不知御神，务快其心，逆于生乐，起居无节，故半百而衰也"。《千金要方·道林养性》说："醉不可以接房，醉饱交接，小者面（黑干）咳嗽，大者伤绝血脉损命"。《三元延寿参赞书》亦说"大醉入房，气竭肝伤，丈夫则精液衰少，阳痿不起，女子则月事衰微，恶血淹留。"可见醉酒入房，有害身心，长期如此，更会伤肾耗精，引起各种病变。临床常见早泄、阳痿、月经不调等病，而且酒精可损害精子和卵细胞，更不利于后代健康。另外，酒醉后欲火难禁，行为失控，易致房事不和谐。因此，醉酒不易行房事。

（二）七情劳伤禁欲

当人的情志发生剧烈变化时，如暴怒、大喜、惊恐、悲伤时，可使脏腑气机失调，阴阳失衡，此时行房有损健康。应在舒畅情志，调理气血，使精神愉快、体力充沛后，房事才能完美和谐。若七情过极而行房事，不仅易引起本身疾病，如果受孕还会影响胎儿的生长发育。另外，劳倦过度宜及时休息调理，若又以房事耗精血，必致机体脏腑虚损，造成诸多病变。《千金要方·房中补益》指出："人有所怒，气血未定，因以交合，令人发痈疽……运行疲乏来入房，为五劳虚损，少子"。《三元延寿参赞书》说"恐惧中入房，阴阳偏虚，发厥自汗盗汗，积而成劳"。可见，只有在双方精神愉快、体力充沛的状态下，性生活才能完美和谐，无碍于身心健康。

（三）切忌强合

摄生家早就指出："欲不可强"。所谓"强"，即勉强，性生活是双方的事，任何一方都不宜勉强。勉强房事者，违犯了阴阳顺乎自然的法则，不仅会给心理上带来障碍，还会引起各种疾病。在两性生活中，不顾体力和情感，勉强行房，只会给男女间之关系带来不良影响，给身体造成危害。如《三元延寿参赞书》说："强力入房则精耗，精耗则肾伤，肾伤则髓气内枯，腰痛不能俯仰"，"体瘦尪羸、惊悸、梦泄、遗沥、便泄、阳痿、小腹里急、面黑耳聋"。

（四）病期慎欲

患病期间，人体正气全力以赴与邪气作斗争，若病中行房，必然损伤正气，加重病情，导致不良后果。若病中行房受孕，对母体健康和胎儿危害极大。《千金要方·养性序》指出："疾病而媾精，精气薄恶，血脉不充，既出胞脏……胞伤孩病而脆，未及坚刚，复纵情欲，重重相生，病病相孕"。这说明病中行房受孕，胎儿易患遗传性疾病，而且"重重相生，病病相孕"，代代相因，贻害无穷。此外若在病后康复阶段行房耗精，使正气更难复原，轻者旧疾复发，重者甚或丧命。如《千金要方·伤寒劳复》说："病新差，未满百日、气力未平复，而以房室者，略无不死……近者有一士大夫，小得伤寒，差已十余日，能乘马行来，自谓平复，以房室，即小腹急痛，手足拘挛而死"。现代医学证明，适度而和谐的性生活可给男女双方带来好处。有些慢性病患者，也非一概不能行房事，但决不可多欲。如结核病、肝脏病、肾病等慢性病人，房事过度可促使旧病复发或恶化。一定要视病之轻重，适量掌握。凡病情较重，体质又弱者，应严格禁欲。

（五）饱腹禁房事

元代《三元参赞延寿书》云："饱食过度，房事劳损、血气流溢，渗入大肠，时便清血，腹痛，病名肠癖。"这和《素女方》的观点相似，尤其指出饱后交合使气血渗入大肠，造成便血，致诱发阑尾炎、肠癌等疾病。

（六）妇女房事禁忌

妇女具有特殊的生理特点，即经期、孕期、产期及哺乳期，这是正常的生理现象。针对妇女的特殊生理，古代医家和摄生家提出了一些具体房中保健要求。

1.经期禁欲

《千金要方·房中补益》指出："妇人月事未绝而与交合，令人成病"。月经期性生活，易引起痛经、月经不调、子宫糜烂、输卵管炎、盆腔感染或宫颈癌等多种疾病，影响女方身体健康。

2.孕期早晚阶段禁欲

妇女在怀孕期间，对房事生活必须谨慎从事，严守禁忌。尤其是妊娠前三个月和后三个月内要避免性生活。早期房事易引起流产，晚期房事易引起早产和感染，影响母子健康。《保产要录》指出："则两月内，不露怒，少劳碌，禁淫欲，终身无病"，明代医家万全亦指出："孕而多堕者，男子贪淫纵情，女子好欲性偏"。《傅青主女科》亦说"大凡妇人怀妊也，赖肾水荫胎，水源不足，则水易沸腾，加之久战不已，则火为大劫，再至兴酣癫狂，精为大泄，则肾水溢涸，而龙雷相火益炽，水火两病，胎不能固而堕矣"。孕期妇女需要集中全身精血育养胎儿，房事易耗损阴精，若不珍藏摄敛，则母体多病，胎儿亦难保全，故怀孕期间必须节制房事。

3.产期百日内禁欲

孙思邈在《千金要方·妇人方》中明确指出："至于产后，大须将慎，危笃之至，其在于斯。勿以产时无它，乃纵心恣意，无所不犯，犯时微若秋毫，感病广于嵩岱……所以，妇人产后百日以来，极须殷勤忧畏，勿纵心犯触，及即便行房。若有所犯，必身反强直，犹如角弓反张，名曰褥风……凡产后满百日，乃可合会，不尔至死，虚羸百病滋长，慎之。凡妇人皆患风气脐下虚冷，莫不由此早行房故也"。孕妇产后，体质虚弱，抵抗力低下，需要较长时间的补养调理，才能恢复健康。同时产褥期恶露未净，若再行房事，更伤精血，邪气乘虚而入，引起多种疾病。故产后百日内必须严戒房事。

4.哺乳期内当节欲

在哺乳期内，喂养幼儿需要大量营养价值高的母乳。乳汁乃母体气血所化，若房劳过度，损伤气血，乳汁化源不足且质量不佳，则影响婴儿的正常发育。孙思邈《千金要方·少小婴孺方上》指出："毋新房以乳儿，令儿羸瘦，交胫不行"，特别是"其母遇醉及房劳喘后乳儿剧，能杀儿也"。因此，在哺乳期应节制房事。

二、行房天忌

所谓"天忌"，是指在自然界某些异常变化的情况下应禁止房事活动。"人与天地相应"，自然界的剧烈变化能给人很大的影响。如《吕氏春秋·季春记》云："大寒、大热、大燥、大湿、大风、大震、大雾七者动精则生害矣。故摄生者，莫若知本，知本则疾无由生矣"。自然界的剧烈变化可致人体产生精神情绪变化，亦可干扰人体功能。此时行房，可致人体阴阳失衡，气血逆乱。《千金要方·房中补益》指出："弦望晦朔，大风、大雨、大雾、大寒、大暑、雷电霹雳、天地晦冥，日月薄蚀，虹蜺地动，若御女者，则损人神不吉，损男百倍，令女得病，有子必癫痴顽愚瘖哑聋聩，挛破盲眇，多病短寿"。古代摄生家多认为在自然界剧烈变化之时进行房事，不仅影响男女双方的身体健康，如果受孕生子，还有可能致胎儿先天性疾病或孕妇出现临盆难产等情况。从现在的临床观察情况来看，婴幼儿的先天性疾患，皆与孕前的生活环境或孕期感染等因素有关，这说明房事生活应充分注意自然界的异常变化。

三、行房地忌

所谓"地忌"就是指要避免不利于房事活动的不良环境。如《千金要方·房中补益》所说日月星辰火光之下，神庙佛寺之中，井灶圊厕之侧，塚墓尸枢之傍等，一切环境不佳之处均应列为禁忌。不良的环境可影响男女双方的情绪，有损房事质量，甚至造成不良后果，在心理上留下阴影。在安静、干扰少、面积较小的房间、室内光线明暗适度、温度适宜、空气较为流通、卧具干净的环境下行房才对健康有益。

房事保健对人类健康长寿至关重要，正常的房事生活是人们幸福生活中不可或缺的一部分，而错误的房事活动却可给人们造成苦恼和灾难。中国古代摄生家和医家对房中保健做了比较系统的阐述，指出了诸多理论原则和具体方法，以及有关禁忌，为我们揭开性生活的神秘面纱提供了极大帮助，我们研究和学习房事保健知识是为了使人类能够得到正确的指导，从而达到提高人口素质和人类健康长寿的目的。

第十一章 运动摄生

中国传统运动摄生是在中国古代摄生学说指导下逐步形成的多种体育活动和健身功法的总称，是中国传统摄生学的一个重要分支。据文字记载，其最早可追溯到甲骨文，具有体育和医疗的双重属性。简单地说，运动摄生法是通过适量的运动来保摄生命的方法。古人称运动摄生法为动形，即运动形体（身体）的方法属传统摄生学中的六大摄生方法之一。适量的活动可以活动筋骨、调节气息、畅达经络、疏通气血、调和脏腑、增强体质而使人健康长寿。"户枢不蠹，流水不腐"，生命亦复如是，在于不断运动，动则身健，不动则体衰，机体在这种阴阳对立统一中和谐地更替。

第一节 运动摄生原理

运用传统的体育运动方式进行锻炼，以活动筋骨、调节气息、静心宁神来畅达经络、疏通气血、和调脏腑，达到增强体质、益寿延年的目的，这种摄生方法称为运动摄生，又称为传统健身术。人之气血，贵在升降出入有常，运行不息，故善摄生者，必调和气血，而运行气血的一个重要途径就是多运动。中医运动摄生的内容极为丰富，种类甚广，方法极多，如气功、导引、五禽戏、八段锦、太极拳、按摩、散步、慢跑、登山等。

一、运动摄生作用机理

中医将精、气、神称为"三宝"，与人体生命息息相关。运动摄生则紧紧抓住了这三个环节，调意识以养神，以意领气；调呼吸以练气，以气行推动血运，周流全身；以气导形，通过形体、筋骨关节的运动，使周身经脉畅通，营养整个机体。如是，则形神兼备，百脉流畅，内外相和，脏腑协调，机体达到"阴平阳秘"的状态，从而增进机体健康，以保持旺盛的生命力。

现代科学研究证明，经常而适度地进行体育锻炼，对机体有如下好处：

（1）可促进血液循环，改善大脑的营养状况，促进脑细胞的代谢，使大脑的功能得以充分发挥，从而有益于神经系统的健康，有助于保持旺盛的精力和稳定的情绪。

（2）使心肌发达，收缩有力，促进血液循环，增强心脏的活力及肺脏呼吸功能，改善末梢循环。

（3）增加膈肌和腹肌的力量，促进胃肠蠕动，防止食物在消化道中滞留，有利于消化吸收。

（4）可促进和改善体内脏器自身的血液循环，有利于脏器的生理功能。

（5）可提高机体的免疫机能及内分泌功能，从而使人体的生命力更加旺盛。

（6）增强肌肉关节的活力，使人动作灵活轻巧，反应敏捷、迅速。

正因如此，勤运动，常锻炼，已成为广大人民健身防病的重要措施。

二、运动摄生的原则

（一）强调动静结合

动静结合是运动摄生的基本原则。人在日常生活中，离不开动和静两种状态。《黄帝内经》摄生学十分重视形体与精神的整体调摄，提倡形神共养，认为动以养形，静以养神，动静结合才能"形与神俱，而尽终其天年"（《素问·上古天真论》）。从原则上讲，"动"是指运动形体而言，"静"是以精神内敛而言。实际上无论我们完成任何一项动作，都是动与静的有机结合，有的是外动内静，有的是外静内动，只不过是从形式上看以哪种方式为主的问题。

"动以养形"是指运动可促使人体气血充盛、百脉畅达、精气流通，能够增强人体生理的气化作用，以及气机的升降出入，提高人体抗病能力，使得机体强健而却病延年。《素问·上古天真论》的"独立守神，肌肉若一"就是形神兼养这一原则的体现。"静以养神"是指保持心情的宁静、专一，能使脏腑之气机协调，真气充沛，形体强壮而无病患。

《黄帝内经》明确指出"静则神藏，躁则消亡"，"欲延生者，心神宜恬静而无躁扰"。因此，不能因为强调动而忘了静，要动静兼修，要动静适宜。运动时，一切顺乎自然，进行自然调息、调心，神态从容，摒弃杂念，神形兼顾，内外俱练，动于外而静于内，动主练而静主养神。这样，在锻炼过程中内炼精神、外炼形体，使内外和谐，体现出"由动入静"、"静中有动"、"以静制动"、"动静结合"的整体思想。

（二）掌握运动摄生的要领

传统运动摄生的练功要领就是意守、调息、动形的统一。这三方面中，最关键的是意守，只有精神专注，方可宁神静息，呼吸均匀，导气血运行。三者的关系是：以意领气，以气动形。这样，在锻炼过程中，内炼精神、脏腑、气血；外炼经脉、筋骨、四肢，使内外和谐，气血周流，整个机体可得到全面锻炼。

（三）提倡持之以恒

人贵有志，学贵有恒，做任何事情，要想取得成效，没有恒心是不行的。古人云：

中医治未病旨要

"冰冻三尺，非一日之寒"，说的就是这个道理。这就说明，锻炼身体非一朝一夕之事，要经常而不间断，三天打鱼两天晒网是不会达到锻炼目的的。运动摄生不仅是身体的锻炼，也是意志和毅力的锻炼。如果因为工作忙，难以按原计划时间坚持，每天挤出10分钟、8分钟进行短时间的锻炼也可以。若因病或因其他原因不能到野外或操场锻炼，在院内、室内、楼道内做做原地跑、原地跳、广播操、太极拳也可以。无论如何不能高兴时练的累死累活，兴奋过去多少天都不练。这样是达不到锻炼效果的。

（四）运动适度，不宜过量

若运动后食欲减退，头昏头痛，自觉劳累汗多，精神倦怠，说明运动量过大，超过了机体耐受的限度，会使身体因过劳而受损。孙思邈在《千金要方》中就告诫人们："养性之道，常欲小劳，但莫大疲及强所不能堪耳。"那么，运动量怎样掌握才算合适呢？一般来说，以每次锻炼后感觉不到过度疲劳为适宜。也有人以脉搏及心跳频率作为运动量的指标，若运动量大，心率及脉率就快。对于正常成年人的运动量，以每分钟心率增加至140次为宜；而对于老年人的运动量，以每分钟增加至120次为宜。

（五）舒适自然，循序渐进

为健康而进行的锻炼，应当是轻松愉快的，容易做到的，充满乐趣和丰富多彩的，人们才愿意坚持实行，即"运动应当在顺乎自然和圆形平面的方式下进行。"这是美国运动生理学家莫尔豪斯的结论。在健身方面，疲劳和痛苦都是不必要的，要轻轻松松地渐次增加活动量，"不能一口吃个胖子"。正确的锻炼方法是运动量由小到大，动作由简单到复杂。比如跑步，刚开始练跑时要跑得慢些、距离短些，经过一段时间锻炼，再逐渐增加跑步的速度和距离。

（六）运动时间，因时制宜

一般来说，早晨运动较好，因为早晨的空气较新鲜，而室内的氧气经过一夜的睡眠后，大部分被人吸收了，二氧化碳的浓度相对增多，到室外空气清新的地方进行运动锻炼，即可把积聚在身体内的二氧化碳排出来，吸进更多的氧气，使身体的新陈代谢增强，为一天的工作打好基础。此外，午睡前后或晚上睡觉前也可进行运动，以消除一天的紧张，轻松地进入梦乡，但运动不要太激烈，以免引起神经系统的兴奋，影响睡眠。总之，许多健身运动，随时都可以做，多少做些，都是有益的。但稍微剧烈的运动，不要在吃饭前后进行，因为在饭前呈现饥饿状态，血液中葡萄糖含量低，易发生低血糖症；饭后剧烈运动，大部分血液到肌肉里去，胃肠的血液相对减少，不仅影响消化，还可引起胃下垂、慢性胃肠炎等疾病。

（七）运动项目，因人制宜

对于老年人来说，由于肌肉力量减退，神经系统反应较慢，协调能力差，宜选择动作缓慢柔和、肌肉协调放松、全身能得到活动的运动，像步行、太极拳、慢跑等。而对于年轻力壮者可选择运动量大的锻炼项目，如长跑、打篮球、踢足球等。此外，每个人工作性质不同，所选择的运动项目亦应有差别，如售货员、理发员、厨师要长时间站立，易发生下肢静脉曲张，在运动时不要多跑多跳，应仰卧抬腿；经常伏案工作者，要选择一些扩胸、伸腰、仰头的运动项目，又由于用眼较多，还应开展望远活动。总之，运动项目的选择，既要符合自己的兴趣爱好，又要适合身体条件，对脑力劳动者来说，宜少参加一些使精神紧张的活动，而体力劳动者则应多运动那些在职业劳动中很少活动的部位。

二、运动摄生的特点

（一）运动摄生是在古代哲学观统驭下，在中华传统中医理论指导下，不断提升人体生命质量，促进身心健康，预防病患，进行延年益寿的健身运动

运动摄生中所涉及的天与道、性与命、气与精、形与神、动与静……皆属于古代哲学范畴，是指导人们认识摄生与人、与自然、与社会的关系及其发展规律的思维方式和理论指导。与此同时，运动摄生又是借用中医的阴阳、五行、藏象、经络等理论为基础，以养精、炼气、调神、培元固本为养护生命，提升生命质量的基本要旨，以"动养形，静养神"为基本活动方式。运动摄生形体活动的开、阖、升、降、虚、实、动、静的每招每式皆与中医理论紧密相连。在中医理论的指导下，自觉的有意识、有行动、有方法、有层次地预防和治疗病患，促进身心平衡发展，以实现健康长寿之目的的实践活动。

（二）融中国和西方摄生文化精髓，摄生手段为一体，方法具有特异性

运动摄生是华夏历代有识之士在实践的基础上，总结、吸收、融合儒家的礼仁并重，形神兼具，以动摄生，以静养心，修身治固；道家的道法自然，重人贵生，调神养形，神形并重；阴阳家的阴阳对立统一，天人协调；佛家的调身、调息、调心的禅修等摄生文化的智慧结晶，以及吸收西方摄生文化中"生命在于有氧运动"，"用进废退"挑战自我等理念，汇集按摩、针灸、导引、角力、气功、武术、现代有氧运动、休闲娱乐运动、民族习俗运动为一体的独具中华民族特色的养护人体生命、强魄健体、防病治病、延年益寿的理论与方法手段，既千姿百态，又方术异彩；既喜闻乐用，又效果凸显，呈现其独具的特异性。

（三）运动摄生讲究"天人合一"观，强调人与己、人与人、人与自然、人与社会和谐

《黄帝内经·素问·宝命全形论》云："天覆地载，万物悉备，莫贵人。人以天地之气生，四时之法成"。《黄帝内经·素问·宝命全形论》又云：人是大自然的造化，也是

大自然的宠儿。人又是社会的主人，社会的一切活动（社会制度、法律、经济、文化、教育、民族宗教、家庭与职业等）皆是人的活动。人的社会行为又都是在一定的政治关系、经济关系、法律规范关系、道德伦理关系、文化教育关系的互动网络中，亦在一定的纷繁复杂、变化多端的社会中进行。

　　运动摄生是人（主体）对人（客体）生命奥秘不断发现、不断认识、不断探析、不断总结进程中，实施养护人体生命，提升人体生命活力，防病治病，促进健康长寿的实践活动，它必定与人、与自然、与社会紧密相连。从春秋战国始，流传至今的摄生宝典——《黄帝内经·灵枢·本神》就提到："智者之养生也，必顺四时而适寒暑，和喜怒而安居处，节阴阳而调刚柔；如是，则避邪不至，长生久视"。其核心思想就是强调人的形体与精神的和谐，人与自然的和谐，人与社会的和谐。性命和则生，人物和则亲，人天和则灵，"导引令和，引体令柔，气和体柔，长生可求"，殊不知，运动摄生即天道，天道即人道。

　　（四）运动摄生注重意念、调息、调形的一致性

　　张景岳的《类经》曰："人禀天地阴阳之气以生，借血肉以成形，一气周流于其中以成其神，形神俱备，乃为全体"。人体是由"内动"——心、意、气等内在的情志活动和气息运动"外动"——手、眼、身、步等形体活动合一而进行生命运动。

　　意念是指以人脑思维的专注，注意力集中，情绪安定；调息是指配合身体肢体活动时，呼气节律的轻、重、缓、急的调节；动形即是形体的运动。运动摄生即由形体运动、呼吸锻炼、意念运用三者协调配合，达到以意领生命之源的元气；以气动形，形神一致，意气相随，形气相感，动静得宜，达到意、气、形的统一和谐，实现内炼精神、脏腑、气血；外练经脉、筋骨、四肢，内动和外动和谐，气血畅通，促进人的机体得到全面、平衡的锻炼，以达精气神三宝相聚，身心性命相平衡，进而不断提升人体生命活力。

　　（五）动静互涵、性命双修、形神共养

　　《类经附翼·医易》曰："天下之万里，出于一动一静。动与静是物质运动的两种不同表现形式，是人体生命活动及生理活动的辩证统一。人体生命运动始终保持着动与静的和谐状态。人体的形为静属阴，而功能为动属阳。动为健，静为康，动以养形，静以养神；柔动生精，精中生气，气中生精，相辅相成。因此"神生形，形生神，形不得神不能自生，神不得形不能自成，形神合同，更相生成"（《老子·西升经》）。无形神以无生，无神则形不可活。形为神之宅，神是形动的主宰。运动摄生动静互涵中，特别注重形神共养，既注意形体的保养，与此同时也注意精神的摄养；既要促使形体健壮，也要促进精神愉悦、充沛，两者相互作用，相得益彰，促进人身三件宝——

精、气、神，在形体动静互涵中得到均衡发展。

先人云："神气虽有二用，性命则当修也"。性生成于心，情由性生，性命相关。性无命不立，命无性不灵，性命互根，密不可分。运动摄生在动静结合中，既修炼心性，启智开慧，又修炼精气神，强身健体。因此，运动摄生既修性，又修命，性命双修。修命强身健体是修性启智开慧的前提基础，是达到启智开慧不可逾越的必经之路，而启智开慧则是修命强身健体，实现洞察人生、面对人生、健康人生、和谐人生的必然结果。

三、运动摄生的优点

（一）简单方便，易于掌握

现代科学认为，一个方法越简单、越实用，就越能体现出它的使用价值。中医运动摄生学的方法很多，如静坐、吐纳、导引等，简单易学，甚至有些就是一些基本技能和日常运动形式。只要能按照要求或顺其自然、脚踏实地去做，都能很快掌握，并能收到良好的治疗效果。

（二）经济适用，灵活多样

运动摄生的方法多种多样，可以贯穿在日常生活的方方面面，行、站、立、坐、卧均有不同的运动方法，可以灵活的掌握并运用，这是运动摄生的灵活性。其灵活性是前提基础，实用性是关键。运动摄生不受时间、地点限制，经济负担小，既实用又有效。

（三）寓练于乐，娱乐身心

各种运动摄生的方法都离不开运动的形式，在运动当中保持乐观的心态，这是中医运动摄生中重要环节。无论是运动还是娱乐都是摄生防病的必要条件，在娱乐中尽享运动带来的健康，在运动中体验愉快的人生乐趣。

（四）防病强身，治病祛疾

中医学认为"无病先防，既病防变"乃强身健体之本。中医运动摄生充分体现了这一预防观。平时注意锻炼身体，使人之气血充盛，经络畅通，脏腑功能增强，从而起到摄生防病的作用。一旦患病以后，应以积极的态度，通过运动来调动机体的功能，防止疾病的进一步发展及转变，这便是中医运动观的中心内容。

第二节　运动摄生与体质

体质影响着人对自然、社会环境的适应能力和对疾病的抵抗能力，以及发病过程中对某些致病因素的易感性和病理过程中疾病发展的倾向性等，进而还影响着某些疾病的症候类型和个体对治疗措施的反应性，从而使人体的生、老、病、死等生命过程，带有明显的个体特异性。因此，运动只有根据个体体质的不同，选择最适合自己的科学运动方式，才能起到强身健体、延缓衰老的目的。

同一运动项目，同样的运动量，在不同的人身上往往可出现截然相反的结果。例如同样是跑 1500 米，跑的速度也完全一样，健康的中青年人往往不觉得很疲劳，跑后稍事休息即可恢复体力，无疑对健康也是有益的；但对老年人来说，则这样的跑步将会大大加重其心肺的负担，于健康不利，有些甚至还可危及生命。因此，不同年龄、性别的人，采用运动摄生的方法及运动量应有区别。一般地说，年轻人可选择一些运动较剧烈，运动量较大的方法来锻炼，而中老年人及妇女则宜选用一些运动较和缓沉稳而运动量较小的方法。也就是说，运动摄生要因人而异。

（一）中年人

一般认为，35~60 岁是中年期。中年人一方面生理功能处在成熟、平衡、稳定和较为健全的时期，另一方面又进入了某种生理的衰退过程。这种衰退的速度和程度，与是否坚持适当的运动锻炼有着密切的关系，适宜的运动锻炼有助于增进中年人的健康，延缓身体的衰老。

适合中年人身体特点的运动摄生项目有健身操、太极拳、五禽戏、慢跑、散步、登山、游泳等。健身操是一种极为简便易行的锻炼方法，特点是能使全身活动，身体得到均衡的锻炼发展，而且动作可简可繁，可快可慢，运动范围可大可小，运动量容易调整。太极拳、五禽戏是在我用传统摄生理论指导下发展起来的，其特点在于注重调心养神，做到动中求静，形神合一。这类运动多是用意不用力，用力不过力，因而不会因运动量过度而伤害身体。慢跑主要是锻炼耐力，可根据各人的具体情况，速度可稍快，也可稍慢，跑的距离也可长可短。对于初锻炼的人来说，也可采取跑走相交替的办法。跑步时应用脚的前半部着地，并尽量用鼻吸气，这样会使肌肉放松，跑得轻快。对大多数中年人来说，不宜参加马拉松及越野赛等活动。散步适用于刚刚开始运动锻炼的中年人，其运动量可根据要求随意控制，一般散步的速度以不低于每分钟80~100 步为宜。登山览胜，既能锻炼体力，又可怡养心神，可根据身体及自然条件安排进行，有条件者每周 1 次最好，也可按春夏秋冬四季每季度一次。总以量力而行，适可而止为要，切忌逞强好胜，以免过度疲劳对身体有害。游泳是锻炼心肺功能的很好方式，同时还可以活动筋骨肌肉，凡是会游泳者，应坚持参加游泳锻炼。不过应事先进行体格检查，身体合格者方可参加，而且最好能结伴而行，以便相互照顾。其他如骑车、划船，球类运动等，都可根据各人的专长选择运用。

中年人参加运动应选择合适的运动量，合适的运动量主要是根据运动时心率的变化及自我感觉来控制的。合适的运动量，心率应控制在适宜心率范围内（表11-1）。心率不足适宜心率，表明运动量尚不足，可以适当加大；超过适宜心率，表明运动量偏大，应适当减小。如前所述，运动后自我感觉精神振作，饮食、睡眠正常者，表示运动量适中。若运动后自我感觉疲乏，食欲减退，睡眠不好者，提示运动量过大，应作适当的调整。

表 11-1　中年人运动时的极限心率及适宜心率参考值

年龄（岁）	35	40	45	50	55	60
极限心率（次／分）	160	155	150	145	140	135
适宜心率（次／分）	132	126	124	120	116	112

中年人运动尚须注意以下几点：

（1）要克服劳动即能代替摄生运动的错误思想。中年人从事体力劳动的机会较多，特别是体力劳动者，但劳动并不能代替摄生运动。因劳动带有专业性，使某些系统或器官活动较多，而使其他一些系统或器官的功能削弱，甚至受抑制。摄生运动则往往是全面的运动，它使人体各个系统及内脏均得到适当的活动，因而对人体来说是一个全面的锻炼。

（2）要克服自恃一向身体健康，运动与否无关紧要，以及认为自己身体素弱，从而悲观失望的错误看法。虽然身体一向健壮，但若不注意运动锻炼，则之前强壮的身体会逐渐变得孱弱。而平素体质较弱，只要树立信心，坚持运动锻炼，天长日久，不难得到一个强壮的体魄。

（3）对脑力劳动者来说，宜少参加一些使精神紧张的运动，而体力劳动者则应多运动那些在职业劳动中很少活动的部分。有高血压者，以少运动上肢，多运动下肢为宜，在运动中也忌垂头过肩。

（二）老年人

一般认为，60岁以上为老年期。老年人处于身体脏腑组织功能衰退的时期。在老年期人体可以出现以下一些变化：心脏输出血量减少，血流缓慢，呼吸功能减弱，肺活量降低，骨骼变脆，肌肉逐步萎缩，韧带松弛变长，反应迟钝，行动不灵活等。在老年期脏腑组织衰退的速度与程度同样与是否坚持适当的运动锻炼有着密切的关系。坚持适当的运动锻炼，有助于提高心肺的功能，改善体内物质代谢，从而延缓人体老化的速度。

适合老年人的运动项目主要有太极拳、八段锦、气功、慢跑、散步、健身球等。老年人打太极拳，除注意要动作柔和连贯、体态松静自然、形意相随之外，还应特别注意根据自己的身体状况选择合适的架势。体质较强的人可选择较低的架势，每次可做完整套动作；体质较弱的人则宜取稍高的架势，可以根据体力状况只做部分或全部的动作。八段锦是我国传统的运动锻炼项目之一，其特点是动作舒展，运动量不很大，因而尤其适宜于老年人。慢跑是一种简单易行，比较适合于老年人锻炼的运动，但采用这种运动方法前最好能进行一次体格检查，如能在医生指导下锻炼则更为有利。跑前一定要做好准备活动，跑完要做整理运动。每天坚持散步对老年人尤为适宜，一般每次散步不应少于 20 分钟，这对预防或改善老年人的心肌缺血状况有很大帮助。健身球运动是我国特有的一种运动摄生方法，能够通调经络，行气活血，从而延缓脑组织的老化进程。

老年人参加运动更应注意选择适宜的运动量，一般可根据个人的身体状况，选择中等或较小的运动量，不宜采用较大的运动量。较大运动量的心率一般是 125±35 次/分，中等运动量的心率为 110~120 次/分，较小运动量的心率为 90~100 次/分。不同年龄老年人运动时的适宜心率参考值如下表（表 11-2），可供运动时参考。一般刚开始运动锻炼的老年人应从较小的运动量开始，可以每天坚持散步 20 分钟，以后逐渐增加步行速度。开始参加运动锻炼的老年人要切记不可竭尽全力地去运动，要留有余地，一般只应使用全力的 50%~60%，以免骤然消耗体力太多而带来意外。

表 11-2　老年人运动时的适宜心率参考值

年龄（岁）	60	65	70	75	80	85	90
适宜心率（次／分）	96~112	93~109	90~105	87~102	84~98	81~95	78~91

老年人运动尚须注意以下几点：

（1）老年人可以根据个人的身体条件及爱好从上述运动方法中选择 1~2 项进行锻炼，没有必要采用很多种的运动方法，关键在于持之以恒。

（2）在疾病治疗期间，未经医生许可，不能参加运动锻炼。以往很少参加运动锻炼的人到了老年，如果想参加一些自己未参加过的运动锻炼，应在医生指导下进行。

（3）在运动锻炼中，如果出现胸痛、气喘、心慌、头痛、头晕等情况，应立即停止锻炼，必要时请医生诊治。

（4）70 岁以后的老年人即使身体没有什么异常，也不能参加过分激烈的运动，长时间的跑步也不宜。

（三）妇女

运动摄生对妇女同样也是适宜的，坚持运动锻炼的妇女不仅体格健壮，而且很少患病。如美国哈佛公共卫生学院和人口研究中心对 5000 多名以前是运动员的女大学生的多年调查研究表明，从青年期就开始锻炼，并持之以恒，可以大大降低患乳腺癌和生殖器癌的危险。不过妇女不仅相貌、体型与男子有别，而且还有月经、妊娠、分娩、哺乳等一系列的特殊生理变化，因此妇女参加摄生运动应考虑到这些生理特点。

适合妇女的运动摄生项目往往随其不同年龄以及月经、妊娠、分娩等不同生理变化而有不同。这里着重介绍妇女特定的不同生理变化时适用的运动摄生项目。妇女月经期，如果身体健康，月经正常，又无特殊反应，可适当参加健身操、太极拳、羽毛球、乒乓球等运动，以改善身体的血液循环，包括盆腔的血液循环，利于经血的排出。倘若月经过多或月经来潮时反应剧烈，则宜暂停运动。妇女妊娠期的前三个月由于受精卵与子宫结合不紧，容易流产，所以只能参加一些运动量较小的项目，如散步、气功中的放松功等。有习惯性流产者，在此期间不宜参加运动。在妊娠期的 4~6 个月之间，可根据体力参加散步、妊娠期健身操等，妊娠 7 个月至分娩，此期胎儿增大显著，体重增加，身体重心前移，难以维持平衡，心肺负担加重，因此在此期内多采用妊娠期健身操中的卧位动作，以避免疲劳。尤其在临产前一个月，应适当减少运动量。产褥期若无发热、出血，也没有心、肺、肝、肾等内脏疾病以及代谢功能失调等疾病，一般顺产在产后约 16 小时即可开始做产后健身操，以促进体力和功能的恢复。妇女月经期、妊娠期以及产褥期摄生运动的运动量掌握，总以动作注意轻缓柔和，不感到疲劳为度。

妇女参加运动尚须注意以下几点：

（1）月经期运动量宜轻，禁忌游泳，以免过度消耗体力，降低机体抵抗力，而发生其他疾病。

（2）对妊娠期妇女参加运动，应注意适当限制其运动量，并加强监护，要防止运动量过大而引起流产或早产。

（3）产褥期妇女参加摄生运动应注意身体康复情况量力而行。一般可从简单的运动量较小的运动开始，逐步加大运动量。

第三节　运动摄生流派

中国的摄生思想是根植于中国的传统文化，并伴随着我国传统文化的成长而逐步形成的。在传统摄生文化发展的千年历史中，逐渐融合了自然科学、人文科学和社会科学等诸多因素，最终集成了中华民族数千年摄生文化。传统的运动摄生法，形式一样，种类甚繁，有一招一式的锻炼方法，也有众人组合的并带有竞技性质的锻炼方法；

有形成民间民俗的健身方法；也有自成套路的健身方法。不论是哪一种运动形式，都因有摄生健身的作用而为人们所喜爱，故能流传至今，经久不衰。

一、医家摄生派

医家摄生派是指以中医药理论为指导，运用药物、饮食（后期还包括医家气功）等为主要摄生手段的摄生流派。这是一个庞大的体系，因主要手段的不同，又有许多分支。以饮食调养为主者，称为食养派；以药物调养为主者，则称为药物摄生派。

医家摄生派以防治疾病、保健强体为目的。在我国现存最早的经典著作《黄帝内经》中记载了五种医疗方法，即砭石、毒药、灸、九针、导引按跷等。导引按跷即古代摄生方法。现代流行的绝大部分健身摄生方法，如放松功、内养功、强壮功、五禽戏、保健功等，都是以医疗保健为目的，不论其来源如何，都可以算作医家摄生方法。

二、儒家摄生派

儒家摄生观，是一种"以心为主"的摄生体系，其力图通过"寿"、"健"而达到"道"的目的，其强调的是心性的道德主体作用，是以人为形，气与心一体的三相之有机体。在中国医学摄生史上，儒家文化曾极大地促进和丰富了中医摄生文化。

儒家摄生讲究坐忘，以静坐修身养气为目的。何谓坐忘？"堕肢体，黜聪明，离行去知，同于大通，此谓坐忘。"这说明坐到忘掉一切，不知自己的躯体的存在，所以郭沫若在《静坐的功夫》短文中指出："静坐这项功夫，在宋、明诸儒是很注重的，论者多以为是禅来，但我觉得当溯源于颜回。《庄子》上有颜回'坐忘'之说，这就是我国静坐的开始。正统的儒家宋明理学派，如程颐、程灏、朱熹等讲静坐修养身气"。程灏强调"只闭目静坐，可以养心"。朱熹提倡"半日静坐，半日读书"。总之，读书人提倡的静坐养气之类的功夫，都可称为儒家健身摄生，代表功法如坐忘法。

三、道家摄生派

道家摄生是以抱一守中、修炼成丹，达到性命双修、返璞归真为目的。道家修炼摄生始于老子和庄子，主张"道法自然"，"虚静无为"，道家常用的导引、吐纳、抱一、炼丹、胎息等摄生方法都是"修道和养寿"的。具有代表性的道家健身功法，如华佗的"五禽戏"、马王堆出土的"导引图"胎息经、八段锦、太极拳等均属此类。道家摄生观具有形神兼顾、虚静养神、顺应自然、修身养性、性命双修等摄生特点，它们在两千多年漫长的中国传统摄生学历史进程中，不但形成了自己独特的理论体系，而且也积累了一整套实用的实践方法。其中天人合一，回归自然的生态智慧；返璞归真，反对异化的价值取向的摄生文化对现代社会有着深刻的启示。道家摄生观的方法原则主要有顺应自然、坚持守中、形神兼顾、内外齐养和动静结合。顺应自然是指摄生要遵循自然规律；坚持守中是指摄生活动要适度；形神兼顾是指身体和心理的协调发展；内外齐养是指摄生时身心并重；动静结合是指身体的运动和休息结合。这些摄生的方法原则基本体现了现代体育保健的基本要求。

道家摄生理论虽然有其深刻、理性、平等、自由等值得肯定的一面，但由于历史科学发展条件的限制等原因，在许多问题上仍存在片面性、理性不彻底、平等意识的不完备、自由观念的不现实等局限性和理论缺陷。

道家摄生观对现代社会的影响和启示是多方面的，对现代摄生保健、体育观念、体育教学、大众体育健身、中医学的形成与发展及构建现代和谐社会等多个领域来说，有着重要的启示和借鉴价值；同时，道家摄生通过情志调节、动静结合等特殊方式促进人体健康，特别适合于现代及未来社会中人们有效消除工业社会给人类健康带来的负面影响，对现代社会持续、健康发展是一种有效保证。因此，道家摄生观及方法是人类共同拥有的一笔宝贵的文化财富。但是，由于道家摄生思想的历史局限性，道家摄生思想的现代应用只能是选择性的。

四、佛家摄生派

佛家健身术源于禅定修心，为保证"坐禅"的顺利进行，便需要采取一些手段，以活动筋骨、疏通血脉，于是，逐渐形成了佛家的健身功法，其具有代表性的有摩易筋经、天竺国按摩法、心意拳、罗汉十八手、少林拳、禅密功等。

佛家强调精神解脱，净化心灵的修炼，所谓"四大皆空"，"普度众生"，以达到生死轮回的"涅槃"境界。小乘佛教注重戒、定、慧三学。所谓"戒"学是戒律，指趋善去恶等道德修养，以坚定的信念来控制自己的心理和行为。所谓"定"是指禅定，包括"止"、"观"两个方面。"止"是长久的把注意力停止于一点，以一念代万念，逐渐减少杂念和思维活动，已达到心如明净止水；"观"是以佛教哲学的理论来照察分析人生的根本问题及因果规律，证明"四大皆空"（地、水、火、风四种物质），从而获得心灵的净化和超脱，企图摆脱时间的一切烦恼，逐渐获得慧观，获得六通（天眼通、天耳通、他心通、宿命通、神境通、漏尽通等）。故戒定慧三学是在佛家身心修炼的基础上，达到健身养性的最高境界。

五、武术摄生派

人们从事武术练习，一般来说，是把健身、技击实用等作为主要目的。中国武术是一种身体运动形式，属于人体科学的一部分，而中国的人体科学是建立在传统医学——中医学的基础之上。健身武术的锻炼能够放松机体、平衡呼吸、安静大脑，并且直接作用于中枢神经以及自主神经系统，维持体内环境的稳定。健身武术是通过肢体的运动和冥想来刺激经络，并且配合正确的呼吸吐纳，同时还要遵循中医学理论来指导锻炼，在全方面的相互配合下完成的摄生方法。因此，学习武术，首先是强身增力，故无论何种功法，哪个流派，都着眼于健身。尤其是当代武术的发展，均以健身强身为目的，如徒手的诸种拳、掌、脚，使用器械的剑、棍、刀、枪、鞭、钩等，各有特色，各有所专。其主要的中医摄生作用主要表现为：

（一）调节阴阳

健身武术与中医一样，它运用阴阳学说来说明人体的组织结构、生理功能以及病理变化，并运用阴阳学说直接指导锻炼的各个方面。健身武术锻炼可以平衡阴阳，能够改善和消除阴阳失调的各种病症。

（二）锻炼脏腑

健身武术锻炼可以明显改善脏腑机能，它是通过调心的心理活动、调息的呼吸吐纳、调身的导引运动来协调脏腑功能的。如："六字诀"中的"嘘、呵、呼、泗、吹、嘻"，六种发音分别对应肝、心、脾、肺、肾和三焦；八段锦中的调理脾胃需单举，是通过一上一下的牵拉腹腔来调理脾胃和脏腑的作用；易筋经在运动过程中对"筋"的锻炼效果，可以通过经络"传递"到脏腑，起到锻炼、协调脏腑的作用；五禽配五脏，其中任何一戏的演练，主治一脏的疾患，又兼顾其他各脏等。正确的习练健身武术能够增强脏腑的功能，促进心主血脉、肺主气的功能，增强肝主疏泄的功能，提高脾胃运化、大小肠的功能，并且还能促进肝主筋、肾主骨的功能。

（三）疏通经络

健身武术与经络有着密不可分的联系。经络是气血运行的通道，经络分布在人体的体内、体表，错综联络，并且使内脏、四肢、五官、皮毛、筋肉、血脉等相互联系。经络不通则痛，脏腑组织器官得不到气血的滋养和温煦，会导致各种病症。健身武术的锻炼对经脉气血的运行，起着重要的生理作用。进行健身武术锻炼时，有以下几个方法来疏通经络：一是以意引气和导引行气的方法来疏通经络，使气血畅通、精气充实；二是通过注意力集中于某些腧穴进行锻炼，来调整特定经络气血的功能；三是通过意守和拍打等方法刺激特定的穴位，使达到疏通经络的作用。通过上述可以看出，健身武术的锻炼可促进经络疏通，减轻或消除各种病症。

（四）修养精、气、神

人身有三宝，即精、气、神，它构成了人体生命活动的主要物质。精、气、神三位一体，三者相互关联、互相促进。健身武术的锻炼对精气神三者的相互滋生与转化有着明显的促进作用。健身武术锻炼能够促进体内精、气、神这三者不断地充盈，逐渐达到精充、气足、神旺的功效。精气充足则脏腑组织器官功能健全，神旺则大脑和免疫功能健旺。健身武术是"内练一口气，外练筋骨皮"，这里的内练一口气就是指的精、气、神。健身武术的各功法中，"内练一口气"的方法各不相同，但基本上都是通过疏通经脉，炼气以养，涵养精神等逐步实现，其方法大多是通过对某些穴位、经络进行意守、存想和特定的呼吸方法来得以锻炼和调节。

六、民间摄生派

所谓民间摄生是指历代在民间流传的师徒相乘的各种摄生方法。这类健身法大多方法简便，器械简单，而活动饶有趣味性。如：运动量较小，轻松和缓的散步、郊游、荡秋千、放风筝、踢毽、保健球等；运动量适中的跳绳、登高、跑马、射箭、举石锁等。这些方法，多于娱乐中而有运动摄生的内容，亦无需人更多地指导、训练，简便易行，形式多样，是民间喜闻乐见的健身措施。

我国是多民族的国家，各个民族都有自己的风俗传统。其中以运动健身为目的的群众性活动，则是具有民族特色的健身方法。如拔河、龙舟竞渡、摔跤、赛马、跷板、走高跷、舞龙灯、跑旱船以及各种各样的舞蹈等，即属此类。这种运动的特点，人数众多，具有竞技性质，由于各民族的风俗习惯不同，各有特定的季节、时间来开展这种群众性、普及性的活动。

第四节　传统摄生功法

一、放松功

放松功是通过有步骤、有节奏地注意身体各部位，结合默念"松"字的方法，逐步地松弛机体，把全身调整得自然、轻松、舒适，以解除思想、身体的一些消极的紧张状态，使紧张与松弛趋于平衡；同时可使注意力逐步集中，杂念排除，心神安宁，有活跃气血、协调脏腑、疏通经络的作用，是能增强体质，防治疾病的一个静功功种。练功时一般可感觉身体像丝棉般松开，手脚温热，暖气四达。

放松功的重要意义还在于：

从病来说，气功所治的多是属于中医的"内伤病"，即由七情等情志活动，超越了正常生理活动范围，以致机体内部的不平衡，而造成紧张的情况有余、太过，所以放松功对以上原因所发生的溃疡病、高血压、神经衰弱等都有显著效用。

从功夫来说，只有在练好放松功的基础上，才能练好、掌握好其他功法。放松的姿势，才是最能持久的姿势；呼吸中贯彻松，才能避免使气则竭，屏气则伤的弊病；意念运用中松，才能避免执著、着意、着想；对待杂念时放松，才能不对杂念起厌恶，而易于驱散它；高度的入静，往往出现于较好的放松之后，所谓"易松易静"：周天功法中掌握了放松，才能避免武火烹练过甚，而造成走火偏差的出现，放松了的身体，是不会轻易外动不已的。

（一）练功要领

（1）松静互济。作为放松方法，体现在具体练功中，可以有内、外之分。在练功中所进行的解除身体、四肢、肌肉等紧张，是一种"外松"的表现；而解除呼吸、集中和运用意念方面的紧张，是一种"内松"的表现。放松功中所要求的静，有思想安宁、意念集中等内环境的静与外界环境的静两个方面。练功时要正确处理"内静"与"外静"的关系，要把"内静"当做主要的。但要心静又必须放松，在紧张的情况下是静不了的；反之，在不安静的情况下也是松不好的。两者有一个相互促进的关系，有一个易松易静、易静易松的辩证关系。但是能松、能静，都应该在自然的前提下进行，因势利导，这样能更好地又松又静，否则会出现追求执著等偏向。

（2）动静结合。动静结合既是指在练功安排上，强调静功与动功的密切结合，也是指在练动功时要掌握好"动中静"，在练静功时要体会"静中动"。由于放松功是静功，所以要在练放松功前做几节保健功，做时除保持外形动以外，要求逐步思想宁静，意念贯注在动作上，默计次数，以收动中求静的"集神"效用。

（3）练养相兼。练与养是练功过程中两种不同的状态。练是指在练功时，有意识地调整身体，摆好姿势，放松身体，掌握呼吸，集中并运用意念等一系列的过程。养是指经过上述一系列有意识的锻炼以后，所出现的身体轻松舒适，呼吸绵绵，心神宁静的静养状态。练功者就是要求不断地通过调整，而使自己在每一功中都能出现较好的静养状态—入静。以放松功来说，在进行松的时候是练，意守部位时是养；或者放松及意守部位都是练，而在这基础上出现的安静舒适状态是养。它们在一功里又往往是互相交替进行的。

（二）具体内容

第一步形与意合，身体松；

第二步意与气合，呼吸松；

第三步气气归脐，腹部松。

其中以身体松为基础。形是指身体，意是指练功意念。身体松的特点是使两者有意识地密切结合，互相推动，以保持"形神一致"，而把身体调整得自然、松弛、思想安宁。身体松的功法名称即三线放松功。三线放松功就是通过有步骤、有节奏地依次注意身体各部位，结合默念"松"的方法，逐步地放松形体，把全身调整得自然、轻松、舒适，以解除思想、机体上的一些紧张状态，使紧张与松弛趋于平衡协调。同时，使注意力逐步集中，杂念排除，心神安宁，以活跃气血，协调脏腑，并有助于增强体质，防治疾病。

三线放松是分人体两侧、前面、后面三条路线进行的，而每一条线上，都有一阴一阳两条经络，它们是：

第一条线：手少阳三焦经合手厥阴心包经；

第二条线：足阳明胃经合足太阴脾经，中间有任脉经；

第三条线：足太阳膀胱经合足少阴肾经，中间有督脉经。

每一条线的放松过程，都含有阴阳调节的意义。而三条线都从头部开始，一方面头部为诸阳之会，另一方面不少慢性病人的紧张点往往都集中在头部，所以从头部开始放松，有利于推动以次各部位的放松。三条线上都有一个止息点，它们都是经络上的穴位。

练放松功时，要注意避免反复出现的紧张现象。紧张现象的出现，往往出于下列原因：用意过重，硬要注意放松到细小部位，或硬要延长在止息点上的止息时间等，以致出现头部或眉间发胀的紧张情况。所以练放松功的注意事项，就是要顺其自然，不能执著，不要在一功中求得某种放松体会。如出现上述情况，可采取下列方法解除：①只进行整体放松；②轻轻睁开双目，张口缓缓呼气；③轻轻做动功中的拍头、摩额，或按摩头部一些部位，如头顶、太阳、两耳、耳后、面颊等处；④运转双目；⑤意守大脚趾。

二、保健功

保健功系根据传统导引整理改编而成。该功法是以自我按摩为主，辅以呼吸和意念活动的健身功法。其动作缓和柔韧，男女老少皆宜，既可以防治疾病，又有保健作用。唐·释慧琳说："凡人自摩自捏，伸缩手足，除劳去烦，名为导引"（《地经疏义》）。保健功就是这种"自摩自捏"的导引摄生法，其作用如明代摄生家高濂所说："……导引按摩之术，可以行气血、利关节辟邪外干，使恶气不得入吾身中耳。传曰'户枢不蠹，流水不腐'，人之形体亦有如是，故延年祛病，以按摩导引为先。"

（一）练功要领

保健功动作简单、易学易记，很少出偏，安全可靠，它可作为其他各类气功的辅助功法，也可以作为治疗疾病的主要功法。在练习时，根据病情可以单独做某一个方法或某几个方法，也可以全套动作均做。但总的原则是以练功者每次练功时不感到过度疲劳为宜。它是练功者用自己的双手在身体的不同部位进行按摩为主，每节方法因为动作不同，其手型、身形也各不相同，但整个形体都要求放松、自然。并强调练功时要做到精神安静、放松、自然、轻松愉快。用意识强调意守丹田或以意念引导作用。但要注意的是，意守丹田时要做到似守非守，绵绵若存。

（二）具体内容

（1）运舌漱津（也称赤龙搅海）。用舌在上下牙齿的内侧环旋运转，左右各36次，可刺激舌下金津、玉液两穴产生津液。待津液产生之满口后，鼓漱 36 次，然后分三小口咽下，咕噜有声，同时用意念将津液缓慢送入下丹田。

【作用】此法能交通心肾，反射性的刺激消化腺分泌，增进食欲，改进消化吸收功能，培补后天之本。并能防止阴虚之口干舌燥、口腔溃疡、口疮等。

(2) 转目烫睛。闭目运转双眼，左右各 36 次。然后吐少许津液于双掌，互相摩擦至热，待津液化成气后，捂住双眼，吸气时意念向双眼灌气，呼气时浊气向外排出，连续 3 次后，迅速移开双掌，尽量睁大眼睛。反复做 3 次。

点揉穴位：用中指指腹或拇指关节背侧按揉眼眶四周之穴道，如睛明、承泣、四白、攒竹、丝竹空、瞳子髎等。

【作用】有眼部疾病者，以上几种方法合用，可加强眼肌的功能活动与神经调节，改善眼部的血液循环，调肝明目，增进视力，恢复眼肌疲劳，使眼睛明亮有神，防治近视、远视、青光眼、红眼病等眼部的多种疾病。

(3) 干洗脸（古称驻颜术）。吐少许津液于双掌，互相摩至待津液化气后按在前额，然后向外经耳前往下擦至下颌，接着用小鱼际肌顺鼻两侧上行，返回前额。反复进行，共 36 次。

点揉穴位：可按揉脸部穴道，如头维、下关、颊车、太阳、印堂、承浆等。

【作用】该法能疏通阳明经气，改善面部血液循环，可使面色红润光泽，皱纹减少，具有极好的美容作用。并可防治雀斑、妊娠纹、痤疮、头痛、下颌关节炎、面瘫等多种面部疾病。

(4) 擦鼻揉迎香。将两手拇指背侧擦热后，同时上下轻擦鼻翼两侧，共 36 次。然后用拇指关节背侧点揉迎香穴和上迎香 36 次。

【作用】此法能改善鼻腔的血液循环，加强上呼吸道的抵抗力，宣肺通窍，防治感冒、鼻炎、鼻窦炎等呼吸道疾病。

(5) 叩齿。上下牙齿叩击 36 次，用力由轻到重，并经常按摩下关、颊车、承浆、太阳等穴。

【作用】常用此法可改善牙周血液循环，并反射性刺激唾液分泌，加强消化功能。保持牙齿坚固，防治牙齿松动、牙痛、牙过敏、牙周炎等牙科疾病。

(6) 揉捏耳郭。两手轻握拳，用拇指和食指挠侧面捏住双耳郭，由上向下搓擦耳郭 36 次，然后揉捏耳垂或耳郭痛点数次。

【作用】按摩耳轮可刺激耳穴，起调节全身脏腑、组织、器官的功能，防治疾病作用。

(7) 搓擦耳根。两手食指和中指分开，夹在两耳前后，用力搓擦两耳前后各穴位。

上下搓擦为一次，共 36 次。

【作用】耳前有耳门、听宫、听会，耳后有完骨、头窍阴、浮白，耳上有率谷、角孙等重要穴位。

以上两法有防治耳鸣耳聋、中耳炎、美尼尔氏症和听力衰退等症。

(8) 鸣天鼓。用双掌按住双耳，劳宫穴对准耳道，手指放在后脑部，用食指压中指并下滑轻弹后脑部 24 次，可听到咚咚响声。

【作用】鸣天鼓可刺激大脑，调节中枢神经，防止头晕头痛，耳聋耳鸣。对老年性健忘、痴呆也有一定作用。

(9) 干梳头。两手互相摩擦至热，用手指从前发际至后发际，做梳头动作 36 次使头皮发热。

点揉穴位：用中指按揉百会、四神聪、神庭、印堂、风池、头维等穴。

【作用】具有预防流感，健脑益智，防治头晕、头痛、脱发等作用。

(10) 颈项部搓揉法。双掌搓热，纵向搓揉颈部背侧 36 次，再用双手中指点揉风池穴数次；横向搓揉颈部两侧 36 次，并用中指按揉扶突或阿是穴数次；双手同时或交替，用食、中、无名三指搓擦大椎穴和大杼穴数次；用左手搓擦右侧颈根部，以肩井穴为主，然后用右手搓擦左侧，各 36 次。

【作用】此法通督脉，升清阳，锻炼项肌，改善头颈部血液循环，醒脑明目，防止头痛、头晕、颈椎病、上呼吸道感染、颈性高血压等疾病。

(11) 搓擦胸腹法。两手搓热，从上到下搓擦脚廓及腹部，从胸部推岸至小腹，重点推摩脾经、肝经和胃经所过处，按揉重要穴位，如肝经的期门、脾经的大横、胃经的天枢等；前面正中则顺任脉走向，可双手重叠，推摩至耻骨联合上方，在重点穴位如膻中、中脘、气海、关元处等可多做按揉；侧方从腋下推摩至侧腰部，穴位有章门。共 36 次或更多。

【作用】此法有宽胸理气、舒肝利胆、健脾和胃等作用，可增强呼吸、消化、泌尿、生殖等系统功能。对防治胸闷、憋气、便秘、腹泻，腹部胀满、疼痛等有较好的作用，并有助于疏通任脉。

(12) 按揉乳房。此法更适合女性。用双手掌互相搓热后，以乳中穴为中心，按顺时针和逆时针各旋转按揉乳房 36 次。

【作用】此法可防治乳房胀痛、乳腺肿块、乳腺炎等疾病。

(13) 搓擦胁肋和下腹部法。两手搓热，从后上向前下搓擦胁肋部和下腹部，重要穴位有期门、章门，共 36 次。

【作用】上法有疏肝利胆、理气解郁、健脾和胃等作用。可防治便秘、脘腹胀满、两胁胀痛等消化系统症状，防治肝胆结石，胆囊炎等疾病。搓搓下腹部则对防止慢性阑尾炎、前列腺炎、妇女的附件炎、盆腔炎、痛经、闭经等都有很好的作用。

（14）揉腹。双手搓热，男左手在下，女右手在下，双手重叠，以脐中穴为中心，先顺时针由小到大旋转36圈，再逆时针由大到小旋转36圈。

【作用】此方法可改善腹部血液循环，增强消化、泌尿、生殖系统功能，促进消化吸收，可改善腹胀、腹痛、便秘等症。

（15）搓腰背。将两手背搓热，外劳宫穴对准肾俞穴，然后上下搓腰36次。用环旋搓擦时则用外劳宫针对肾俞穴，先从下向上—向—向下—向内环转搓揉36次。

【作用】此法可强肾固腰，对防治腰腿痛等疾病有一定作用；上下搓擦腰背部两侧之肝俞、胆俞、脾俞、胃俞，对消化系统疾病有防治作用。

（16）搓尾闾。用双手搓擦臀部、骶尾部，重点搓擦八髎穴、秩边或痛点，共36次。

【作用】此法可辅助通督而疏膀胱经气，有益肾作用；可刺激肛门周围神经，改善肛周血液循环，防止脱肛，痔疮及妇科盆腔疾患。

（17）击打双臀部。以环跳穴为中心，用双手背击打两侧臀部36次。

【作用】此法可放松双侧臀部，对局部疼痛有缓解作用。

（18）搓揉肩、肘、腕关节及上肢。两手搓热后，先用左手上下搓揉右侧肩、肘、腕关节，次数不限。然后，顺手三阴经走向，从上向下搓擦上臂和前臂前侧；再顺手三阳经走向，从手到肩搓擦上臂和前臂背侧；然后从上肢前侧向下到手指后转向背侧，从手指向上顺上肢背侧到肩部。次数不限。再换右手搓揉左上肢，动作、次数同右侧。也可根据本身病情，顺相应经络进行搓按，如肺病搓擦肺经、心病搓擦心经，依此类推。

点揉穴位：根据病人病情，选取相应经络上穴位进行按揉，如肩井、肩髃、曲池、手三里、合谷、肩髎、外关、后溪、落枕、列缺、内关、神门等。

【作用】该法可疏通手三阴、手三阳经气，促进肩、肘、腕关节血液循环，改善上肢诸关节功能，防止肩部、肘部和腕部各种疼痛性疾病，如肩关节周围炎、网球肘、腱鞘炎等。

（19）搓揉髋，膝及下肢。两手搓热，搓揉双髋、大腿、膝关节和小腿。前、外后侧从上向下按摩，内侧从下向上按摩，次数不限。然后，顺足三阳经向下，即顺下肢的前、外、后侧从髋到踝部搓擦。顺足三阴经，从踝部到大腿根，经腹股沟和带脉到足三阳经。如此循环搓擦下肢，次数不限。

点揉穴位：也可根据本身病情重点搓擦某一经络及重要穴位，如风市、阳陵泉、绝骨、秩边、环跳、承扶、委中、足三里、三阴交、阴陵泉、血海。

【作用】此法可舒筋活血，通络止痛。疏通足三阴、足三阳经、防止髋、膝、腿部疼痛性疾病及强壮、抗衰老作用。

（20）搓擦踝部和足底。双手掌搓热后，用左手掌擦右足底，重点在涌泉穴、失眠穴，共36次，再以右手擦左足底36次。

点揉穴位：按揉足踝部及重要穴位，如太冲、公孙、太溪、照海、足临泣、申脉、昆仑、解溪等穴。

【作用】此法可交通心肾，引气血下行，具有清虚热、除眩晕、防止高血压作用，防治足部及足三阴经和足三阳经所属各种疾病。如踝关节疼痛、足跟疼痛等。

保健功在摄生练习时强调意念密切结合动作，运动量虽小，但各节都有其功效，结合静坐，作用平缓，可以有病治病、无病强身，具有全面调节的综合保健作用，对体质虚弱者和老年人尤以适宜。

三、八段锦

八段锦，又名"长生安乐法"，是古代导引术的重要分支，据文献记载已有八百多年历史。它是由八种基本动作组成的一套练功方法，故称为"八段"；之所以称其为"锦"，是言该功法柔和优美，有如展示给人们一幅绚丽多彩的锦缎一般，另外也有言其功法珍贵之意。

八段锦不仅是一种形体活动，而且还与呼吸运动紧密结合。通过活动肢体，可以舒展筋骨，疏通经络。而与呼吸相合，则可行气活血、周流营卫、斡旋气机。经常练习八段锦可起到保健、防病治病的作用。正如《老老恒言》所云："导引之法甚多，如八段锦……之类，不过宣畅气血、展舒筋骸，有益无损"。

（一）练功要领

（1）呼吸均匀。要自然、平稳、腹式呼吸。

（2）意守丹田。精神放松，注意力集中于脐。

（3）柔刚结合。全身放松，用力轻缓，切不可用僵力。

（二）八段锦

是包括八节连贯的健身法，具体内容如下：

（1）双手托天理三焦。两脚分开，与肩同宽，两臂自然松垂身侧。然后徐徐自左右侧方上举至头顶，两手手指相叉，翻掌，掌心朝上如托天状，同时顺势踮两脚跟，再将两臂放下复原，同时两脚跟轻轻着地。如此反复多遍。同时配合呼吸，上托时深吸气，复原时深呼气（图11-1）。

本节动作主要是以四肢和主要躯干伸展运动为主，对全身各系统都能起到一定的调整作用。对腰背肌肉和臀部肌肉以及骨骼关节都具有一定的锻炼作用，有助于防治肩周炎，矫正两肩内收和圆背等由于姿势不良而造成的身体缺陷。

（2）左右开弓似射雕。左脚跨出一大步，身体下蹲作骑马式，两臂在胸前交叉，右臂在外，左臂在内，眼看左手，然后左手握拳，食指翘起向上，拇指伸直与食指成八字撑开。接着左臂向左推出并伸直，头随而左转，眼看左手食指，同时右手握拳，展臂向右平拉作拉弓状。动作复原后左右互换，反复进行数次。配合呼吸，展臂及拉弓时吸气，复原时呼气（图11-2）。

本节动作重点是扩胸运动，通过扩胸伸臂调理人体的上焦，增强心肺呼吸和血液循环的功能，并可进一步纠正因不准确姿势造成的病态体型。

（3）调理脾胃需单举。两脚分开，与肩同宽，右手翻掌上举，五指并紧，掌心向上，指尖向右，同时左手下按，掌心向下，指尖向前。动作复原后，两手交替反复进行，反复多遍。配合呼吸，上举下按时吸气，复原时呼气（图11-3）。

一手上举，一手下按，上下用力对拉的动作，使内脏器官，特别是能加强脾胃的升降功能，即是增强胃肠道的蠕动，增加消化液的分泌，维持和促进消化系统的正常功能，既能增强食欲，又能保持大便通畅，尤其适用于消化功能减退、食欲不强和患有习惯性便秘的中老年人锻炼。

（4）五劳七伤往后瞧。两脚分开，与肩同宽，两手掌心紧贴腿旁，然后头慢慢左顾右盼向后观望。配合呼吸，向后望时吸气，复原时呼气（图11-4）。

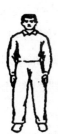

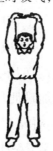

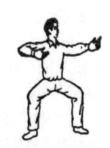

图11-1　双手托天理三焦　　　　　　　　　　　图11-2　左右开弓似射雕

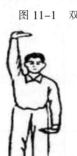

图11-3　调理脾胃需单举　　　图11-4　五劳七伤往后瞧　　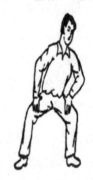　图11-5　摇头摆尾去心火

这节动作通过头部反复左右转动，活跃头颈部血液循环，增强颈部肌肉和颈椎活动能力，既可预防和治疗颈椎病，据现代研究，还具有消除中枢神经系统的疲劳，改善高血压和动脉硬化患者平衡能力的功能，故能减轻眩晕。这节动作还能调节中枢神经系统对脏腑器官的作用，因此说能治疗"五劳七伤"等病症。

（5）摇头摆尾去心火。两脚分开，相距约三个足底的长度，屈膝半蹲成骑马势，两手张开，虎口向内，扶住大腿前部，头部及上体前俯，然后作圆环形转摇，转动数圈后再反方向转摇，在转腰的同时，适当摆动臀部。配合呼吸，转腰时吸气，复原时呼气（图11-5）。

本节动作是以腰部为主的全身性运动，通过摇摆使各关节和肌肉处于一种紧张和松弛的交替过程中。可以消除神经紧张，对"心火旺"导致的烦躁、失眠和腰肌劳损等均可起到一定缓解作用。

（6）两手攀足固肾腰。足跟并齐，两膝挺伸，上身前俯，以两手攀握两足趾（如碰不到，不必勉强），头略昂起，然后恢复直立姿势，同时两手握拳，并抵于腰椎两侧，上身缓缓后仰，再恢复直立姿势。反复进行。本式采用自然呼吸（图11-6）。

这节动作既前俯又后仰，可充分伸展与收缩腰背部肌肉，起到一定的"强肾"作用，有助于防治常见的腰肌劳损证，对中老年人的前列腺肥大所致的小便癃闭证也有一定的辅助治疗作用。

（7）握拳怒目增气力。两腿分开屈膝成骑马势，两手握拳放在腰旁，拳心向上，右拳向前方缓缓击出，右臂伸直，拳心向下，两眼睁大，向前虎视，然后收回左拳，如法击出右拳，左右交替进行。配合呼吸，击拳时呼气，收拳时吸气（图11-7）。

本节动作，在马步站立的基础上，通过有力的冲拳，可以促进手臂和腿脚肌肉的发达，增强体力和耐力。怒目圆睁，可增加眼肌力量，既可调节睫状肌的收缩而防治"老花眼"，又可使眼轮匝肌肌力增强，防治中老年人眼睑下垂等病。

（8）背后七颠百病消。足跟并齐，两掌紧贴腿侧，两膝伸直，足跟并拢提起，离地数寸，同时昂首，作全身提举势，然后足跟轻轻着地复原，反复进行。配合呼吸，足跟提起时吸气，足跟着地时呼气（图11-8）。

本节动作主要以上下颠簸为主，相当于现代健身操的整理运动，通过轻微的震动，使自己全身各器官、各系统再一次自我按摩并复位。

此外，尚有一种坐式的"八段锦"，为明代冷谦所编，具体内容是：

叩齿三十六，两手抱昆仑。

左右鸣天鼓，二十四度闻。

微摆撼天柱，赤龙搅水津。

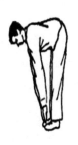

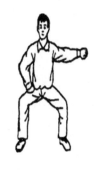

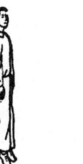

图 11-6　两手攀足固肾腰　　　图 11-7　攒拳怒目增气力　　　图 11-8　背后七颠百病消

闭气搓手热，背摩后精门。

左右辘轳转，两脚放舒伸。

叉手双虚托，低头攀足频。

河车搬运讫，发火遍烧身。

由于八段锦不受环境场地限制，随时随地可做，术式简单易记易学，运动量适中，老少皆宜，而强身益寿作用显著，故一直流传至今，仍是广大群众所喜爱的摄生保健方法。

四、易筋经

易筋经是我国古代的一种运动健身方法，一直在民间广为流传，迄今仍为人民群众所喜爱。易筋经原是仿效古代劳动人民舂米、载运、进仓、收囤和珍惜谷物等多种姿势演化而成。如古本十二式易筋经中的捣杵动作，就是来自原始木杵舂米的动作。在几种古本易筋经资料中均可见到杵的圆棒形。易筋经的"易"是改变的意思，"筋"指筋膜和肌肉，"经"作常法解，就是说易筋经是一种可将萎弱的筋膜肌肉变得强壮结实的一种运动摄生方法。目前，通行的易筋经有十式、十二式两种，锻炼者可视具体情况选练。

易筋经同样是一种意念、呼吸、动作紧密结合的一种功法，尤其重视意念的锻炼，活动中要求排除杂念，通过意识的专注，力求达到"动随意行，意随气行"，以用意念调节肌肉、筋骨的紧张力，（即指形体不动，而肌肉紧张的"暗使劲"）。其独特的"伸筋拔骨"运动形式，可使肌肉、筋骨在动势柔、缓、轻、慢的活动中，得到有意识的神、拉、收、伸，长期练功，会使肌肉、韧带富有弹性，收缩和舒张能力增强，从而使其营养得到改善。同时，使全身经络、气血通畅，五脏六腑调和，精力充沛，生命力旺盛。当然，必须长期锻炼才能收到内则五脏敷华，外则肌肤润泽，容颜光彩，耳目聪明，老当益壮的功效。

（一）练功要领

1.松静自然，腹式呼吸

由于易筋经是采用腹式呼吸进行静止性用力来锻炼肌肉，流通气血，改善内脏功能，进而防治疾病的，因此在锻炼时肌肉要放松，意念要宁静，同时要结合腹式呼吸。

练功时身体肌肉放松，对人体消除疲劳，促进血液循环和新陈代谢，改善肌肉营养，增强肌力有很大帮助。必须指出的是：松是与紧相对而言的，松指全身肌肉不僵硬，但松中有紧，柔中有刚，即在放松同时又暗中使劲。只有松紧结合才能达到预期的目的，这是练习易筋经的基本要求之一。

初练易筋经，呼吸可以短些，呼吸的深长要循序渐进，量力而行，总以自然舒适为宜，年老病弱者尤须注意，久练后呼吸可逐步深长。一般地说，练习至一个月后，可逐步采取腹式呼吸，以加大横膈的运动，增强内脏的功能。腹式呼吸有自然腹式呼吸和逆式腹式呼吸两种，前者吸气时腹部凹下，胸部外展；后者相反，吸气时腹部凸出，胸部收缩，呼气时腹部内收。这两种腹式呼吸在易筋经中均可采用，由于逆式腹式呼吸比较激烈，故一般开始时多采用自然腹式呼吸。

腹式呼吸必须力求自然，切忌强力。吸气时用鼻或口鼻徐徐将新鲜空气吸入，充实胸腔，同时压迫横膈下降，使腹部也得以充实，呼气时用口或鼻缓缓将体内污浊之气排出。

若在练功中出现一些不舒适的感觉，则需检查意念是否集中、全身各部位是否均已放松、呼吸是否调匀，并对发现的问题及时纠正，则不适的感觉会很快消除。

2.意守丹田，意力统一

身体放松后，则须排除杂念，意守丹田（小腹），通过意识指挥肌肉的紧张用力。意守丹田有助于腹式呼吸的形成，以增强内脏器官的活动，也有助于身体的松静自然，特别是头部和胸部的放松，以促使血液下行，使身体下部充实，做到"上虚下实"，不仅能使下盘牢固，动作轻灵，而且有助于克服中老年人头重脚轻、"上实下虚"的现象。

3.循序渐进，量力而行

由于易筋经要求结合腹式呼吸用暗劲作动作，而且往往是全身都使劲，运动强度和运动量均较大，因此必须循序渐进。初练时呼吸和动作次数可少些，做完一式动作后可稍事休息，然后再做下一式，或者一次只练几个动作，以免过度疲劳。久练后可根据自己的情况连续练一套或几套。一般总以练到微微汗出为宜，不可过量。

（二）具体内容

1.捣杵春粮

中医治未病旨要

两脚开立，两臂提至胸前，掌心相对（6~9厘米），指尖向上，屈腕合掌，手如拱形。呼吸八到二十次，吸气时，暗劲内挤掌根，指向外跷；呼气时，小臂放松，手型如拱（图11-9）。

2.扁担挑粮

两脚开立，两手由胸前徐徐外展至侧平举，立掌，掌心向外，八次到二十次。吸气时，胸部扩张，肩向后引；呼气时，指尖内跷，掌根外撑（图11-10）。

3.扬风净粮

开立，两臂伸直上举，掌心向上，指尖相对，全身伸展。八次到二十次。用鼻或口鼻并用，徐徐将气吸入，两手用暗劲竭力上托；呼气时两手向下翻转，臂肌慢慢放松，恢复到预备时的姿势（图11-11）。

4.换肩扛粮

开立，右手高举，掌心向下，头右倾斜，眼凝视右手心；左臂屈肘置于背后。八次到二十次。吸气时，头往上顶，双肩后引；呼气时，身体放松。左右互换（图11-12）。

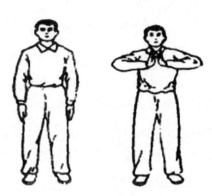

图11-9 捣杵舂粮

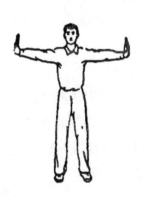 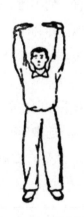 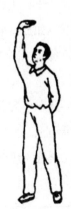

图11-10 扁担挑粮　　　图11-11 扬风净粮　　图11-12 换肩扛粮

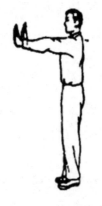 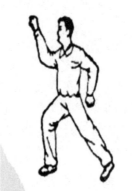 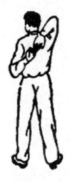

图 11-13　推袋垛粮　　　图 11-14　牵牛拉粮　　　图 11-15　背牵运粮

5.推袋垛粮

开立，双臂前平伸，手指向上，掌心向前，凝视前方。八次到二十次。吸气时，两掌用力前推，手指后翘；呼气时。臂与掌放松（图 11-13）。

6.牵牛拉粮

右脚前跨一步成弓步，右手握拳高于肩，左手握拳斜捶背后。四五次或十几次。吸气时，两拳紧握臂内收，右拳向右肩靠近，左拳斜垂背后。练完后，体后转，成左弓步，左右交换（图 11-14）。

7.背牵运粮

开立，左手由腋下置背后，手背紧贴胸椎，指尖尽量上伸；右手从右肩上伸向背的左下方，拉左手手指；足趾抓地，身体前倾。五次、十几次。吸气时，手拉紧，呼气时，放松。左右交换，重复。可锻炼胸、肩、背等部位的肌肉，有利于增强全身的协调性与柔韧性，提高呼吸机能（图 11-15）。

8.盘箩卸粮

左跨一步成马步，上体正直，两手摊开如捧重物，掌心向上。支撑不住时，两手翻转，掌心向下。如放重物于地。捧物时，尽量吸气，放物时尽量呼气。有助于增强下肢的和腹背的肌肉（图 11-16）。

9.围苃囤粮

并立，左手握拳于腰间，右手伸向左前方成勾手，上体左转并前倾，同时右手不动，在腰部的带动下，向右划圆。连做四五次或十余次。待手移至正前方时，上体伸直同时吸气；上体前弯时呼气。然后，左右手交换，动作方向相反，方法如上（图 11-17）。

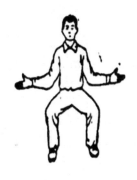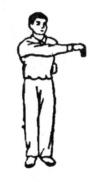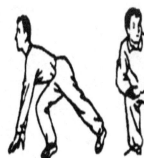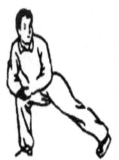

图 11-16　盘箩卸粮　　　图 11-17　围茭囤粮　　　　图 11-18　扑地护粮

10.扑地护粮

左脚前跨一大步，屈膝成左弓步；上体前倾，双手按地，头稍抬起，眼看前下方。呼吸八九次或二十几次。吸气时，两臂伸直，上体高抬；呼气时，两肘屈曲，体下俯。然后，换另一侧练习。此动作有助于增强体力，提高平衡、协调能力（图 11-18）。

11.屈体捡粮

两脚开立，两手用力抱头后部，用手指敲击小脑后部片刻，然后配合呼吸做屈体动作。吸气时，身体上抬；呼气的同时半屈膝俯身弯腰，头探于双膝间。八九次或二十余次。此功可锻炼腹、背部肌肉，"鸣天鼓"有助于兴奋头脑，加强记忆力（图 11-19）。

12.弓身收粮

两脚开立，上体前屈，双臂伸直，竭力触地，手心向上，手背触地，抬头。上体前屈时，脚跟提起，上体提直时，脚跟着地。如此屈伸二十次以上。最后，身体还原，两臂侧平举，屈伸七次，结束动作（图 11-20）。

另外，还有达摩易筋经、少林易筋经等形式，这里就不一一介绍了。

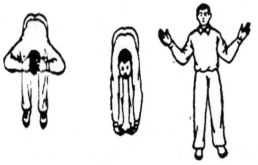

图 11-19　屈体捡粮　　　图 11-20　弓身收粮

五、五禽戏

五禽戏又称"五禽操"、五禽气功"、百步汗戏"，相传是由东汉名医华佗模仿熊、虎、猿、鹿、鸟五种动物的动作和神态创编的一套防病、治病、延年益寿的锻炼方法。《后汉书·方术传》载，华佗云："我有一术，名五禽之戏，一曰虎、二曰鹿、三曰熊、四曰猿、五曰鸟。亦以除疾，兼利蹄足，以当导引"。随着时间的推移，辗转传授，逐渐发展，形成了各种流派的五禽戏，流传至今。

华佗一生救人无数，而且用的都是十分简单而又有效的方法。虽然他被曹操所杀的时候，只有64岁，但是他的学生吴普、樊阿都活到了90多岁，而且耳聪目明，齿发坚固，相传就是得益于华佗传授给他们的"五禽戏"。

五禽戏属古代导引术之一，它要求意守、调息和动形谐调配合。意守可以使精神宁静，神静则可以培育真气；调息可以行气，通调经脉；动形可以强筋骨，利关节。由于是模仿五种禽兽的动作，所以，意守的部位有所不同，动作不同，

所起的作用也有所区别。祖国医学认为，经常以五禽戏锻炼身体，可以涵养精神、调节气血、益润脏腑、畅达经络、舒筋活络、通利关节，从而促进全身气血流畅，达到强身健体、消除疾病、延年益寿的目的。

现代医学研究也证明，作为一种医疗体操，五禽戏不仅使人体的肌肉和关节得以舒展，而且有益于提高心肺功能，改善心肌供氧量，提高心肌排血力，促进组织器官的正常发育。

（一）练功要领

（1）全身放松。练功时，首先要全身放松，情绪要轻松乐观。乐观轻松的情绪可使气血通畅，精神振奋；全身放松可使动作不致过分僵硬、紧张。

（2）呼吸均匀。呼吸要平静自然，用腹式呼吸，均匀和缓。吸气时，口要合闭，舌尖轻抵上腭。吸气用鼻，呼气用嘴。

（3）专注意守。要排除杂念，精神专注，根据各戏意守要求，将意志集中于意守部位，以保证意、气相随。

（4）动作自然。五禽戏动作各有不同，如熊之沉缓、猿之轻灵、虎之刚健，鹿之温驯、鹤之活泼等。练功时，应据其动作特点而进行，动作宜自然舒展，不要拘谨。

（二）具体内容

1.虎戏

（1）预备式立正，头颈正直，两眼平视前方，口微闭，舌尖轻抵上颚，两臂自然下垂，掌心向内。周身放松，行3~5次腹式深呼吸（图11-21①）。

（2）左式。

①两腿慢慢弯曲，成半蹲姿势，身体重心移至右腿，左脚跟稍离地抬起，靠在右脚内踝部位，左脚尖点地；同时两手握拳，缓慢提至腰部两侧，拳心向上，两眼平视

左前方（图11-21②）。

②左脚向左前方斜进一步，右脚也随之跟进半步，两脚跟相距约一尺，重心在右腿，成左虚步；同时两拳拳心向后，沿胸前缓缓向上提，提至口前两拳相对翻转变掌向前推出，掌心向前，高与胸平，眼看左手（图11-21③）。

（3）右式。

①左脚向前垫半步，右脚随之跟至左脚内踝处，重心移至左腿，两腿屈膝，右脚掌虚步点地；同时两掌变拳撤至腰两侧，拳心向上，眼看左前方（图11-21④）。

②右脚向右前方斜进一步，左脚也随之跟进半步，两脚跟相距约一尺，重心在左腿，成右虚步；同时两拳拳心向后，沿胸前缓慢向上提，提至口前两拳相对翻转变掌向前推出，掌心向前，高与胸平，眼看右手（图11-21⑤）。

（4）左式。

①右脚向前垫半步，左脚随之跟至右脚内踝处，重心移至右腿，左脚掌虚步点地，两腿屈膝；同时两手掌变拳撤至腰两侧，拳心向上，眼看左前方（图11-21④）。

②与前（2）左式②的动作同（图11-21③）。

如此左右虎扑，反复进行，次数不限。

注意点：练虎戏要做到"手起而钻，手落而翻，手足齐落，挺腰伸肩"，也就是动作要协调敏捷，沉着勇猛，具有虎的气势。

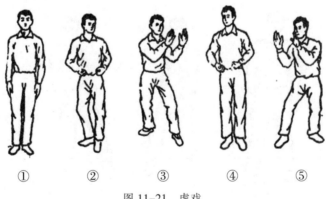

① ② ③ ④ ⑤

图11-21 虎戏

2.鹿戏

（1）预备式身体自然直立，两臂自然下垂，两眼平视前方。

（2）左式。

①右腿屈膝，上体后坐，左腿前伸，左膝稍弯，左脚虚踏成左虚步；左手前伸，左臂微屈，左手掌心向右，右手置于左肘内侧，右手掌心向左，两掌心前后遥遥相对。

②两臂在身前同时逆时针方向旋转，左手绕环比右手大些，同时腰胯、尾闾部也

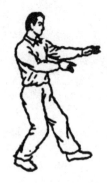

沿逆时针方向旋转，逐步过渡到以腰胯、尾间部的旋转带动两臂的旋转（图11-22）。如上所述运转若干次。

（3）右式同左式，惟左右相反。两臂在身前旋转及腰胯、尾间部的旋转均按顺时针方向进行，运转若干次。

如此左右互换，次数不限。

注意点：两臂环绕不是以肩关节为主的活动，而是在腰胯、尾间旋转带动下完成的。

图11-22 鹿戏

3.熊戏

（1）预备式身体自然直立，两脚平行分开，与肩同宽，两臂自然下垂，两眼平视前方，做3~5次腹式深呼吸（图11-23①）。

（2）右腿屈膝，身体微向左转，同时右肩向前下晃动，右臂亦随之下沉，左肩则稍向后舒展，右臂微屈上提（图11-23②）。

（3）左腿屈膝，身体稍向右转，同时左肩向前下晃动，左臂亦随之下沉，右肩则稍向后外舒展，右臂微屈上提（图11-23③）。

如此反复晃动，次数不限。

注意点：练熊戏的动作要领可概括为四句话，即："扭腰晃腰要自然，关节松动软如棉，灵活沉稳脚抓地，调气敛神守丹田。"

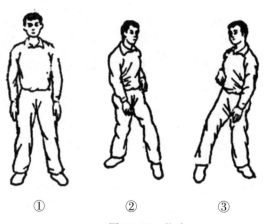

①　　　　　②　　　　　③

图11-23 熊戏

4.猿戏

（1）预备式同虎戏预备式。

（2）左式。

①两腿缓慢向下弯曲，左脚向前轻灵迈出，同时左手沿胸前提至与口相平处时向前如取物样探出，将达终点时手指撮拢成钩手，手腕随之自然下垂（图11-24①）。

②右脚向前轻灵迈出，左脚随之跟进至右脚内踝处，左脚掌虚步点地；同时右手沿胸前提至与口相平处时向前如取物样探出，将达终点时手指撮拢成钩手，手腕自然下垂；同时左手回收至左肋下，手指微屈，掌心向后下方（图11-24②）。

③左脚向后稍退踏实，身体后坐，右腿随之退至左脚内踝处，脚尖虚步点地，同时左手沿胸前提至与口相平处时向前如取物样探出，将达终点时手指撮拢成钩手，手腕自然下垂；同时右手回收至右肋下，手指微屈，掌心向后下方（图11-24③）。

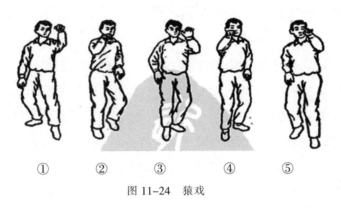

①   ②   ③   ④   ⑤

图11-24 猿戏

（3）右式。

①动作同左式①，惟左右相反（图11-24④）。

②动作同左式②，惟左右相反（图11-24⑤）。

③动作同左式③，惟左右相反。

如此左右交替，次数不限。

注意点：练猿戏时要做到手脚动作协调一致，要表现出猿的机灵纵跳、攀树登枝的神态。

5.鸟戏

（1）预备式两脚相并站立，两臂自然下垂，掌心向内，两眼平视前方。

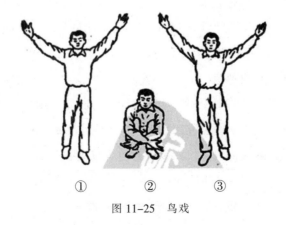

①   ②   ③

图11-25 鸟戏

（2）左式。

①左脚向前迈进一步，右脚随之跟进半步，右脚尖点地，同时两臂缓慢从身前抬起，掌心向上，至与肩平时两臂向左右侧方举起，随之作深吸气（图11-25①）。

②右脚前进与左脚相并，两臂自侧方下落，掌心向下，同时下蹲，两臂在膝下相交，掌心向上，同时深吸气（图11-25②）。然后缓缓起立，两臂自然下垂，掌心向内。

（3）右式同左式，唯左右相反（图11-25③）。

如此左右交替，次数不限。

注意点：练鸟戏时动作与呼吸要协调一致，要注意表现出鸟展翅飞翔的神态。

五禽戏的五种功法各有侧重，但又是一个整体，一套有系统的功法，如果经常练习而不间断，则具有养精神、调气血、益脏腑、通经络、活筋骨、利关节的作用。神静而气足，气足而生精，精足而化气动形，达到三元（精、气、神）合一，则可以收到去病、健身的效果。恰如华佗所说："亦以除疾，兼利蹄足"。

六、六字诀

六字诀，又称六字气诀，是一种以呼吸吐纳为主要手段的健身气功方法。其特点是在呼吸吐纳的同时，配合嘘、呵、呼、呬、吹、嘻六种独特的吐音方法，并辅以简洁的动作导引，来调整人体的肝、心、脾、肺、肾、三焦等脏腑及全身的气机，起到内调脏腑、外壮筋骨、强身健体、摄生康复的作用，可用于治疗脏腑功能失调的病症。

（一）主要特点

（1）与中医五行相对。根据中医五行学说，人体与天地是一个整体，人的生理活动和健康都会受到自然地影响。按照传统的五行相生的理论，五行之间的关系是木生火、火生土、土生金、金生水、水生木。六字诀中，六个字发音部位的不同，恰与中医五行相对，嘘（嘻）为牙音，对应木；呵为舌音对应火；呼为喉音对应土；呬为齿音，对应金；吹为唇音，对应水。

（2）与人体脏腑相应。六字诀通过六字呼气时的发音，来调节人体六脏，即嘘调肝、呵调心、呼调脾、呬调肺、吹调肾、嘻调三焦。在吐音呼气中排出脏腑的浊气，又在相应的动作导引和自然吸气时，采纳天地间的清气，吐故纳新，调和人体内外气血运行，使五脏六腑得以阴阳平衡，从而起到强身健体、却病延年的作用。

（3）顺应四季节气。中医讲究四季摄生，根据季节的不同，进行相应的健身锻炼，只有这样才能取得好的摄生效果。六字诀的习练也应顺应四季，明代冷谦《修龄要旨》中记载的《四季却病歌》云：春嘘明目木扶肝，夏至呵心火自闲，秋呬定收金润肺，肾吹惟要坎中安，三焦嘻却除烦热，四季常呼脾化餐。

中医治未病旨要

（二）主要内容

1.嘘字诀

发音口型："嘘"字属牙音，发音吐气时，嘴角后引，槽牙上下平对，中留缝隙，槽牙与舌边亦有缝隙。发声吐气时，气从槽牙间、舌两边的空隙中呼出体外。

操作提示：两臂如鸟张翼，手心向上，向左右展开时口吐"嘘"字音，收掌时鼻吸气，动作与呼吸应协调一致。

2.呵字诀

发音口型："呵"（读喝，音 he），为舌音。口半张，舌尖抵下腭，腮稍用力后拉，舌边靠下牙齿。发声吐气时，舌体上拱，舌边轻贴上槽牙，气从舌与上腭之间缓缓呼出字为舌音，发气吐声时，舌体上拱，舌边轻贴上槽牙，气从舌与上腭之间缓缓呼出体外。

操作提示：吸气自然，呼气念"呵"字，足大趾轻轻点地；两掌捧起时鼻吸气，外拨下按时呼气，口吐"呵"字音。

3.呼字诀

发音口型：呼（读乎，音 hu），为喉音。撮口如管状，唇圆似筒，舌放平向上微卷，用力前伸。这个口型动作，能牵引冲脉上行之气喷出口外。

操作提示：吸气自然，呼气念"呼"字，足大趾轻轻点地；两掌向肚脐方向收拢时吸气，两掌向外展开时口吐"呼"字音。

4.呬字诀

发音口型："呬"（读四，音 si）为齿音，发声吐气时，两唇微向后收，上下齿相对，舌尖入两齿缝内，由齿向外发音。

操作提示：上下门牙对齐，留有狭缝，舌尖轻抵下齿，气从齿间呼出体外。

5.吹字诀

发音口型：吹（读炊，音 chui），为唇音。口微张两嘴角稍向后咧，舌微向上翘并微向后收。

操作提示：发声吐气时，舌体、嘴角向后引，槽牙相对，两唇向两侧拉开收紧，气从喉出后，从舌两边绕舌下，经唇间缓缓呼出体外。

6.嘻字诀

发音口型：嘻（读希，音 xi），为牙音。两唇微启稍向里扣，上下相对但不闭合，舌微伸而有缩意，舌尖向下，有嬉笑自得之貌、怡然自得之心。

动作要点："嘻"为牙音，发声吐气时，舌尖轻抵下齿，嘴角略后引并上翘，槽牙上下轻轻咬合，呼气时使气从槽牙边的空隙中经过时呼出体外。

六字诀	五行	脏腑	季节
嘘	木	肝	春
呵	火	心	夏
呼	土	脾	四季
呬	金	肺	秋
吹	水	肾	冬
嘻	木	三焦	四季

六字诀的锻炼应注意发音、口型、动作及经络走向四个方面。它们与"三调操作"关系是：发音与口型属调息，动作是调身，关注经络走向属调心。每个字读 6 次后需调息 1 次。

七、太极拳

太极拳是我国传统的健身拳术之一。由于其动作舒展轻柔，动中有静，灵活连贯，形气和随，外可活动筋骨，内可流通气血，谐调脏腑，故不但用于技击、防身，而且更广泛地用于健身防病，深为广大群众所喜爱，是一种行之有效的传统摄生法。

太极拳以"太极"为名，系取《易·系辞》中："易有太极，是生两仪"之说，"太极"指万物的原始"浑元之气"。其动而生阳，静而生阴，阴阳二气互为其根，此消彼长，相互转化，不断运动则变化万千，因而太极图呈浑圆一体，阴阳合抱之象。太极拳正是以此为基础，形体动作以圆为本，一招一式均由各种圆弧动作组成，故观其形，连绵起伏，动静相随，圆活自然，变化无穷；在体内，则以意领气，运于周身，如环无端，周而复始。意领气，气动形，内外合一，形神兼备，浑然一体。足以看出，以"太极"哲理指导拳路，拳路的一招一式又构成了太极图形。拳形为"太极"，拳意亦在"太极"，以太极之动而生阳，静而生阴，激发人体自身的阴阳气血达到"阴平阳秘"的状态，使生命保持旺盛的活力，这就是太极拳命名的含义所在。

太极拳是一种意识、呼吸、动作密切结合的运动，"以意领气以气运身"，用意念指挥身体的活动，用呼吸协调动作，融武术、气功、导引于一体，是"内外合一"的内功拳。

重意念，使神气内敛，练太极拳要精神专注，排除杂念，将神收敛于内，而不被他事分神。神内敛则"内无思想之患"而精神得养、身心欢快；精神宁静、乐观，则百脉通畅，机体自然健旺。《素问·上古天真论》云："恬淡虚无，真气从之。精神内守，病安从来。"

调气机，以养周身。太极拳以呼吸协同动作，气沉丹田，以激发内气营运于身。肺主气司呼吸，肾主纳气，为元气之根。张景岳云："上气海在膻中，下气海在丹田，而肺肾两脏所以为阴阳生息之根本"（见《类经·营卫三焦》）。肺、肾协同，则呼吸细、匀、长、缓。这种腹式呼吸不仅可增强和改善肺的通气功能，而且可益肾而固护元气。丹田气充，则鼓荡内气周流全身，脏腑、皮肉皆得其养。

动形体，以行气血。太极拳以意领气，以气运身，内气发于丹田，通过旋腰转脊的动作带动全身，即所谓"以腰为轴"、"一动无有不动"。气经任、督、带、冲诸经脉上行于肩臂、肘、腕、下行于胯、膝、踝，以至于手足四末，周流全身之后，气复归于丹田，故周身肌肉、筋骨，关节、四肢百骸均得到锻炼。具有活动筋骨，疏通脉络，行气活血的功效。

（一）练功要领

（1）神静、意导。练习太极拳，要始终保持神静，排除思想杂念，使头脑静下来，全神贯注，用意识指导动作。神静才能以意导气，气血才能周流。

（2）含胸拔背、气沉丹田。含胸，即胸略内涵而不挺直；拔背，即指脊背的伸展。能含胸则自能拔背，使气沉于丹田。

（3）沉肩坠肘、体松。身体宜放松，不得紧张，故上要沉肩坠肘，下要松胯松腰。肩松下垂即是沉肩；肘松而下坠即是坠肘；腰胯要松，不宜僵直板滞。体松则经脉畅达，气血周流。

（4）全身谐调、浑然一体。太极拳要求根在于脚，发于腿，主宰于腰，形于手指，只有手、足、腰协调一致，浑然一体，方可上下相随，流畅自然。外动于形，内动于气，神为主帅，身为驱使，内外相合，则能达到意到、形到、气到的效果。

（5）以腰为轴。太极拳中，腰是各种动作的中轴，宜始终保持中正直立，虚实变化皆由腰转动，故腰宜松、宜正直，腰松则两腿有力，正直则重心稳固。

（6）连绵自如。太极拳动作要轻柔自然，连绵不断，不得用僵硬之拙劲、宜用意不用力。动作连续，则气流通畅；轻柔自然，则意气相合，百脉周流。

（7）呼吸均匀。太极拳要求意、气、形的统一和谐调，呼吸深长均匀十分重要，呼吸深长则动作轻柔。一般说来，吸气时，动作为合；呼气时，动作为开。呼吸均匀，气沉丹田，则必无血脉偾胀之弊。

（二）主要内容

太极拳的流派很多，各有特点，架式也有新、老之分。当前，比较简便易学的，就是"简化太极拳"，俗称"太极二十四式"。下面就简单介绍其各式名称及动作说明。

1.起势

（1）身体自然直立，两脚并拢，两臂自然下垂，两手放在大腿外侧；头颈正直，下颏向后微收，两眼向前平视，自然呼吸。

（2）左脚向左轻轻分开半步，两脚开立，与肩同宽，脚尖向前（图11-26①）。

（3）两肩下沉，两肘松垂，手指自然微屈，两臂慢慢向前平举，两手高与肩平，与肩同宽，手心向下（图11-26②）。

（4）上体保持正直，两腿屈膝下蹲，同时两掌轻轻下按，两肘下垂与两膝相对；眼平视前方（图11-26③）。

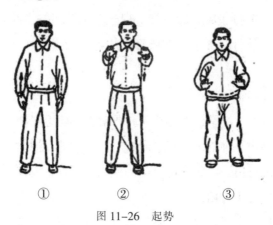

① ② ③

图11-26　起势

2.左右野马分鬃

（1）上体微向右转，身体重心移至右腿上；同时右臂收在胸前平屈，手心向下，左手经体前向右下划弧放在右手下，手心向上，两手心相对成抱球状；左脚随即收到右脚内侧，脚尖点地；眼看右手（图11-27①）。

（2）上体微向左转，左脚向左前方迈出，右脚跟后蹬，右腿自然伸直，成左弓步；同时上体继续向左转，左右手随转体慢慢分别向左上右下分开，左手高与眼平（手心斜向上），肘微屈；右手落在右胯旁，肘也微屈，手心向下，指尖向前，眼看左手（图11-27②）。

（3）上体慢慢后坐，身体重心移至右腿，左脚尖翘起，微向外撇约45°~60°，随后脚掌慢慢踏实，左腿慢慢前弓，身体左转，重心再移至左腿；同时左手翻转向下，左臂收在胸前平屈，右手向左上划弧放在左手下，两手心相对成抱球状；右脚随即收到左脚内侧，脚尖点地；眼看左手（图11-27③）。

（4）右腿向右前方迈出，左腿自然伸直，成右弓步；同时上体右转，左右手随转体分别慢慢向左下右上分开，右手高与眼平（手心斜向上），肘微屈；左手落在左胯旁，肘也微屈，手心向下，指尖向前，眼看右手（图11-27④）。

（5）与（3）同，只是左右相反。

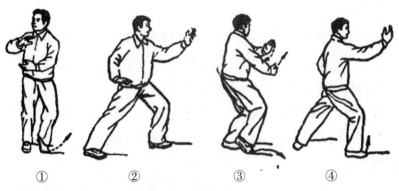

① ② ③ ④

图 11-27 左右野马分鬃

（6）与（4）同，只是左右相反。

注意点：上身要正直，胸部须宽松，两臂分开时要保持弧形，身体转动要以腰为轴。弓步与分手动作的速度要均匀一致。做弓步时，迈出的脚先是脚跟着地，而后脚掌慢慢踏实，脚尖向前，膝盖不要超过脚尖；后腿自然伸直。前后脚夹角约成 45°~60°（必要时可以后脚脚跟后蹬调整），两脚的脚跟要分在中轴线（即动作行进的中线）两侧，它们之间与中轴线垂直的横向距离应保持在 30 厘米左右。

3.白鹤亮翅

（1）上体微向左转，左手翻掌向下，左臂在胸前平屈，右手向左上划弧，手心转向上，与左手成抱球状；眼看左手（图 11-28①）。

（2）右脚跟进半步，上体后坐，身体重心移至右腿，上体向右转，面向右前方；眼看右手；左脚稍向前移，脚尖点地，成左虚步，同时上体再微向左转，面向前方，两手随转体慢慢分别向右上左下分开，右手上提停于右额前，手心向左后方，左手落于左胯前，手心向下，指尖向前；眼平视前方（图 11-28②）。

注意点；胸部不要挺出，两臂上下均要保持半圆形，左膝要微屈。身体重心后移要与右手上提、左手下按协调一致。

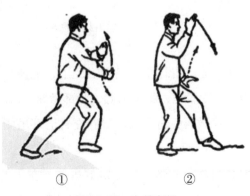

① ②

图 11-28 白鹤亮翅

4.左右搂膝拗步

（1）右手从身体前方下落，由下向后上方划弧至右肩部外侧，肘微屈，手与耳同高，手心斜向上；左手随之由左下向上，向右下方划弧至右胸前，手心斜向下，同时上体先微向左再向右转，眼看右手（图11-29①）。

（2）上体左转，左脚向前（偏左）迈出成左弓步，同时右手屈回由耳侧向前推出，高与鼻尖平，手心向前，左手向下由左膝前搂过落于左胯旁，指尖向前；眼看右手手指（图11-29②）。

（3）右腿慢慢屈膝，上体后坐，重心移至右腿，左脚尖翘起微向外撇，随后脚掌慢慢踏实，左腿前弓，身体左转，身体重心移至左腿，右脚收到左脚内侧，脚尖点地，同时左手向外翻掌由左后向上划弧至左肩外侧，肘微屈，手与耳同高，手心斜向上，右手随转体向上，向左下划弧落于左肩前，手心斜向下；眼看左手（图11-29③）。

（4）动作同（2），仅左右相反。

（5）动作同（3），仅左右相反。

（6）动作同（2）。

注意点：手推出时，身体仍要保持正直，同时要松腰松胯。推掌时要沉肩垂肘，坐腕舒掌，同时须与松腰、弓腿动作协调一致。做弓步时，两脚跟的横向距离应保持在30厘米左右。

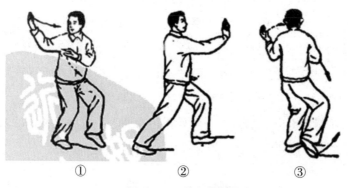

① ② ③

图11-29 左右搂膝拗步

5.手挥琵琶

右脚跟进半步，上体后坐，身体重心转至右腿上，上体半面向右转，左脚略提起稍向前移，变成左虚步，脚跟着地，脚尖翘起，膝部微屈；同时左手由左下向上挑举，高与鼻尖平，掌心向右，臂微屈，右手收回放在左臂肘部里侧，掌心向左；眼看左手食指（图11-30）。

注意点：身体应平稳自然，胸部放松，沉肩垂肘。左手上起时要由左向上向前，微带弧形。右脚跟进时，脚掌先着地，而后再全脚踏实。身体重心后移、左手上起、右手回收，动作要协调一致。

6.左右倒卷肱

（1）上身右转，右手翻掌（手心向上）经腹前由下向后上方划弧平举，臂微屈，左手随即翻掌向上，眼的视线随着向右转体先向右手看，再转向前方看左手（图11-31①）

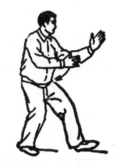

221

图 11-30　手挥琵琶

（2）右臂屈肘，右手由耳侧向前推出，手心向前，左臂屈肘后撤，手心向上，撤至左肋外侧，同时左腿轻轻提起向左后方退一步，脚掌先着地，然后全脚慢慢踏实，身体重心移到左腿上，成右虚步，同时右脚随转体以脚掌为轴扭正；眼看右手（图11-31②）。

（3）上体微向左转，同时左手随转体向后上方划弧平举，手心向上，右手随即翻掌，掌心向上，眼随转体先向左看，再转向前方看右手（图11-31③）。

（4）动作同（2），仅左右相反。

（5）动作同（3），仅左右相反。

（6）动作同（2）。

（7）动作同（3）。

（8）动作同（2），仅左右相反。

注意点：前推的手不要伸直，同时要转腰松胯；后撤手不可直向回抽，应随转体走弧线，两手的速度要一致。退步时，眼神随转身动作先向左右看（约转90°），然后再转看前手。退左（右）脚略向左（右）后斜，避免使两脚落在一条直线上。最后退右脚时，脚尖外撇的角度略大些，以便接着做"左揽雀尾"。

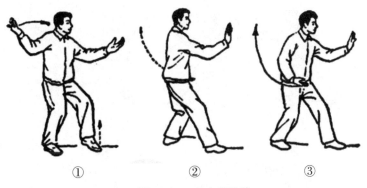

①　　　　　②　　　　　③

图 11-31　左右倒卷肱

7.左揽雀尾

（1）上体微向右转，同时右手随转体向后上方划弧平举，争心向上，左手随即翻掌，掌心向上，眼看左手（图11-32①）。

（2）身体继续向右转，左手自然下落经腹前划弧至右肋前，手心向上；右臂屈肘，手心转向下，收至右胸前，两手相对成抱球状，同时身体重心落在右腿上，左脚收到右脚内侧，脚尖点地；眼看右手（图11-32②）。

（3）上体微向左转，左脚向左前方迈出，上体继续向左转，右腿自然蹬直，左腿屈膝，成左弓步；同时左臂向左前方掤出（即左臂平屈成弓形，用前臂外侧和手背向前方推出），高与肩平，手心向后；右手向右下落放于右胯旁，手心向下，指尖向前；眼看左前臂（图11-32③④）。

注意点：左臂伸出时，两臂前后均保持弧形。分手、松腰、弓腿三者必须协调一致。揽雀尾弓步时，两脚跟的横向距离不超过10厘米。

（4）身体微向左转，左手随即前伸翻掌向下，右手翻掌向上，经腹前向上向前伸至左腕下方，然后两手下将，上体向右转，两手经腹前向右后上方划弧，直至右手手心向上，高与肩齐，左手心向后，左臂平屈于胸前3同时重心移至右腿，眼看右手（图11-32⑤⑥）。

注意点：两臂下将须随腰旋转，仍走弧线，上身保持正直，左脚全掌着地。

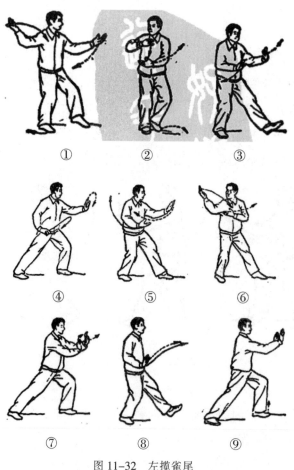

图11-32　左揽雀尾

（5）上体微向左转，右臂屈肘收回，右手附于左手腕内侧（距腕横纹约5厘米），上体继续向左转，双手同时向前慢慢挤出，左手心向后，右手心向前，左前臂保持半圆；同时重心逐渐前移变成左弓步；眼看左手腕（图11-32⑦）。

注意点：向前挤的动作要与松腰、弓腿相协调一致。

（6）左手翻掌，手心向下，右手经左腕上方向前、向右伸出，高与左手齐，手心向下，两手左右分开，宽与肩同；然后右腿屈膝，上体慢慢后坐，身体重心移至右腿上，左脚尖翘起，同时两手屈肘回收至腹前，手心均向前下方，两眼向前平视（图11-32⑧）。

（7）上式不停，身体重心慢慢前移，同时两手向前、向上沿曲线按出，掌心向前，手腕部高与肩平，两肘微屈；左腿前弓成左弓步；眼平视前方（图11-32⑨）。

8.右揽雀尾

（1）上体后坐并向右转，身体重心移至右腿，左脚尖里扣；右手向右平行划弧至右侧，然后由右下经腹前向左上划弧至左肋前，手心向上；左臂平屈胸前，左手掌向下与右手成抱球状；同时身体重心再移至左腿上，右脚收至左脚内侧，脚尖点地；眼看左手（图11-33①②）。

（2）同"左揽雀尾"（3），仅左右相反。

（3）同"左揽雀尾"（4），仅左右相反。

（4）同"左揽雀尾"（5），仅左右相反。

（5）同"左揽雀尾"（6），仅左右相反。

（6）同"左揽雀尾"（7），仅左右相反。

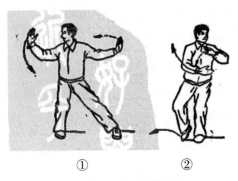

①　　　　　　②

图11-33　右揽雀尾

9.单鞭

上体后坐，重心逐渐移至左腿，右脚尖里扣，同时上体左转，两手（左高右低）向左弧形运转，直至左臂平举于身体左侧，手心向左，右手经腹前运至左肋前，手心向后上方，眼看左手（图11-34①）。

身体重心再渐渐移至右腿，上体右转，左脚向右脚靠拢，脚尖点地；同时右手向右上方划弧（手心由里转向外），至右侧方时变钩手，臂与肩平；左手向下经腹前向右上划弧停于右肩前，手心向里；眼看左手（图11-34②）。

上体微向左转，左脚向左前侧方迈出，右脚跟后蹬，成左弓步；在身体重心移向左腿的同时，左掌随上体的继续左转慢慢翻转向前推出，手心向前，手指与眼齐平，臂微屈；眼看左手（图11-34③）。

注意点：要注意保持上体正直，松腰。全部过渡动作要协调一致。完成本动作时，右肘稍下垂，左肘与左膝上下相对，两肩下沉。如是面向南起势，则左脚尖和上体应向东偏北约15°。

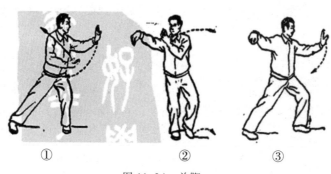

图11-34　单鞭

10.云手

（1）重心移至右腿，身体渐向右转，左脚尖里扣，左手经腹前向右上划弧至右肩前，手心斜向后，同时右手变掌，手心向右前；眼看左手（图11-35①）。

（2）上体慢慢左转，重心随之逐渐左移；左手由脸前向左侧运转，手心渐渐转向左方；右手由右下经腹前向左上划弧，至右肩前，手心斜向后；同时右脚靠近左脚，成小开立步（两脚距离约10~20厘米）；眼看右手（图11-35②）。

（3）上体再向右转，同时左手经腹前向右上划弧至右肩前，手心斜向后3右手向右侧运转，手心翻转向右，随之左腿向左横跨一步，眼看左手（图11-35③）。

（4）动作同（2）。

（5）动作同（3）。

（6）动作同（2）。

注意点：两臂要随腰的转动而运转，要松腰，松胯，自然灵活，速度要缓慢均匀，架式不可忽高忽低。下肢移动时，身体重心要稳定，脚掌先着地再踏实，脚尖向前。视线应随左右手而移动。中右脚靠近左脚成小开立步时，脚尖微向里扣，以便接单鞭动作。

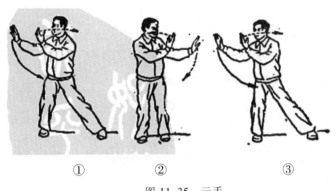

① ② ③

图 11-35 云手

11.单鞭

（1）上体向右转，右手随之向右运转，至右侧方时变成钩手；左手经腹前向右上划弧至右肩前，手心向后；身体重心落在右腿上，左脚尖点地，眼看左手（图 11-36①）。

（2）上体微向左转，左脚向左前侧方迈出，右脚跟后蹬，成左弓步，在重心移向左腿的同时，上体继续左转，左掌慢慢翻转向前推出，成单鞭式（图 11-36②）。

注意点：与 9.单鞭式相同。

12.高探马

（1）右脚跟进半步，脚前掌落地，慢慢踏实，重心逐渐后移至右腿；右钩手变掌，两手心翻转向上，两肘微屈，同时身体微向右转，左脚跟渐渐离地；眼看左手（图 11-37①）。

（2）上体微向左转，面向前方；右掌经右耳旁向前推出，手心向前，手指与眼同高；左手收至左侧腰前，手心向上，同时左脚微向前移，脚尖点地，成左虚步，眼看右手（图 11-37②）。

注意点：上体正直，双肩下沉，右肘微下垂。右脚跟进半步，重心后移至右腿时，要防止俯身、撅臀和高低起伏。

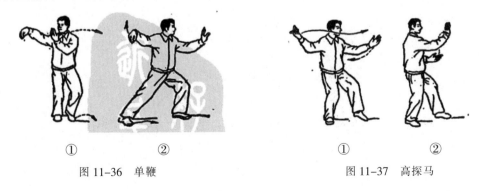

① ② ① ②

图 11-36 单鞭 图 11-37 高探马

13.右蹬脚

（1）左手手心向上，前伸至右手腕背面，两手相互交叉，随即向两侧分开并向下划弧，手心斜向下；同时左脚提起向左前侧方进步（脚尖略外撇）；身体重心前移，右腿自然蹬直，成左弓步；眼视前方（图11-38①②）。

（2）两手由外圈向里圈划弧，两手交叉合抱于胸前，右手在外，手心均向后；同时右脚向左脚靠拢，脚尖点地；眼平视右前方（图11-38③）。

（3）两臂左右划弧分开平举，肘部微屈，手心均向外；同时右腿屈膝提起，右脚向右前方慢慢蹬出；眼看右手（图11-38④）。

注意点：身体要稳，两手分开时要使腕与肩并平。蹬脚时，左腿微屈，右脚尖回勾，劲使在脚跟。分手与蹬脚要协调一致，右臂与右腿应上下相对。如是面向南起势，蹬脚方向应为向东偏南约30°。

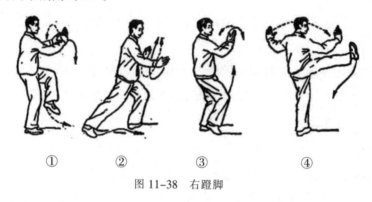

①　　②　　③　　④

图11-38　右蹬脚

14.双峰贯耳

右小腿收回，屈膝平举，脚尖自然下垂，左手由后向上、向前下落至体前，两手心均翻转向上，两手同时向下划弧分落于右膝盖两侧；眼平视前方（图11-39①）。

右脚向右前方落下，脚跟着地，慢慢踏实，重心渐渐前移，成右弓步，面向右前方，同时两手下落，慢慢变拳，分别从两侧向上、向前划弧至面部前方，两臂成钳形状，两拳相对，高与耳齐，拳眼都斜向内下（两拳之间相距约10~20厘米），眼看右拳（图11-39②③）。

中医治未病旨要

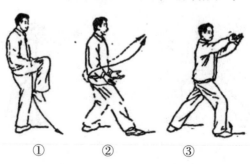

①　　②　　③

图11-39　双峰贯耳

注意点：上体正直，松腰松胯，两拳相握，沉肩垂肘，两臂保持弧形。切忌低头弓腰、耸耳扬肘。本动作的身体方向同右蹬脚，弓步的两脚跟距离同揽雀尾。

15.转身左蹬脚

（1）左腿屈膝后坐，重心移至左腿，上体左转，右脚尖里扣；同时两拳变掌，由上向左右划弧分开平举，手心向前；眼看左手（图11-40①）。

（2）身体重心再移至右腿，左脚收到右脚内侧，脚尖点地，同时两手由外圈向里圈划弧合抱于胸前，左手在外，手心均向后；眼平视左方（图11-40②）。

（3）两臂左右划弧分开平举，肘部微屈，手心均向外；同时右腿微屈站稳，左腿屈膝提起，左脚向左前方慢慢蹬出，眼看左手（图11-40③）。

注意点：与右蹬脚同，仅左右相反。本动作方向与右蹬脚成180°（即向西偏北约30°）。

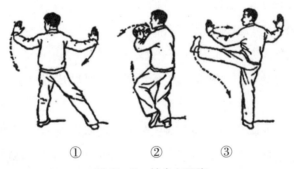

①   ②   ③

图11-40 转身左蹬脚

16.左下势独立

（1）左小腿收回平屈，脚尖自然下垂，上体右转；右掌变成钩手，左掌向上，向右划弧下落，立于右肩前，掌心斜向后；眼看右手（图11-41①）。

（2）右腿慢慢屈膝下蹲，左腿由内向左侧（偏后）伸出，成左仆步；左手下落（掌心向外），向左下顺左腿内侧向前穿出，眼看左手（图11-41②）。

（3）身体重心前移，以左脚跟为轴，脚尖尽量向外撇，左腿前弓，右腿后蹬，右脚尖里扣，上体微向左转并向前起身，同时左臂继续向前伸出（立掌），掌心向右，右钩手下落，钩尖向后；眼看左手（图11-41③）。

（4）右腿慢慢提起平屈，脚尖自然下垂，成左独立式；同时右钩手下落变成掌，并由后下方顺右腿外侧向前摆出，屈臂立于右腿上方，肘与膝相对，手心向左；左手落于左胯旁，手心向下，指尖向前，眼看右手（图11-41④）。

注意点：右腿全蹲时，右脚尖微向外撇，左腿伸直，左脚尖须向里扣，两脚掌全部着地，左脚尖与右脚跟均在中轴线上，上体不可过于前倾。独立的腿要微屈。

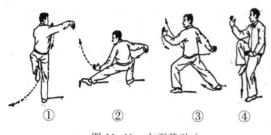

① ② ③ ④

图 11-41　左下势独立

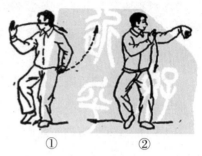

① ②

图 11-42　右下势独立

17.右下势独立

（1）右脚下落于左脚前，脚掌着地，然后以左脚前掌为轴转动左脚跟，身体随之左转；同时左手向后平举变成钩子；右掌随着转体向左侧划弧，立于左肩前，掌心斜向后；眼看左手（图 11-42①②）。

（2）同"左下势独立"（2），仅左右相反。

（3）同"左下势独立"（3），仅左右相反。

（4）同"左下势独立"（4），仅左右相反。

注意点：右脚尖触地后，须稍提起，而后再向下仆腿成右仆步。

18.左右穿梭

（1）身体稍左转，左脚向前落地，脚尖外撇，右脚跟离地，两腿屈膝成半坐盘式；同时两手在左胸前成抱球状（左上右下）；然后右脚收到左脚的内侧，脚尖点地；眼看左前臂（图 11-43①②）。

（2）身体右转，右脚向右前方迈出，屈膝弓腿，成右弓步；同时右手由脸前向上举并翻掌停在右额前，手心斜向上；左手先向左下再经体前向前推出，高与鼻平，手心向前；眼看左手（图 11-43③）。

（3）身体重心略向后移，右脚尖稍向外撇，随即身体重心再移至右腿，左脚跟进，停于右脚内侧，脚尖点地；同时两手在右胸前成抱球状（右上左下）；眼看右前臂（图 11-43④⑤）。

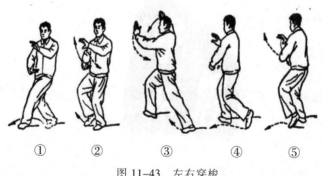

① ② ③ ④ ⑤

图 11-43　左右穿梭

（4）动作同（2），仅左右相反。

注意点：手脚动作配合要协调一致，上体要正直，要防止吊肘，歪身、扭胯。做弓步时，两脚跟的横向距离应保持在 30 厘米左右。完成本姿势时应面向斜前方（如面向南起势，则分别面向正西偏北和正西偏南，均约 30°）。

19.海底针

右脚向前跟进半步，身体重心移至右腿，左脚稍向前移，脚尖点地，成左虚步；同时身体稍向右转，右手下落经体前向后、向上提抽至肩上耳旁，再随身体左转，由右耳旁斜向前下方插出，掌心向左，指尖斜向下；同时，左手向前、向下划弧落于左胯旁；手心向下，指尖向前；眼看前下方（图 11-44①②）。

注意点：完成本姿势时，应面向正西，上体只可稍向前倾，左腿要微屈。

20.闪通臂

上体稍向右转，左脚向前迈出，屈膝弓腿成左弓步，同时右手由体前上提，屈臂上举，右掌经面前翻转停于右额前上方，掌心斜向上，拇指朝下；右手上起经胸前向前推出，高与鼻平，掌心向前；眼看左手（图 11-45）。

注意点：上下动作要协调一致。完成本姿势时，上体要正直，松腰、松胯，左臂微屈。弓步时两脚跟横向距离不超过 10 厘米。

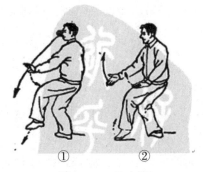

图 11-44　海底针

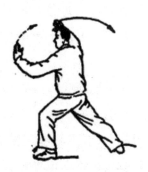

图 11-45　闪通臂

21.转身搬拦捶

（1）上体后坐，重心移至右腿，左脚尖里扣，身体向右后转，然后身体重心再移至左腿，同时，右手随转体向右、向下（变拳）经腹前划弧至左肋旁，拳心向下；左掌上举于头前，掌心斜向上；眼向前平视（图 11-46①②）。

（2）向右转体，右拳经胸前向前翻转撒出，拳心向上，高与胸平；左手落于左胯旁，掌心向下，指尖向前；同时右脚收回后（不要停顿或脚尖点地）即向前迈出，脚尖外撇；眼看右拳（图 11-46③）。

（3）重心移至右腿，左脚向前迈一步，左手上起经左侧向前上划弧拦出，掌心向

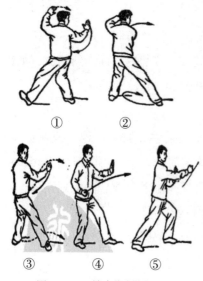

① ②

③ ④ ⑤

图 11-46 转身搬拦捶

前下方；同时右拳向右划弧收到右腰旁，拳心向上；眼看左手（图 11-46④）。

（4）左腿前弓成左弓步，同时右拳向前打出，拳眼向上，高与胸平，左掌附于右前臂内侧；眼看右拳（图 11-46⑤）。

注意点：右拳不要握得太紧，向前打出时，右肩随拳略向前引伸，右臂微屈，沉肩垂肘；回收时，前臂要缓慢内旋划弧，而后再外旋停于右腰旁，拳心向上。弓步时，两脚跟横向距离不超过10厘米。

22.如封似闭

（1）左手由右腕下向前伸出，右拳变掌，两手手心逐渐翻转向上并慢慢分开回收至胸前，两手距离与肩同宽，同时身体后坐，左脚尖翘起，身体重心移至右腿；眼平视前方（图 11-47①）。

（2）两手在胸前翻掌，向下经腹前再向上、向前推出，腕与肩平，手心向前；同时左腿前弓成左弓步；眼向前平视（图 11-47②③）。

注意点：两掌后收时，要边收边分边翻转，肩、肘略向外松开，前臂扬起向后卷收。两手推出宽度不超过两肩。

23.十字手

（1）屈膝后坐，身体重心移向右腿，左脚尖里扣，向右转体，右手随转体动作经面前向右平摆，与左手成两臂侧平举，掌心向前，肘部微屈；同时右脚尖随着转体稍向外撇，成右侧弓步；眼看右手（图 11-48①）。

（2）身体重心慢慢移至左腿，右脚尖里扣，随即向左收回，两脚距离与肩同宽，两腿慢慢直立，成开立步，同时两手向下经腹前向上划弧交叉合抱于胸前，两臂撑圆，腕高与肩平，右手在外，成十字手，掌心均向后，眼视前方（图 11-48②③）。

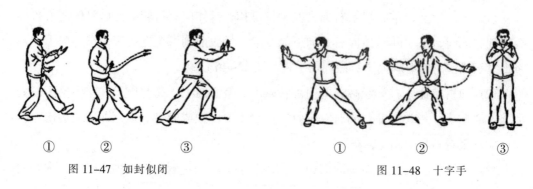

① ② ③ ① ② ③

图 11-47　如封似闭　　　　　　图 11-48　十字手

注意点：站起后，身体自然正直，头微向上顶，下颏稍向后收。两臂环抱时必须圆满舒适，沉肩垂肘。

24.收势

（1）两前臂同时内旋，两手分开，与肩同宽，手心向下，两臂慢慢下落，停于两腿外侧；上体正直，头微上顶，松肩垂肘；呼吸自然，眼视前方（图11-49①②）。

（2）脚收至右脚旁，两脚并拢，脚尖向前，两眼平视前方。

注意点：身体要自然沉稳，两手左右分开下落时，要注意全身放松，同时呼吸略加长，使气徐徐下沉。要注意做到精神、速度、劲力都均匀完整，贯彻始终，不可草草结尾。

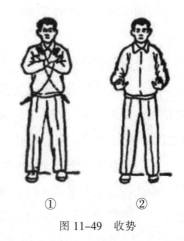

①　　②

图 11-49　收势

由于太极拳将意、气、形结合成一体，使人身的精神、气血、脏腑、筋骨均得到濡养和锻炼。达到"阴平阳秘"的平衡状态，所以能起到有病治病，无病健身的作用，保证人体健康长寿。太极拳之所以能够摄生，道理也正在于此。

第五节　其他运动摄生功法

除了八段锦、易筋经、太极拳等传统摄生功法外，其实在人们的日常生活中还有一些人们经常用到的、随处可见的健生方法，下面我们就简单的做下介绍。

一、气功摄生法

气功是通过调节姿势或活动形体（调身）、调控呼吸（调息），松弛身心，通过内向性意识控制锻炼（调心）来对自我调整，以增强驾驭、调节生命机能的能力，激发潜能，从而达到防病治病延年益寿的目的。气功的名称在道家可以称为导引、吐纳、炼丹；在儒家可以称为修身、正心、心斋、坐忘；在佛家可以称为参禅、止观。

气功是着眼于"精、气、神"进行锻炼的一种健身术，它通过调身、调息、调心等方法来调整精、气、神的和谐统一。调心则意念专注，排除杂念，宁静以养神；调息则呼吸均匀和缓，气道畅通，柔和以养气；调身则经络气血周流，脏腑和调，从而做到"练精化气"、"练气化神"、"练神还虚"。通过系统的锻炼，可以使"精、气、神"三者融为一体，以促进新陈代谢，使精足、气充、神全，体魄健壮，生命自然会延长，延缓衰老。

（一）练功要点

1.调息、调身、调心

调息即调整呼吸，练功时要求呼吸深长、缓慢、均匀，此又称气息或练气。在自然呼吸的前提下，鼻吸、鼻呼或鼻吸、口呼，逐渐把呼吸练得柔和、细缓、均匀、深长。

调身即调整形体，使自己的身体符合练功姿势、形态的要求，强调身体放松、自然，以使内气循经运行畅通无阻。"顺其自然，勿听其自然"，在自然呼吸的基础上逐步调整。要求"深、长、细、匀"。可采取自然呼吸、腹式呼吸（顺式和逆式）、脐式（胎息）、停闭呼吸、提肛呼吸、休息。

调心即意识训练，又称为意守或练意，指在形神松静的基础上，意守丹田的方法，进一步把心安定下来，排除杂念，以达到"入静"状态。"入"是进入，"静"是安静，"入静"就是达到对外界刺激不予理睬的清静状态。此时头脑清醒，似睡非睡，即所谓"气功态"。其包括凝神意守（丹田、足三里、涌泉、命门）和存思观想（外想、内观）。

2.强调身心统一、松静自然

为了达到入静，要求意念和气息必须密切配合，呼吸放松，舌抵上腭，用意念诱导气的运行。身体也要放松，姿势自然而正确，方可达到身心统一，达到"入静"。

所谓松静自然，是指在气功锻炼中必须强调身体的松弛和情绪的安静，要尽力避免紧张和解除紧张。在一种轻松自然的情况下练功则可达到神气合一，形神会一，协调整体的目的。

（二）练功注意事项

（1）环境宜选择安静、空气清新之所。

（2）练功前应宽衣解带、去除随身金属等饰物。

（3）忌饱食、情绪不佳、剧烈运动时练，月经期应少练或不练。

（4）对入静中产生的幻觉及不适不紧张、不追求、不联想，任其自然，泰然处之。

（5）对局部冷、热、触、痒等感觉可不理会，任其自然。

（三）练功的正常反应及偏差

1.正常反应

（1）八触。痛、痒、冷、暖、轻、重、涩、滑。

（2）消化机能及新陈代谢旺盛。

2.偏差

不能入静、胸闷或痛、疲乏腰酸背痛、头疼脑涨或目胀痛、惊功、严重有手作舞动、精神异常。

练习气功在短期内学习一些基础知识，掌握一些基本要领、方法是可能的，但要练得很好，则不是一下子就可以做到的，需要有一个过程。在练习过程中一般容易有两种偏向，一是急于求成，练得过多、过猛；一是松懈傲慢，放任自流。因此，练功者必须培养坚忍不拔的毅力，多下苦功，克服松懈情绪。同时，也要强调按客观规律办事，循序渐进，克服急于求成的想法。人体内部的变化是逐渐产生的，不可操之过急。只要持之以恒，是会达到目的的。

关于不同流派的功法及其注意事项，详见《中医健身学》。

二、舞蹈摄生功

舞蹈摄生功是一项有益于人体身心健康的活动，自古以来颇受中医的重视，并有"舞蹈以养血脉"之说。我国古代很早就懂得用舞蹈来健身治病。《吕氏春秋·古乐篇》说："远古地阴，凝而多寒，民气郁瘀而滞着，筋骨缩瑟而不达，故作舞以宣导之。"《路史·前记》说："随康氏时，水渎不疏，江不行其原，阴凝而易闷，人既郁于内，膝理滞着而重腿，得所以利关节者，乃制之舞，教人引舞以利导之。"在这里，创造舞蹈的目的非常明确，就是为了解决人们的情绪抑郁和筋骨不适。这一萌芽状态的原始摄生导引疗法，是我国古代运用舞蹈作为导引手段，对民众进行身心调节的最早记载之一，也说明古代的舞蹈、气功、导引、体育并未分科。

（一）舞蹈摄生功的特点

1.以松静自然，阴阳转换，升降沉浮，刚柔相济为基本要求

道家认为无极生太极："人法地，地法天，天法道，道法自然。"自然者，天之道也。反言之：道之者，大自然之规律法则也，因而"自然"也正是舞蹈摄生功的最高追求。经过人们千百年反复实践和不断总结，逐步认识了人体的内在规律和人体运动过程中始终贯穿的阴阳变化之理，在一招一式动作之中，阴中含阳，阳中具阴，相辅而生，形成了"刚柔"、"开合"等动作。"一静无有不静，一动百骸皆随。"内外合一，充分表现出外部形态正是内在心意的外部体现。

2.动作舒展大方、洒脱自如、线条流畅、连绵不断、优美动人

舞蹈摄生功融太极、瑜伽与舞蹈为一体，要求从松、柔、静入手。全身心意集中思想，以意识来指导动作，即：心与意合，意与气合，气与力合。"意、气、形"具备，内脏器官、骨骼肌、各关节都要放松，不能紧张僵硬，才能进入忘我的状态，达到心无杂念，内外合一。该舞功从柔和舒缓的动作中展示，是柔中带刚动作在线性流动中的完美体现。正如我们在北京奥运会开幕式上看到的：把舞台视为悬挂的纸张，把身体当成写字的毛笔，通过身体连绵不断的动作流动，呈现出一种写意化的表现，

就像是行云流水般的书法作品一样。同时，当"松、柔、静"到家后，舞者的内在身体素质也发生了变化，这种松沉内敛、静中有动、刚柔并进的自然状态比较符合中国传统艺术审美的要求。

3.意气形合一，精气神兼养，天地人相应，与宇宙融为一体

舞蹈摄生功通过调身、调息、调心达到意气形合一。调身，即通过躯体姿势和动作的锻炼，促进人的神经系统和心血管系统功能的发挥。调息，即通过深长柔缓的呼吸运动，从而调节心、肺和全身各个系统的功能。调心也称调神，是核心的核心。即在摆好一定练功姿势、调整呼吸方式和意守放松的基础上，排除一切杂念，意念归一，使大脑进入"静"的状态。

（二）舞蹈的摄生功能

1.舒筋活血

祖国医学认为人体的十二条经脉中，大部分都与腰腹相通，纵向环绕于躯干中轴线的督脉与任脉也是经腰腹的。腰部扭动，全身经络则动，这就增大了对全身锻炼的效果。从人体生理构造上分析，胯部正好位于上肢与下肢的交汇点，具有承上启下的作用，它的变化无疑会带动腰骶关节和髋关节，直至整个脊椎都参与运动，使全身各部分都获得充分的锻炼，对于加强腰、腹和臀部肌肉锻炼，坚固骨盆韧带、髋关节柔韧性都有积极作用。俗话说"人老腿先老"，常跳跳舞对长期伏案工作或不善运动的人来说，可以起到改善脊椎功能，缓解姿势性腰痛和促进能量代谢的作用。

2.调解心情

人们在长期从事工作和学习的时候，大脑会产生疲劳感，心理会产生压力感，随着轻松的音乐跳一段舞，就会使潜在于内心的焦虑、抑郁、愤怒、悲哀等不良情绪充分释放，还可以调节大脑皮质、中枢神经系统和自主神经的功能，在其紊乱、失调时起到平衡调节作用。失眠者中部分人常有情绪不稳定、多愁善感、紧张、抑郁等表现，通过舞蹈这种全身运动，可使失眠者感到轻度的疲劳，从而使情绪安定平和，有益身心。另外，有的舞蹈音乐节奏很快，要求动作连贯而流畅，因此，长期坚持跳舞，还能增进大脑的灵敏性。

3.陶冶情操

自古以来，中国的艺术旨在修身养性，陶冶情操，提倡"琴棋书画"样样精通。嵇康在《声无哀乐论》中曰："车服、旌旗、宫室、饮食，体之具也。钟、磬、辑、鼓、琴、瑟、歌、舞，乐之器也。"可见舞蹈是一种高雅的艺术活动，是一种无声的语言。跳舞最显著的特征就是美，它以美的动作、美的造型、美的线条、美的旋律组成美的视觉形象，从而使人们得到美的享受，满足人们对美的追求。所以经常跳舞可以

陶冶情操，提高文化素养，激发人们对生活的热爱。

舞蹈其实是一种生命形式的跃动，不仅能超越国家、种族、地域、语言、文字的限制，以形象的人体语言沟通人与人之间的情感，增加了解、增进友谊；而且它在摄生保健方面，更具有一种神奇的魔力。

三、瑜伽摄生术

瑜伽摄生术是按照瑜伽理论和方法，形成一定的意识形态，并用来认识世界、了解自我、驾驭自我的控制工具。瑜伽摄生术尚医为本，修炼内化是真，以呼吸吐纳、肢体运动、心理调节、冥想意念为形，饮食调节为方，以获得健康长寿的一整套的摄生方法。

瑜伽起源于印度，源于梵文词"yoga"的音译，在古代经典里的原意是"把马套在马车上"，含有和谐、统一、相应、结合的寓意。它有好多流派，如王瑜伽（又称八支分法瑜伽)，它强调意念和调息，为冥想之道，也是制心之道；哈他瑜伽侧重体式和制气，利用瑜伽中的体位和呼吸法强化身体、增强气能；智瑜伽（又称吉纳瑜伽)注重哲学，是探讨真与非真、永恒与暂时、生命与物质等问题的哲学思辨体系，是启悟之道；业瑜伽（又称实践瑜伽)注重不求回报的为一切众生服务，是无私活动或工作的体系；巴克是瑜伽（又称奉爱瑜伽)，通过情操的培养，得知真理的本质为爱，唯有内心充满了爱，才能与真理融为一体；且多罗瑜伽，它的修炼方法是把性能量向内和向上运行并加以回收的瑜伽体系。

（一）瑜伽摄生术的功能与作用

1.塑造完美体型

通过瑜伽的体位法和持之以恒的练习，可以健美胸部，美化胸部曲线，预防乳房下垂，松软腰部，美化臀部，避免臀肌松软下垂，消除腹部、大腿和小腿脂肪。

2.预防慢性病

人体有外在的身体疲劳和内在的脏器疲劳两种，外在身体疲劳可通过双手的按摩而得到舒缓；内在的脏器疲劳，可借助瑜伽呼吸法配合的各种体位法姿势，按摩内脏器官，可以促进血液循环，伸展僵硬的肌肉，使关节灵活，还可使腺体分泌平衡，从而治疗慢性疾病。

3.消除紧张和疲劳

长期工作和生活压力较大而处于精神紧张状态的人，容易感到疲劳，通过有意识的瑜伽呼吸，可以排除体内的毒气和虚火，消除紧张和疲劳。

4.保持青春

瑜伽摄生术练习是通过对身体的拉、伸、曲、扭、挤、按等姿势，挤压身体的经络和腺体，调节身体内分泌腺，畅通经络气血，活化脏腑机能，促使细胞延缓衰老，保持面色红润。瑜伽还可调节心情，使人常常感到平和、喜悦。

5.减肥

瑜伽减肥是从根本上改造人的体质。造成肥胖的原因主要是饮食过度、内分泌失调和意志薄弱。通过瑜伽的修炼，可以是你在面对美食的诱惑时，有超强的控制力。

6.训练注意力，提升智力

"心浮气躁"时，瑜伽通过疏理身体中堵塞的气流来调节紊乱的心绪，当心情平静下来的时候，注意力会变得更集中，洞察力会变得更敏锐，从而提升人的智力。

7.减轻心理压力

消除忧郁、忧愁和疲劳，心灵需要不断地净化，就像人呼吸新鲜空气一样，学习瑜伽，从身体的调息到心灵的净化是一连串的良性反应。人的思想和情感是存在于体内的，瑜伽练习可以专注于练习强化部位，当身心完全放松时，体内会产生一种让人心情愉快的"脑内啡肽"，使人逐渐达到"身松心静"及"身心合一"的境界。

8.调节神经系统

神经系统是人体的主导系统，也是重要的调节机构，它与内分泌系统和感觉器官共同完成人体各系统和器官机能的调节和控制，保持机体为一个完整的统一体，使机体主动适应不断改变的内外界环境，维持生命活动的正常进行。瑜伽的最佳益处就是改善我们的神经系统功能，其大量的体位练习都是为了保持脊柱的健康，从而滋养神经系统。所有的倒立姿势及水平面的扭转脊柱动作都能保持神经系统的健康。

9.排毒

瑜伽摄生术是人们主动采用身体练习、调动有机体潜力的方法，可以使人们摆脱消极的情绪，瑜伽摄生术中的呼吸和体位练习会对内脏腺体产生积极的影响。瑜伽的调息练习对人静心减压有很好的功效，对呼吸系统的作用也是众所周知的。瑜伽所提倡的横隔式全肺呼吸可以刺激淋巴系统，从而有效排毒。

（二）瑜伽摄生术的内容

为了实现"对心的控制"，瑜伽之祖帕坦伽利在《瑜伽经》中提出了瑜伽修行所必需的八个阶段的修法，称为"八支行法"。

1.持戒（yam）

指必须遵守的戒律，包括不杀生、诚实、不盗、不淫、不贪等。《瑜伽经》认为，在作瑜伽功之前，一个人必须要有充分的道德修养，否则的话，他的心是不会平静的。

2.精进（niyam）

指应遵守的道德准则，包括：

（1）清净（对身体和食物的清净，为"外净"；对内心污浊的清净，为"内净"）。

（2）知足（不求自己分外之物）。

（3）苦行（忍受饥、渴、寒、暑、坐、立等痛苦，遵守斋食、巡礼、苦行等誓戒）。

（4）读诵（学习经典、念诵圣音——唵"Om"）。

（5）敬神（敬信自在天大神，为神奉献一切）。

3.体位（asan）

指保持身体平稳、轻松自如、精神放松。包括莲花坐、勇士坐、吉祥坐、狮子坐、孔雀坐等。

4.调息（pranayam）

指调整和控制呼吸。《瑜伽经》指出，调息时首先要注意呼吸的三种作用：向内吸气的作用、向外吐气的作用、不吐不吸常常将气储于胸腹之中的作用。此外，还要注意四件事：

（1）"处"，指气息吸入后，气息在胸腹之内所到达的范围；气息吐出以后，气息在宇宙中达到什么地方。

（2）"时"，指呼吸的时间。要求在呼气吐气过程中，一定要保持速度适中、间隔和节奏合宜。

（3）"数"，指呼吸的次数。要求出气入气一定要徐缓而轻长，切忌短促、粗急。

（4）"专注一境"，指调心的问题，在呼吸时，要将意念专注在某一点上，不能分散。

5.摄心（Pratyahar）

指抑制各种感觉感官，使感官的活动完全置于心的控制之下。

6.凝神（dharana）

是使心专注于身体内的一处，如肚脐、鼻尖、舌端等；也可以专注于外界的一种对象，如月亮、神像等。

7.入定（Dhyan）

亦称静虑，是使专注一处的心与所专注的对象相统一、使主客观相融合。

8.三摩地（samadhi）

就是真正达到了心与其专注的对象冥合为一。三摩地又分为两种："有想三摩地"和"无想三摩地"。前者，指达到三摩地后，仍然带有一定思虑情感的状态。后者，指心的一切变化和作用都已经断灭，完全达到与专注对象合一的状态，即瑜伽的最高境界。

现代，在以快节奏为主的生活、学习和工作中，人们的身心都承受着较大的紧张和压力，以至于疲惫、焦虑、忧郁而引发各种疾病的人也越来越多。瑜伽作为印度的健身术，在身心修习的过程中能更好地保健身体，提升人们的精神状态，达到健身摄生的目的。所以，人们将遵守大自然的法则，遵循人类生命的韵律，去选择一片洁净、优雅的环境，去聆听空灵、柔美的音乐，进行日常的瑜伽呼吸法和冥想术的修习，以控制感官、训练思维、平静心灵，达到认知自我、增进智慧、增强体质、预防疾病，从而保摄生命、延年益寿。

四、健身操

健身操的发展经历了悠久的历史。据《路史·前纪九》的记载：早在远古时代，人类社会刚形成的时候，由于各地水道淤塞，导致江河泛滥，洪水横流；自然界的气候"阴凝而气闷"，人们的生活环境恶劣。人体脏腑的生理机能受到抑制，肢体运动也深受影响，产生许多疾病。为了祛邪防病和恢复健康，我们的祖先"乃制为之舞"，创造了一种被称为"舞"的健身运动，以通利肢节，导除病邪。可以说，凡是人们有意识地通过肌肉收缩和舒张进行躯体关节的活动，以达到健身目的的运动，都可以看做是健身操运动。健身操是一种徒手健身运动，由于它在锻炼时可采取卧、坐、立三种不同姿势，动作的难易程度也有一定的差别，锻炼者可根据自己身体情况及所需运动量的大小，自由选择不同的健身操。

（一）健身操锻炼要点

1.操前准备

（1）服装。练健身操对服装的要求以不妨碍运动为原则。一般衣着须宽松，便于活动。布料应选择柔软、透气、吸湿性强者，如棉织品、丝织品等。鞋子要求大小适宜，穿着舒适合脚，可选用低帮运动鞋或软底布鞋。腰带不宜系得太紧，领扣也应解开，以防运动时对体内脏器和颈动脉窦造成不正当的压迫。

（2）场地。场地要求平坦，水泥地、泥地均可。场地面积不一定要求很大，只要不妨碍身体运动即可。

（3）时间。虽然健身操锻炼在任何时间都可进行，但以选择清晨和傍晚为好。须要注意的是：疾病或疲劳时可适当减少运动量或暂停几日，以免加重病情或损伤身体，过饥过饱时也不要进行锻炼，以免影响消化系统的功能。一般说来，在饭后 2 小时进行锻炼较好，此时不饥不饱，血糖浓度稳定，能满足运动时对能量的需要，又不影响消化功能。如果在进行健身操锻炼时，播放一些节奏舒缓的轻音乐，既锻炼了身体，又调节了精神，其乐无穷。

2.动作要正确

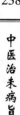

健身操是靠肌肉的收缩，躯体的运动达到健身的目的，因此要求动作准确到位，不可马虎，否则难以收到较好的健身效果，这里有几点须特别注意：

（1）动作幅度。通俗地讲，动作的幅度就是指动作的范围。动作幅度大时，不仅使肢体得到充分舒展，同时也可使肌肉伪舒缩、关节的活动达到良好的效果。故而无论是肢体的伸展、屈曲还是转动，都应达到极限，只有认真做好每一个动作，才能取得满意的效果。

（2）动作速度。健身操的速度可根据自己年龄和身体的情况进行选择。对中老年来说，练健身操时动作宜慢不宜快，这是由中老年人生理特点所决定的。一般地讲，人到四十五岁以后，肌腱就开始老化，肢体关节逐渐呆滞，若活动过快，定会给身体带来不必要的损伤，而缓慢沉稳，富有节奏的运动，既能达到健身的目的，又可避免意外情况的发生。

（3）要用"内劲"。练健身操时达到了幅度，控制了速度，那么动作一定是舒展稳缓、优美大方的。为了更好地获得运动的效果，做到这两点还不够，还必须注意切勿虚浮无力，摆花架子。一定要使用"内劲（又称"内力"），否则难获良效。"内劲"要求锻炼时肌肉应充分紧张起来，这样增大了肌纤维间的摩擦，肌肉运动时克服摩擦所做的"功"也大，锻炼的效果也就良好。

3.呼吸配合

做健身操时，呼吸应均匀深长而有节奏，锻炼时屏息、憋气更是运动之大忌。人们常说"生命全在一口气"，有节奏的充分的呼吸，既可以调节改善呼吸功能，又可使血液中氧含量上升，促进有氧代谢，提高心肺血液循环和血气交换功能。一般来说，练健身操时，多在动作用力或躯体伸展时吸气，而当动作放松或躯体收拢时呼气，当躯体无明显屈伸（如旋转动作）时，应采取均匀的呼吸。

4.劳逸适当

运动量包括运动时间和运动频度两方面。运动时间有一次半小时、一小时、一个半小时之分，运动频度又有一日一次、两次、三次之别。锻炼者需根据年龄、体质、体力和动作的难易程度的不同，因人而异，选择相应的运动量，并在运动时自行调整。一般讲，调整运动量的方法有两种，即增减运动重复次数和改变运动架势。当需要降低运动量时，可减少运动重复次数，或升高运动时架势（即运动时双膝弯曲半蹲的程度），需增加运动量时则反之。运动量是否适宜，可这样判定：当一遍操做下来，感觉身体微有发热，周身略有汗出，一天锻炼下来不觉疲劳，精力充沛时运动量正适合。需要注意的是，当刚刚开始锻炼时，如果出现轻微的肌肉酸胀疼痛，这是运动后产生的正常现象，一般一周左右就可消失，切不要因此而停止锻炼。

（二）健身操的分类

不同的人群，练习健身操时所注意的事项就不同，因此根据年龄和体制等因素，可有以下几种健身操。

1.儿童健身操

儿童期是人体生长的旺盛时期，在这个时期小儿的体力和智力快速增长，体格不断发育。但是，由于儿童身体各部分尚未发育成熟，因此还存在脏腑娇嫩，结构柔弱，可塑性大，对外界适应能力和抵抗能力较差的生理特点。健身操的锻炼不仅能促进各个器官和组织的发育，还可使儿童心理健康发展，提高对外界刺激的反应能力，增强身体素质。儿童健身操通常分被动操（婴儿健身操）和主动操（动作模仿操）两类，前者适用于6~12个月的婴儿，由家长握住婴儿肢体使其被动运动达到锻炼的目的；后者适用于1岁以上儿童，由儿童自己运动躯体进行锻炼。

2.中青年健身操

中青年健身操是为广大中青年朋友准备的。若坚持每天锻炼，将能提高身体素质，增强机体对外界刺激的适应能力和抗病盲幼，保持青春活泼，精力充沛，更好地工作。本操每天上下午各做一次为好。做操时要精神振备，动作刚健有力，体现出朝气蓬勃的精神风貌。

3.老年健身操

老年健身操是根据老年人的生理特点，为了达到健身防病和延缓衰老的目的进行编排的。全套操分卧式、坐式、立式三个组成部分，每个部分又有若干小节组成。锻炼者可根据自己身体、锻炼场地和作息时间的不同，选择相应的操式及动作节段。身体情况好的，亦可将全套动作连在一起做，以取得较大的运动量，获得良好的健身效果。

五、骑自行车

自行车在我国是一种很普通又十分便利的交通工具，人们在日常生活中会经常用到。在国外，骑自行车健身可以说是方兴未艾。据报道，美国有2000万人骑自行车健身，而且参加的人数越来越多。法、德、比利时、瑞典等国，还以骑自行车"一日游"的时髦体育旅游消遣活动，吸引了成千上万的人踊跃参加。

骑自行车有益身心健康方面的具体表现：

（1）可以加强下肢锻炼。

（2）有助于减肥轻身。有数据表明，骑自行车40~50分钟，相当于步行4~5千米路程所消耗的热量。

（3）增强体质，延缓衰老。中医学基础理论认为，人体脏腑器官在脚掌心和手掌心有相应的反射区，经常按摩，对于疏通经络、调节气血、滑利关节、增强体质，防止衰老有着重要的意义。特别是脚掌心的"涌泉穴"和手掌心的"劳宫穴"都是养肾、强心的重要穴位。骑车的同时也就等于按摩了这两个穴位，对于防治心血管、神经系统、消化系统、泌尿等系统疾病都有良好效果。

（4）加强脑力锻炼。能预防大脑老化，提高神经系统的敏捷性。现代运动医学研究结果表明，骑自行车是异侧支配运动，两腿交替蹬踏可使左、右侧大脑功能同时得以开发，防止其早衰及偏废。因此，经常骑车，可以锻炼大脑的反应能力，有利于健全大脑功能，活跃思维，防止老年痴呆。

自行车是现代人的一项发明，我们的先人无福消受。而骑自行车简便易行，老少皆宜，可称得上是一种现代时尚摄生保健方式，并且其最大优点就是你不必去刻意地锻炼，在到达目的地的同时也就起到了锻炼的目的。

六、散步健身法

我国有句民谚："饭后百步走，活到九十九"，"安步当车久"，这正说明了散步对于延年益寿的重要意义。

散步的确是锻炼身体的一种好方法，也为许多人所喜爱的一项简便的运动，男女老少皆宜。散步作为户外运动，在锻炼身体方面的作用，完全可以与剧烈活动相媲美。散步对脑力劳动者，特别是创造性劳动者来说，是一种生理活动的最好方式，是调节情绪紧张的理想的"解毒剂"，尤其对于中老年人，脑力劳动者，体弱多病的人，更为适宜。

轻快的散步，对大脑皮层是一种温和而有节奏的刺激，对中枢神经起到良好的调整作用，它可以缓解神经肌肉的紧张而起到放松镇静的效果，从而使人感到心情愉快，清新轻松，帮助疲劳的解除，西方还有一句格言，叫"散步出智慧"，这是有科学道理的。散步有助于思考，伟大的爱因斯坦酷爱散步，当在河边散步看着河水静静地流去，灵感一来，智慧的火花迸发，就拿出笔记本演算起来。著名作曲家柴可夫斯基喜爱散步，他说："大部分乐思是在我每天散步时涌现的"。对于脑力劳动者，在户外新鲜空气里散步，紧张的大脑皮层细胞得到放松，从而可以提高脑力劳动的效率。

由于散步能放松血管平滑肌，故有助于降低血压。据观察，高血压患者散步，能使舒张压较明显下降。由于散步可以缓解头部血管的痉挛，所以也可起到减轻头痛的作用。

散步还可以改善消化腺的功能和促进胃肠的规则蠕动。饭后散步就能起到帮助消化的作用。

散步健身法有以下三种：

（一）普通散步

用慢速（每分钟60~80步）和中速（每分钟80~100步），这种方法适用于刚开始锻炼的人或老年体弱有病患者。

（二）快速步行

每小时步行5000~7000米，每次锻炼45分钟左右。适用于普通中老年人增强心力和减轻体重。步行时的最高心率应控制在每分钟120次以下，也可分阶段循序渐进地进行（表11-3），每阶段练习一周，待有余力后转入下一阶段。

表11-3　快速步行各阶段要求指标

阶段	行步距离（米）	所用时间（分）
1	2400	30
2	2800	30
3	3200	30
4	4200	45
5	4600	45
6	5000	45
7	6000	60
8	6400	60
9	6800	60

散步的姿势应该是身体自然正直，头抬起，挺胸，两眼平视，上肢自然摆动，呼吸自如。

以上两种散步方法可以结合进行，早晨进行快速步行；而饭后、睡前、工余、傍晚进行普通的慢速散步，这样既有助于消除疲劳，又能有效地增强体质。这种锻炼最好是每天或隔天进行。锻炼的地点最好选择在林荫道、绿化地带、公园、乡间小路、小河边。这些地方树木多，空气新鲜，有助于提高锻炼效果。

（三）摩腹散步

这是我国传统的保健法之一，《内功图说》列为腹功，认为"两手摩腹移行百步除食滞"，一边轻松的散步，一边柔和的按摩腹部，这样可以促进胃肠蠕动和分泌功能，有助于防治消化不良和慢性胃肠道的疾病。

七、健身跑

长跑是一项很好的体育活动，它最简单，适合任何年龄组，对老年锻炼心血管、呼吸系统很有好处。

长跑是一项有氧运动，对于心血管系统，可以预防冠心病的发生，同时对有冠心病者还可以转危为安，可以提高它的结构和机能的适应能力，由于心肌经常进行强烈的收缩和舒张，冠状动脉扩张，增加冠状循环的血流量，这样改善了心肌的供氧情况，改善心肌的代谢，同时心肌肌纤维变粗，收缩力增强，体积增大，从而提高心脏的工作能力。对于呼吸系统，能使肺脏吸收更多的氧气，排出二氧化碳，血氧饱和度提高，这样可使心脏需要泵出的动脉血比前减少，相对地减少心脏的负担。

长跑锻炼需要掌握的几个原则：

（一）必须循序渐进

锻炼应该随机体机能的提高而逐步增加负担，使机体有足够的时间，增强中枢神经系统和其他各系统器官的机能，并使之巩固，来适应新的负担，同时在适应过程中，使机体能得到进一步的提高，停步不前对身体帮助不大，急躁冒进也会对身体带来危害。

（二）坚持不懈

锻炼必须经常有系统的进行，运动之所以对身体起到良好的作用，都是通过条件反射而达到的。因此必须经常化，长期中断必然是前功尽弃。

（三）逐步增加运动量

在循序渐进的基础上，在不引起疲劳的前提下，把运动量逐步提高，运动量大，对身体作用较大。

（四）因人制宜

不同年龄、性别的人，在生理上有不同的特点，运动量也不同，同样的年龄、性别，也有不同的体格发育、健康水平、锻炼基础等。一般年老体弱者，可以步行或快走，开始每小时 3000~4000 米，待一段时间适应后，可增至每小时 5000 米，以后按此速度坚持下去。

由此可见，摄生是无处不在的。

此外，我们的生活中还有一些运动摄生的方法，如游泳、健美运动等，它们都可以促进我们身体的健康。

附：运动摄生五字诀

生命在于动，运动益于身，

人欲劳于形，百病不能生，

树老根先竭，人老脚先侵，

静久动乃宜，百练不如行，

强度最力行，抗衰延寿命，

按摩天天做，道在修昆仑，

牙齿宜常叩，固齿又益精，

金津宜常咽，注颜百日灵

眼睛宜常运，可免眼疾生，

两手常搓面，延衰提精神，

皮肤常干沐，代谢能旺盛，

谷道宜常提，痔疾可去根，

气功勤修炼，阴阳趋平衡，

太极日日走，可登长寿门。

参考文献

[1]王玉川.中医摄生学.高等医药院校试用教材.2008:101~108

[2]徐月英，王喜涛.《黄帝内经》中的运动摄生思想及方法.沈阳体育学院学报.2006,25(2):24

[3]吴俊琦,吴俊涛,王喆.运动摄生特点解析.辽宁中医药大学学报.2012,14(8):124

[4]吴丽娜,车琳娜.中国摄生思想各流派特点评价.现代摄生 B.2013,(12):24~25

[5]赵力.儒家摄生观对中医摄生理论的启示.中国中医药现代远程教育.2009,7(11):83

[6]潘立书.健身武术的中医摄生作用浅谈.齐齐哈尔医学院学报.2013,34(4):558

[7]王军.关于中国武术文化形态及演变的研究.北京体育大学学报.2006,29(9):1175

[8]马济人.关于放松功.辽宁中医杂志.1983,(3):46

[9]马济人.放松功入门一.上海中医药杂志.1985,(1):18

[10]马济人.放松功入门二.上海中医药杂志.1985,(3):20

[11]马济人.放松功入门三.上海中医药杂志.1985,(5):21

[12]马济人.放松功入门六.上海中医药杂志.1985,(11):26

[13]北京中医药大学医学气功研究所.20 种经典保健功法集锦一.中华摄生保健.2011,(1):35~36

[14]北京中医药大学医学气功研究所.20 种经典保健功法集锦二.中华摄生保健.2011,(2):31~32

[15]北京中医药大学医学气功研究所.20 种经典保健功法集锦三.中华摄生保健.2011,(3):27~28

[16]北京中医药大学医学气功研究所.20 种经典保健功法集锦四.中华摄生保健.

[17]窦思东.六字诀.现代摄生.2013:13~16

[18]孙瑾.浅论六字诀辩证摄生.中国中医药咨讯.2011.3(1):63

[19]吴尧.瑜伽:古老而神秘的摄生术.祝您健康.2012,(3):10

[20]李元清.中国传统运摄生思维及其防治疾病探析.医学探索.2013,(9):158

[21]曹希亮.中国摄生学.陕西科学技术出版社.2005:391~395

[22]杨运高.中医摄生四大主要流派之研究.国医论坛.1991(2):24~25

[23]陈雁杨.道家摄生观的研究.华南师范大学硕士学位论文.

[24]郭海英.中医摄生学.中国中医药出版社.2009

[25]陈胜.瑜伽摄生术.中国地质大学出版社.2008

第十二章 穴位摄生

针、灸、按摩是祖国医学中的重要组成部分。它不仅是中医治疗学的重要手段，也是中医摄生学中的重要保健措施和方法。利用针、灸、按摩进行保健强身，是中医摄生法的特色之一。

第一节 针刺、艾灸、推拿按摩的意义

《灵枢·经别篇》记载："十二经脉者，人之所以生，病之所以成，人之所以治，病之所以起"。说明人的生长与健康，病的酿成与痊愈，与人体经络有密切关系。针、灸、按摩就是以中医经络学说为基础，根据有关经络俞穴的理论，对穴位进行刺激，通过经络传导能疏通经气、调和阴阳、补养气血、活血化淤、缓解痉挛、消肿止痛、祛风除湿、温经散寒，以达到恢复脏腑功能、强身健体、防治疾病、益寿延年的功效。

针刺、艾灸、推拿三种方法的不同之处，在于使用的工具、实施的手法及形式不同。就其作用而言，也有所侧重。针刺法是用不同的针具刺激人体的经络俞穴，通过实施提、插、捻、转、迎、随、补、泻等不同的手法，以达到激发经气、调整人体机能的目的。其所用工具为针，使用方法为刺，以手法变化来达到不同的效果。灸法则采用艾绒或其他药物，借助于药物烧灼，熏熨等温热刺激，以温通气血。其所用物品为艾绒等药物，使用方法为灸，以局部温度的刺激来达到调整机体的作用。按摩则是用手指、掌或辅助按摩器械对人体的经络、俞穴、肢体、关节等处，施以按、点、揉、搓、推、拿、抓、打、压等手法，以舒筋活血，和调表里。三种方法其实均施以手法为主，则是以不同手法达到不同目的。三种方法各有特长，针刺有补有泻，灸法长于温补、温通，按摩则侧重于筋骨关节，属于中医外治法中三种不同类型的方法。

针、灸、按摩，方法各有不同，但其基本点是相同的，都以中医经络学说为基础，以调整经络、刺激俞穴为基本手段，以激发营卫气血的运行，从而起到和阴阳、养脏腑的作用，它们对人体健康都有共同的意义：

一、增强心脏功能
长期坚持穴位治疗，可加速血液运行，使心肌发达、延缓心脏衰老，扩张冠状动

脉、使血流量增加，故能促进血氧和营养物质的吸收，使心脏得到充分的营养，从而可防治冠心病、脉管病、肌肉僵直及手足麻木、痉挛和疼痛等。尤其老年人，坚持穴位治疗，可降低血中尿酸水平，预防血小板聚集，避免发生血管栓塞。

二、调节神经功能

穴位刺激后能改善大脑皮质的兴奋和抑制过程，解除大脑的紧张和疲劳，能调节胰岛素和肾上腺素的分泌，降低血糖，防治糖尿病和肥胖病等。

三、增强抗病能力

刺激穴位能加速血液流通，使代谢旺盛，促进消化吸收和营养代谢，保持肺组织的弹性，提高肺活量，从而能提高人体对疾病的防御能力。

四、消炎、消肿、止痛

按摩穴位或艾灸等能促进血液循环，使按摩部位毛细血管舒张，促进炎症渗出物的吸收，使病变局部的水肿和淤血消散。按摩可降低大脑皮质对疼痛的感受性，故可起镇痛作用。

五、减少脂肪的堆积

针刺可使体内多余的脂肪转化成热量，减少脂肪的堆积，从而起到减肥的作用。按摩还可以使人体表面的毛细血管扩张，增加皮肤的营养供应，增强皮肤的弹性和光洁度，减少皱纹，使松弛干燥的皮肤逐渐变得有光泽和富有弹性。改善皮肤表面汗腺和皮脂腺的分泌，减轻色素沉着，起到美容养颜的效果。

在中医摄生的实际应用中，三者配合使用会对摄生保健起到更好的疗效。欲获近期效果时，可用针法。然而对禁针的穴位，或不宜针法者，则可用灸。灸法往往较缓而持久，欲增强其效果，亦可配以针法。针而宜温者，可针、灸并施。不宜针、灸者，可用按摩法。

第二节　针刺

一、针刺的机理

在两千多年前，中国诞生了第一部医学巨著——《黄帝内经》。其中，有一个重要的概念贯穿全书，那就是经络。

经络是构成人体的重要组成部分，它以十二正经为主体，通过络脉和奇经八脉的沟通、调节作用，将人体脏腑、肢节、筋肉、皮肤有机地联系起来，并与自然环境保持密切联系，以维持机体的正常生命活动。经络学说是指导临床各科防病治病的理论依据之一，在中医摄生学中占有重要地位。针刺摄生就是通过经络所具有的这种传导内外感应的生理机能，实现补虚泻实、调节脏腑、平和阴阳而达到防病健身的目的。

二、针刺保健的概念

针刺保健，即是用毫针刺激一定的穴位，运用迎、随、补、泻等针刺手法以激发经气，使人体新陈代谢机能旺盛，达到强身健体、益寿延年的目的。

针刺保健与针刺疗疾的方法相同，但各有侧重。保健而施针刺，着眼于强壮身体，增进机体代谢能力，旨在摄生延寿；治病而用针法，则着眼于纠正机体阴阳、气血的偏盛偏衰，扶正祛邪，意在去病除疾。因而，用于保健者，在选穴、施针方面，亦有其特点。选穴则多以具有强壮功效的穴位为主；施针的手法，刺激强度宜适中，选穴亦不宜过多。

三、针刺保健的作用

针刺之所以能够摄生，是由于刺激某些具有强壮效用的穴位，可以激发体内的气血运行，使正气充盛，阴阳协调。概括起来，针刺保健的作用，大要有三。

（一）通经络

针刺的主要作用在于疏通经络，使气血流畅。《灵枢·九针十二原》中指出："欲以微针，通其经脉，调其血气"，针刺前的"催气"、"候气"，刺后的"得气"，都是在调整经络气血。如果机体某一局部的气血运行不利，针刺即可激发经气，促其畅达。所以，针刺的作用首先在于"通"。经络通畅无阻，机体各部分才能密切联系，共同完成新陈代谢活动，人才能健康无病。

（二）调虚实

人体的生理机能活动随时都在进行着。"阴平阳秘"是一种动态平衡，在正常情况下，也容易出现一些虚实盛衰的偏向。如：体质的好坏、体力的强弱、机体耐力、适应能力，以及智力、反应灵敏度等，对于不同的个体，不同的时期，都会出现一定的偏差。针刺保健则可根据具体情况，纠正这种偏差，虚则补之，实则泻之，补泻得宜，可使弱者变强，盛者平和，以确保健康。

（三）和阴阳

阴阳和谐乃是人体健康的关键。针刺则可以通经络、调虚实，使机体内外交通，营卫周流，阴阳和谐。如此新陈代谢自然会健旺，以达到摄生保健的目的。"阴平阳秘，精神乃治"，就是这个道理。

现代研究证明，针刺某些强壮穴位，可以提高机体新陈代谢能力和抗病能力。如：针刺正常人的"足三里"穴，白细胞总数明显增加，吞噬功能加强。同时，还可以引起硫氢基酶系含量增高。硫氢基为机体进行正常营养代谢所必须，对机体抗病防卫的生理功能有重要作用。这就进一步说明，针刺法确实具有保健防病、益寿的作用。

四、刺法原则

（一）配穴

针刺保健，可选用单穴，也可选用几个穴位为一组进行。欲增强某一方面机能者，可用单穴，以突出其效应；欲调理整体机能者，可选一组穴位，以增强其效果。在实践中，可酌情而定。

（二）施针

摄生益寿，施针宜和缓，刺激强度适中，不宜过大。一般说来，留针不宜过久，得气后即可出针，针刺深度也应因人而异，年老体弱及小儿，进针不宜过深；形盛体胖之人，则可酌情适当深刺。

（三）禁忌

对大血管所过之处，重要的关节应禁刺或慎刺；乳中、神阙、箕门、水分等禁针穴不可针刺；过饥、过饱、酒醉、大怒、大惊、劳累过度等不宜针刺；孕妇及身体虚弱者不宜针刺。

五、针刺保健常用穴

现将一些常用的摄生保健穴位介绍如下：

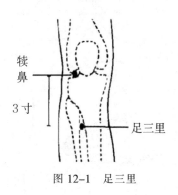

图 12-1 足三里

1.足三里

足三里位于外膝眼下 3 寸，胫骨前嵴外一横指处。为全身性强壮要穴，可健脾胃、助消化、益气增力、可提高人体免疫机能和抗病能力。刺法，用毫针直刺 1~1.5 寸，可单侧取穴，也可双侧同时取穴。常人针刺得气后，即可出针。但年老体弱者，则可适当留针 5~10 分钟，隔日一次或每日一次。

附：相传，日本古人非常矮小，平均寿命很短。素有"小日本"的"雅称"，被世人"传颂"为"武大郎的后代"。虽然日本人身材非常矮小，但是头脑却非常聪明。日本古人为了弥补身材矮小的缺陷，费尽周折，到处寻医问药。走遍世界各个国家。其中有个日本人到了中国的东北。

这个日本人走在崎岖的山路上，正当饥渴难耐之时，遇见一位砍柴的老翁，他上前欲讨口水喝。老翁给他吃了自带的干粮。他们开始攀谈起来，老翁告诉日本人自己已经98岁了，日本人听后颇感惊讶，仔细打量老翁后发现：此老翁年纪虽长，但却精神抖擞。遂问道："老人家，为什么您这么大岁数还能独自一人上山砍柴？"老翁听后哈哈大笑："这算啥！我父亲还在前头砍柴呢！"

日本人跟着砍柴的老翁进了村庄，他想看看究竟是什么灵丹妙药使得老翁这般年纪还能如此神采奕奕。进到村庄后日本人看到的令他大为震惊，村子里的村民不仅个个高大魁梧、身强体壮，而且百岁以上的老人更是多得数不胜数。日本人询问老翁："是何灵丹妙药使得村子里的人个个都如此长寿？"老翁笑道："并无灵丹妙药，只是每日闲时用尖刺物刺激足三里所致。"日本人这才明白其实并非什么灵丹妙药，而是博大精深的中医经络和穴位让他们如此长寿。

日本人跟随老翁苦学了数月的经络与穴位。回到家乡后，并把灸足三里长寿之法传授于家乡的村民。渐渐的，灸足三里已经成为日本人的一种风俗和习惯，并有"勿与不灸足三里者为伍"一说。时至今日，日本大部分地区居民还保留着灸足三里的风俗习惯。

2.曲池

曲池位于肘外辅骨。曲肘成直角，肘横纹外端与肱骨外上髁连线的中点即是此穴。此穴具有调整血压、防止老人视力衰退的功效。刺法，用毫针直刺0.5~1寸，针刺得气后，即可出针。体弱者可留针5~10分钟，每日一次，或隔日一次。

3.三阴交

三阴交位于足内踝高点上3寸，胫骨内侧面后缘。此穴对增强腹腔诸脏器，特别是生殖系统的健康，有重要作用。刺法，用毫针直刺1~1.5寸，针刺得气后，即可出针。体弱者，可留针5~10分钟。每日一次，或隔日一次。

4.关元

关元位于脐下3寸。本穴为保健要穴，是人体重要强壮穴之一。此穴对泌尿、生殖系统以及人体免疫机能有良好的调整作用。刺法，直刺0.5~1.5寸，得气后即可出针。每周针1~2次。

5.气海

气海位于脐下1.5寸，是人体元阳会聚之处，为生命之本源，为保健要穴。本穴有培补元气、益肾固精的作用。刺法，直刺0.5~1.5寸，得气后，即可出针。可与足三里穴配合施针，每周1~2次，具有强壮作用。

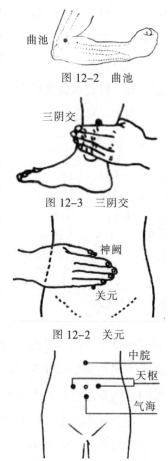

图12-2 曲池

图12-3 三阴交

图12-2 关元

图12-2 气海

六、自我点穴法

1.明目醒脑穴：风池

中医讲"头目风池主"，就是因为风池穴能治疗大部分风病。风池穴位于后颈部，后头骨下，两条大筋外缘陷窝处，与耳垂齐平，常与攒竹穴、太阳穴、睛明穴、四白穴等配合，治疗眼部疾病，缓解眼部症状。按揉以上穴位，同时配合颈椎矫治，对治疗近视眼有很好的疗效。此外，按揉风池穴和周围肌肉，可以有效地缓解颈椎病、外感风寒、内外风邪引发的头痛以及长时间低头工作导致的颈部疲劳。工作间隙，轻叩风池穴，可起到提神醒脑、消除疲劳的作用。

2.养胃穴：中脘

中脘穴在腹部正中线上，胸骨下端与肚脐连接线中点处，按压时会有酸痛感。胃不好的人可以常按中脘穴。急性胃刺痛患者可点按中脘穴，用手指按压10秒，松开，再压，如此反复，三五分钟就可缓解症状；慢性胃不适患者可按揉中脘穴，用手掌轻揉，可促进消化；急性胃肠炎患者在按揉中脘穴的同时，还可以按揉天枢穴（位于肚脐旁2寸处）、大巨穴（位于脐下2寸旁开2寸）配合治疗。

3.补肾固元穴：关元

肚脐以下3寸（约为除拇指外四根手指并拢的宽度）处就是关元穴。按揉关元穴可补充肾气，延缓衰老。对男性来说，按揉关元穴可以缓解肾虚、腰酸、掉发等问题。对女性来说，按揉关元穴可以治疗和缓解很多妇科病。按揉关元穴前，要先搓热手掌，将掌心对准腹部的关元穴做搓揉的动作，由轻到重，直到感觉发热。

4.养护心脏穴：内关

伸开手臂，掌心向上，握拳并抬起手腕，可以看到手臂中间有两条筋，内关穴就在离手腕距离两个手指宽的两条筋之间。按揉内关穴有助于血气畅通，用大拇指垂直往下按，每次按揉3分钟左右，直至局部感到酸麻。除了保护心脏，内关穴还是个救急的穴位，在病人突发心脏病时，先让病人平躺，在等待急救期间，配合按揉内关穴可起到缓解疼痛的效果。此外，按揉内关穴还能缓解头疼、口干、嗓子疼、颈椎病、肩周炎、腰部疼痛等病症。

5.清热止痛穴：合谷

合谷穴又称虎口，位于拇指和食指合拢后，隆起肌肉最高处。合谷穴有清热解表、镇静止痛的作用，对头面部疾病，有很好的缓解和治疗作用。由于风热感冒引起的头痛发烧、上火牙疼，吃了药不能马上见效，均可通过指压合谷穴来缓解，力道以感到酸、麻、胀为宜。如果伴有发烧，可用瓷汤勺刮颈后部皮肤或用手指揪拉周围皮肤，直到发红发紫，有助于排出热毒，较快退烧。

6.解腰背酸痛穴：委中

委中穴位于膝内窝腘窝处中点。中医讲，"腰背委中求"，长期久坐、姿势不当造成腰背和肩膀不舒服的上班族或常感腰酸背痛的老年人，常按委中穴可以通畅腰背气血。按揉委中穴时，力度以稍感酸痛为宜，一压一松为1次，一般可连续按压20次左右。值得提醒的是，肾虚引起的腰痛还是要以补肾为本。

7.舒筋活络穴：阳陵泉

阳陵泉在小腿上，找它的时候要端坐不动，用手摸腿，膝关节外下方有一个突起，叫腓骨小头，腓骨小头前下方的凹陷就是阳陵泉的位置。平时按揉阳陵泉，再配合活动肩膀，可以缓解肩膀周围的疼痛。此外，阳陵泉还对乳房胀痛、两肋胀痛，肋间神经痛有缓解作用。

8."全能"穴：足三里

民间一直有"常按足三里，胜吃老母鸡"的说法，足三里的位置在外膝盖窝下方3寸。中医有"肚腹三里留"的要诀，说的是，如果我们有肚腹部的疾病，如慢性胃肠炎、慢性腹泻、胃寒等，都可以按揉足三里。另外，足三里对高血压、冠心病、肺心病、脑出血、动脉硬化等心脑血管疾病也有很好的预防作用。白领和亚健康人群，每天按压足三里10分钟，能减轻工作压力，缓解疲劳。

9.滋阴养颜穴：三阴交

三阴交被称为女人的穴位，位于小腿内侧，脚踝骨的最高点上3寸处。按揉三阴交，有助于打通人体淤塞，保养子宫和卵巢，还有调月经、除斑、祛皱、祛痘，治疗皮肤过敏、皮炎、湿疹的作用。从经期前三天开始，每天按揉三阴交，坚持三个月，可以缓解月经不调、痛经等问题。按揉时，将拇指直立放在穴位上，先向下按压再揉，每次1分钟左右，停歇后再揉。因为按揉三阴交有调畅人体气血运转的作用，所以不适合孕妇。

10.安神健体穴：涌泉

涌泉穴为肾经之首，位于足底，在足掌的前1/3弯曲脚趾时的凹陷处。民间有"三里涌泉穴，长寿妙中诀；睡前按百次，健脾益精血"的说法。每天洗脚后，用双手大拇指摩搓两足底涌泉穴10分钟左右，有助睡眠。神经衰弱的人，可将时间延长为半个小时。天气转暖后，可赤脚或穿袜在鹅卵石路上散步，刺激涌泉穴。

平常按揉穴位可以治疗和缓解疾病，有摄生保健的作用，但并不意味着包治百病。除了局部按揉外，还要调整全身的状况。值得注意的是，穴位按揉虽然简单有效，也并不是人人适合，尤其是孕产妇和体弱者要在医生的指导下进行，不要随意尝试。

中医治未病旨要

第三节　灸法摄生

一、保健灸法的概念

灸法，是针灸学的重要组成部分。所谓灸法，是利用某种药物放置在体表的穴位患处，进行烧灼、熏熨、贴敷，借灸火的温和热力以及药物的作用，以刺激身体的一定穴位、患病部位，通过经络的传导，起到温和气血、扶正祛邪、调整人体生理功能平衡，达到防病治病、摄生保健作用的一种外治方法。

保健灸法，流传已久。《扁鹊心书》中即指出："人于无病时，常灸关元、气海、命门、中脘，虽未得长生，亦可得百余岁矣"。说明古代摄生家在运用灸法进行摄生方面，已有丰富的实践经验。时至今日，保健灸仍是广大群众所喜爱的行之有效的摄生方法。

灸法的特点是"针所不为，灸之所宜"，对于使用针刺、药物等方法治疗无效果或者效果不理想的病症，采用灸法，往往可收到较满意的疗效。

二、灸法的材料

（一）艾

施灸材料，古均以艾叶为主。艾为辛温阳热之药，其味苦、微温、无毒，是多年生菊科草本植物，具有散寒止痛，温经通络，活血止血的作用。灸用以陈旧艾叶为佳。艾叶加工成艾绒以作为施灸材料，有其他材料不可比拟的优点，其内含纤维质较多，水分较少，同时还有许多可燃的有机物，易于燃烧。点燃后，置于施灸穴位之上，热力持久而深入，温热感直透肌肉深层，有非常好的临床疗效。因而，艾是灸法理想的原料。

（二）其他易燃生热的灸料

灯芯草：又名灯心草，为多年生草本植物。灯心草蘸油点燃，在病人身上灼烫，谓之灯火灸。

硫黄：为天然硫黄矿或含硫黄物的提炼品。将硫黄置于疮面上点燃施灸，谓之硫黄灸。

桑枝：为蔷薇科植物桑的嫩枝。用燃着的桑枝施灸，谓之桑枝灸。

此类灸料还包括黄蜡、竹茹、桃枝、麻叶等。

（三）具有芳香或刺激性的灸料

此类灸料多数是对皮肤有刺激性的药物，将其敷于穴位上或患处，皮肤起水泡或仅局部充血潮红，通过这种刺激达到治疗的目的。常用的灸料有：大蒜、生姜、葱白、白胡椒、吴茱萸、白芥子等。

三、保健灸的方法

艾灸从形式上分，可分为艾炷灸、艾条灸、温针灸三种；从方法上分，又可分为直接灸、间接灸和悬灸三种。保健灸则多以艾条灸为常见，而直接灸、间接灸和悬灸均可采用。

根据体质情况及所需的摄生要求选好穴位，将点燃的艾条或艾炷对准穴位，使局部感到有温和的热力，以感觉温热舒适，并能耐受为度。

艾灸时间可在 3~5 分钟，最长到 10~15 分钟为宜。一般说来，健身灸时间可略短，病后康复施灸时间可略长。春、夏二季，施灸时间宜短，秋、冬宜长。四肢、胸部施灸时间宜短，腹、背部位宜长。老人、妇女、儿童施灸时间宜短，青壮年则时间可略长。

施灸的时间，传统方法多以艾炷的大小和施灸壮数的多少来计算。艾炷是用艾绒捏成的圆锥形的用量单位，分大、中、小三种。如蚕豆大者为大炷，如黄豆大者为中炷，如麦粒大者为小炷。每燃烧一个艾炷为一壮。实际应用时，可据体质强弱而选择。体质强者，宜用大炷；体弱者，宜用小炷。

四、保健灸的作用

（一）温通经脉，行气活血

《素问·刺节真邪论》说："脉中之血，凝而留止，弗之火调，弗能取之"。气血运行具有遇温则散，遇寒则凝的特点。灸法其性温热，可以温通经络，促进气血运行。

（二）培补元气，预防疾病

《扁鹊心书》指出："夫人之真元，乃一身之主宰，真气壮则人强，真气虚则人病，真气脱则人死，保命之法，艾灸第一"。艾为辛温阳热之药，以火助之，两阳相得，可补阳壮阳，真元充足，则人体健壮，"正气存内，邪不可干"，故艾灸有培补元气，预防疾病之作用。

（三）健脾益胃，培补后天

灸法对脾胃有着明显的强壮作用，《针灸资生经》指出："凡饮食不思，心腹膨胀，面色萎黄，世谓之脾胃病者，宜灸中脘"在中脘穴施灸，可以温运脾阳，补中益气，常灸足三里，不但能使消化系统功能旺盛，增加人体对营养物质的吸收，以濡养全身，亦可收到防病治病，抗衰防老的效果。

（四）升举阳气，密固肤表

《素问·经脉篇》云："陷下则灸之"。气虚下陷，则皮毛不胜风寒，清阳不得上举，因而卫阳不固，腠理疏松。常施灸法，可以升举阳气，密固肌表，抵御外邪，调和营卫，起到健身、防病治病的作用。

五、灸法的禁忌

（1）禁灸部位。古代文献对此记载不甚一致，从现代解剖学角度看，人体的重要脏器、大血管附近、睾丸、乳头、阴部及妊娠妇女的腰骶部和下腹部等均不可灸；颜面部不宜直接灸，防止形成瘢痕，有碍美容；关节活动部位不宜瘢痕灸，避免化脓、溃烂，不易愈合。

（2）禁灸病症。灸法主要是借温热刺激达到调整机体功能和治疗疾病的目的。因此，凡外感温热、阴虚内热之证而见脉搏跳动转快者一般不宜施灸。对于高热、抽风、昏迷等病人也不宜灸治。

（3）对于过劳、过饥、过饱、酗酒、大惊、大怒、大渴、大汗者不宜马上施用灸法。

六、灸法的常用穴位

一般说来，针刺保健的常用穴位，大都可以用于保健灸法。同时，也包括一些不宜针刺的穴位。例如：

1.足三里

常灸足三里，可健脾益胃，促进消化吸收，强壮身体，改善人体的免疫功能。古人多灸此穴以预防中风，为中老年人保健要穴。灸法：用艾条、艾炷灸均可，灸 5~10 分钟。

2.神阙

神阙位于当脐正中处，又名脐中。此为保健要穴，具有温补元阳，健运脾胃，益气延年之功效。《扁鹊心书》指出："依法熏蒸，则荣卫调和，安魂定魄，寒暑不侵，身体开健，其中有神妙也，……凡用此灸，百病顿除，益气延年"。本穴灸法有隔盐灸、隔姜灸、神阙熏脐法。前两种方法每次 3~5 壮，隔日 1 次，每月 10 次，每天 21 时灸之为佳。神阙熏脐法多用于身体虚弱者，可强健脾胃功能，预防疾病。

3.膏肓

膏肓位于第四胸椎棘突下旁开 3 寸处。常灸膏肓穴，有强壮作用。灸法：艾条灸，15~30 分钟，艾炷灸 7~15 壮。

4.中脘

中脘位于脐上四寸处。此穴为强壮要穴，具有健脾益胃，培补后天的作用。一般可灸 7~15 壮。

5.涌泉

脚趾卷曲，在前脚掌中心凹陷处即为此穴。此穴有补肾壮阳，养心安神的作用。

常灸此穴，可健身强心，有益寿延年之功效。一般可灸 3~7 壮。

6.大椎

大椎位于第七颈椎棘突下凹陷中。常灸此穴，有强壮作用，多以艾炷灸，灸 5~10 壮，温灸 10~20 分钟。

7.关元

关元位于脐中下 3 寸，前正中线上。常灸此穴，有强身保健作用，用艾条、艾炷灸均可，时间以肌肤透热为宜。

附：南宋绍兴年间，有一个叫王超的军人，退役后遁入江湖做了江洋大盗，无恶不作。他年轻时曾经遇到一个得道的异人，传授给他一套"黄白住世之法"。王超按照这套方法修炼，年过九十还精神饱满，肌肤腴润。……后来犯案被抓，判了死刑。临刑前，监官问他你这么高的年龄，还有这么好的身体，有什么摄生秘术吗？王超回答说秘术我没有，只是年轻时师父教我，在每年的夏秋之交，在小腹部的关元穴，用艾条施灸千炷。久而久之，冬天不怕冷，夏天不怕热，几日不吃饭也不觉得饿，脐下总是像一团火那样温暖。你难道没有听说过吗，土成砖，木成炭，千年不朽，皆火之力啊！王超被处死后，刑官让人将他的腹暖之处剖开，看见一块非肉非骨之物，凝然如石，这就是长期施灸用艾火灸出来的。

8.其他

如针刺保健中所列曲池、三阴交、关元、气海等穴，均可施灸，具有强身保健功效。

第四节 推拿按摩摄生

一、推拿摄生的概念

推拿摄生法，是我国传统的保健摄生方法之一，古称"按跷"。《素问·异法方宜论篇》曰："中央者，其地平以湿，天地所以生万物也众，其民杂食而不劳，故其病多痿厥寒热，其治宜导引按跷。"它是通过运用手和肢体的技巧，按摩人体一定部位或穴位，从而达到防病保健、却病延年的目的，也称保健按摩。

由于保健按摩法简便易行，疗效安全可靠，深受历代摄生家的热爱和重视，将其作为益寿延年的常用方法，得以不断积累、整理、流传下来，成为深受广大群众喜爱的摄生健身措施。

二、推拿按摩的作用

保健按摩主要是通过对身体局部刺激，促进整体新陈代谢，从而调整人体各部分

中医治未病旨要

功能的协调统一，保持机体阴阳相对平衡，以增强机体的自然抗病能力。达到舒筋活血，健身、防病之效果。

（一）疏通经络，行气活血

《素问·血气形志篇》说："经络不通，病生于不仁，治之以按摩"，《素问·调经论》也指出："神不足者，视其虚络，按而致之"。说明按摩有疏通经络之作用。由于按摩大多是循经取穴，按摩刺激相应穴位。因而，可使气血循经络运行，防止气血滞留，达到疏通经络，畅达气血之目的。

从现代医学角度来看，按摩主要是通过刺激末梢神经，促进血液、淋巴循环及组织间的代谢过程，以协调各组织、器官间的功能，使机体的新陈代谢水平有所提高。

（二）调和营卫，平衡阴阳

营卫气血周流，则可贯通表里内外，脏腑肌腠，使全身成为一个协调统一的整体。营卫相通，气血调和，机体皆得其养，则内外调和，阴平阳秘。明代摄生家罗洪在《万寿仙书》中说："按摩法能疏通毛窍，能运旋荣卫"。按摩就是依据中医理论原则，结合具体情况而分别运用不同手法，以柔软、轻和之力，循经络、按穴位，施术于人体，通过经络的传导来调节全身，借以调和营卫气血，增强机体健康。

由于保健按摩可行气活血，通调营卫阴阳。所以，按摩后血液循环加快，皮肤浅层的毛细血管扩张，肌肉放松，关节灵活，除感到被按摩部分具有温暖舒适的感觉外，也给全身带来一种轻松、愉快、舒适与灵活感，使人精神振奋，消除疲劳，久久行之，对保证身体健康具有重要作用。

（三）培育元气、防病延年

《备急千金要方·养性》中说："按摩日三遍，一月后百病并除，行及奔马，此是养身之法。"《圣济总录》提出：按摩可达到"气运而神和，内外调畅，升降无碍，耳目聪明，身体轻强，老者复壮，壮者复治"的目的。现代临床研究报道，在同龄组儿童中并列对照组进行保健按摩，经按摩的儿童组，发病率下降，身高、体重、食欲等皆高于对照组。有报道，小儿痢疾经按摩后症状减轻或消失；小儿肺部有干湿性啰音时，按揉小横纹、掌心横纹，能有效改善症状。以上临床实践均说明，按摩具有抗炎、退热、提高免疫力的作用，可增强人体的抗病能力。

三、推拿按摩的注意事项

（一）推拿按摩的一般顺序

人体有14条经脉，其中有8条经脉经过头面部，头面部是人体比较敏感的部位，背部督脉是诸阳经，经脉的总纲，背部腧穴又是协调脏腑功能的主要刺激点，故最佳按摩摄生的程序是先背部后头部。

周身按摩一般顺序为：受术者俯卧位，先按摩背部，下肢前侧；然后受术者仰卧位按摩上肢，胸腹部，下肢前侧，最后按摩头面部。

（二）推拿按摩时的注意

1.用力恰当

注意按摩力度先轻后重，轻重适度。因为过小起不到应有的刺激作用，过大易产生疲劳，且易损伤皮肤。

2.循序渐进

按摩手法的次数要由少到多，推拿力量由轻逐渐加重，推拿穴位可逐渐增加。

3.应用介质

按摩摄生法在施术时可选用一定的药物作润滑剂，如按摩乳、茶油、滑石粉、香油等。

4.持之以恒

无论用按摩来保健或防治疾病，都不是一朝一夕的事，常须积以时日，才逐渐显出效果来，所以应有信心、耐心和恒心，还需要身体的逐步适应和配合，不可操之过急。

5.掌握时机

在应用中应掌握其按摩保健的时间，每次以 20 分钟为宜。最好早晚各 1 次，如清晨起床前和临睡前。

6.观察反应

在实施按摩中，应注意观察被施术者自身的各种反应，并进行适当的调整。从未接受过按摩的人，肌肉初时对痛楚的容忍度往往较低，尤其是接受脚底按摩的人，按摩后的一两天肌肉往往会继续作痛。不过，痛楚并不等于见效。假如痛楚持续，首先要查看一下身上有否出现瘀血，很可能是按摩过程中弄伤了血管，引致内出血。另一可能是骨骼错位，应立即求助专业人员给予正确处理。

7.推拿按摩的禁忌

推拿疗法虽然适应证很广泛，但是并不能治百病，使用不当还有病情恶化的可能。一般认为以下情况不适合选用推拿按摩治疗：

（1）严重的心、脑、肺疾病患者或极度衰弱者不能承受推拿手法的刺激。

（2）有出血倾向和血液病患者，手法刺激可能导致组织内出血。

（3）局部有严重皮肤损伤或皮肤病患者，推拿手法可使皮肤损伤加重。恶性肿瘤者的局部，易引起肿瘤扩散。

（4）骨关节、骨髓炎、骨肿瘤、严重的骨质疏松症、骨折患者，推拿手法可使感

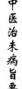

染扩散，骨质破坏。

（5）诊断不明确的急性脊柱损伤或伴有部分截瘫者。

（6）急性传染病患者。

（7）妊娠3个月以上的孕妇的腹部、腰部及合谷、至阴等敏感穴位，手法刺激有引起流产的可能。

（8）精神病患者不能与医生合作，不宜进行推拿治疗。

（9）过于饥饿和酗酒暂不宜推拿。

四、常用的推拿按摩手法

1.按法

按法是用拇指或掌根等部按压体表一定的部位或穴位，逐渐用力，深压捻动。以拇指端或指腹按压体表者，称为指按法；用掌按压者，称为掌按法（图12-6）。

按法有安心宁神、镇静止痛、开通闭塞、矫正畸形的作用。适用于全身各个部位及穴位。常用于心绞痛、胃脘痛、腹痛、筋骨劳伤等症。

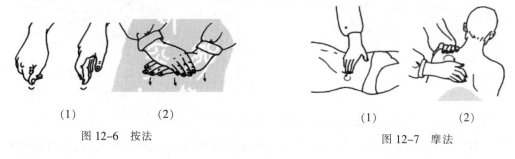

（1）　　　　（2）　　　　　　　　　　（1）　　　　　（2）

图 12-6　按法　　　　　　　　　　　　　图 12-7　摩法

2.摩法

摩法是用手掌掌面或食指、中指、无名指指面附着于体表一定部位上，以腕关节连同前臂做环形的有节律的抚摩。

一般将掌面抚摩者，称为掌摩法；指面附着于一定部位之上者，称之为指摩法（图12-7）。运用摩法要注意肘关节微屈，腕部放松，指掌自然伸直，着力部分要随着腕关节连同前臂做盘旋活动，用力自然，每分钟120次左右。摩法不宜急，不宜缓，不宜轻，不宜重，以中和之意施之。本法刺激轻柔缓和，是按摩胸腹、胁肋部常用手法。常用于脘腹冷痛、食积、胀痛、厥心痛、肺气肿、气滞及胸胁进伤等症。有理气和中、消积导滞、行气和血、消淤散肿等作用。

3.擦法

擦法是用手掌面、大鱼际或小鱼际部分着力于一定部位上，进行直线来回摩擦（图12-8）。擦法操作时腕关节要伸直，使前臂与手接近相平，手自然伸开，注意着力部分要紧贴皮肤，但不能硬用压力，以免损伤皮肤；擦时应直线往返，用力要稳，动作要均匀连续，一般速度每分钟 100~120 次。本法刺激柔和、温热，适用于胸腹、腰背、四肢。常用于脾胃虚寒所致胃脘冷痛、颈项酸、手臂僵硬麻木等症。

4.滚法

滚法分为侧掌滚法和握拳滚法（图 12-9）。

通过腕关节的外伸、外旋的连续活动，使产生的力持续作用于治疗部位上，称之为侧掌滚法；握拳，用食指、中指、无名指和小指的第二指关节凸起部着力滚动，称之为握拳滚法。

滚法压力较大，接触面较广，适用于肩背、腰臀及四肢等肌肉丰厚的部位。滚法有舒筋活血、滑利关节、缓解肌筋痉挛、增强肌筋活力、促进血液循环、消除肌肉疲劳等作用。常用于风湿疼痛、麻木不仁、肢体瘫痪、运动功能障碍等症。

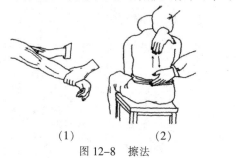

(1)　　　　(2)

图 12-8　擦法

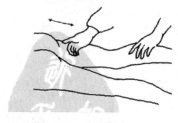

图 12-9　滚法

5.推法

用手掌或手指向下、向外或向前推挤患者肌肉，叫做推法（图 12-10）。

操作者放松上肢，肘关节微屈下垂，腕关节自然微屈，拇指着力，以螺纹面螺旋式向前推动；向后回旋，压力均匀，一推一回，动作灵活。

运用推法要注意推时用力要稳，速度要缓慢，着力部分要紧贴皮肤。本法可在人体各部使用。常用于外感头痛、神经性头痛、脾胃不和与风湿疼痛等症。有消积导滞、解痉镇痛、消淤散结、通经理筋、消肿活血等作用。

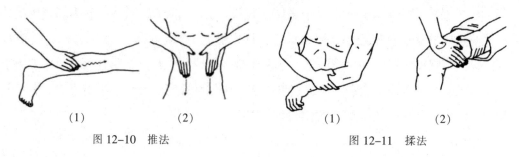

(1)　　　　(2)　　　　　　　　(1)　　　　(2)

图 12-10　推法　　　　　　　图 12-11　揉法

6.揉法

用手指或手掌，贴在患者皮肤等有关部位、压痛点或穴位处不移开，进行左右、前后的内旋或外旋揉动，使施治部位的皮下组织随着施治的指或掌转动的方法，叫做

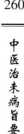

揉法（图 12-11）。

运用本法要注意手腕放松以腕关节连同前臂一起做回旋活动，腕部活动幅度可逐步扩大，压力要轻柔，一般速度每分钟 120~160 次。本法有宽胸理气、消积导滞、活血祛淤、消肿止痛等作用。

7.搓法

搓法是用双手的掌面挟住一定部位，相对用力做快速搓揉，并同时上下往返移动。运用搓法要注意双手用力对称，搓动要快，移动要慢。本法具有调和气血、舒筋通络的作用。适用于腰背、胁肋及四肢部，以上肢部为常用，一般作为推拿治疗的结束手法（图 12-12）。

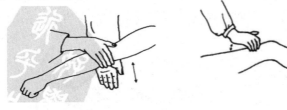

图 12-12　搓法

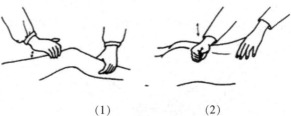

（1）　　　　　（2）

图 12-13　拍击法

8.拍击法

用虚掌拍打患者身体表面的方法称为拍法。用虚拳、掌根、掌侧、小鱼际叩击患者身体表面的方法，叫做击法。因为两者动作相似，故合为拍击法。

操作者腕关节的活动要灵活，用力要轻巧，有弹性。双手进行时，动作要协调。拍法适用于头、肩、背、腰及四肢；击法用力较拍法重，可达肌肉深层、关节和骨骼，主要用于肌肉丰厚的部位，如臀部、大腿和腰骶部（图 12-13）。

9.抖法

抖法是用双手握住患者上肢或下肢远端，微用力做连续的小幅度的上下颤动，使其关节有松动感。运用抖法时抖动幅度要小，频率要快。本法可用于四肢部，以上肢为常用，常与搓法配合，作为推拿治疗的结束手法。本法具有疏通经络、调和气血、松解粘连、疏理肌筋、滑利关节的作用。常用于急性腰扭伤、椎间盘突出，以及肩和肘等关节的功能障碍（图 12-14）。

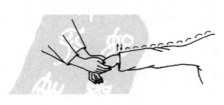

图 12-14　抖法

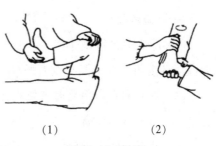

（1）　　　　　（2）

图 12-15　摇法

10.摇法

摇法是用一手握住关节近端的肢体，另一手握住关节远端的肢体，做缓和回旋的转动。摇法根据所摇部位有颈项部摇法、肩关节摇法、髋关节摇法、踝关节摇法等。摇法用力要柔和，不可使用暴力和超过生理限度。本法适用于四肢关节及颈项等。有滑利关节、增强关节活动功能的作用，常用于关节强硬、屈伸不利等症（图12-15）。

11.掐法

用手指甲尖，在患处一上一下重按穴位，或两手指同时用力抠掐，同时又不刺破皮肤的手法，叫做掐法。

掐法是重刺激手法之一，如临床急救常以指甲掐来代替针，为了避免刺破皮肤，要掌握好指力，或在掐穴处垫块薄布，为增进疗效，缓解疼痛，掐后再轻揉一会儿（图12-16）。

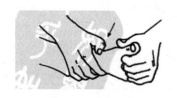

图12-16　掐法

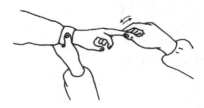

图12-17　捻法

12.捻法

用拇指与食指末端捏住施治的部位，着力于对合的左右或上下或前后的旋转捻动，称为捻法。

操作者腕部要放松，动作要灵活连贯，用力要柔和，不可呆滞。捻动时，拇指、食指的搓揉动作要快，频率为每分钟200次左右，但移动要慢，即所谓紧捻慢移。

捻法刺激量较轻，一般适用于四肢小关节，具有滑利关节、畅通气血、消肿止痛的作用，常配合其他手法使用（图12-17）。

五、常用的推拿按摩方法

按摩摄生法多以自我按摩为主，简便易行，行之有效。现介绍一些传统的按摩摄生法。

（一）面部按摩

（1）摩面。两手洗干净，搓热，从发际到下颌，从下颌到发际按摩面部往返10~20次。此功可以改善面部血液循环，久久坚持，可少产生皱纹，保持健美。

（2）摩太阳穴。用两拇指指腹揉按太阳穴10~20次，再由眉梢用力捋至太阳穴十余次，有助于防止头痛、头晕、眼疾等。

（3）摩眼。两中指对搓热，闭目，从内眼角向外微用力摩至外眼角为1次，可摩

10~20 次。

用两食指分别点按丝竹空穴（眉外梢处）、攒竹穴（眉内梢处）、睛明穴（眼内角处）、四白穴（眼下处）各 10~20 次。

此眼功不仅有助于防止各种眼病，而且按中医理论眼是人体阳气的窗口，肝开窍于目，还有助于增进全身健康。

（二）头部按摩

（1）按头。用两手指甲尖均匀地轻啄和点按整个头部。轻啄是用指甲一啄即起，点按是用指甲微用力按片刻，使头皮感到有些微痛为止，如此反复进行。此功能起到一定的头针疗法的作用。根据大脑皮质机能定位的理论，如能坚持经常，对脑源性疾病所引起的肢体瘫痪、麻木、感觉异常、共济失调、失明、失语等症可能有一定疗效。

（2）捋头。两手拇指分别按在两太阳穴，其他四指按在前额，然后两拇指捋到后脑风池穴处，其他四指则同时由头顶捋至后头，经颈两侧为止，是为 1 次，可捋 10 次左右，有助于防治高血压。

（3）点风池。用拇指或中指指腹点按后脑风池穴和颈下大椎穴。点按风池穴有助于降血压和防治后头痛。点按大椎穴，有助防治背颈痛，还有一定退热消炎作用。

（三）耳部按摩

（1）鸣天鼓。两手掌心紧按两耳，食指在上、中指在下，使中食二指相叠后食指骤然滑下弹击后脑 10 余次，然后两手心骤然抬离两耳 10 余次，如此一开一闭以震动耳膜，加强听觉，古人称此功为鸣天鼓。

（2）擦耳壳。两手掌同时摩擦两侧耳壳（可使两两前后对折）20~30 次，至耳壳发热为止。

（3）揉耳窝。两手食指指腹同时按揉两侧耳壳的耳甲艇（耳轮脚上面的凹陷）10~20 次。再按揉耳甲腔（耳轮脚下面的耳窝）10~20 次。

（4）拉耳轮。两手拇指和食指同时由耳上端向下分别捋两侧耳垂 20~30 次，也可揉摩耳轮几十次，然后，紧握两耳向上、向外、向下分别用力提拉耳轮各 3~5 次。

（四）口部按摩

（1）按口边。用一个或几个手指指腹揉按口的四周，力达齿龈，以加强齿龈的血液循环，防治牙周病，加固牙齿。

（2）叩齿。上下牙齿相互叩击（如咬物状）20~30 次。

（3）搅舌。舌头在口腔内部和牙齿外面转动各 10~20 周。搅动时，两颊肌肉要随之配合用力推动。

搅动时，口内分泌的唾液必增加，可以分几次咽下。每次咽前，都要鼓漱 10~20

次，然后分 3 次小口咽下，意想咽到了丹田。古人称此功为咽津或鼓漱。

（五）胸腹按摩

（1）捋胸。两手搓热，贴于胸前，十指顺肋间（骨缝）用力捋擦 10~20 次，然后两手交替从喉部向下捋擦到膻中穴（心窝处）或大腿根 10~20 次。

（2）按胸。两手十指指甲尖用力点按整个胸部，每点按一处停片刻，然后再换位点按。特别是在有病的部位，可以较长时间点按。

（3）摩腹。操作时以双手掌相叠，在腹部按顺时针方向与逆时针方向各按摩 20 次。立位、坐位或卧位均可。每日早晚二次。

饭后、睡前摩腹，有助于消化吸收，健运脾胃，睡前摩腹，既能宁神安眠，又可补肾益精，调经活血。

（六）腰部按摩

（1）擦腰。两手掌擦热，两肘高抬使两手紧按在腰眼上方尽处，然后稍用力两手同时或一手先、另一手后向下擦到尾间处，然后再擦回原处为 1 次，可擦 10~20 次。

（2）揉腰。两手心放在两腰眼处，旋转按揉 20 周左右，也可以轻握拳，用拳眼或拳背旋转摩擦腰眼，或转叩腰眼处，也可以用手抓捏腰部，次数均不限。

（七）足部按摩

（1）擦腿。两手分别紧按在两大腿根外侧，用力向下推至足关节，然后自足关节内侧，由下向上擦回大腿根部内侧，如此反复做 32 次。·

（2）揉膝。两掌由内向外，然后由外向内各揉按膝 30~40 次，以局部发红发热为度。

腿伸直，指尖用力捏揉、掐按两腿膝眼以及两膝盖周围各处，以感到酸痛和发热、发红为度。

（3）叩腿。两手握拳叩击膝盖周围和足三里穴，也可用指尖或指腹点按足三里穴，次数不限。

（4）搓足心。两手掌搓热，两腿屈膝，足心相对盘坐，两手同时搓两足心 30 多次，以搓得足心发热为宜。

参考文献

[1]陈永华.经络穴位摄生[M].郑州:郑州大学出版社,2010.01

[2]赵国新.摄生康复[M].江西:江西高校出版社,1997.01

[3]王玉川.中医摄生学(供中医摄生康复专业用)[M].上海:上海科学技术出版社,1992.10

［4］郭海英.中医摄生学［M］.北京:中国医药出版社,2009.08

［5］顾悦善,郝学君.灸法摄生［M］.辽宁:辽宁科学技术出版社,1996.08

［6］刘安杰.推拿摄生［M］.辽宁:辽宁科学技术出版社,1996.09

［7］牛林静,陈永超.推拿按摩摄生术［M］.北京:中医古籍出版社,2008.05

第十三章 中药摄生

第一节 中药摄生原理

中医学非常重视人体本身的统一性、完整性及其与自然界的相互关系，即中医学的基本特点之一：整体观念，中医学的另一个基本特点即辨证论治。中药摄生要基于中医学的基本特点，既要从整体上把握人体的病理状态，又要辨证的调理人体的阴阳失衡，用自身的偏性以纠正人体的偏性，从而达到摄生调摄的目的。而在这一过程中，一般体现了以下几点原理：

一、培补先天、后天

《景岳全书·脾胃》云："人之始生，本乎精血之原；人之既生，由乎水谷之养。非精血，无以立形体之基；非水谷，无以成形体之壮"。人之生，秉精血以成，受水谷而养。肾所藏的肾精是人生长、发育、生殖及其他脏器活动的物质基础，来自于父母先天之精血，为生命之根，元阴元阳之所在，故为先天之本；脾胃为气血生化之源，供给机体生命活动需要的营养，故为后天之本。两者相依相促，借以保持人体之精气充盈。精气充盛，机体新陈代谢能力强，衰老的速度也缓慢。而益寿方药的强身益寿作用，多立足培补先天、后天，即以培护补养肾、脾为重点，并辅以其他方法，如行气、活血、清热、利湿等以达到强身、保健、延寿的目的。

二、着眼补虚、泻实

邪气盛则实，正气不足多虚，《景岳全书·传忠录·虚实》中指出："华元化虚实大要论曰：病有脏虚脏实，上虚上实，下虚下实，状各不同，宜深消息。"可见，机体的虚实偏颇，应本着"虚则补之，实则泻之"的原则进行调节。《中藏经》中指出："其本实者，得宣通之性必延其寿；其本虚者，得补益之情必长其年。"延年益寿药物可补偏救弊，以调整机体阴阳气血出现的偏差，协调脏腑功能，疏通经络血脉。虚者，多以气血阴阳的不足为主要表现；实者，多以气血痰食的郁结、壅滞为主要表现。在方药摄生中，虚者以药物进补，以调理为主。辨证为气虚者补气，血虚者养血，阴虚者滋阴，阳虚者壮阳，补其不足以使其充盛，则虚者不虚，身体可强健而缓衰；实者予药物宣通以调理，气郁者理气，血瘀者化瘀，湿痰者化湿，热盛者清热，寒盛者驱寒，此为泻实之法，用于宣畅气血、疏通经络、化湿导滞、清热、驱寒，以达到行气活血、通经络、协调脏腑的目的，从而使人体健康延寿。此外，纯虚者是较为少见的。因正气虚者往往兼有实邪，用药自当补中有泻，泻中有补。故程国彭指出："用药补正，必兼泻邪，邪去则补自得力。"总之，无论补虚、泻实，都是以补偏救弊来调整机体平衡，从而达到益寿延年的作用。

三、意在燮理阴阳

机体"阴平阳秘"的平衡协调状态即指各种组织结构之间、各种功能活动之间、组织结构和功能活动之间的平衡协调关系。人之所以长寿，全赖阴阳气血平衡，这也就是《素问·生气通天论》中所说："阴平阳秘，精神乃治"。运用方药摄生，基本点在于燮理阴阳，调整阴阳的偏盛偏衰，使其复归于"阴平阳秘"的动态平衡状态。正如清代医家徐灵胎所说："审其阴阳之偏胜，而损益使平"。"损益使平"即指导了方药摄生的原则与方法，也是燮理阴阳的具体体现。

第二节　中药摄生的应用原则

药物摄生的应用主要着眼在补、泻两个方面。用之得当，在一定程度上则可起到抗病防衰、益寿延年的作用。益寿延年药甚多，而临证运用时，应有所选择。中医理论认为"虚则补之，实则泻之"，说明虚弱体质的人适合服用补益中药，而体质强壮或患有实证疾病的人不但不能用补药，而且还要适当地应用泻药才会有益。所以要慎重的药补。另外，如果只依靠药物调补，而不进行自身锻炼和摄养，是不能收到好的疗效的。所以药物作为一种辅助的摄生措施，在实际应用中，应掌握如下原则：

一、虚则补之，补勿过偏

"虚则补之"，这是运用补药的最根本原则。一般老年人和体弱多病之人的体质多属"虚"，故宜用补益之法。服用补药应有针对性，不可一见虚证，就贸然进补，这样容易导致机体气血阴阳平衡失调。应辨明虚实，确认属虚后，还要辩证进补。清代医家程国彭已指出："补之为义，大矣哉! 然有当补不补误人者，有不当补而补误人者，亦有当补而不分气分、不辨寒热、不识开合、不知缓急、不分五脏、不明根本、不深求调摄之方以误人者，是不可不讲也。"进补的目的在于协调气血阴阳，增强机体功能，宜适度进补，不可过偏。若盲目滥补，则反会导致气血阴阳新的失衡，使机体遭受又一次损伤。药物的作用，主要靠药性，凡药物都有一定的偏性，药物摄生就是利用药物的偏性来纠正人体的偏性。例如人体偏于寒性，就用偏于热性的药物来纠正，若用之过多，纠之太过，人体又可偏于热性，形成新的偏颇；虽属气虚，但若一味大剂补气而不顾其他，则反会导致气机壅滞而出现胸、腹胀满，气机升降失调；又如虽为阴虚，但一味大剂养阴致补阴太过，反而遏伤阳气，使人体阴寒凝重，出现阴盛阳衰之候。此外，补血药性多黏腻，过服会损伤脾胃；补阳药性偏温燥，常用则助火劫阴。以上均说明，进食补药，一定要适度进补，不可过补。

二、盛者宜泻，泻不伤正

药物摄生以补虚为主，但体虚而本实之人也并不少见。只谈其虚而不论其实，则有失偏颇。如徐灵胎所说："能长年者，必有独盛之处，阳独盛者，当补其阴"，"而阳之太盛者，不独当补阴，并宜清火以保其阴"，"若偶有风、寒、痰、湿等因，尤当急逐其邪"。今人往往只注重补益而忽视泻盛。而平素膏粱厚味不厌其多者，往往脂醇充溢，气血痰食壅滞已成其患。因此，泻实之法也是抗衰延年的重要原则。《中藏经》说"其本实者，得宣通之性必延其寿"即是这个意思。体盛邪实之人，运用宣泻通利的方剂可调节阴阳气血得以平衡，但在药物摄生过程中要注意攻泻不可太过，攻泻太过则易伤人体正气，不但不能起到益寿延年的作用，反而会适得其反。所以，药物摄生中的泻实之法，要以不伤其正为原则，力求达到汗勿大泄，清勿过寒，下勿峻猛。在实际进补中，应注意：①确有过盛壅滞之实者，方可考虑用泻法；②选药须贴切，安全有效；③药量须适当，恰如其分；④用药须适度，中病即止；⑤不可急于求成。

三、辨证进补

辨证进补是指中药摄生保健要遵循中医理论的原则，辨别出人的体质情况和疾病症候，然后再依据其症候来进行中药的补益。辨证进补是中药摄生保健的基本原则和特点。所以在运用补药时，一定要先辨证型，如辨别气血阴阳的虚证；而五脏虚证更是有心、肝、脾、肺、肾之别，要根据不同证型，适当予以滋补药物。由此可见，进补必当辨证，才可补益有当，以达到摄生保健的目的。

四、因时进补

唐代药王孙思邈在《备急千金要方》中说："凡人春服小续命汤五剂，乃诸补散各一剂；夏火热则服肾沥汤三剂；秋服黄芪等丸一两剂；冬服药酒两三剂。立春则止。此法终身常尔，则百病不生矣。"此即应四时之春生、夏长、秋收、冬藏的自然变化规律而进行的因时进补的举例。可见，在选用滋补药时，还要根据四时气候与人体脏腑组织的内在联系，合理选择补药，这正是中医整体观的具体体现。所以，还需要考虑不同季节对人体的影响而适当地调整中药的品种和剂量。

五、因人进补

中医用药讲究在中医理论指导下辨证用药，当掌握整体观与辨证观。在整体观的

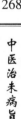

指导下，纵向把握病、证的动态发展，而每个人的年龄、性别、体质、工作、居住环境、嗜好等不同，又要辨证地把握每个人的不同特点，在选用滋补中药时，也要有一定的选择和区别。

六、顾护脾胃

不论是使用滋补药，还是泻实药，要始终顾护脾胃，这是因为脾胃为后天之本，脾胃虚则百病生。如大病久病之后或年老体弱的虚衰，以五脏皆虚多见，气血阴阳俱不足，此时当通过补脾胃，使脾气先旺，则气血阴阳化生有源，从而充养五脏六腑。此外，在"虚不受补"的情况下，也要首先顾护脾胃。所谓"虚不受补"，是指体质虚弱较甚时，应用补药滋补，而若脾胃不健，运化无功，反可致气机壅滞，加重脾胃之虚，体虚愈甚，所以此时用补，要以运脾为先。又因滋补药多腻滞，尤以滋补阴血之品为甚，往往滞胃呆脾，故在运用补药摄生时，常配以调理脾胃之品，如陈皮、木香、藿香、佩兰、苍术、厚朴等。另外，宣泻通利之药峻猛易伤脾胃，体盛攻邪时，亦要固护脾胃，使正气不伤。

七、选择合宜的剂型

中成药有多种剂型，常用的有汤剂、丸剂、散剂、酒剂、片剂、冲剂、煎膏剂、注射剂等，其特点和适用范围，在使用时，当加以区别选择。

（1）汤剂。是指把切制的饮片，加清水浸泡一段时间后，易于吸收，且用药灵活，易发挥作用，但操作繁琐。

（2）散剂。指把药物粉碎研磨过筛，使其呈细的粉末，既可内服，也能外敷。但吸收发挥疗效较汤剂慢，可是比丸剂快。

（3）丸剂。将研细的药粉加辅料和黏合剂制成，在体内缓慢崩解、吸收，慢性病常用之。

（4）煎膏剂。是将药物煎煮浓缩后，加炼过的蜂蜜或砂糖一倍量以上，加热至沸，过滤去渣而成，如西瓜膏、秋梨膏之类，适用于长期调养身体应用。

（5）酒剂。又称药酒，一般用黄酒或白酒浸泡药物，使其有效成分溶解在酒里，如参茸酒等。酒本身具有疏通血脉作用，故活血通脉、祛风湿、利关节以及补益之药常可制成酒剂。

（6）片剂。是将药粉与面粉等黏合剂混合，加适量水分后压制成片，服用与携带方便，如桑菊感冒片、丹参片之类。

（7）冲剂。是将煎液浓缩制成颗粒状，用时，开水冲化服之，服用方便，吸收和发挥作用快。

（8）注射剂。就是把药物经提取药效成分、精制、灭菌等工艺，最后制成供皮下、肌肉、静脉或穴位的注射液。此使用方便，用量小，奏效快，能用于急救、急性病及服药有困难的患者。

八、注意用量及忌口

药物的用量不但影响疗效，而且关系到人体安全，故一般应按照医嘱或说明，严格控制用量，不能随意改动。尤其注意含有有毒成分的药物，以防中毒。药物的具体用量主要取决于个人体质、年龄以及药物本身的性质等。经过历代医家的不断探索，对食物、药物的具体应用及食物与食物、药物与药物之间的关系的认识，积累了一些经验，可供后世借鉴。

根据中医文献记载，古代医家把患病期间所忌食的食物概括为以下几大类：

（1）生冷。冷饮、冷食、大量的生蔬菜和水果等。为脾胃虚寒腹泻患者所忌。

（2）黏滑。糯米、大麦、小麦等所制的米面食品等。为脾虚纳呆，或外感初起患者所忌。

（3）油腻。荤油、肥肉、油煎炸食品、乳制品（奶、酥、酪）等，为脾湿或痰湿患者所忌。

（4）腥膻。海鱼、无鳞鱼（平鱼、巴鱼、带鱼、比目鱼等）、虾、蟹、海味（干贝、淡菜、鱼干等）、羊肉、狗肉、鹿肉等。为风热证、痰热证、斑疹疮疡患者所忌。

（5）辛辣。葱、姜、蒜、辣椒、花椒、韭菜、酒、烟等，为内热证患者所忌。

（6）发物。指能引起旧疾复发，新病增重的食物。除上述腥、膻、辛辣等食物外，尚有一些特殊的食物，如荞麦、豆芽、苜蓿、鹅肉、鸡头、鸭头、猪头、驴头肉等。为哮喘、动风、皮肤病患者所忌。

病症的饮食宜忌是根据病症的寒热虚实、阴阳属性以及药物的特性来确定的。临床上病症有寒热虚实之分，因此，在运用食药保健时，必须考虑病症的性质，遵循"热者寒之""寒者热之""虚者补之""实者泻之"的基本原则。寒证宜温散，常用温性热性药物，忌用寒凉、生冷之物。热证宜清泻，常用寒凉性质的药物，忌食温燥伤阴之品。虚证当补虚，阳虚者宜温补，忌用寒凉；阴虚者宜清补，忌用温热燥烈之类。实证当祛邪，视其病变所在分别予以相应的药物。

九、注意药物的贮存和煎服

在使用滋补药时要重视这个问题，尤其对一些稀少贵重的药品和一些需要常备的药品。倘若保管不好，就会使药物发霉、变质、虫蛀、泛油，从而影响疗效或造成浪费，甚至用后发生新的病证或中毒等。要保持药物干燥，如要将药物晒干或通风凉干，或放于干燥箱内，或用塑料袋封存，以预防药物发霉。防虫蛀的方法则较多，如药物熏杀法、密封法、冷藏法等。干燥和遮光可以放泛油，有条件的可降温冷藏。另外，

中医治未病旨要

如何煎药和服药，这与补药药性的发挥和疗效好坏有着非常密切的关系。

（1）煎药的用具。多用砂锅陶煲，不用金属器皿。因一些金属易与药物中的某些成分发生化合反应，而使药物变质或产生沉淀物。

（2）煎液。常用自来水或清洁的井水、河水，用水多少，当以药物完全浸泡、水过药物一两横指为度。

（3）火候。补药一般都应文火煎煮，才能使有效成分充分煎出。

（4）先后煎。贝壳类、骨质类药物，应先煎半小时后，才下其他药物；如无先煎药物，一般都是一剂药物同时煎煮。

（5）另煎和烊化。另煎是单独煎煮；烊化是将药物放入热水或热药中溶化。

（6）服药的方法。每煎一次服一次，一天煎三次，服三次。一般宜温服。

第三节　益寿延年中药举例

补药是指能够补充人体气血阴阳、增强正气以及治疗虚证的药物。常用的补药又可分为补气、补血、补阴、补阳四大类，具有延年益寿的作用，历代本草及医家著述均有所记载，可以配方，亦可以单味服用。下面按补气药、补血药、补阴药、补阳药、补精血药、养心安神药、补津液药等七类予以介绍：

一、补气药

1.人参

味甘微苦，性温。归脾、肺、心经。《本经》谓其："主补五脏，安精神"，"明目开心益智，久服轻身延年"。本品可大补元气，生津止渴，补益强壮，健脾益胃，对年老气虚，久病虚脱者，尤为适宜。有"地精"、"神草"、"长命草"等美名。

人参的用法多种多样，可炖服，人参一味煎汤，名独参汤，具有益气固脱之功效，年老体弱之人，长服此汤，可强身体，抗衰老；可切成饮片，每日嚼化，可补益身体，防御疾病，增强机体抵抗能力；可吞服或嚼服，即在人参干燥后，研为细末，既可节省药物，又能保证一定的疗效；还可酒浸，即把人参，或配其他药共切碎，放入米酒内浸泡，一般一个月后便可饮服，若要酿酒，可用人参为末，同用面米酿酒。

近代研究证明[1]，人参中含有人参皂苷和人参多糖等主要活性成分。人参皂苷可调节网状内皮系统功能，提高人的脑力和体力劳动能力，抗疲劳，提高思维活动效率；还有保护心脏，改善心肌代谢，降低血糖及延缓衰老的作用。而人参多糖则有提高肌体免疫力、增强肌体对有害刺激的防御能力和抗肿瘤的功效。

2.西洋参

味甘、微苦，性凉，归心、肺、肾经。能补气养阴，清火生津，为清补保健之妙品，凡欲用人参而不耐人参之温者，皆可用之。

服用本品，可将其研为细末，温开水送下；也可煎服，煎时多用文火，可代茶饮，或与其他煎好的药汁同服。

现代药理研究表明[2]，西洋参含 17 种人参皂苷类，另含人参酸，齐墩果酸，多种无机盐（锌、硒、锰、钼、锶、铁、钾等）氨基酸和维生素。西洋参具有增强免疫力，耐缺氧和抗疲劳作用，为强壮保健之佳品；还可抗心律失常，抗心肌缺血，抗失血性休克。另外，本品还可抗病毒抗细胞毒抗衰老。若将本品与核桃同用，健脑之效极好，久服令人益智不忘，并有预防脑中风之功。戏曲、歌唱演员常饮，有益于嗓音保健。

3.党参

性味甘平，归脾、肺经。《本草从新》记载："补中益气、和脾胃、除烦渴。中气微弱，用以调补，甚为平妥。"党参具有补中益气、健脾益肺的功效，为平补保健之品。党参虽与人参功同，但力量缓弱，临床上常作为人参的代用品以治疗气虚证。本品多用煎剂或入丸散，在重病或急病时，宜加大用量。

现代药理研究表明[3]，党参具有调整胃肠运动功能、抗溃疡、增强机体免疫功能、增强造血功能；抗应激、强心、抗休克、调节血压、抗心肌缺血和抑制血小板聚集等作用。党参还具有益智、镇静、催眠、抗惊厥等作用。

4.黄芪

味甘，性微温。归肺、脾经。本品可补气升阳，益卫固表，利水消肿，补益五脏，为重要的补气药，全身之气皆能补益。《神农本草经》将其列为上品，久服可壮骨强身，治诸气虚。清宫廷保健，多用黄芪补中气，益营血。单味黄芪 480 克，用水煎透，炼蜜成膏，以白开水冲服。重病或需要时，黄芪可用到 30~120 克。

现代研究表明[4]，本药确有强心、保护肝脏、兴奋中枢神经系统等多方面作用，可双向调节血压，改善体内脂质代谢紊乱，提高机体的抗应激能力，保护肾功能，延缓衰老。

5.茯苓

味甘淡，性平，归肺、胃、肾经。《本经》谓其："久服安魂养神，不饥延年"。本品具有健脾和胃、宁心安神、渗湿利水之功用。历代医家均将其视为常用的延年益寿之品，因其药性缓和，可益心脾，利水湿，补而不峻，利而不猛，既可扶正，又可去邪。故为平补之佳品，古人称之为"上品仙药"。

将白茯苓磨成细粉，取 15 克，与粳米煮粥，名为茯苓粥，李时珍谓："茯苓粉粥清上实下"。常吃茯苓粥，对老年性浮肿、肥胖症，以及预防癌肿，均有好处。清代宫廷中，曾把茯苓制成茯苓饼，作为经常服用的滋补佳品，成为去病延年的名点。茯苓可用 9~15 克，茯苓皮可用 15~30 克，茯神木可用 15~30 克。

现代药理研究发现 [5]，茯苓具有利尿、免疫调节、保肝、抗肿瘤、抗氧化、抗炎、抗病毒等药理作用。《经验方》里所说："乌髭发，驻颜色，壮筋骨，明耳目，除风气，润肌肤，久服令人轻捷。"此外，《百病丹方大全》载方：用白茯苓研极细末，加入白蜜调匀，每夜敷之，晨起洗净，可润泽肌肤，美容艳色，去面黑斑。

6.山药

味甘，性平，入肺、脾、肾经。《本经》谓其："补中益气力，长肌肉，久服耳目聪明。"本品具有健脾补肺、固肾益精之作用，因此，体弱多病的中老年人，经常服用山药，好处颇多。《萨谦斋经验方》载有山药粥，即用干山药片 45~60 克（或鲜山药 100~120 克，洗净切片），粳米 60~90 克同煮粥。此粥四季可食，早晚均可用，温热服食。常食此粥，可健脾益气、止泻痢，对老年性糖尿病、慢性肾炎等病，均有益处。

近代研究证明 [6]，山药营养丰富，内含淀粉酶、胆碱、黏液质、糖蛋白和自由氨基酸、脂肪、碳水化合物、维生素 C 等。山药有增强免疫功能，降血糖，调节胃肠功能，延缓衰老，保肝，抗肿瘤等作用。

7.甘草

性味甘平，归十二经。功能健脾益胃，可用于脾胃气虚所致的饮食减少、倦怠乏力、四肢无力等症。也可补益心气，用于心气虚所致的心悸怔忡、气短、脉结代等症，还能缓急止痛，可用于肌肉、血管挛急作痛。重要的是甘草能清热解毒，可解多种药物中毒，如解毒保肝，用于病毒性肝炎的治疗。此外，甘草可调和诸药，能缓和有些药物的猛烈作用，使其药性缓和，并保护胃气。还有，生甘草兼能润肺，对肺热所致的咽痛、咳嗽等有效。用蜜炙过的甘草称炙甘草，适用于补中益气；生甘草适用于清热解毒；生甘草梢能治尿道中疼痛，适用于淋病。

现代药理研究证实 [7]，甘草含有多种皂苷元成分，如甘草酸、甘草次酸等；还含有甘草多糖生物碱和多种微量元素。具有抗炎、抗菌、抗病毒、抗寄生虫作用，还可调节免疫功能，以及抗癌、抗肿瘤作用。

二、补血药

1.熟地黄

由生地黄蒸熟晒干而成。味甘，性微温，归肝、肾经。《本草纲目》谓其："填骨髓，长肌肉，生精血，补五脏内伤不足，通血脉，利耳目，黑须发。"《本草经疏》誉其"补肾家之要药，益阴之上品。"本品有补血滋阴、益精填髓之功。

熟地久服时，宜用砂仁拌（或佐用一些砂仁），以免妨碍食欲，使胸脘发闷。用量一般 9~24 克。《千金要方》载有熟地膏，即将熟地 300 克，煎熬 3 次，分次过滤去滓，合并滤液，兑白蜜适量，熬炼成膏，装瓶藏之。每服两汤匙（约 9~15 克）日服 1~2 次，白开水送服。对血虚、肾精不足者，可起到养血滋阴、益肾添精的作用。阳虚阴盛之人忌用，痰多、苔腻、胸膈滞闷者也不宜用。

现代药理研究证明 [8]，地黄含甘露醇、生物碱、脂肪酸、维生素 A 类物质、氨基酸等。近来的实验研究结果还证明，熟地黄水提液能增强学习记忆，具有抗焦虑、抗肿瘤以及促进内皮细胞增殖作用；熟地黄醇提液有抗衰老作用，对红细胞新生有促进作用；多糖能增强机体造血功能，增强机体的免疫力，有抗氧化、抗突变作用，还有中枢抑制作用。

2.当归

伞形科植物当归的根，味甘、辛、苦，性温，归肝、心、脾经。能补血活血，润肠通便，《本草备要》谓其："血虚能补，血枯能润"。对气血生化不足，或气血运行迟缓以及血虚肠燥便秘者，常服效佳。由于当归既补血，又能活血，故成为调经要药，可用于月经延时、闭经、痛经、月经量少色淡等病症，常与熟地、白芍、川芎等配成"四物汤"应用。前人把当归称之为"妇科专药"，无论胎前、产后各病，都常随证加减采用。

当归头和当归尾偏于活血、破血；当归身偏于补血、养血；全当归既可补血又可活血；当归须偏于活血通络。用量一般 3~9 克。

现代药理研究证明 [9]，当归多糖能增加外周血红细胞、白细胞、血红蛋白及骨髓有核细胞数，这种作用特别是在外周血细胞减少和骨髓受到抑制时尤为明显；当归所含的有机酸具有抗心肌缺血、降血脂和改善动脉粥样硬化作用；当归还具有保肝和增强免疫功能；当归提取物还具有抗炎、抗菌、抗辐射、镇痛和抗损伤作用。

3.何首乌

蓼科植物何首乌的块根，又名赤首乌，味苦、甘、涩，性微温，归肝、心、肾经。《开宝本草》谓其："益气血，黑髭鬓，悦颜色。久服长筋骨，益精髓延年不老"。本品具补益精血、涩精止遗、补益肝肾之功。明代医家李中梓云："何首乌尤为老年要药，久服令人延年。"何首乌一般多为丸、散、煎剂所用。可水煎、酒浸，亦可熬膏，与其他药与配伍合用居多。

现代药理研究结果认为 [10]，何首乌含有蒽醇类、卵磷脂、淀粉、粗脂肪等。而卵磷脂对人体的生长发育，特别是中枢神经系统的营养，起很大的作用。另外，何首乌在抗衰老、增强机体免疫功能、抗菌、抗癌和改善心血管功能等方面可以起到积极的作用。

4.阿胶

为黑驴皮经过漂泡去毛后，加冰糖等配料熬制而成。近年有以猪皮熬制的新阿胶，可代替驴皮阿胶使用。本品味甘、性平，归肺、肝、肾经，有补血止血、滋阴润肺、调经安胎等作用，为历代喜用的滋补珍品。《水经注》有"岁常煮胶，以贡天府"的记载，故有贡胶之称。《本草纲目》更是称其为"圣药"，适用于血虚诸证。

本品单服，可用开水，或热黄酒烊化；或隔水炖化，每次3~6克。若舌苔厚腻、食欲不振、大便溏泻者，均不适用。

现代药理研究表明 [11]，阿胶为我国传统动物药，与人参、鹿茸并称为"滋补三宝"，具有很高的药用价值。其化学成分复杂，主要成分为蛋白质、氨基酸、微量元素以及硫酸皮肤素、生物酸等。具有多种生物活性，有促进造血、抗辐射、增强免疫、耐缺氧、耐寒冷、抗疲劳、增加体内钙摄入量、抗休克等作用。

5.白芍

为毛茛科多年生草本植物栽培种芍药的根，至梁代陶弘景分为赤、白两种。其中赤芍偏于行血散瘀，白芍偏于养血益阴；赤芍泻肝火，白芍养肝阴；赤芍散而不补，白芍补而不散。白芍味酸苦，性微寒，入肝、脾经。有养血荣筋、缓急止痛、柔肝安脾等作用，为阴血不足、肝阳上亢所常用，尤为妇科常用药。正如《日华子本草》云："主女人一切病，并产前后诸疾。"临床上常与熟地、当归配伍，用于治疗血虚所致的妇女月经不调、经后腹痛等；与甘草同用，对胁、胃脘、腹、头、四肢肌肉等部位拘急疼痛有缓解作用。

用量一般为5~12克。养阴、补血、柔肝时，用生白芍；和中缓急用酒炒白芍；安脾止泻用土炒白芍。

现代药理研究表明 [12]，白芍总苷可增加心肌血流量，具有抗凝血、抗血栓形成和抗动脉粥样硬化作用，还可抗心肌重构；还可抗脑缺血、抗抑郁；其还治疗肝损伤及肝纤维化，还具有调节泌尿生殖系统、消化系统及皮肤骨骼系统等作用。

三、补阴药

1.枸杞子

为茄科落叶灌木植物枸杞和宁夏枸杞的成熟果实，味甘，性平，归肝、肾经。《本经》谓其："久服坚筋骨，轻身不老。"《本草经疏》曰："枸杞子，润血滋补，兼能退热，而专于补肾，润肺，生津、益气，为肝肾真阴不足，劳乏内热补益之要药。

老人阴虚者十之七八，故取食家为益精明目之上品。"本品具有滋肾润肺、平肝明目之功效。

《太平圣惠方》载有枸杞粥，用枸杞子30克，粳米60克，煮粥食用，对中老年因肝肾阴虚所致之头晕目眩、腰膝疲软、久视昏暗，及老年性糖尿病等，有一定效用。《本草纲目》云："枸杞子粥，补精血，益肾气"，对血虚肾亏之老年人最为相宜。

现代药理学研究[13]，枸杞子可促进免疫功能，可调节神经系统，增强学习记忆能力；可提高视力，增强造血和生殖功能；还具有退热、降血糖及保护肝脏和抗肿瘤的作用。另外，枸杞子还可延缓衰老。

2.麦门冬

百合科植物沿阶草的块根，味甘、微苦，性微寒，归心、胃、肺经，能养阴润燥，生津止渴；又能清心除烦，延年益寿。《神农本草经》里说：麦门冬"久服轻身不老不饥"；《本草拾遗》也谓之："久服轻身明目，和车前地黄丸服，去湿痹，变白，夜视有光"；《名医别录》亦说，麦门冬"保神定肺气、安五脏，令人肥健，美颜色，有子"。可见，麦门冬有健身延年之功。

本品单用即有效，如《图经本草》中的"麦门冬煎"，即以鲜麦冬捣碎取汁，加蜜适量，熬膏，温酒化服，每日早晚各服一次，每次一汤匙。可"补中益气，悦颜色，安神益气，令人肥健，其力甚快"。可代茶饮，用麦冬3~6克，有滋阴清热之效。水煎，每剂9~15克。但脾胃虚寒及风寒感冒者忌用。

据现代研究[14]，麦门冬含甾体皂甙、高异黄酮、β-谷甾醇、糖类等。具有多种药理作用，可以增加机体耐缺氧能力，具有抗心律失常的作用，能降血糖，并能促使胰岛细胞的恢复，提高免疫功能和核酸合成率，促进抗体、补体、溶菌酶等的产生等。

3.天门冬

为百合科天门冬属植物，天门冬的块根用药，味甘，苦，性寒，入肺、肾经，能清肺降火，滋阴润燥，其健身延年、润肌悦颜效果较佳。如《神农本草经》里说："久服轻身，益气延年。"《日华子本草》载："润五脏，益肌肤，悦颜色，补五劳七伤。"

本品单用即有效，如《饮膳正要》天门冬膏，即以鲜天冬捣汁熬膏，每服一汤匙，早晚空腹温酒下，久服有益气延年之功。此外，也可酿酒，即用天门冬去心，水煎为液，同曲米共酿酒，初则味酸，久则味佳。此酒可滋润五脏，通血脉，久则补虚治劳损，每次饮三至五汤匙。水煎，每剂9~15克。本品忌鲤鱼，外感风寒、脾虚泻泄者也不可用。

据现代药理学研究表明[15]，天门冬具有调节免疫的功能，可抗菌、抗溃疡、抗腹

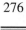

泻和抗衰老；还具有抗急性心肌缺血、抗肿瘤和调节血糖的作用。

4.玉竹

以百合科植物玉竹的根茎入药，味甘，性平，入肺、胃经，有养阴润肺、益胃生津等作用，《神农本草经》载其"主诸不足，久服去面䵟，好颜色，轻身不老。"《本草拾遗》则曰："主聪明，调血气，令人强壮。"是养阴生津之佳品。

据现代研究证实[16]，本药确有强壮作用，但其力缓和，宜久服，且有较好的强心作用，可用于各种心脏病之心力衰竭。此外，长期服用，也可消除疲劳，强壮身体，抗衰防老，延年益气，是康复保健的常用良药。本品补而不腻，凡津液不足之证，皆可应用；但胃部胀满，湿痰盛者，应慎用或忌用。

5.石斛

为兰科多年生附草本植物金钗石斛的茎，一般附生于高山岩石或森林的树干上，味甘淡微咸、性寒，归胃、肾经，功能清热生津，益胃养阴。如《神农本草经》里说："补五脏虚劳羸瘦，强阴，久服厚肠胃、轻身延年"。

临床研究认为[17]，石斛属植物主要含多糖、生物碱、微量元素和氨基酸等。石斛在治疗胃肠道疾病、抗衰老、抗肿瘤、降低血糖和治疗白内障等方面均有良好疗效。若平素胃有虚热、津液不足、口中干渴者，单用本品适量水煎代茶，能生津养胃，纳香进食。热病早期阴未伤者，湿温病未化燥者，脾胃虚寒者，均禁服。

6.女贞子

以木樨科植物女贞的成熟果实入药，味甘微苦，性平，归肝、肾经。《本经》谓其："主补中，安五脏，养精神，除百疾，久服肥健，轻身不老"，《本草纲目》云："强阴健腰膝，变白发，明目"。本品可滋补肝肾，强阴明目。

现代药理学研究证明[18]，女贞子具有抗肿瘤、护肝、调节免疫功能、延缓衰老、抗炎和降血脂等多种药理作用。在肝炎、内分泌代谢病和反复呼吸道感染等多种疾病的临床治疗中具有良好效果。其补而不腻，但性质偏凉；脾胃虚寒泄泻及阳虚者慎用。

7.沙参

有南、北之分。其中南沙参以桔梗科植物轮叶沙参、杏叶沙参或其他几种同属植物的根入药，而北沙参则以伞形科植物珊瑚菜的根入药。南沙参体较轻、质松，性味苦寒，能清肺火而益肺阴，兼有风热感冒而肺燥热者，可以使用；而北沙参体重质坚，性味甘凉，主用于养阴清肺，生津益胃。

实验研究表明[19]，沙参有镇咳祛痰，调节免疫系统等作用。沙参为清养保健之品，《神农本草经》载其"补中益气"，《名医别录》载其："安五脏，久服利人……长肌肉"。临床常用于肺胃阴虚之症，但风寒咳嗽、肺胃虚寒之咳嗽痰清稀者忌用。

8.鳖甲

为鳖的背甲，味咸，性微寒，归肝、肾经。是常用的滋阴清热药，并有软坚散结的作用，兼能平肝潜阳。用于阴虚发热、劳热骨蒸、虚风内动、经闭、癥瘕、久疟、疟母等症。因阴虚内热而见骨蒸痨热、潮热颧红、肺痨干咳、痰中带血等症，可用本品治疗效果较好；妇女经闭、气血不畅、腹中瘀积结滞而生痞块者，也可用本品配合桃仁等药治疗。

用量9~15克，须先煎。此外，由于鳖甲有抑制结缔组织增生和提高血浆蛋白的作用，因此常用来治疗慢性肝炎、肝大并有血浆蛋白倒置的患者。

现代药理研究证实[20]，鳖甲中主要含动物胶、角蛋白、碘质、维生素D、磷酸钙、碳酸钙等成分，且还富含17种氨基酸。鳖甲具有抗肝纤维化、抗肺纤维化以及抗肿瘤和调节免疫等作用。

四、补阳类

1.冬虫夏草

又称虫草，它是麦角菌科真菌冬虫夏草寄生在蛾科昆虫幼虫上的子座及幼虫尸体的复合体。冬虫夏草是与人参、鹿茸齐名的三大补品之一，只生长在我国西南海拔3000米以上的高山雪原上。其药用和营养价值很高，中医学认为，本品味甘，性温，入肺、肾二经，既能补肺阴，又能补肾阳，为补虚疗损之良药。《本草从新》载其："保肺益肾，止血化痰。"本品既为肺肾两虚、咳喘短气、自汗盗汗所首选，又为肾阳不足、阳痿遗精、腰腿酸软所常用，更为身体虚衰或病后体弱滋补调养之珍品。

据现代药理研究表明[21]，冬虫夏草化学成分大致可分为：多糖类、蛋白质及氨基酸类、脂类、核苷类、甘露醇、麦角甾醇类、微量元素等。现研究证实，冬虫夏草有显著的降血糖、免疫调节、抗肿瘤、抗氧化、抗纤维化、抗炎等功效，对肺脏、肾脏、中枢神经系统、免疫系统、心脏、肝脏等均有较好的临床保护作用。

2.鹿茸

为鹿科动物梅花鹿或马鹿的雄鹿头上未骨化而带茸毛的幼角，味甘咸，性温。入肝、肾经。《本经》谓其："益气强志，生齿不老。"《本草纲目》云："生精补髓，养血益阳，强筋健骨。"本品具有补肾阳、益精血、强筋骨之功效。

单味鹿茸可冲服，亦可炖服。冲服时，鹿茸研细末，每服0.5~1克；炖服时，鹿茸1.5~4.5克，放杯内加水，隔水炖服。阴虚火旺患者及肺热、肝阳上亢者忌用。

近代科学研究证明[22]，鹿茸中的化学成分比较复杂，含氨基酸19种以上、磷脂成分10种、脂肪酸9种、蛋白多肽类、激素样物质、生物胺、硫酸软骨素、前列腺素、核酸以及各种无机元素等。其药理作用主要是具有促进生殖系统发育、增强免疫功能、促进细胞增殖和伤口愈合、抗炎镇痛的作用，及其对心血管系统、神经系统以及抗关节炎、抗氧化、抗疲劳和抗衰老等方面的作用。

3.肉苁蓉

为列当科植物肉苁蓉的干燥带鳞叶的肉质茎。味甘咸，性温。归肾、大肠经。《本经》谓其："养五脏，益精气。"《药性论》云："益髓，悦颜色，延年。"本品有补肾助阳、润肠通便之功效。

本品单味服用，可以水煎，每次 6~15 克内服。亦可煮粥食用，《本经逢原》云："肉苁蓉，老人燥结，宜煮粥食之。"即肉苁蓉加大米、羊肉煮粥。有补肝肾、强身体之功用。

近代研究证明 [23]，肉苁蓉主要成分为苯乙醇苷类、环烯醚萜类、木脂素类、多糖、生物碱等。具有性激素样作用，还有降压、强心、强壮、增强机体抵抗力等作用。

4.杜仲

为杜仲科植物杜仲的树皮，味甘，性温，入肝、肾经。本品具有补中益精气、强筋骨、强志、安胎、久服轻身耐老之功效。主要用于治疗肾虚腰痛，筋骨无力，妊娠漏血，胎动不安，高血压症。《本经》谓其"补中，益精气，坚筋骨，强志……久服轻身耐老"。

近代科学研究证明 [24]，杜仲包括木质素类、环烯醚萜类、多糖类、杜仲胶等多种化学成分。其在心脑血管疾病的治疗、增强免疫、抗衰老、促进骨细胞增殖、抗肿瘤方面发挥主要的作用。

5.补骨脂

以豆科植物补骨脂的果实入药。味辛、苦，性温，功能温肾壮阳，固精缩尿，温脾止泻。是治疗脾肾阳虚，下元不固的要药之一。《本草纲目》里说："通命门，暖丹田，敛精神"。

内服，每剂量 3~9 克，或酒浸饮用。昔阴虚有火、大便燥结者忌用。

据现代药理研究 [25]，补骨脂中主要含有香豆素类、黄酮类、萜酚类成分，具有抗肿瘤、雌激素样作用、抗氧化、光敏性、抗菌、抗抑郁等药理作用。

6.锁阳

又名不老药，别名地毛球、锈铁棒、锁严子，野生于沙漠戈壁，零下 20 摄氏度生长最宜，生长之处不积雪、地不冻。药用其肉质茎，春秋季采集，除去花序，置砂土中半埋露，连带烫使之干燥备用。本品味苦、性温，能益阳固精，强筋壮骨，润肠通便，对肾虚阳痿、腰膝无力、遗精滑泄、尿血、肠燥便秘有较好疗效。《本草衍义补遗》称其"大补阴气，益阴血，虚人大便燥结者，啖之可代苁蓉。煮粥弥佳。不燥结者勿用"。《本草图解》说它"补阴益精，润燥养筋，凡大便燥结，腰膝软弱，珍为要药"。《本草从新》谓其"益精兴阳，润燥养筋，治痿弱，滑大肠。泄泻及阳易举而精不固者忌之"。以上记载表明，本品功能主治与肉苁蓉相近，可以补肾阳，益精血，润燥滑肠。常代肉苁蓉治疗肾阳不足、精血亏虚引起的阳痿、不孕、肠燥津枯的便秘等症；而对腰膝瘦弱、筋骨无力之症，应用尤多。

水煎内服，每剂量9~12克，或煮粥食用。

经现代科学研究表明[26]，锁阳具有清除自由基、抗氧化作用；抗缺氧、抗疲劳、抗衰老作用，提高免疫功能的作用，脑保护作用，润肠通便、抗溃疡的作用，刺激造骨细胞增殖，抗病毒抗肿瘤作用等。

7.巴戟天

为茜草科植物巴戟天的干燥根。性微温，味甘、辛。归肾、肝经。补肾阳，强筋骨，祛风湿。用于阳痿遗精，宫冷不孕，月经不调，小腹冷痛，风湿痹痛，筋骨痿软。《本草经疏》中载"巴戟天主大风邪气，阳痿不起，强筋骨，安五脏，补中增智益气……补五劳，益精。"《本草新编》上指出"巴戟天之甘温"，"补其火而不烁水"，"既益元阳，复填阴水"。说明巴戟天补肾温而不燥，是补肾阳的要药，是历代医家补肾常用药物之一。兼有祛风寒湿痹的作用。凡由于肾阳虚而致的性机能不好，如阳痿、早泄等，可用本品配熟地、山药、淫羊藿、枸杞子等治疗。若头晕、疲乏无力、畏寒、食欲不振等症，可用巴戟天9克，首乌9克，黄芪15克，党参12克，炙甘草3克，用水同煎服。

药理研究表明[27]，巴戟天主要成分为糖类、蒽醌类、环烯醚萜苷类、有机酸类、微量元素、氨基酸和甾醇类等，巴戟天具有抗肿瘤、抗氧化、抗衰老、增强记忆力、强壮骨骼、抗疲劳、抗炎镇痛、补血及促进造血干细胞增殖和分化等作用。

8.淫羊藿

为小檗科多年生草本植物淫羊藿，药用其全草，味辛、甘，性温，归肝、肾经。有补肾壮阳，强健筋骨之效，为中老年人肾阳虚衰常用保健药。中医学认为，本品对男子肾阳不足、腰膝酸软、阳痿滑精、早泄或精少不育有较好疗效，常服可维持性功能不衰。但阴虚火旺而引起的阳强易举及遗精者忌用。

水煎，每剂量为3~9克。若酒泡则效益更好，可用淫羊藿30克，米酒500克浸泡，每日20毫升饮服。

据研究[28]，淫羊藿含淫羊藿甙、棕榈酸、硬脂酸、油酸、亚油酸、植物甾醇等多种物质。淫羊藿总黄酮具有抑制破骨细胞、促进成骨细胞生长、抗抑郁、增强免疫调节、保护心脑血管系统、抑菌、抗炎、抗病毒、抗氧化、抗衰老、抗肿瘤等多方面的药理活性。

五、补精血药

1.鹿角

为鹿科动物马鹿或梅花鹿已骨化的老角，或锯茸后翌年春季脱落的角基，又名掉角，脱角。性温，味咸，入肝、肾经。有补精血，强骨髓，行血消肿之功，《本草经疏》："无瘀血停留者不得服。"《本草纲目》中称其为斑龙角，无毒，用于"骨虚劳极、胎死腹中"的治疗。临床用治疮疡肿毒、瘀血作痛、虚劳内伤、腰脊疼痛等证。现代多用来治疗心脏疾病、乳腺疾病、性神经官能证以及骨关节疾病。水煎内服，4.5~9克；或入丸、散。

据研究[29]，鹿角含大量氨基酸和无机元素。其药理作用主要为抗衰老抗炎及镇痛作用，具有激素样作用，可调节免疫功能，保护胃粘膜损伤等。

2.紫河车

为健康产妇的胎盘。味甘咸，性微温，入肺、心、肾经。《本草经疏》谓："人胞乃补阴阳两虚之药，有返本还元之功"。本品具有养血、补气、益精等功效。紫河车可单味服用，也可配方服用。单味服用，可炖食，亦可研末服。用新鲜胎盘一个，挑去血络，漂洗干净后，炖熟食用。或洗净后烘干，研为细末，每次3~10克，温水冲服。

近代实验研究及临床实践证明[30]，紫河车有激素样作用，可促进乳腺和子宫的发育；可增强免疫力，具有抗肿瘤的作用；可缓解支气管哮喘，治疗慢性肾病等多种疾病。

六、养心安神药

1.酸枣仁

为鼠李科灌木和乔木酸枣的成熟种子。味甘，性平，入心、肝经，有宁心安神，养肝，敛肝之功。《本经》谓"久服安五脏，轻身延年。"《别录》云"主烦心不得眠，……补中，益肝气，坚筋骨，助阴气，令人肥健。"《本草从新》更称其能"益智定呵，聪耳明目。"

《圣惠方》中酸枣仁粥，以酸枣仁与大米煮粥，粥熟后兑入地黄汁，略煮即可。用于心烦不寐。或单用酸枣仁炒制为散，以竹叶汤调服，用于胆虚睡卧不安，心多惊悸。临床主要用于失眠的保健治疗，有报道称每晚睡前1小时服生枣仁或炒枣仁散，或两者交替服用，每次3~10克，连服7天，可以有效地提高睡眠质量。

据科学实验研究证明[31]，酸枣仁含有脂肪酸、白桦脂酸、白桦脂醇、总黄酮、当药素、酸枣仁皂苷及阿魏素、酸枣仁多糖和多种氨基酸及微量元素等。药理研究表明，酸枣仁具有中枢神经抑制、抗惊厥和抗焦虑作用，及增强学习记忆能力；还具有降压作用、防治动脉硬化及降血脂作用、免疫增强作用、抗炎作用和抗衰老等。

2.龙眼肉

为无患子科常绿乔木植物龙眼的假种皮。味甘，性温，入心、脾经。《本经》谓其："久服强魂聪明，轻身不老"。本品具有补心脾，益气血之功。清代摄生家曹庭栋在其所著的《老老恒言》中有龙眼肉粥，即龙眼肉15克，红枣10克，粳米60克，一并煮粥。具有养心、安神、健脾、补血之效用。每日早晚可服一、二碗。该书云："龙眼肉粥开胃悦脾，养心益智，通神明，安五脏，其效甚大"，然而"内有火者禁用"。

近代科学研究证明 [32]，龙眼肉营养丰富，主要化学成分为糖类、脂类、皂苷类、多肽类、多酚类、挥发性成分、氨基酸及微量元素。其主要药理作用为抗应激作用、抗焦虑、抗氧化作用、抗菌作用、抗衰老作用、抗肿瘤作用及增强免疫作用等。

七、补津液药

1.郁李仁

为蔷薇科落叶灌木欧李和郁李的成熟种子。味辛、苦、甘，性平，入大肠、小肠经，具有润肠通便，下气利水功效。主治肠燥便秘，水肿，小便不利，脚气肿满等。《本经》谓其"主大腹水肿，面目、四肢浮肿，利小便水道。"李东垣引《本草纲目》文，言它"专治大肠气滞，燥涩不通。"临床上，单味或与火麻仁、莱菔子配合使用，对多种便秘有效。

据实验研究证明 [33]，郁李仁有显著的促进肠蠕动的作用，本品所含皂的苷有使支气管黏膜分泌的作用，内服则有祛痰效果；有机酸亦有镇咳祛痰作用。另外本品还有抗炎镇痛、抗惊厥和扩张血管作用，可降血压。

2.鲜芦根

为禾本科多年生草本植物芦苇的地下茎。味甘，性寒，入肺、胃经，具用清热除烦，透疹解毒之功。适用于热病烦渴，胃热呕哕，肺热咳嗽，肺痈吐脓，热淋，麻疹等。《现代实用中药》称其"为利尿、解毒药，能溶解胆液凝石，治黄疸、急性关节炎。"《本草蒙筌》记载："解酒毒"。

《金匮玉函方》取鲜芦根150克，煎水不拘时饮服，治心胸烦闷，吐逆。《食医心鉴》之生芦根粥，则以生芦根30克，与红米同煮为粥，用于小儿心烦，呕吐。临床报道，用芦根50%，加水煎煮取汁750毫升，调入适量蜂蜜，熬膏服用，对单纯性便秘、顽固性便秘均显示较好的效果。

据科学实验证明 [34]，芦根的化学成分较为复杂，其中多糖类成分占的比例较大，此外还含有黄酮类、蒽醌类、酚类、甾体类、小分子酚酸以及挥发性成分等多种成分。主要药理作用表现为抗氧化和保肝作用等。

3.葛根

为豆科多年生落叶藤本植物野葛或甘葛藤的根。味甘、辛，性平，入脾、胃经，具有解肌发表，生津止渴，升阳止泻之功。用于外感发热，头项强痛，麻疹初起、疹出不畅，温病口渴，消渴病，泄泻，痢疾等。《千金方》载："治酒醉不醒，用生葛根汁一斗二升饮服。"现代临床，葛根制成不同的剂型，口服或肌肉注射或静脉点滴，广泛用于高血压病、脑梗、椎—基底动脉供血不足、冠心病等的保健治疗或预防。

现代药理研究证明[35]，葛根中葛根素、大豆苷元、大豆苷等异黄酮类为主要有效成分，对心血管系统、免疫疾病有较好的治疗作用，其制剂治疗头晕头痛、高血压病、心绞痛和耳聋等疾患疗效显著。

第四节　益寿延年方的组方原则

《内经》云："上古之人，其知道者，法于阴阳，和于术数。"此道亦指摄生之道也，而益寿延年方剂则大多针对年老体弱者而设，年老者应用可益寿，体弱者应用可强身，常用此补益之药，则可益寿延年。综观历代医籍所载益寿延年之方，多以补脾补肾为主，系根据老年人脾、肾易虚之特点而设。虽大多如此，但药物配伍有君、臣、佐、使之别，方剂组成要以辨证为依据，各药协调配合，共同达到预期的目的。因而，在方剂组成上是有一定法度的。往往是有补有泻，有塞有通，动静结合，相辅相成的。兹将其原则归结为四方面，简述如下：

一、动静结合

大凡益寿延年方剂，多有补益之功效，对于年老、体弱之人多有补益。但补益之品，多壅滞凝重，如补脾用甘，但甘味过浓，则易壅气，即所谓"甘能令人中满"；养血宜用阴柔之味，然阴柔者易粘腻凝重，如熟地、阿胶之类。此即所谓药之静者。而药至虚处方可得补，补益之意要在补其所需，故药入机体，需藉气血之循行方可布散，要有引经之药方可补有所专。血宜流则通，气宜理则散，故行气、活血之味，乃药之动者。动静结合，相得益彰，方可发挥补益之功效，达到补而不滞，补而无弊，补得有功。动静结合乃是延年益寿补益方剂的重要组方原则之一。

二、补泻结合

补泻结合既是益寿延年的药物应用原则，也是方剂组方的配伍原则。药物摄生无论在用药上是补、是泻，都是调节人体的阴阳气血平衡，使之归于阴平阳秘的状态，故在实际应用中应辨证而定。老年人有其脏腑气血之虚的一面，也有火、气、痰、食及感受外邪的一面，宜根据具体情况，虚者补虚，实者泻实，补与泻结合而用。视其虚、实的轻重而有所侧重，补中有泻，防止补之太过；泻中有补，防止泻之太猛。如此，才能保证补而不偏，泻而不伤，以达到摄生益寿的目的。

三、寒热适中

药性有寒、热、温、凉之别，益寿延年方药多用于老年人及体弱多病之人，故在遣方用药方面，应注意药性问题。明代医家万全在《养生四要》中指出："凡养生却邪之剂，必热无偏热，寒无偏寒；温无聚温，温多成热；凉无聚凉，凉多成寒。阴则奇之，阳则偶之，得其中和，此制方之大旨也"。说明使用药物，不宜过偏，过寒则伤阳，过热则伤阴；凉药过多则成寒，温药过多则成热。为防止过偏，在组方时，多寒热相伍而用。如在一派寒凉药中，配以少许热药，或在一派温热药中，加少许寒凉药，使整个方剂寒而无过，热而无燥，寒热适中，则可收摄生益寿之功。

四、相辅相成

传统的益寿延年方药的组方，往往是立足于辨证，着眼于机体全局而遣药组方。对于年老体弱之人，机体代谢的各个方面往往不是十分协调，常常是诸多因素交织在一起，如阴阳平衡失调，气血精津的相互影响，脏腑、经络不和畅、表里内外的不统一，出入升降失度等等。虽然方药的组成自有其调治的重点，但也须考虑到与之相关的其他方面。药物的有机配合，不但可以突出其主治功效，而且可兼顾其兼证，做到主次分明，结构严谨。药物的配伍应用的目的，就是通过药物间的相辅相成来体现的。益寿延年方剂即是以补益为重点，辅以其他而组成的。所以方剂中常常可看到有补有泻，有升有降，有塞有通，有开有阖，有寒有热。开、阖、补、泻合用，则补而不滞，滋而不腻，守而不呆；升、降、通、塞并用，则运行有序，出入得宜，各循其常。

第五节　益寿延年"名方"举例

一、补气剂

1.四君子汤《圣济总录》

【成分】人参、白术、茯苓、甘草。

【功效】益气健脾。

【主治】适用于面色萎白，语声低微，气短乏力，食少便溏，舌淡苔白，脉虚弱等症。

本方临证加减可治疗多种疾病。如加陈皮可治疗功能性消化不良，症见饮食不思，大便溏薄，胸脘痞满不舒等；本汤可治疗小儿腹泻、贫血和急性黄疸型肝炎；本汤据症加味可辅助治疗肝病；本汤合温胆汤对糖尿病合并高脂血证和脂肪肝有较好疗效；本汤可有效提高肿瘤患者免疫功能；本汤合痛泻要方可治疗溃疡性结肠炎。此外。四君子汤还可有效治疗消化性溃疡、慢性胃炎、肠易激综合征、复发性口腔溃疡、脂肪肝、酒精性肝硬化、长期低热不退，四君子汤还能提高机体的免疫能力，有显著的抗衰老、抗氧化作用，也有抗基因突变及抗肿瘤作用[36]。

2.补中益气汤 《内外伤辨惑论》

【成分】黄芪、炙甘草、人参、升麻、柴胡、橘皮、当归身、白术。

【功效】补中益气，升阳举陷。

【主治】适用于脾不升清致头晕目眩，视物昏瞀，耳鸣耳聋，少气懒言，语声低微，面色萎黄，纳差便溏，舌淡脉弱等症；适用于气虚致身热，自汗，渴喜饮冷，气短乏力，舌淡而胖，脉大无力等症；适用于中气下陷致脱肛，子宫脱垂，久泻久痢，崩漏等，伴气短乏力，纳差便溏，舌淡，脉虚软等症。

本方可治疗不明原因的发热、术后发热、产后发热等；可治疗失眠。另外，本方加减可治疗多种疾病，如本方加蔓荆子、川芎治疗气虚头痛；加藁本、细辛、吴茱萸治疗头中疼痛或空痛；加羌活、防风、威灵仙、海桐皮治虚人感受风湿而周身疼痛；加茯苓、益智仁、肉豆蔻治疗久泄；加以白芍、甘草、吴茱萸、乌药治疗中虚腹痛；重用当归、再加熟地治疗因中气虚而致血虚；本方重用人参，再加茯苓、枳壳治疗由于脾失健运、中焦、清阳下陷而致的胃下垂、子宫脱垂；本方不但可以治疗脾胃气虚，方可调剂心、肺、肝三脏，如加五味子、款冬花、紫苑、旋覆花可治肺气虚而气喘、咳嗽，此乃符合《难经》中"损其肺者益其气"的治疗原则；加香附、厚朴、青皮、蔻仁，可以治因肝气郁而致的脘闷、腹胀、食欲不振等，此寓有《黄帝内经》"木郁达之"之意[37]。

3.生脉散 《医学启源》

【成分】人参、麦冬、五味子。

【功效】益气养阴，敛汗生脉。

【主治】尤宜于肢体倦怠，气短声低，汗多懒言，或干咳少痰，口干舌燥，舌干红少苔，脉微细弱或虚大而数等症。

本方有益气养阴，复脉固脱的功效。历代医家用以治疗热伤元气、倦怠、气短、懒言、自汗、四肢厥冷、口干、心悸、脉细无力等。近年来改进了剂型，扩大了应用范围，主要用于心肌梗死，冠心病心绞痛，心源性休克，感染性休克等具有上述症状者[38]。

4.玉屏风散《医学类聚》

【成分】防风、黄芪、白术。

【功效】益气固表。

【主治】适用于汗出恶风，面色（㿠）白，易感风邪，舌淡苔薄白，脉浮虚等症。

本方具有良好的调节免疫作用及抗菌作用，对急性肾小球肾炎、急性肾病致血尿者有较好疗效；本方临症加味可防治慢性支气管炎哮喘急性发作、慢性结肠炎、溃疡性结肠炎、女性免疫性不孕、慢性湿疹慢性荨麻疹等皮肤病和预防浅层型单纯疱疹病毒性角膜炎复发及复发性口腔溃疡等五官疾病等[39]。

二、补血剂

1.当归补血汤《内外伤辨惑论》

【成分】黄芪、当归。

【功效】补气生血。

【主治】适用于肌热面赤，烦渴欲饮，舌淡，脉洪大而虚，重按无力等症；亦治妇人经期、产后血虚发热头痛，或疮疡溃后，久不愈合者。

本方临证加减后可治疗白细胞减少症、原发性血小板减少性紫癜、痹症、足底痛、子宫发育不良性闭经、更年期综合征、子宫肌瘤、老年性皮肤瘙痒、牙龈出血等疾病[40]。

2.四物汤《仙授理伤续断秘方》

【成分】白芍、当归、熟地、川芎。

【功效】补血和血。

【主治】适用于心悸失眠，头晕目眩，面色无华，形瘦乏力，妇人月经不调，量少或经闭不行，脐腹作痛，舌淡，脉细弦或细涩等症。

药效学研究和临床研究显示，本方具有抗缺氧、免疫调节、抗自由基损伤、血液系统作用及双向调节子宫平滑肌的作用，原方或其加减方现代临床常用于治疗胎位不正、月经失调、功能性子宫出血、子宫肌瘤等妇科疾病。还可用于内科、皮肤科疾病的治疗，如虚性哮喘、荨麻疹、面部黄褐斑等，皆取得了较好的治疗效果[41]。

3.归脾汤《正体类要》

【成分】白术、当归、茯苓、黄芪、龙眼肉、远志、酸枣仁、木香、甘草、人参、生姜、大枣。

【功效】益气补血，健脾养心。

【主治】适用于心脾气血两虚致心悸怔忡，健忘失眠，盗汗虚热，体倦食少，面色萎黄，舌淡，苔薄白，脉细弱等症；亦适用于脾不统血致便血，皮下紫癜，妇女崩漏，月经超前，量多色淡，或淋漓不止，舌淡，脉细弱等症。

本方可治疗神经、精神系统疾患，如心悸、焦虑、眩晕、失眠等症；可治疗消化系统疾患，如溃疡性结肠炎、十二指肠溃疡等；可治疗血液系统疾患，如缺铁性贫血、特发性血小板减少性紫癜等；可治疗血液循环系统疾患，如冠心病心绞痛、病毒性心肌炎、慢性低血压等；还可治疗妇科疾患，如功能性子宫出血、崩漏等[42]。

4.阿胶补血膏 《卫生部药品标准中药成方制剂分册》

【成分】阿胶、熟地、党参、黄芪、枸杞子、白术。

【功效】滋阴补血，健脾益气。

【主治】适用于久病气血虚弱而见气短乏力，自汗，盗汗，食欲缺乏，面色萎黄，头晕目眩，舌质淡红，脉细无力等症。

三、气血双补剂

1.十全大补丸 （《太平惠民和剂局方》）

【成分】党参、黄芪、肉桂、熟地、炒白术、当归、白芍、川芎、茯苓、甘草。

【功效】补气养血。

【主治】由于气血不足造成的短气乏力、头目眩晕、肌肉消瘦、神情倦怠，以及妇女月经不调、产后体虚等症。

本方具有抗衰老、抗肿瘤作用，还可治疗胃下垂、慢性萎缩性胃炎、低血压症、席汉氏综合征、顽固性荨麻疹等疾病[43]。

2.人参养荣丸 （《太平惠民和剂局方》）

【成分】人参、炒白术、茯苓、炙甘草、熟地黄、白芍、炙黄芪、肉桂、橘皮、远志、醋蒸五味子、鲜姜、大枣。

【功效】补气补血，养心安神。

【主治】适合于气血双亏引起的惊悸怔忡，失眠多梦，筋惕肉眴，食欲不振者。

本方可治疗虚劳、眩晕、心悸、不寐等，近年来，该药除可用于治疗神经官能症、神经衰弱、结核病恢复期、低血压、产后或病后虚弱等证属气虚血亏者，也可用于治疗慢性骨髓炎、骨结核、骨结核术后、疮疡破溃久不收口者[44]。

3.黄精丸 （《清宫密方》）

【成分】当归、黄精。

【功效】养血补气，兼能润肺滋阴。

【主治】尤适用于气血两亏引起的腰酸腿软、舌燥咽痛、头晕目眩者。

4.党参膏 （《经验方》）

【成分】党参、生黄芪、升麻、桂圆肉、生地、熟地、当归、紫河车。

【功效】补气养血，兼能益肾。

【主治】适用于虚劳内伤、气血两亏造成的精神不振，气短身倦，形体消瘦，不思饮食者。

5.河车粉（《古今医鉴》）

【成分】紫河车。

【功效】益气养血，补肾填精。

【主治】主治虚损引起的骨蒸消瘦、遗精滑精、崩漏不止，小儿先天不足所致的筋骨痿软。

本方可治疗不孕症、卵巢早衰、青春期功血、先兆流产等疾病，此外，本方可纠正绝经后冠心病患者血脂各项指标的紊乱，并能明显改善绝经后冠心病患者的临床症状、体征 [45]。

四、补阴剂

1.六味地黄丸 《小儿药证直诀》

【成分】熟地、山萸肉、山药、泽泻、牡丹皮、茯苓。

【功效】滋阴补肾。

【主治】适用于肾阴虚致腰膝酸软，头晕目眩，耳鸣耳聋，盗汗，遗精，消渴，骨蒸潮热，手足心热，舌燥咽痛，牙齿动摇，足跟作痛，以及小儿囟门不合，舌红少苔，脉沉细数等症。

本方可用于治疗高血压病、糖尿病、肿瘤、女性更年期综合征、慢性肝炎、肾病等疾病 [46]。

2.左归丸 《景岳全书》

【成分】熟地、山药、枸杞、山萸肉、川牛膝、菟丝子、鹿角、龟胶。

【功效】滋阴补肾，填精益髓。

【主治】适用于真阴不足致腰酸腿软，头晕眼花，耳聋失眠，遗精滑泄，自汗盗汗，口燥舌干，舌红少苔，脉细等症。

本方可治疗神经系统疾病，如肝肾阴虚型脑梗死恢复期、脑供血不足型眩晕等；可治疗多种妇科疾病，如崩漏、不孕症、卵巢早衰、围绝经期综合征等；可治疗多种骨科疾病，如骨质疏松等；还可治疗男性不育症、原发性血小板减少性紫癜等疾病 [47]。

3.大补阴丸 《丹溪心法》

【成分】黄柏、知母、熟地、龟板、猪髓。

【功效】滋阴降火。

【主治】尤宜于阴虚火旺致骨蒸潮热，盗汗遗精，咳嗽咯血，心烦易怒，足膝疼热，或消渴易饥，舌红少苔，尺脉数而有力等症。

本方可治疗肾病综合征、慢性肾炎、尿路感染、过敏性紫癜、慢性再生障碍性贫血、系统性红斑狼疮、糖尿病、精囊炎、前列腺炎、顽固性失眠、结核病、更年期综合征、不育症等疾病 [48]。

4.一贯煎 《续名医类案》

【成分】北沙参、麦冬、当归、生地黄、枸杞子、川楝子。

【功效】滋阴疏肝。

【主治】适用于胸脘胁痛，吞酸吐苦，咽干口燥，舌红少津，脉细弱或虚弦等症；亦治疝气瘕聚。

本方可治疗慢性病毒性肝炎、肝硬化、脂肪肝、血吸虫肝病、慢性胆囊炎、胆汁反流性胃炎、慢性萎缩性胃炎、女性更年期综合征、乳腺病、带状疱疹后遗神经痛、三叉神经痛、口腔溃疡等疾病 [49]。

五、补阳剂

1.肾气丸 《金匮要略》

【成分】地黄、薯蓣、山茱萸、泽泻、茯苓、牡丹皮、桂枝、附子。

【功效】补肾助阳。

【主治】适用于肾阳不足致腰痛脚软，半身一下常有冷感，少腹拘急，小便不利，或小便反多，入夜尤甚，阳痿早泄，舌淡而胖，脉虚弱，尺部沉细或沉弱而迟等症；亦治痰饮，水肿，消渴，脚气，转胞等。

本方临证加减可治疗肾气不足导致的一系列水肿、小便不利、消渴、腰痛、头晕、烦躁、失眠、不孕不育等病症，可适用于心脑血管系统、泌尿生殖系统及耳鼻喉科等疾患，如高血压病、慢性肾衰竭、变应性鼻炎等疾病 [50]。

2.右归丸 《景岳全书》

【成分】熟地、山药、山茱萸、枸杞、鹿角胶、菟丝子、杜仲、当归、肉桂、制附子。

【功效】温补肾阳，填精益髓。

【主治】适用于年老或久病气衰神疲，畏寒肢冷，腰膝软弱，阳痿遗精，或阳衰无子，或饮食减少，大便不实，或小便自遗，舌淡苔白，脉沉而迟等症。

本方临证加减可治疗阳痿、遗精、精浊、不育等多种男科疾病；可治疗月经不调、崩漏、女性更年期综合征等多种妇科疾病；还可治疗老年性皮肤瘙痒症、髌骨软化症、病窦综合征等疾病 [51]。

3.济生肾气丸 《中华人民共和国药典》

【成分】熟地、山茱萸、牡丹皮、山药、茯苓、泽泻、肉桂、附子、牛膝、车前子。

【功效】温肾化气，利水消肿。

【主治】适用于肾虚水肿，腰重脚肿，小便不利，痰饮喘咳等症。

本方临证加减可治疗慢性肾炎、慢性肾小球肾炎、痛风性骨痛病、前列腺病、糖尿病、尿闭、老年性阴道炎、老年性骨质疏松、神经官能症、口疮、原发性高血压、慢性支气管炎等疾病[52]。

六、阴阳并补剂

1.地黄饮子《圣济总录》

【成分】熟地、巴戟天、山茱萸、肉苁蓉、附子、石斛、五味子、肉桂、茯苓、麦门冬、远志、菖蒲、生姜、大枣。

【功效】滋肾阴，补肾阳，化痰开窍。

【主治】适用于舌强不能言，足废不能用，口干不欲饮，足冷面赤，脉沉细弱等症。

本方临证加减可治疗脑卒中、脑血栓形成、脑萎缩、脑干梗死、脑梗死、运动神经元病、血管性痴呆、髓海不足性痴呆、帕金森氏病、神经免疫性疾病、糖尿病、慢性肾衰、阳痿、老年性皮肤瘙痒症、玫瑰糠疹、小儿吐弄舌、脊髓型颈椎病、精神分裂症、正常颅压脑积水、膝骨关节病、鼻咽癌及百合病等疾病[53]。

2.龟鹿二仙胶《医便》

【成分】鹿角、龟板、人参、枸杞子。

【功效】滋阴填精，益气壮阳。

【主治】适用于腰膝酸软，形体瘦削，两目昏花，发脱齿摇，阳痿遗精，久不孕育等症。

本方临证加减可治疗骨性关节炎、骨质疏松、失调性子宫出血、围绝经期综合征、绝经妇女骨质疏松症、卵巢早衰、有慢性再生障碍性贫血、血小板减少症、男子精液异常症、勃起功能障碍、慢性疲劳综合征、老年性痴呆、自发性气胸、腺垂体功能减退症等疾病[54]。

3.七宝美髯丹《本草纲目》

【成分】赤何首乌、白何首乌、赤茯苓、白茯苓、牛膝、枸杞子、菟丝子、当归、补骨脂。

【功效】补益肝肾，乌发壮骨。

【主治】适用于须发早白，脱发，齿牙动摇，腰膝酸软，梦遗滑精，肾虚不育等症。

本方临证加减可治疗须发早白、遗精早泄、眩晕、耳鸣等，还可用于治疗筋骨无力、精神疲倦、饮食减少、牙齿动摇、消渴等病症，证属肝肾不足，精血衰少者；以及西医的神经衰弱、病后体虚、男性不育症、再生障碍性贫血等疾病 [55]。

七、补精血剂

1.河车大造丸 《景岳全书》

【成分】紫河车、熟地制、龟甲、杜仲、牛膝、天门冬、麦门冬、黄柏。

【功效】滋阴清热，益肾补肺。

【主治】适用于身体消瘦，精神倦怠，腰膝酸软，骨蒸潮热，盗汗遗精，虚劳咳嗽气喘等症。

本方临证加减可治疗咳嗽、发热、耳鸣耳聋等，还可用于治疗慢性再生障碍性贫血、老年肾咳、男性不育，以及高血压、更年期综合征所致的眩晕耳鸣，属于气血衰少、肺肾阴亏者 [56]。

2.鱼鳔丸 《清内廷法制丸散膏丹各药配本》

【成分】鱼鳔、鹿角胶、枸杞子、菟丝子、天门冬、麦门冬、生地、熟地、沙苑子、山茱萸、巴戟天等。

【功效】填精益髓，补肾助阳。

【主治】适用于阳痿滑精，盗汗失眠，精神疲惫，腰膝酸软，目暗耳鸣等症。

八、养血安神剂

1.天王补心丹 《校注妇人良方》

【成分】生地黄、人参、丹参、玄参、茯苓、远志、桔梗、五味子、当归身、天门冬、麦门冬、柏子仁、酸枣仁。

【功效】补心安神，滋阴清热。

【主治】适用于虚烦少寐，心悸神疲，梦遗健忘，大便干结，口舌生疮，舌红少苔，脉细数等症。

本方临证加减可治疗神经衰弱、心律失常、更年期综合征、记忆障碍、口腔溃疡、慢性迁延性肝炎、老年性皮肤瘙痒、甲状腺功能亢进症，黄褐斑，女性青春期痤疮，糖尿病性心肌病，心血管神经症，房颤，更年期妇女孤立性室性早搏，窦性心动过速等疾病 [57]。

2.朱砂安神丸 《内外伤辨惑论》

【成分】朱砂、黄连、甘草、生地、当归。

【功效】镇心安神，泻火养阴。

【主治】适用于心神烦乱，失眠多梦，惊悸怔忡，舌红，脉细数等症。

本方临症加减可治疗失眠、惊悸、郁证等，还常用于治疗神经衰弱、心律失常、心脏过早搏动、心肌炎、心血管神经官能症、精神抑郁症、精神分裂症、癫痫等病，证属心火亢盛，阴血不足者[58]。

3.柏子养心丸《体仁汇编》

【成分】柏子仁、枸杞子、麦门冬、当归、石菖蒲、茯神、玄参、熟地、甘草。

【功效】养心安神，滋阴补肾。

【主治】适用于精神恍惚，惊悸怔忡，夜寐多梦，健忘盗汗，舌红少苔，脉细而数等症。

本方临证加减可治疗失眠、心悸等，还常用于治疗神经衰弱、心血管神经官能症、心律不齐、风心病、病毒性心肌炎、贫血等病见失眠健忘，心悸心慌，证属气血虚少，血不养心者[59]。

4.安神定志丸《医学心悟》

【成分】茯苓、茯神、人参、远志、石菖蒲、龙齿。

【功效】安神定志，益气镇惊。

【主治】适用于精神烦乱，失眠，梦中惊跳，心悸胆怯，舌质淡，脉细弱等症；亦治癫痫及遗精。

本方临证加减可治疗不寐、惊悸、多梦、烦躁、健忘等症[60]。

九、补津液剂

1.增液冲剂《温病条辨》

【成分】生地、麦冬、玄参。

【功效】增液润燥。

【主治】适用于烦热口渴，大便秘结，舌质干红等症。

本方临床除应用于季节干燥津液耗伤、烦热口渴等症，还可用于治疗顽固性鼻出血、慢性牙龈炎、习惯性便秘、复发性口腔溃疡等疾病[61]。

2.麦门冬冲剂《金匮要略》

【成分】麦门冬、半夏、人参、粳米、大枣、甘草。

【功效】生津益胃，降逆下气。

【主治】适用于胃有虚热，津液不足，气火上炎所致的咳唾涎沫，咽干口燥，口渴等症。

本方临证加减可用于咽喉干燥、虚火上炎、咳吐涎沫等症，还可治疗胃与十二指肠溃疡、萎缩性胃炎、声音嘶哑、神经官能症、子宫脱垂等疾病[62]。

附：延缓衰老药物的现代研究概况

（一）延缓衰老中药研究概况

近年来随着我国老龄人口日益增加，老龄化趋势不断加剧，如何延缓衰老这一世界性医学课题在我国已经成为生命科学的重要研究方向。衰老是机体各组织、器官功能随年龄增长而发生的退行性变化，是机体多种生理或病理过程的综合表现，是体内外许多因素（环境污染、精神紧张、遗传等）共同作用的结果。中医药以其独特辨证论治体系与可靠的疗效在延缓衰老的研究中具有重要的地位。近年来关于中医药延缓衰老作用机制的研究也随现代生物技术的发展取得了长足的进步，兹将其概况简述如下[63]：

1.抗过氧化、清除自由基

衰老的自由基学说认为随人体衰老，机体内自由基与自由基清除系统的平衡遭到破坏，过剩的自由基通过过氧化作用攻击细胞膜及核酸、蛋白质和酶类等生物大分子，引起细胞膜上的不饱和脂肪酸产生脂质过氧化反应，核酸及蛋白质分子交联，DNA基因突变或复制异常及生物酶活力下降，最终导致细胞功能严重受损以至衰老、死亡。近年来研究证实中药有效成分新疆红芪水提物、葛根素、胡桃叶黄酮、管花肉苁蓉麦角甾苷、决明子蛋白质和蒽醌苷、月见草油、党参多糖、延胡索总生物碱、冬虫夏草提取物以及中药单味药中五味子、大黄、蕨麻、绞股蓝、黄精、玉竹、熊胆粉，中药复方中二至丸、复方茶多酚胶囊、丹黄通络胶囊、四君子汤等都可通过提高自然衰老或D-半乳糖诱导的大鼠和小鼠血清或组织中超氧化物歧化酶（SOD）的活性，加速清除体内自由基和脂质过氧化产物，使脂质过氧化产物及其分解产物丙二醛（MDA）降低，维持体内自由基和抗氧化酶之间的平衡，减轻衰老过程中自由基引起的细胞损伤，达到延缓衰老的目的。

2.调节神经内分泌代谢

神经内分泌理论认为神经元和相关激素的功能消耗是衰老的根本原因。而下丘脑—垂体—肾上腺轴（HPA）则是衰老的主要调控者。通过基因芯片检测技术证实，老年大鼠和青年大鼠相比下丘脑—垂体—肾上腺轴—胸腺（HPAT）轴多种神经递质、激素、细胞因子或其受体表达下调。而淫羊藿总黄酮能够上调HPAT轴的多种神经递质、激素、细胞因子或其受体。经典名方六味地黄汤则能调节快速老化小鼠SAMP下丘脑脑啡肽水平及卵巢雌激素受体表达，从而纠正下丘脑—垂体—卵巢轴失衡。而口服六味地黄汤对快速老化亚系SAMP8动物学习记忆功能衰退具有明显的改善作用，同时对皮质酮异常具有明显纠正作用。提示调节HPA轴的平衡是六味地黄益智作用的重要机制之一。由生地黄、白芍、龟板、枸杞、菟丝子等组成的复方更年康可通过减少下丘脑弓状核神经元的凋亡，降低卵泡刺激素（FSH）、黄体生成素（LH）水平延缓老年雌性大鼠骨质疏松，在延缓衰老方面比雌激素替代治疗作用更具有优势。松花粉针对 D-半乳糖连续腹腔注射制作亚急性衰老雄性大鼠模型也显示出降低 LH，FSH 以及下丘脑促性腺激素释放激素（Gn-RH），改善衰老雄性大鼠下丘脑—垂体—睾丸轴功能紊乱的作用。当归芍药散促进松果体分泌褪黑激素是其抗衰老作用的机制之一。

3.调节免疫功能

人体和动物的衰老与免疫防御功能的健全状态有密切关系。免疫学说认为，在所有的器官或系统的衰老进程中，以免疫系统的衰老出现最早，对人体影响最大，与疾病关系最密切，并从根本上参与了机体老化的全过程。因此对免疫系统在细胞和分子水平上的适度调节，可以延缓衰老。近年应用中药调节免疫功能，防治老年病与控制衰老引起许多学者的关注。其中补气药黄芪可通过提高红细胞 C3b 受体花环率，降低红细胞免疫复合物花环率，增强红细胞免疫功能对抗 D-半乳糖诱导的大鼠衰老过程。野玫瑰根多糖也有相似的作用，同样提高红细胞 C3b 受体花环率、白介素-2（IL-2）活性以及脾淋巴细胞增殖率，降低红细胞免疫复合物花环率抑制 D-半乳糖诱导大鼠的衰老。三七总皂苷对自然衰老大鼠可以明显增加大鼠的胸腺指数和脾脏指数，增强腹腔巨噬细胞吞噬功能和分泌肿瘤坏死因子-α（TNF-α），促进淋巴细胞增殖，提高自然杀伤细胞（NK）细胞活性。银杏叶提取物可以明显提高老年大鼠 T 淋巴细胞增殖水平与 NK 细胞活性，提高形成细胞分泌抗体的能力及血清白介素-6（IL-6）水平，增强老年大鼠的免疫调节功能和延缓衰老的作用。进一步的研究认为，老龄大鼠脾淋巴细胞过度凋亡，Th1、Th2、Th3 类细胞因子分泌增高，Th2、Th3 类细胞因子优势应答；淫羊藿总黄酮干预后可以抑制淋巴细胞过度凋亡，校正老龄大鼠 Th1、Th2、Th3 类细胞因子之间的比例失衡，重塑 Th1-Th2-Th3 细胞免疫调节网络的良性平衡。同时淫羊藿总黄酮还可干预老龄大鼠淋巴细胞凋亡率随增龄而逐渐升高的趋势，抑制老年淋巴细胞过度凋亡。

4.延长细胞端粒长度和增强端粒酶活性

端粒学说是近年衰老研究领域的热点，其认为端粒可作为正常细胞的"分裂钟"调节细胞生长。端粒随细胞分裂次数增加而不断缩短，端粒缩短到一定程度，细胞就会停止复制而衰老死亡。端粒酶直接参与端粒区的形成，它可以使断裂的染色体愈合，合成端粒 DNA 以维持端粒长度。近几年的研究显示调控端粒长度与端粒酶活性可能是中药延缓衰老的作用机制之一。四君子汤可提高 D-半乳糖小鼠衰老模型心、脑组织端粒酶，但对肝组织端粒酶活性无影响。而江苏地产白首乌 C21 甾苷升高小鼠心脏端粒酶活性，对肝及脑组织端粒酶活性无影响。松花粉作用于人胚肺衰老型成纤维细胞后能够明显促进细胞群体倍增水平，端粒酶活性显著上升，说明松花粉可能是通过激活细胞内端粒酶活性来延缓衰老。以上所述管花肉苁蓉麦角甾苷也可显著升高衰老小鼠心和脑组织端粒酶活性。但是淫羊藿总黄酮干预人二倍体成纤维细胞衰老过程的研究证实其可不通过激活细胞端粒酶的活性而延长端粒的长度。人参皂苷 Rg1 可能通过激活端粒酶活性和减少端粒长度缩短而发挥其抗三丁基过氧化氢诱导的 WI-38 细胞衰老作用。马齿苋水提物近来也被研究证实通过激活端粒酶的活性，从而延缓衰老小鼠DNA 端粒长度的缩短。

5.抗细胞 DNA 损伤

在细胞的生长过程中，基因组必然会受到各种外源或内源 DNA 损伤因素的作用，导致 DNA 损伤，同时损伤的 DNA 被细胞识别并予以修复，维持细胞正常功能。当DNA 损伤监测及修复的相关机制退化时，造成细胞中残留 DNA 突变的积累，从而导致细胞的衰老。因此细胞老化的原发改变一定会在基因组水平上有所体现，减少细胞中损伤 DNA 的积累则是延缓衰老的重要途径之一。研究证实由熟地黄、枸杞、黄芩、当归组成的补肾增效液可以较好地抑制 $60Co\gamma$ 射线所致小鼠脾淋巴细胞凋亡，降低脾淋巴细胞 DNA 裂解率。吉林中药东北天南星、白屈菜、甘草、龙葵光、慈菇、苣荬菜体外研究证实也具有抗 DNA 损伤作用，其机制可能是通过高活性抗氧化成分或螯合体系中 Fe，Cu 等微量元素清除羟自由基。

6.调节与细胞增殖相关基因和蛋白的表达

衰老是一种由多基因调控，受多个环境因素影响的复杂的遗传现象。多种不同作用的基因表达在细胞增殖调控、细胞衰老及凋亡中发挥重要的调节作用。在与衰老相关基因的研究发现，石斛合剂可以明显降低衰老及衰老糖尿病（DM）大鼠胰腺组织凋亡相关基因 BAX，增加 Bcl-2MRNA 及蛋白表达，即调整 BAX 和 Bcl-2MRNA 及蛋白表达的失衡。通过由党参、黄芪、炙甘草、川芎、当归、赤芍组成的益气活血方药和由熟地黄、何首乌、肉苁蓉组成的补肾方以及由白术、山药、扁豆组成的健脾方对自然衰老的 SD 大鼠肝脏衰老相关基因表达的分析显示，益气、活血方药可下调老年大鼠肝脏 cyclinD1MRNA 转录和蛋白表达，上调促进增殖基因 cyclinEMRNA 转录和蛋白表达，但对 P16，P21 和 PCNA 的调节作用不明显。补肾方药可明显下调肝脏 P16 和Cyc-linD1，上调 PCNA 和 CyclinE 基因 MRNA 与蛋白的表达；健脾方药能明显下调肝脏细胞周期蛋白 D1（CyclinD1），上调 PCNA 和 CyclinE 基因 MRNA 与蛋白表达，但对P16 作用不明显。有研究认为衰老状态下大鼠淋巴细胞中 P65、IκBα、IκBε 磷酸化蛋白表达明显不足，淫羊藿总黄酮能够显著上调衰老状态下以上蛋白的表达，有效地延缓免疫衰老。在对人胚肺成纤维二倍体细胞衰老的研究中发现，山茱萸多糖可提高细胞活力，降低 cyclinD1 表达，提高 CDK4 表达量，同时降低 β-半乳糖苷酶含量与 P16 蛋白表达。在对软骨细胞复制性老化的研究中发现鹿茸多肽显著抑制老化相关 β 半乳糖苷酶的表达、促进大鼠软骨细胞增殖、减少 G1 期细胞含量、促进软骨细胞胞外基质糖胺聚糖（GAG）、Ⅱ型胶原、聚集蛋白聚糖（AGGREcAn）蛋白表达。

延缓衰老药物研究方兴未艾，从免疫、代谢、调整神经内分泌、细胞、基因等方面，做了大量研究工作，初步揭示了一些药物的抗衰老机制，但研究的发展还不平衡，多侧重名贵药物之研究，而对服之有效的普通药物的研究还不够，很多药物需要进一步开发和深化研究。

（二）延缓衰老方剂研究概况

中医学对衰老的认识，早在《黄帝内经》时代就有概述，认为人的生命现象，是以人体脏腑物质功能为基础的反映。而人体由盛到衰，主要是肾的盛与衰。肾与生命息息相关，由受精到生长、发育、气血、骨髓等一切功能之盛衰无不受到肾的调节。因此，肾虚衰老说占据着中医衰老学说的核心位置。围绕肾虚及补肾方药延缓衰老的作用机理也做了大量的研究工作，对于从现代医学的角度认识肾虚及补肾方药的作用具有重要意义。兹就补肾方药简述如下：

龟龄集为明代方士邵元节献给嘉靖皇帝的方剂，历代皇帝大多对此十分推崇，后传入民间。本方由鹿茸、人参、熟地、海马、杜仲、肉苁蓉、补骨脂、菟丝子、枸杞子、麻雀脑、淫羊藿、丁香、大青盐、砂仁、茯苓、蚕蛾、天冬、当归等三十三种药物组成。据研究 [64]，本品可延缓中枢神经系统衰老，对中枢神经系统具有双向调节作用，既可兴奋大脑皮层（增强记忆、识别能力），又有抑制大脑皮层（镇静）的功效；还可抗癫痫。龟龄集可增强小鼠肾上腺皮质的功能，且具有类似促性激素样的作用，可调节内分泌。龟龄集有增强心肌收缩力、增加心排血量的作用；对非特异性免疫功能和特异性免疫功能均有增强作用；对蛋白质、核酸、脂类的代谢均有调节作用。本品还具有护肝作用。

清宫寿桃丸（清代宫廷方）由益智仁、生地、人参、枸杞子、胡桃肉、天冬、肉桂、酸枣仁、当归等十余种药物组成而制成的丸剂。据研究 [65]，本品具有抗氧化作用，对前列腺疾病具有防治作用，可补充氨基酸，改善记忆并保护心、肝、胃、肾等脏器。

春回胶囊（经验方）由补骨脂、仙灵脾、蛇床子、人参、鹿茸、玉竹、山楂等十余味中药精制成胶囊。实验证明 [66]，药后，心肾功能、听力、智能、精细动作显著高于药前。本品可促使男性血清 T、女性血清 E2 水平和女性 E2/T 显著升高，男性 E2/T

显著降低，尤以肾阳虚组更为显著。又可显著增进血浆 cAMP 水平，cAMP/cGMP 比值，淋巴细胞转化率和对 PHA 诱导的应答能力。"还可显著降低血清 LPO 的生长和 MAO 活力，并有降脂和升高 HDL 的作用。

康宝口服液由山东医学院附院根据《奇效良方》的枸杞丸加减制作而成。由蜂王浆、刺五加、淫羊藿、黄精、枸杞子、熟地、黄芪、山楂等药组成。动物实验证明[67]，本品可显著增加大鼠血清睾酮 T（雄性）和雌二醇 E2（雌性）水平，促进并能调节小鼠机体免疫功能。调节中枢神经系统，提高机体适应力，促进骨髓造血功能。

活力苏由成都中医学院附院根据《何首乌丸》和《枸杞丸》加减化裁精制而成。由何首乌、黄芪、丹参等药组成。动物实验表明[68]，在肝、脑、肾组织中，活力苏口服液各剂量组均能降低 p16 基因 mRNA 表达，与衰老模型对照组比较均有显著性差异，说明活力苏能降低自然衰老，小鼠肝、脑、肾组织 p16 基因的表达发挥抗衰老作用。

还精煎（经验方）由地黄、潼蒺藜、锁阳、菟丝子、首乌、牛膝、菊花、菖蒲等十余味中药精制而成。经研究[69]，本品具有抗衰老作用，可调节机体免疫功能，可调节机体代谢，可调节内分泌系统，还具有护肝作用。

金匮肾气丸由熟地、山茱萸、山药、茯苓、泽泻、丹皮、肉桂、附子精制而成。临床使用证明，本品可减少疲劳感、腰膝疼痛、手足发凉、夜尿频繁、大便秘结等症状。药理研究表明[70]，本品具有明显激素样作用及调节免疫功能，对心血管系统、神经系统及生殖系统均有调节作用，并且还可抗肿瘤。临床研究，用金匮肾气丸对脑血栓伴下肢水肿病人进行康复治疗，能使患者在 2~4 日水肿渐消。对一患高血压 8 年伴右心衰患者，症见颜面及双下肢浮肿，心悸，舌淡白，用肾气丸原方加大丹皮用量，3 剂后诸症消失。

至宝三鞭丸（经验方）由山东中医学院附院应用人参、鹿茸、海狗鞭、鹿鞭、广狗鞭、海马、蛤蚧、肉桂、沉香、黄芪、淫羊藿等 40 余味中药精制而成。本品[71]可增强和调节神经系统的功能，兴奋和调节性功能，还可增强机体的适应性和抵抗力，可防止发生疾病和延缓衰老。

大量研究证明，补肾中成药中含有较多的微量元素，如锌（Zn）、锰（Mn）、硒（Se）、铜（Cu）、锗（Ge）等，微量元素有促进新陈代谢、延缓衰老作用。补肾药物有明显提高细胞免疫或抑制自身抗体功效，因之可避免患肿瘤和感染等疾患。总之，补肾方药可以有效地提高精力、体力、智力、耐寒力、免疫抗病力，改善脏腑生理功能，使皮肤光泽、弹性改善、脱发减轻等。对于防治有关的老年病如冠心病、糖尿病、高血压病、高血脂、慢性支气管炎等都有良好效果。

参考文献

[1]路放,杨世海,孟宪兰.人参药理作用研究新进展[J].人参研究,2013,(1):46~52

[2]包文芳,李保桦,杨宝云.西洋参药理作用的研究进展[J].天然产物研究与开发,1998,10(3):103~108

[3]王洁,邓长泉,石磊,邓梦丽.党参的现代研究进展[J].中国医药指南,2011,9(3):279~281

[4]陈国英.黄芪的药理作用研究进展[J].北方药学,2013,10(10):53

[5]梁学清,李丹丹,黄忠威.茯苓药理作用研究进展[J].河南科技大学学报,2012,30(2):154~156

[6]孙洋,梅伦方.山药药理作用研究进展[J].亚太传统医药,2013,9(3):50~51

[7]张静,胡代琼,刘三侠,吴俊伟.常见甘草品种有效成分及药理作用研究进展[J].中兽医医药杂志,2012,(1):23~27

[8]朱妍,徐畅.熟地黄活性成分药理作用研究进展[J].亚太传统中医,2011,7(11):173~175

[9]雷锦锦.当归药理作用研究进展[J].中医中药,2013,7(8):48

[10]谭凯莉,廖海民.何首乌的药理作用研究进展[J].山地农业生物学报,2010,29(1):72~75

[11]郭健,孙佳明,张志颉,张辉.阿胶化学成分及药理作用研究进展[J].吉林中医药,2013,33(4):389~390

[12]郑琳颖,潘竞锵,吕俊华,周永标,林锦峰,贾宜军.白芍总苷药理作用研究[J].广州医药,2011,42(3):66~69

[13]朱燕飞.枸杞子药理作用概述[J].浙江中西医结合杂志,2005,15(5):322~323

[14]周福波.麦门冬的药理作用研究进展[J].牡丹江医学院学报,2006,27(3):69~70

[15]欧立军,叶威,白成,田玉桥.天门冬药理与临床应用研究进展[J].怀化学院学报,2010,29(2):69~71

[16]晏春耕,曹瑞芳.玉竹的研究进展与开发利用[J].中国现代中医,2007,9(4):33~37

[17]郁美娟,孟庆华,黄德音,赵亚平.石斛属有效成分及药理作用研究[J].中成药,2003,25(11):918~921

[18]金芝贵,金剑,肖忠革,吴飞华.女贞子的药理作用及其临床应用进展[J].药学服务与研究,2011,11(3):189~192

[19]成文娜,郭承军,石俊英.北沙参近十年的研究进展[J].齐鲁药事,2008,27(12):734~737

[20]李彬,郭力城.鳖甲的化学成分和药理作用研究概况[J].中医药信息,2009,26(1):25~27

[21]武丽裴,邢月,关亚兰,赵丹,刘振权,王永言.冬虫夏草有效成分及其药理作用的研究进展[J].中西医结合心脑血管病杂志,2013,11(10):1254~1256

[22]吉静娴,钱璟,黄凤杰,吴梧桐,高向东.鹿茸的活性物质及药理作用的研究[J].中国生化药物杂志,2009,30(2):141~143

[23]李媛,宋媛媛,张洪泉.肉苁蓉的化学成分及药理作用研究进展[J].中国野生植物资源,2010,29(1):7~11

[24]辛晓明,冯蕾,王浩,王晓丹,朱玉云.杜仲的化学成分及药理活性研究进展[J].医学综述,2007,13(19):1507~1509

[25] 邱蓉丽, 李璘, 乐巍. 补骨脂的化学成分与药理作用研究进展 [J]. 中药材,2010,33(10):1656~1659

[26]聂莉莎,马丽杰,爱民.锁阳药性及功能的现代研究进展[J].中国民族民间医药,2009,16(2):17~19

[27]林美珍,郑松,田惠桥.巴戟天研究现状与展望[J].亚热带植物科学,2010,39(4):74~78

[28]孟宁,孔凯,李师翁.淫羊藿属植物化学成分及药理活性研究进展[J].西北植物学报,2010,30(5):1063~1073

[29]丘明明.鹿角(茸)研究新进展[J].广西医学,2009,31(7):1015~1017

[30]程保智.紫河车临床研究进展[J].辽宁中医药大学学报,2010,12(3):211~212

[31]张雪,丁长河,李和平.酸枣仁的化学成分和药理作用研究进展[J].食品工业科技,2009,30(3):348~350

[32]盛康美,王宏洁.龙眼肉的化学成分与药理作用研究进展[J].中国实验方剂学杂志,2010,16(5):236~238

[33]元艺兰.郁李仁的药理作用与临床应用[J].现代医药卫生,2007,23(13):1987~1988

[34]李洪,王麟,刘薇等.中药芦根化学成分药理作用及临床应用研究[J].科技信息,2014,5:31~32

[35]尹丽红,李艳枫,孟繁琳.葛根的化学成分药理作用和临床应用[J].黑龙江医药,2010,23(3):371~372

[36]吕苑.四君子汤的药理研究和临床应用[J].中医研究,2012,25(1):76~79

[37]李素兰.补中益气汤的合理应用[J].临床合理用药,2012,5(11):159

[38]彭明勇,李艳.生脉散的临床应用及药理研究[J].2012,10(1):224~226

[39]杨苏敏,邓桂平.玉屏风散的临床应用进展[J].西北药学杂志,2008,23(3):192~193

[40]汪群红,张京红.当归补血汤的药理作用与临床应用[J].海峡药学,2011,24(4):128~130

[41]沈亚红,童树洪.四物汤的疗效学与临床应用概况[J].传统医药,2010,19(18):75~76

[42]张聪.归脾汤的临床应用[J].黑龙江中医药,2010,6:53~54

[43]何国兴.十全大补丸的临床新用途[J].2010,3(3):50~51

[44]编辑部整理.人参养荣丸临床应用解析[N].中国社区医师,2010-6-11(13)

[45]徐巧慧,蔚秀敏等.紫河车在妇科的临床应用[J].湖南中医杂志,2014,30(1):55~56

[46]杨林,孙静,郝璐.六味地黄丸组方的临床应用及研究[J].浙江中医药大学学报,2010,34(5):796~798

[47]郑子安,闻晓婧等.左归丸临床应用及实验研究进展[J].中华中医药学刊,2014,32(1):58~60

[48]郑磊,周凯.大补阴丸的临床应用概况[J].江西中医药,2009,40(2):79~80

[49]朱智慧.一贯煎临床应用与实验研究近况[J].山西中医,2010,26(5):42~43

[50]展照双.肾气丸方义及临床应用研究[J].长春中医药大学学报,2011,27(3):488~489

[51]占风香.右归丸的临床应用[J].社区医学杂志,2009,21(7):45~46

[52]周颂东.济生肾气丸的现代药理与临床应用[J].中国中医药现代远程教育.2008,6(9):1138~1139

[53]关慧波,侯舒峰.地黄饮子临床研究进展[J].中医药信息,2008,25(1):43~46

[54]许远,钟亚珍,林胜友.龟鹿二仙胶的实验研究及临床应用[J].黑龙江中医药,2013,6:72~73

[55]编辑部整理.七宝美髯颗粒临床应用解析[N].中国社区医师,2010-7-9(14)

[56]编辑部整理.河车大造丸临床应用解析[J].中国社区医师,2010-10-22(14)

[57]李晓斌,赵宏廷.天王补心丹的现代应用[J].光明中医,2013,28(9):1943~1944

[58]陈锐.朱砂安神丸临床应用解析[N].中国社区医师,2011-1-14(14)

中医治未病旨要

[59]陈锐.朱砂安神丸临床应用解析[N].中国社区医师,2011-1-28(15)

[60]孙丰润,侯佃臻等.安神定志丸安神作用研究[J].药物研究,2005,14(4):31~32

[61]刘建英.增液冲剂新用途[N].家庭医生报,2007-1-1(4)

[62]孙珊,崔英兰.麦门冬冲剂新用五招[J].中国民间疗法,2010,18(3):72

[63]高会李,王丹巧.中药延缓衰老作用机制研究进展[J].中国中药杂志,2009,34(15):1994~1997

[64]张志伟,秦雪梅,朴晋华.龟龄集的研究现状[J].山西医药杂志,2009,28(2):143~145

[65]徐芳,金兆祥,高林善.清宫寿桃丸抗衰老机制分析[J].中草药,2007,38(1):1~2

[66]张云如,吴钟璇等.春回胶囊延缓衰老作用机制的近期临床研究[J].中医杂志,1988,2:28~31

[67]崔明智,王永汉,宫斌.康宝口服液的药理研究[J].中成药研究,1984,10:24~26

[68]林欣,谭喜莹,郑玉娇.活力苏口服液对自然衰老小鼠肝脑肾组织 p16 基因表达的影响[J].现代中西医结合杂志,2013,22(2):142~143

[69]张坚.抗衰老中药复方还精煎研究概况[J].甘肃中医学院学报,1993,10(4):49~51

[70]郭改革,吴水生.金匮肾气丸药理及临床研究概况[J].海峡药学,2007,19(2):79~80

[71]危北海.至宝三鞭丸的临床应用及药理作用[J].中药园地,1987,3:31~33

第十四章　体质摄生

在中医理论指导下，根据不同的体质，采用相应的摄生方法和措施，纠正其体质之偏，达到防病延年的目的，这就叫体质摄生法。

第一节　体质禀赋差异

一、体质的基本概念

体质，是人群及人群中的个体由于先天禀赋、后天生活方式、生存环境等多种因素的影响，在其生长发育和衰老过程中，在机体形态结构、功能活动、物质代谢、心理活动等方面固有的、相对稳定的特征。

中医理论认为，在不同的先天禀赋基础上，人的五脏六腑、阴阳气血、经络输转、水谷代谢、七情活动等方面存在着生理性差异。体质由"形"与"神"两方面组成，"形"指形态结构；"神"指功能活动、物质代谢过程、心理活动等。体质"形神合一"，缺一不可。

体质决定了机体对于某些疾病的易感性、表现形式、预后转归和治疗反应等，是产生不同疾病的决定因素之一，也是辨证施治、辨体施养、辨残康复的前提之一。体质是"证"的形成基础。对于体质的充分把握，是摄生康复、疾病治疗的关键。

中医的体质概念与人们常说的气质不同。所谓气质，是指人体在先后天因素影响下形成的精神面貌、性格、行为等心理功能的、即神的特征，而体质是形与神的综合反映。因此，二者有着不可分割的内在联系，但体质可以包括气质，气质不等于体质。

二、体质禀赋差异形成的原因

体质是有差异的，有的甚至很明显。中医摄生重视的是个体体质的差异，非常强调个体化的摄生和治疗。因此体质摄生必须"因人而异"，即如何根据个体体质决定摄生策略。而地域、种族所决定的人群体质差异，则作为辅助的参考因素。

个体体质的差异由先天禀赋和后天因素诸如生存环境、饮食习惯及生活方式等所决定。

（1）先天禀赋。《灵枢·寿夭刚柔》载："人之生也，有刚有柔，有弱有强，有短

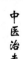

有长，有阴有阳。"父母素体强盛，其禀受多强，反之则多弱；父母素有痰湿，其子女因先天禀受而痰湿与之俱生，常表现为痰湿体质。《泰定养生主论》曰："父母俱有痰疾，我禀此（进），则与生俱来也。"又如父母一方为阳盛体质，子代中也极有可能表现为阳热体质。朱丹溪在《格致余论》中记载："余之次女，形瘦性急，体本有热。怀孕三月，适当夏暑，口渴思水，时发小热，遂教以四物汤加黄芩、陈皮、生甘草、木通。因懒于煎煮，数帖而止。其后此子二岁，（阳盛发病）疮痍满身。"

此外，母体妊娠时的状况也影响着子代的体质，如过食辛辣燥热，烦躁不宁，则可能使胎儿形成阳盛体质；营养不足，思虑过度，气血亏虚，则可能使胎儿形成气虚或血虚体质；过食肥甘厚腻则胎儿可能形成痰湿体质。先天禀赋是体质差异的基础，是影响与决定体质形成和发展的内在因素，也是体质保持相对稳定的重要条件。先天获得的体质，如果后天的各种因素没有特殊的变化，则这种体质特征往往伴随终生。体质出现明显变异，往往是可变因素即后天因素出现问题，需要针对后天因素加以调控，使体质保持在最佳状态，因此体质摄生重在后天。

（2）后天因素。生存环境对于人的体质有极大的影响，现代的环境污染对体质的影响越来越引起人们的关注。环境中的污染物相当于中医所说的"毒"。"环境毒"长期作用于人体，会对人体产生恶劣的影响。如在空气中二氧化硫、总悬浮微粒和降尘长期偏高的污染环境中，阴虚燥热的体质较为常见；长期接触噪音，会呈现出阴虚体质特征，尤以肝阴亏损为明显；全球变暖、温室效应、臭氧洞扩大等，使气候的变化以"天以常火"为特点，人体常处于阳热的环境，易于形成阳热体质。

社会环境对体质有不可忽视的影响。在战乱频繁，颠沛流离，饮食失节，劳役过度，情志内伤之时，易脾胃虚弱，元气内伤，以虚性体质为常见；和平盛世，生活稳定，肥甘少动，则以湿热体质、阳热体质、痰湿体质、瘀血体质或痰瘀互结体质为常见。

饮食结构和习惯是体质构成的重要组成部分。现在，中国传统的素淡饮食习惯已经被打破，大量摄食肥甘厚腻、强食过饮成为普遍现象。过食肥腻则生热，过饮甘甜则生湿，湿热积久必然导致体质的变异。"三高饮食（高脂肪、高糖、高热量）"是导致湿热、痰湿体质的重要成因，提高了高脂血症、糖尿病、高血压、肥胖症的发病率。嗜酒者，酒为熟谷之液，"气热而质湿"，过饮则"生痰动火"，长期饮酒会出现湿热体质的典型特征。嗜烟者，"烟为辛热之魁"，极易损伤肺阴，形成内热。同时肺为水之上源，肺失宣肃，痰湿内生。因此长期嗜酒吸烟往往形成燥热、痰湿互见，虚实并现的较为复杂的体质类型。随着生活水平的提高，人们崇尚进补，但是存在不少补益误区。保健补益产品多为温热或滋腻之品，如不辨季节、体质而妄补、蛮补，也是引起现代人实性体质或本虚标实体质常见的原因之一。

现代人生活方式的改变，如长期的紧张竞争、思虑过度、起居不规律，缺少活动等，都不可避免地影响到脏腑功能、形神协调、气血运行、阴阳平衡，使体质发生变化。

第二节　常见体质类型

一、古代的体质分类

祖国医学对人体体质所作的分类，在《内经》时代，主要有以下几种：

（一）阴阳五行分类

《灵枢·阴阳二十五人》根据人的体形、肤色、认识能力、情感反应、意志强弱、性格静躁，以及对季节气候的适应能力等方面的差异，将体质分为木、火、土、金、水五大类型。然后又根据五音的阴阳属性，以及左右手足三阳经，气血多少反映在头面四肢的生理特征，将每一类型再分为五类，共为五五二十五型，统称"阴阳二十五人"，本法强调对季节的适应能力为体质的分类依据，具有实际意义。

（二）阴阳太少分类

《灵枢·通天》把人分为太阴之人，少阴之人、太阳之人、少阳之人，阴阳和平之人五种类型，这是根据人体先天禀赋的阴阳之气的多少，来说明人的心理和行为特征，即气质方面的差别的分类方法。

（三）禀性勇怯分类

《灵枢·论勇》根据人体脏气有强弱之分，禀性有勇怯之异，再结合体态、生理特征，把体质分为两类。其中，心胆肝功能旺盛，形体健壮者，为勇敢之人；而心肝胆功能衰减，体质孱弱者，多系怯弱之人。

（四）体型肥瘦分类

《灵枢·逆顺肥瘦》将人分为肥人、瘦人、肥瘦适中人三类。《灵枢·卫气失常》又将肥人分为膏型、脂型、肉型三种，并对每一类型人生理上的差别，气血多少、体质强弱皆作了比较细致的描述。由于人到老年形体肥胖者较多，所以本法可以说是最早的关于老年人体质的分型方法。

随着中医临床医学的发展，为了更好地与临床辨证用药相结合，现代中医常用的体质分类法着眼于阴阳气血津液的虚实盛衰，把人体分为正常体质和不良体质两大类。凡体力强壮、面色润泽、眠食均佳、二便通调，脉象正常、无明显阴阳气血偏盛偏衰倾向者，为正常体质。反之，有明显的阴虚、阳虚、气虚、血虚、痰湿、阳盛、血瘀等倾向（倾向与症候有微甚轻重之别）的属于不良体质，这种分类方法，可称之为实用体质分类法。

二、现代的体质分类

在古代体质分类方法基础上，现代医家结合临床实践，从临床角度提出体质分型，比较有代表性的有王琦的九分法、匡调元的六分法、何裕民的六分法等。其中，以王琦和匡调元的分类法影响较大。王琦认为人的体质类型可分为平和质、气虚质、阳虚质、阴虚质、痰湿质、湿热质、瘀血质、气郁质、特禀质等九种基本类型，而匡调元根据两纲（阴、阳）和八要（气血、寒热、虚实、燥湿）提出体质可分为正常质、燥红质、迟冷质、倦质、腻滞质及晦涩质六种。这些分型方法基本上都是以身形脉证为主要指标，从阴阳、精气血津液以及机体整体功能等方面来分析其差异性的。对临床辨证、选方、摄生、防病有重要的参考价值。

本教材主要依据王琦的体质九分法进行表述。

（一）平和质

（1）定义。先天禀赋良好，后天调养得当，以体态适中、面色红润、精力充沛、脏腑功能状态强健壮实为主要特征的一种体质状态。

（2）体质成因。先天禀赋良好，后天调养得当。

（3）体质特征。

形体特征：体型匀称健壮。

心理特征：性格随和开朗。

常见表现：面色、肤色润泽，头发稠密有光泽，目光有神，鼻色明润，嗅觉通利，味觉正常，唇色红润，精力充沛，不易疲劳，耐受寒热，睡眠安和，胃纳良好，二便正常，舌色淡红，苔薄白，脉和有神。

发病倾向：平时较少生病。

对外界环境适应能力：对自然环境和社会环境适应能力较强。

（4）体质分析。平和质先天禀赋良好，后天调养得当，故其神、色、形、态、局部特征等方面表现良好，性格随和开朗，平素患病较少，对外界环境适应能力较强。

（二）气虚质

（1）定义。由于先天不足，以说话气息低弱，机体、脏腑功能状态低下为主要特征的一种体质状态。

（2）体质成因。多由后天失养导致，如饮食失常、缺乏运动、起居不规律等；或因病后气亏、年老气弱；或先天禀赋不足，如孕育时父母体弱、早产、人工喂养不当、偏食、厌食等。

（3）体质特征。

形体特征：肌肉松软，体型偏虚胖或胖瘦均有。

心理特征：性格内向、情绪不稳定、胆小，不喜欢冒险。

常见表现：平素说话语音低怯，气短懒言，肢体容易疲乏，精神不振，易出汗。面色偏黄或晄白，目光少神，口淡，唇色少华，毛发不华，容易头晕，记忆力减退。大便正常，或便秘但不结硬，或大便不成形，便后仍觉未尽，小便正常或偏多。舌淡红，舌体胖大、边有齿痕，脉象虚缓。

发病倾向：平素体质虚弱，卫表不固易患感冒；病后抗病能力弱易迁延不愈；易患哮喘、内脏下垂、慢性疲劳、过敏症等病。

对外界环境适应能力：不耐受寒邪、风邪、暑邪。

（4）体质分析。气是一身之动力，气虚则动力不足，感觉疲乏，精神不振；气虚不能推动血液滋养头脑，出现头晕、健忘；肺主气，司呼吸，长期缺乏运动，引起肺气虚，表现出气短，上气不接下气，面色白而没有光泽；长期饮食不规律，伤及脾胃之气，则表现出唇色苍白，面色萎黄；气虚不足以推动大便排泄，则表现出便秘而不结硬，便后不尽；气虚阳弱故性格内向，情绪不稳定，胆小不喜欢冒险。

祖国医学认为"正气存内，邪不可干"，正气不足，外邪侵犯人体，对突然降温、大风、暑热等抵抗力降低，则容易感冒、过敏等；脾胃为气血生化之源，脾胃气虚，生化不足，则营养不良；气虚不能托举脏器，气虚者易出现内脏下垂的症状；气虚则疾病恢复能力弱，疾病易迁延不愈。

（三）阳虚质

（1）定义。由于阳气不足，失于温煦，以形寒肢冷等虚寒现象为主要特征的体质状态。

（2）体质成因。阳虚质者多由于先天禀赋不足，如父母年老体衰晚年得子，或由于母体妊娠调养失当，元气不充；或因后天失调，喂养不当，营养缺乏；或后天饮食过于寒凉；或中年以后劳倦内伤，房事不节，渐到年老阳衰等原因导致。

（3）体质特征。

形体特征：形体白胖，肌肉松软。

心理特征：性格多沉静、内向。

常见表现：阳虚质者日常有怕冷，手足发凉，或喜欢吃热饮食，或常有精神不振、睡眠偏多等表现，舌淡胖嫩边有齿痕，苔润，脉象沉迟。有的阳虚质人群还可见口唇颜色比较淡，易出汗，大便溏薄，不成形，小便清长等。

适应能力：不耐受寒邪、耐夏不耐冬；易感湿邪。

易患疾病：发病多为寒症，或易从寒化。易患感冒、慢性胃肠道疾病、水肿、哮喘、性功能低下、风湿性关节炎、手足冻疮、老寒腿等疾病。

（4）体质分析。阴阳者，水火也。通俗地说，阳虚质就是火力不足的人群。由于阳气亏虚，机体失却温煦，所以出现形体白胖，肌肉松软，怕冷，手足不温，面色白而没有神采等表现。人体阳虚，精神得不到温养，则精神不振，睡眠偏多；阳气不能蒸腾、气化水液，则见大便溏薄，小便清长，舌淡胖嫩边有齿痕，苔润；阳虚鼓动无力，则脉象沉迟；阳虚不能运化水湿，所以口淡不渴；阳虚不能温化和蒸腾津液上承，则喜热饮食，以通过饮食来温补阳气。

由于本身阳气不足，所以不耐受寒邪，喜欢夏天不喜欢冬天；阳虚不能温煦人体，容易导致寒邪积滞体内，导致各种疾病，比如哮喘、老寒腿、性功能低下、手足冻疮等。

（四）阴虚质

（1）定义。由于体内精、血、津、液等水分亏少，以阴虚内热和干燥等表现为主要特征的体质状态。

（2）体质成因。阴虚质或是先天不足，如孕育时父母气血不足，或年长受孕，早产等；或是后天失养，如房事过度，纵欲耗精，或工作和生活压力大，起居没规律，积劳阴亏，或大病之后，尤其曾患出血性疾病等；或因年少之时，血气方刚，阳气旺盛也容易导致阴虚质。

（3）体质特征。

形体特征：一般体形瘦长。

心理特征：性情急躁，外向好动，活泼。

常见表现：①阴虚干燥：阴虚质日常可能出现口燥咽干、唇鼻微干、眼睛干涩、大便燥结、小便短少、皮肤干燥、易生皱纹等症状；②阴虚内热：比如五心（手、足、心）烦热，面色潮红，有烘热感。

阴虚质日常还可以见到口渴喜冷饮，眩晕耳鸣，睡眠差，舌质红少津少苔，脉象细弦或数。

适应能力：平素不耐热邪，耐冬不耐夏；不耐受燥邪。

易患疾病：平素易患有阴亏燥热的病变，或病后易表现为阴亏症状，具有易患复发性口疮、习惯性便秘、干燥综合征等病的倾向。

（4）体质分析。阴就好比生活中的水分，阴液亏少，机体失去水分的濡润滋养，就好像生火做饭时火太大、水太少一样，所以阴虚质常见表现主要分为两大类：干燥和虚热。比如口燥咽干、鼻微干、大便干燥、小便短、眩晕耳鸣、两目干涩、视物模糊、皮肤偏干、易生皱纹、舌少津少苔、脉细等；同时由于阴不制阳，阳热之气相对偏旺而生内热，故表现为一派虚火内扰的症候，可见手足心热，口渴喜冷饮，面色潮红，有烘热感，唇红，睡眠差，舌红脉数等。

阴虚水少，所以阴虚质一般形体瘦长，虚火内扰则表现为性情急躁，外向好动，活泼，犹如古典名著《西游记》中的孙悟空一样；阴虚则火旺，所以不喜欢阳热炽盛的夏季，也不喜欢气候干燥的秋季，喜欢阴盛偏寒的冬季，因为冬季的阴寒可以制约体内虚火，使人体感觉舒爽。

（五）痰湿质

（1）定义。由于水液内停而痰湿凝聚，以黏滞重浊为主要特征的体质状态。

（2）体质成因。先天遗传，即具有肥胖等家族史或后天过食肥甘厚味，起居不规律，疏于运动，久坐伤肉。

（3）体质特征。

形体特征：体形肥胖，腹部肥满松软。

心理特征：性格偏温和，稳重恭谦，和达，多善于忍耐。

常见症状：饮食习惯偏于肥甘厚味，面部皮肤油脂较多，身体多汗且黏腻不爽，会有胸闷、痰多等常见表现。有的痰湿质面色黄胖而暗，眼胞微浮，容易疲倦，周身感到困重不爽。平素舌体胖大，舌苔白腻，口腔经常感到黏腻，或者甜腻，脉滑，小便有时候微混浊。

适应能力：对梅雨季节及潮湿环境适应能力差。

易患疾病：具有患湿证、消渴、中风、胸痹等病症的倾向，基本相当于现代医学所说的高血压、糖尿病、肥胖症、高脂血症、痛风、冠心病、代谢综合征、脑血管疾病等病的倾向。

（4）体质分析。中医认为"脾为生痰之源"。痰湿质者多由于脾胃功能失常，饮食水谷精微运化障碍，以致湿浊留滞。形象讲来，人体内的水液，一开始犹如纯净水，随着饮食起居的不科学，比如偏好油腻、甜味食品和缺乏运动，纯净水混入了油腻、糖浆、代谢垃圾等，再加上缺乏运动，则水流不畅，甚至成为死水，慢慢形成黏滞重浊的液体，引起一系列痰湿表现。

就痰湿质的性格特征而言，一方面痰湿重浊，困扰人体阳气的升发，其性格不太外向，而是偏温和；另一方面，痰湿质多为中老年人群，世事洞明，所以性格稳重恭谦，和达，多善于忍耐。

就痰湿质的常见表现方面，痰湿泛于面部，则面部皮肤油腻，为油性肌肤，且肤色偏暗黄；痰湿聚于眼胞，则眼胞微浮；痰湿凝滞于肌表，则体形肥胖，腹部肥满松软，出汗时感觉汗液比较多且粘腻不爽；中医认为"肺为贮痰之器"，就是痰湿形成于脾，但容易积聚于肺，影响肺的宣降功能，所以出现胸闷、痰多等表现；痰湿形成于脾胃功能的失常，反过来还会导致脾胃运化的功能减弱。"脾主四肢"，脾胃功能正常，气血充足，四肢强健，脾胃功能减弱，气血不足，或者痰湿阻滞营养物质滋养人体，则表现出容易感到周身疲倦，身重不爽；痰浊上泛于口，则口粘腻或甜；痰湿下行于小便，则小便微混。舌体胖大，舌苔白腻，脉滑，为痰湿内阻之象。

就痰湿质的易患疾病，痰湿是个比较抽象的概念，既包含了现代医学所说的高血脂和淤血阻滞，又不仅仅是这些。痰湿阻滞于心则为心脑血管疾病；痰湿阻滞于肺则咳喘，痰多；痰湿阻滞营养物质滋养头脑，则眩晕。由于痰湿的形成多归咎于生活方式的不健康，所以痰湿为病也称为生活方式疾病，比如高血糖、高血脂、高血压、代谢综合征、肥胖等。

（六）湿热质

1.定义。以湿热在体内积聚导致的身心状态为主要特征的体质状态。

2.体质成因。①饮食偏于油腻、辛辣、口味重等习惯容易导致湿热体质，人体犹如一瓶洁净的水，长期饮食不健康，水中混杂了油、盐、糖、酒、代谢垃圾等，加上饮食偏于辛辣，或疏于锻炼，脾胃运化失常，导致饮食化为湿热，形成湿热体质；②长期居住于湿热的环境中，自然界的湿热之邪侵入人体，形成湿热体质；③中医认为"五志过极皆化火"，压力过大，精神紧张、焦虑等也会导致湿热体质的形成。

（3）体质特征。

形体特征：形体偏胖，一般体格比较健壮。

心理特征：心情易烦躁，性格多急躁易怒。

常见症状：常见面部皮肤油腻不洁净，容易生痤疮、粉刺，经常感觉到口苦、口干，甚至口臭。湿热体质人群舌质偏红，舌苔黄腻也可见到小便量少色黄，甚至尿道口灼热；或者大便干燥；或者大便黏滞不爽，肛门部灼热；或者男性的阴囊潮湿；或者女性的带下量多，颜色偏黄等。

适应能力：对湿环境或气温偏高，尤其夏末秋初，湿热交蒸气候较难适应。

易患疾病：易患寻常痤疮、疮疖、前列腺炎、复发性口疮、痔、痛风、黄疸等病。

（4）体质分析。当偏好油腻、味重、甜食等食物时，湿邪就容易在人体形成滞留，加上辛辣、烟酒、疏于运动等不良生活方式的煎熬，滞留体内的湿邪逐渐变成湿热之邪，而导致了湿热体质的种种表现。

湿热聚集体内，则形体偏胖而且往往健壮；湿热从肌肤溢出，则见面垢油光，也就是混合型肌肤，易生痤疮、粉刺；湿热在体内郁蒸到肝胆，胆气上溢，则口苦、口干；湿热在胃肠郁积，不能下行排出体外，其酸腐之味上逆口腔，表现为口臭；湿热内阻，阳气不能升发，脾胃也为其困扰，则身重困倦；湿热狼狈为奸，当热邪重于湿邪，则大便燥结；湿邪重于热邪，则大便黏滞，甚至肛门灼热，尤其在辛辣饮食之后，更为明显；湿热循肝经下注，则男性阴囊潮湿，或女性带下量多。小便短赤，舌质偏红苔黄腻，都为湿热内蕴之象。

湿热体质的易患疾病方面，当湿热郁于肝胆则性格急躁易怒，易患黄疸；湿热郁于肌肤则易患疮疖；心火炽热或脾胃湿热熏蒸则容易见复发性口疮等；湿热下注，容易患前列腺炎症；湿热在体内到处制造麻烦，比如痛风。

由于体内湿热旺盛，所以湿热质对湿环境或气温偏高，尤其夏末秋初，湿热交蒸气候较难适应。

（七）瘀血质

（1）定义。体内有血液运行不流畅的潜在倾向或瘀血内阻的病理基础，以皮肤、黏膜等出现血瘀表现为主要特征的体质状态。

（2）体质成因。先天禀赋，或后天损伤，忧郁气滞，久病入络。①忧郁气滞：气为血之帅，气行则血行，气滞则容易出现血瘀，导致瘀血质的产生。比如日常生活中，我们常见到性格抑郁、爱生闷气的女孩子嘴唇颜色偏于紫黯，就是气滞血瘀的表现；②久病入络：一些疾病，比如糖尿病、高血压、冠心病等，病程较长后，都会出现瘀血质的表现，比如糖尿病性坏疽、冠心病表现的心绞痛甚至面部皮肤黧黑等。其他诸如先天禀赋、后天损伤等都可以导致瘀血质的形成。

（3）体质特征。

形体特征：胖瘦均有，瘦人居多。

心理特征：性格内郁，心情不快易烦，急躁健忘。

常见症状：主瘀血质者一般会出现面色晦暗、色素沉着，甚至皮下经常出现瘀斑，尤其瘀血质者的嘴唇色泽大多为紫黯色，舌质上还会有瘀点、瘀斑。有些瘀血质者可见到眼眶暗黑、头发脱落，或肌肤干燥、甲错。如果是女性朋友，可见痛经、闭经、崩漏，或者月经颜色紫黯，有瘀块等。总之瘀血颜色紫黯，瘀血质人群的常见表现也多为皮肤、黏膜、出血处表现为紫黯。

适应能力：不耐受风邪、寒邪。风邪行无定处，寒、湿、燥、热等邪气多依附风邪侵犯人体，所以中医认为"风为百病之长"。瘀血质人群感受风邪则容易加重瘀血致病的风险。寒也是容易致病的邪气，其性质比较凝滞和收引，瘀血质人群遭遇寒冷，则容易导致经脉凝闭阻滞和血脉收引，因此容易加重瘀血质致病的风险。

易患疾病：易患出血、癥瘕、中风、胸痹，比如冠心病、脑血管疾病、血管神经性头痛、下肢静脉曲张等病。

（4）体质分析。血行不畅，气血不能濡养机体，则形体消瘦、发易脱落、肌肤干燥或甲错；不通则痛，故易患疼痛，女性多见痛经；血行瘀滞，则血色变紫变黑，故见面色晦暗，皮肤偏暗，口唇暗淡或紫，眼眶暗黑，鼻部暗滞；脉络瘀阻，则见皮肤色素沉着，容易出现瘀斑，妇女闭经，舌质暗有点、片状瘀斑，舌下静脉曲张，脉象细涩或结代；血液瘀积不散而凝结成块，则见经色紫黑有块；血不循经而溢出脉外，则见崩漏。

瘀血内阻，气血不畅故性格内郁，心情不快易烦，急躁健忘，不耐受风邪、寒邪；瘀血内阻，血不循经，外溢易患出血、中风；瘀血内阻则易患癥瘕、胸痹等病。

（八）气郁质

（1）定义。由于长期情志不畅、气机郁滞而形成的以性格内向不稳定，忧郁脆弱，敏感多疑为主要表现的体质状态。

（2）体质成因。先天遗传，或因精神刺激，暴受惊恐，所欲不遂，忧郁思虑，或环境连续阴雨等。

（3）体质特征。

形体特征：形体偏瘦，忧郁面貌。

心理特征：性格内向不稳定，忧郁脆弱，敏感多疑。

常见症状：经常精神忧郁，闷闷不乐，唉声叹气。气郁质者食欲和睡眠质量都较差，有时候还会感到乳房胀痛，或者咽喉间有如梅核大小的异物感，或者胸胁部胀满，或者感觉身体的疼痛到处走窜，或者记忆力减退，或者嗳气呃逆，或者大便偏干等。

适应能力：对不良精神刺激的承受能力较差，不喜欢阴雨天气。

易患疾病：有患郁证、脏躁、梅核气、惊恐、失眠、抑郁症、焦虑症、神经官能症、癔症等病的倾向。

（4）体质分析。气郁质的体质特征主要缘于肝功能失常。肝在五行属木，也就是说肝如春天的树木生长一样，喜欢顺畅晴朗的环境，而不喜欢长期压抑，如长期精神压抑，肝气不顺畅，表现于面部就是一脸忧郁，郁郁寡欢；人体气机郁滞，就会出现不舒服的表现，比如乳房胀痛、胸胁胀满，走窜疼痛等，同时会不自觉喜欢叹气以舒畅郁滞的气机；气机长期郁滞就会化火，火易灼伤人体津液，水分减少，所以气郁质者多形体消瘦，大便偏干；气郁化火，还可以灼伤津液，形成痰，郁结于咽喉，感觉咽喉间有异物感；肝郁化火扰乱心神，则出现睡眠质量差、健忘等；肝的功能还可以影响脾胃，如果肝气不舒影响脾胃，则脾胃功能失常，出现食欲减退、嗳气呃逆等。

（九）特禀质

（1）定义。由于先天禀赋不足和禀赋遗传等因素造成的一种特殊体质，包括先天性、遗传性的生理缺陷与疾病、过敏反应等。

（2）体质成因。先天禀赋不足、遗传等，或环境因素、药物因素等。

（3）体质特征。

形体特征：无特殊，或有畸形，或有先天生理缺陷。

心理特征：因禀质特异情况而不同。

常见症状：遗传性疾病有垂直遗传，先天性、家族性特征；胎传性疾病为母体影响胎儿个体生长发育及相关疾病特征。

适应能力：适应能力差，如过敏体质者对过敏季节适应能力差，易引发宿疾。

易患疾病：过敏体质者易药物过敏，易患花粉症；遗传疾病如血友病、先天愚型及中医所称"五迟"、"五软"、"解颅"等；胎传疾病如胎寒、胎热、胎惊、胎肥、胎痫、胎弱等。

（4）体质分析。由于先天禀赋不足、遗传等因素，或环境因素、药物因素等的不同影响，故特禀质的形体特征、心理特征、常见表现、发病倾向等方面存在诸多差异，病机各异。

表 14-1　中医 9 种体质类型特征表

体质类型	形体特征	常见表现	心理特征	发病倾向	适应能力
平和质	体型匀称健壮	肤色润泽，发密有光泽，目光有神，嗅觉通利，味觉正常，精力充沛，耐受寒热，睡眠安和，胃纳良好，二便正常	性格随和开朗	平素患病较少	对外适应能力较强
气虚质	肌肉松软	气短懒言，精神不振，疲劳易汗，目光少神，唇色少华，毛发不泽，头晕健忘，大便正常，小便或偏多	性格内向不稳定	易患感冒和内脏下垂	不耐受寒邪、风邪、暑邪
阳虚质	肌肉松软	平素畏冷，喜热饮食，精神不振，睡眠偏多，口唇色淡，毛发易落，易出汗，大便溏薄，小便清长	内向沉静	发病多为寒证，易患肿胀、泄泻、阳痿	耐夏不耐冬，易感湿邪
阴虚质	体形瘦长	手足心热，口燥咽干，大便干燥，两目干涩，唇红微干，皮肤偏干，易生皱纹，眩晕耳鸣，睡眠差，小便短	性格急躁外向好动	易患阴亏燥热病等	耐冬不耐夏，易受燥邪

体质类型	形体特征	常见表现	心理特征	发病倾向	适应能力
痰湿质	体形肥胖腹部肥满松软	面部油多，多汗且粘，面黄胖暗，眼胞微浮，容易困倦，身重不爽，大便正常或不实，小便不多或微涩	性格温和多善忍耐	易患消渴、中风、胸痹等病症	不适应潮湿环境
湿热质	形体偏胖	面垢油光，易生痤疮，口苦口干，身重困倦，大便燥结，小便短赤，男易阴囊潮湿，女易带下量多	急躁易怒	易患疮疖、黄疸、火热等病症	对湿热交蒸气候难适应
瘀血质	瘦人居多	面色晦暗，易有瘀斑，易患疼痛，口唇黯淡或紫，眼眶黯里，发易脱落，肌肤干，女性多见痛经、闭经等	性情急躁心情易烦	易患出血、中风、胸痹等病症	不耐受风邪、寒邪
气郁质	形体偏瘦	神情忧郁，烦闷不乐，胸胁胀满，走窜疼痛，多伴叹息则舒，睡眠较差，健忘痰多，大便偏干，小便正常	忧郁脆弱敏感多疑	易患郁症、不寐、惊恐等病症	不喜阴雨天，不耐精神刺激
特禀质	形体无特殊	有遗传疾病，先天性疾病等相关疾病特征	无统一特点	过敏质、血友病、胎寒、胎热、胎惊等	适应能力差

第三节　辨体摄生方法

目前国人的体质大致可以分为平和质、气虚质、阳虚质、阴虚质、痰湿质、湿热质、瘀血质、气郁质、特禀质9种类型，因此我们在摄生防病时应当根据其体质进行，即辨体摄生。辨体摄生在具体应用上首先在于辨别体质类型，辨体相似于临床辨证，根据其形体特征、常见表现、心理特征、发病倾向、对外界环境适应能力、舌象、脉象等综合分析，辨别确定在9种体质类型中属于哪类。其次，在明确体质类型后，要结合中医理论了解体质的机理，确定干预方法，比如痰湿体质燥湿化痰干预方法。另外，根据所确定的干预方法，制定具体干预措施。

一、平和质

【摄生原则】协调阴阳，畅通气血，促进代谢。

【摄生方法】

（1）精神调摄。平和体质的个体，脏腑阴阳气血趋于均衡稳定，精神愉悦、乐观开朗。但精神刺激和情志变化是不可避免的，学会调摄精神，避免不良情绪，对增进健康是十分重要的。比如寄情于琴棋书画，陶冶性情，振奋精神，调节心理；还可以参加各种运动，如打球、爬山、跑步、八段锦、太极拳等，均能疏通气机，和畅气血，化解或发泄不良情绪，使人情绪高涨，以保持心情愉快，精神饱满。

（2）饮食调摄。平和质的人饮食调养第一原则是膳食平衡，要求食物多样化。《素问·藏气法时论》明确指出："五谷为养、五果为助、五畜为益、五菜为充、气味和而服之，以补精益气。"这体现了中国传统膳食杂食平衡整体观。

（3）起居调摄。人的生命活动都遵循着一定周期或节律展开。如人的情绪、体力、智力等都有一定的盛衰变化周期。"起居有常，不妄作劳"就是指顺从人体的生物钟调理起居，有规律地生活，合理安排学习、工作、睡眠、休息，养成良好的起居习惯。起居规律，能保养神气，使人体精力充沛，生命力旺盛。否则，起居失调，恣意妄行，逆于生乐，以酒为浆，以妄为常，就会导致脏腑功能损害，精神不振，适应能力减退，体质下降，早衰或疾病。对年老体弱者危害更甚。《素问·上古天真论》说："起居无节，故半百而衰也。"

（4）运动调摄。孙思邈在《备急千金要方》谓："养生之道，常欲小劳"，"体欲常劳，劳勿过极"。经常、适量的运动，能使气血流通，内荣脏腑，外润腠理，达到促进身体健康，增强体质的功效。但劳欲太过则必伤脏耗气，损害健康。

（5）四季摄生。以进食应时应节、新鲜食物为宜。生活起居遵循"春夏养阳"、"秋冬养阴"的原则。春季宜食用荠菜、鲜韭菜、竹笋、芫荽、新茶等有助于阳气升发的食物。增加户外活动，庭院散步，郊游踏青，使情绪心态舒展畅快。夏季谨记饮食卫生，防止病从口入。不可过食冰凉冷冻的饮食。适当食用绿豆、西瓜、冬瓜、苦瓜、丝瓜、黄瓜、番茄、菊花等清解暑热的食物，同时也可以视具体情况选食西洋参、太子参、鸭肉、马蹄、白扁豆、莲子等益气养阴去湿之物。避免在烈日酷暑环境下剧烈活动，以及过度贪凉。秋季适当进食红萝卜、桂花、秋梨、红枣、银耳、百合、葡萄、龙眼、花生等应时食物。"春捂秋冻"，锻炼耐寒。可登高远望，旅游远足，调整心态。冬令是进补的好时机，可适当地进食核桃、阿胶、人参、鸡肉、龙眼肉、羊肉、狗肉、海参、牡蛎等滋阴壮阳的食物。同时要适当运动，振奋阳气。衣服、居室均不宜过暖。

二、气虚质

【摄生原则】补益脾肺，升举清阳。以饮食调养，慎避风邪为主。

【摄生方法】

（1）精神调摄。气虚质者多性格内向、情绪不稳定、胆小不喜欢冒险，应培养豁达乐观的生活态度；思则气结，悲则气消，气虚者不可过度劳神，或悲伤，要保持稳定平和的心态。

（2）饮食调摄。脾主运化，为气血生化之源，气虚质者的饮食调养可选择食用具有健脾益气作用的食物，比如：山药、龙眼肉、莲子、藕粉、大枣、鹌鹑肉、母鸡肉、羊肉、栗子、粳米、糯米、胡萝卜、南瓜、黄鱼、苹果、葡萄干、红茶、香菇、蜂蜜、饴糖、蜂王浆、黄鳝等。由于气虚者多有脾胃虚弱，因此不宜多食生冷苦寒、辛辣燥热等寒热偏性比较明显的食物；少食油腻，不易消化的食物；平时应注重饮食调理，适当进补，宜缓补而忌滥补、呆补。

（3）起居调摄。注意季节转换、气候变化，谨防呼吸道疾病和过敏性疾病。平时坚持轻度运动锻炼，如散步、慢跑、太极拳等。避免疲劳。气虚体质多与血虚并见，过度思虑，过久看书、看电视，均会劳伤心脾，耗气伤血。平时经常按摩，艾灸大椎、风池、气海、关元、脾俞、肺俞、肾俞。

（4）运动调摄。气虚质者的体能偏低，且过劳易于耗气，气虚质运动时很容易疲劳、出汗甚至气喘。因此，不宜进行强体力运动，注意"形劳而不倦"，历代摄生家也说"养生之道，常欲小劳"，所以气虚质可选择适当的运动，循序渐进，持之以恒。锻炼宜采用低强度、多次数的运动方式，适当地增加锻炼次数，而减少每次锻炼的总负荷量，控制好运动时间，循序渐进地进行。气虚质不宜做大负荷运动和大出汗的运动，忌用猛力和做长久憋气的动作，以免耗损元气。从现代运动生理的角度分析，气虚质的脏腑功能状态低下主要是心肺功能不足，慢跑、健步走等也是有效加强心肺机能的锻炼方法，可适当选用。

（5）四季摄生。气虚体质既不耐寒又不耐热，稍不注意即易感冒，以致终年难清。春季少用辛温之品，"减酸增甘以养脾气"，以防肝木横克脾土，如山药、大枣、莲藕、饴糖、糯米等。阳气升发不足，低血压、低血糖、头晕、倦息、内脏下垂等可以用补中益气丸。适当增加运动。夏季不宜大运动量及曝晒，要保证睡眠，避免伤暑。倦息少气多汗者可以适当进补，如党参、西洋参、麦冬、百合、葡萄干等。秋冬季适合温补，如大枣、龙眼肉、人参、党参、黄芪、山药、牛肉、羊肉、母鸡、胎盘等，但是不可过于温燥，可以稍加白芍、麦冬、熟地等。

常用中药：人参、白术、茯苓、黄精、党参、山药、黄芪、鸡内金、当归、大枣、扁豆等。

常用方剂：薯蓣丸、补中益气丸、八珍丸、玉屏风散、香砂六君丸、归脾丸、生脉饮等。

三、阳虚质

【摄生原则】温补脾肾，温化水湿。以饮食调养、运动健身为主。

【摄生方法】

（1）精神调摄。阳虚质者性格多沉静、内向，常常情绪不佳，易于悲哀，应调节自己的情感，和喜怒、去忧悲、防惊恐。要善于自我排遣或与人倾诉，宽宏大量，以愉悦而解悲哀。

（2）饮食调摄。肾阳为一身阳气之本。故云："肾阳为根，脾阳为继。"阳虚质者宜适当多吃一些温阳壮阳的食物，以温补脾肾阳气为主。常用的补阳的食物可选用羊肉、猪肚、鸡肉、带鱼、狗肉、麻雀肉、鹿肉、黄鳝、虾（龙虾、对虾、青虾、河虾等）、刀豆、核桃、栗子、韭菜、茴香等，这些食物可补五脏，添髓，强壮体质。进补之品适合蒸、焖、煮、炖等烹调方法。阳虚质，平时应少食生冷、苦寒、黏腻的食物，比如梨、李、西瓜、香蕉、枇杷、马蹄、甘蔗、柿子、冬瓜、黄瓜、丝瓜、苦瓜、芹菜、茄子、蚕豆、绿豆、百合、甲鱼、鸭肉、田螺、蟹肉、绿茶、冷冻饮料等。尤其不宜多饮清热泻火的凉茶，即使在盛夏也不要过食寒凉之品。低盐饮食。

（3）起居调摄。阳虚质者耐春夏不耐秋冬，秋冬季节要适当暖衣温食以养护阳气，尤其要注意腰部和下肢保暖。夏季暑热多汗，也易导致阳气外泄，使阳气虚于内，要尽量避免强力劳作，大汗伤阳，也不可恣意贪凉饮冷。在阳光充足的情况下适当进行户外活动，不可在阴暗、潮湿、寒冷的环境下长期工作和生活。

（4）运动调摄。阳虚质以振奋、提升阳气的锻炼方法为主。肾藏元阳，阳虚质当培补肾阳。阳虚质者适宜选择暖和的天气进行户外运动锻炼，不宜在阴冷天气或潮湿之处锻炼身体，如水中游泳易受寒湿，一般不适宜。根据中医理论"春夏养阳，秋冬养阴"的观点，阳虚质的锻炼时间最好选择春夏季，一天中又以阳光充足的上午为最好的时机，其他时间锻炼则应当在室内进行。运动量不能过大，尤其注意不可大量出汗，以防汗出伤阳。

（5）四季摄生。耐春夏之热，不耐秋冬之寒，易感寒邪，得病容易寒化而成寒证。重在"春夏养阳"。春季适当进食升阳之品：陈皮、谷芽、韭菜、花生、葱、姜等。慎脱衣减装，要适当"春捂"，先减上衣后减下衣。夏季避免长时间在空调环境中生活、工作。不可在室外、树阴、过道等风口之处露宿。尽量少食菊花、绿豆等清热降火的药食。阳虚明显者可以在"三伏天"进补温热之品，如羊肉、狗肉、童子鸡等，或艾灸足三里、气海、关元、肾俞、命门等穴位。春夏季宜多晒太阳。秋季不可"秋冻"。注意保温，尤其腰部和下肢脚部，先穿棉裤。宜食偏温的水果，不宜食生冷瓜果。冬季宜进食温补的羊肉、狗肉、鹿肉、童子鸡、虾、鹿茸、蛤蚧、紫河车、菟丝子、核桃肉、栗子、胡萝卜等。谨避寒邪，有条件者可以到温暖的南方过冬。秋冬季要保证积极的运动锻炼，振奋阳气。

常用中药：威灵仙、仙茅、肉苁蓉、巴戟天、杜仲、鹿茸、补骨脂、益智仁、胡桃肉、菟丝子、沙苑子、人参、黄芪等。

常用方剂：参茸丸、金匮肾气丸、济生肾气丸、龟鹿二仙膏等。

四、阴虚质

【摄生原则】养阴降火，镇静安神。以饮食调理、心神调养为主。

【摄生方法】

（1）精神调摄。阴虚质性情较急躁，外向好动，活泼，常常心烦易怒。这是因为精神情志过度紧张，容易在体内化火，暗耗阴血，主张内热，更加重阴虚质的偏向，故应安神定志，以舒缓情志。学会喜与忧、苦与乐、顺与逆的正确对待，保持稳定的心态。

（2）饮食调摄。《养老寿亲书》指出："善治病者，不如善慎疾；善治药者，不如善治食。"阴阳是对立制约的，偏于阴虚者，由于阴不制阳而阳气易亢。肾阴是一身阴气的根本，阴虚质者应该多食一些滋补肾阴的食物，以滋阴潜阳为法。常选择的食物如芝麻、糯米、绿豆、乌贼、龟、鳖、海参、鲍鱼、枸杞、雪蛤、螃蟹、牛奶、牡蛎、蛤蜊、海蜇、鸭肉、猪皮、豆腐、甘蔗、桃子、银耳、蔬菜、水果等。这些食品性味多甘寒性凉，皆有滋补机体阴气的功效。也可适当配合补阴药膳有针对性地调养。阴虚火旺之人，应少吃温燥、辛辣，香浓的食物，如辣椒、花椒、胡椒、八角、茴香、韭菜、香菜、葱、生姜、蒜，鲫鱼、扁豆、酒.咖啡、红茶、鹌鹑肉、雀肉、狗肉、羊肉、虾等。不宜经常用炸，煎、炒、烘、烤等烹调方式。

（3）起居调摄。阴虚质者应保证充足的睡眠时间，以藏养阴气。工作紧张、熬夜、剧烈运动、高温酷暑的工作生活环境等，由于能加重阴虚倾向，应尽量避免。特别是秋冬季，更要注意保护阴精，所以摄生家都注重"秋冬养阴"。肾阴是一身阴气之本，偏于阴虚质者要节制房事，惜阴保精。阴虚质者应戒烟限酒，因为烟酒都为湿热之品，长期吸食易致燥热内生，而口干咽燥，或咳痰咯血。

（4）运动调摄。阴虚质由于体内精、血、津、液等阴液亏少，运动时易出现口渴干燥、面色潮红、小便少等现象，只适合做中小强度、间断性的身体练习，可选择太极拳、太极剑、八段锦、气功等动静结合的传统健身项目。锻炼时要控制出汗量，及时补充水分。阴虚质的人多消瘦，容易上火，皮肤干燥等。皮肤干燥甚者，可多选择游泳，能够滋润肌肤，减少皮肤瘙痒，但不宜桑拿。静气功锻炼对人体内分泌具有双向调节作用，促进脾胃运化，增加体液的生成，改善阴虚质。阴虚质者由于阳气偏亢，不宜进行剧烈运动，应避免大强度、大运动量的锻炼，避免在炎热的夏天或闷热的环境中运动，以免出汗过多，损伤阴液。

（5）四季保养。冬寒易过，夏热难熬，易感温热之邪。春季容易阴虚火旺，肝阳上亢，引起失眠、痤疮、口臭等。宜进食清凉滋润的食物，如百合、鲜莲藕、新鲜水果蔬菜、菊花茶、绿茶等。多饮水，不宜海鲜、虾、香菜、鲫鱼、春笋等"发物"以及温补之品。高血压病患者当心血压上升，应减少食盐、平稳情绪、确保睡眠。夏季不宜食热性食物，否则内热难耐，或引起痔疮出血，甚至中风。食用鸭肉与冬瓜、芡实、薏苡仁、绿豆，有清暑滋阴健脾化湿之功。用乌梅汤或以甘蔗汁、西瓜汁、萝卜汁配以少量菊花煮水饮用。尽量避免日晒。有条件可去避暑胜地过夏。秋季多食新鲜水果、黑芝麻、百合、杏仁、芦笋、山药等，切忌辛辣燥热、煎炸动火之物。冬季可进食厚味滋补肝肾之品，如熟地、黑芝麻、沙参、麦冬、石斛、黄精、龟板、鳖甲山药、枸杞子、牡蛎、海参、鲍鱼等。一般冬令进补的膏方中多有人参、黄芪、肉桂、鹿茸等温热之品，此为阴虚体质的大忌，不宜食火锅，如吃火锅也应以清汤、豆腐、菠菜、芹菜、海带、番茄等锅料为主，不用姜葱提味，仅用麻油即可。冬令应避免伤精之举：过于温补、房事过多、运动剧烈，否则"冬不藏精，春必病温"。

常用中药：西洋参、沙参、麦冬、天冬、黄精、百合、白芍、玉竹、石斛、山药、地黄、枸杞子、旱莲草、女贞子、五味子、冬虫夏草、龟板等。

常用方剂：六味地黄丸、杞菊地黄丸、知柏地黄丸、天王补心丹、首乌延寿丹。

五、痰湿质

【摄生原则】健脾化痰，疏理气机。以饮食清淡、运动锻炼为主。

【摄生方法】

（1）精神调摄。痰湿质者多性格偏温和，稳重恭谦、和达、多善于忍耐。适当增加社会活动，培养广泛的兴趣爱好，增加知识，开阔眼界。合理安排休闲、度假、休假活动，以舒畅情志，调畅气机，改善体质增进健康。

（2）饮食调摄。肺主通调水道，脾主运化水液，肾为主水之脏，津液的运行、输布和代谢与肺、脾、肾三脏的关系最为密切。痰湿质之人在饮食上，既要科学合理摄取饮食，又要充分注意饮食禁忌。一般而言，饮食宜清淡，应适当多摄取能够宣肺、健脾、益肾、化湿、通利三焦的食物。常用的食物可选用赤小豆、扁豆、蚕豆、花生、薏苡仁、文蛤、海蜇、猪肚、橄榄、萝卜、洋葱、冬瓜、蘑菇、荸荠、砂仁、木瓜等。还可以配合药膳调养体质。体形肥胖的痰湿质人，不宜多食水果及油腻、肥甘、滋补、酸性、收涩以及寒凉、苦寒的食物，如醋、芝麻、核桃、百合、银耳、燕窝、西瓜、李、梨、板栗、桃、杏、橘、香蕉、枇杷、马蹄、甘蔗、猪肉、鳜鱼、鳖肉等。

（3）起居调摄。中年人定期检查血脂、血糖、血压。多户外活动，晒太阳和日光浴。坚持运动，每次运动需全身汗出、面色发红为宜，运动后不宜马上洗澡，可先用干毛巾擦干全身，待汗出明显减少之后洗澡。平时坚持洗热水澡，经常热水泡浴至全身微微发红。嗜睡者应减少睡眠时间。衣着宽松，并用棉、丝、麻等透气散湿的天然纤维制作。避免久居潮湿之处。

（4）运动调摄。痰湿质者，形体多肥胖，身重易倦，故应根据自己的具体情况循序渐进，长期坚持运动锻炼，如散步、慢跑、乒乓球、羽毛球、网球、游泳、武术，以及适合自己的各种舞蹈。痰湿质的人，体形肥胖，与高血压、高血脂、冠心病的发生具有明显的相关性。因此，一切针对单纯性肥胖的体育健身方法都适合痰湿质的人。痰湿质人要加强机体物质代谢过程，应当做较长时间的有氧运动。所有中小强度较长时间的全身运动都属于有氧运动。运动时间应当在14~16时阳气极盛之机，运动环境温暖宜人。对于体重超重，陆地运动能力极差的人，应当进行游泳锻炼。

（5）四季保养。痰湿体质由于体内多湿，易感内外湿邪为患，得病多缠绵难愈。春夏最易生湿生痰，春因肝木克脾土，夏因暑湿困脾胃，脾胃受伤则痰湿内盛。要注意春季防肝旺，夏季防暑湿。春季不宜进食发物，以免扰动伏痰宿饮。不宜进食生冷黏腻等助湿生痰，妨碍阳气升发的食物，如动物脂肪、糯米甜点心、水分多性寒凉的水果蔬菜。南方梅雨季节湿气重，应多运动。夏季饮食要温暖，不可冷冻寒凉，生冷瓜果不可多食，尤其是清凉饮料及西瓜、甜瓜等。不可长时间直吹风扇，空调温度过低等，宜洗热水澡。夏季保持正常通畅的汗出非常重要。秋季空气干爽，虽然利于痰湿体质，但是水果仍不宜多食，尤其是李、柿、石榴。冬季可食温热麻辣的火锅消散痰湿，不宜大枣、阿胶、蜂蜜为主的冬令蜜膏。

常用中药：陈皮、半夏、薏苡仁、山药、茯苓、赤小豆、冬瓜皮、威灵仙、白术、鸡内金等。

常用方剂：绞股蓝总苷片、通泰胶囊、陈夏六君丸、排毒养颜胶囊、金匮肾气丸。

六、湿热质

【摄生原则】健脾去湿、疏肝利胆、通腑泄热。

【摄生方法】

（1）精神调摄。湿热质者性情较急躁，常常心烦易怒。但中医认为"五志过极，易于化火"，也就是说过度的急躁、心烦，不仅不能改善湿热体质，反而会助火生热，加重湿热质的偏倾，所以湿热质人群要学会舒缓情志，掌握化解和释放不良情绪的方法，为自己的心理美美容。

（2）饮食调摄。湿热质是以湿热内蕴为主要特征的体质状态。宜食用清利化湿的食品，如薏苡仁、莲子、茯苓、红小豆、蚕豆、绿豆、鸭肉、鲫鱼、冬瓜、丝瓜、葫芦、苦瓜、黄瓜、西瓜、白菜、芹菜、卷心菜、莲藕、空心菜等。体质内热较盛者，禁忌辛辣燥烈、大热大补的食物，如辣椒、生姜、大葱、大蒜等。对于狗肉、鹿肉、牛肉、羊肉、酒等温热食品和饮品宜少食和少饮。

（3）起居调摄。湿热质以湿热内蕴为主要特征。不要长期熬夜，或过度疲劳。要保持二便通畅，防止湿热郁聚。注意个人卫生，预防皮肤病变。烟草为辛热秽浊之物，易于生热助湿。久受烟毒可致肺胃不清，或肺胃气机不利而内生浊邪，见呕恶、咳嗽、吐痰等。酒为熟谷之液，性热而质湿，《本草衍义补遗》言其"湿中发热近于相火"，堪称湿热之最。故恣饮无度，必助阳热，生痰湿，酿成湿热。嗜烟好酒，可以积生湿，是导致湿热质的重要成因，必须力戒烟酒。

（4）运动调摄。湿热质是以湿浊内蕴、阳气偏盛为主要特征的体质状态，适合做大强度、大运动量的锻炼，如中长跑、游泳、爬山、各种球类、武术等。可以消耗体内多余的热量，排泄多余的水分，达到清热除湿的目的。可以将健身力量练习和中长跑结合进行锻炼，健身力量练习采用杠铃阻力负荷方法，在健身房有教练指导下进行锻炼。"四季长呼脾化食，嘻却三焦热难停"，气功六字诀中的"呼"、"嘻"字诀，也有健脾清热利湿的功效。湿热质的人在运动时应当避开暑热环境，秋高气爽、登高而呼，有助于调理脾胃，清热化湿。

（5）四季保养。春季气温回升，注意清热，谨防温病；夏天谨防暑湿为患，注意清热祛湿。多饮水，保证大便畅通、小便清利，保持皮肤清洁。秋冬不可妄进温补、滋补之品。

常用中药：薏苡仁、赤小豆、陈皮，杏仁、茵陈.滑石、车前草、淡竹叶等。

常用方剂：清开灵口服液、君泰口服液、清热去湿冲剂、溪黄草冲剂。

七、瘀血质

【摄生原则】疏肝理气，活血化瘀。以情绪调节、运动锻炼、避免寒冷为重点。

【摄生方法】

（1）精神调摄。精神情志的状态可以反映人体气血状态，精神愉悦则气血畅通，精神抑郁则气滞血瘀，因此瘀血质者尤其要谨慎调理精神状态，在情志调摄上，应培养乐观、欢乐的情绪，精神愉快则气机舒畅，有益于瘀血质的改善，降低瘀血质的患病风险。

瘀血质人群日常精神调摄上一定要注意胸襟开阔，开朗、豁达，培养积极进取的竞争意识和拼搏精神，树立正确的名利观，知足常乐。心主血脉，心胸豁达则血脉流畅，心胸狭窄则容易加重血液流动不畅的瘀血风险。

瘀血质人群不宜经常动怒，怒伤肝，肝藏血，所以瘀血质人群生气发怒容易动血，加重淤血风险，所以遇事做到"发之于情，止之于理"有助于瘀血质日常摄生保健。

(2) 饮食调摄。饮食调养可选用具有健胃、行气、活血作用的食物，如：鸡内金、陈皮、玫瑰花、茉莉花、山楂、黑木耳、黑豆、薤白、韭菜、酒、醋、红糖、红花、桂皮、茴香、椒盐桃仁、糖醋大蒜、柠檬、洋葱、蘑菇、香菇、刀豆、茄子、藕、螃蟹等。可适当饮酒。如属瘀久化热、瘀热在内，则要避免温热燥火。不宜多食寒凉、温燥、油腻、收涩的食物。

(3) 起居调摄。瘀血质者具有血行不畅的潜在倾向。血得温则行，得寒则凝。瘀血质者要避免寒冷刺激。日常生活中应注意动静结合，不可贪图安逸，加重气血郁滞。

(4) 运动调摄。血气贵在流通，瘀血质的经络气血运行不畅，通过运动使全身经络、气血通畅，五脏六腑调和。应多采用一些有益于促进气血运行的运动项目，坚持经常性锻炼，如易筋经、保健功、导引、按摩、太极拳、太极剑、五禽戏，及各种舞蹈、步行健身法、徒手健身操等，达到改善体质的目的。保健按摩可使经络畅通，达到缓解疼痛、稳定情绪、增强人体机能、改善睡眠、增加食欲的作用，并通过整体调节，促使人体的各种器官相互协调，使阴阳得以平衡，达到健身长寿的目的。瘀血质的人心血管机能较弱，不宜做大强度、大负荷的体育锻炼。应该采用中小负荷、多次数的锻炼。步行健身法能够促进全身气血运行，振奋阳气。瘀血质的人在运动时要特别注意自己的感觉，如有下列情况之一，应当停止运动，到医院进一步检查。如：胸闷或绞痛，呼吸困难，特别疲劳、恶心、眩晕、头痛、四肢剧痛，足关节、膝关节、髋关节等疼痛，两腿无力，行走困难，脉搏显著加快。

(5) 四季保养。重点在春季和冬季。春季从情绪、饮食、运动等方面疏发肝气，促进气血畅达；夏季不可贪凉饮冷；冬季谨避寒邪，注意保暖、加强运动、鼓动血脉、减少怫郁。

常用中药：山楂、桃仁、红花、穿山甲、当归、田七、川芎、丹参、益母草等。

常用方剂：逍遥丸、血府逐瘀口服液、生化汤、复方丹参片等。

八、气郁质

【摄生原则】疏肝行气，开其郁结。气郁质主要为肝气郁结所致，所以调整气郁质应该以疏肝解郁为主。

【摄生方法】

(1) 精神调摄。气郁质者性格内向不稳定、忧郁脆弱、敏感多疑，导致孤独的不良心态，甚至不能参与正常的人际交往。在情志调摄上，应培养乐观、欢乐的情绪，精神愉快则气机舒畅，有益于气郁质的改善。

根据《素问·阴阳应象大论》"喜胜忧"的情志制约原则，对性格比较内向，精神常处于抑郁状态者，可采取下面的一些调摄方法：①胸襟开阔，开朗、豁达：培养积极进取的竞争意识和拼搏精神，树立正确的名利观，知足常乐；②热爱生活、积极向上：主动参加有益的社会活动，提高学习和工作热情；③严于律己，宽以待人：主动沟通，增进了解，学会与人交往，使彼此的情感得以沟通交流，增加亲和感；④处世随和，克服偏执：不苛求他人，培养广泛的兴趣爱好，以赢得外界的认同和真挚的友情。

偏于好动易怒者，一般多为气郁化火，要加强心性修养和意志的锻炼。树立科学的人生观，大度处世，宽以待人，合理安排自己的工作、学习，培养广泛的兴趣爱好，培养良好的性格，理性地克服情感上的冲动。做到"发之于情，止之于理"。

(2) 饮食调摄。气郁体质之人易于精神抑郁，食欲不振等，所以在饮食调补上应以清淡爽口为宜，选择多种色香味来变化饮食结构以增进食欲。不宜食油腻厚味之品，以防气机壅滞，而蔬菜大多清淡疏利，可以多食用。肉类、蛋类等补益作用较好的食物可以调节气郁体质之人的正气，但在调补时要随证选用，不可过量，还要注意补中有疏。原则上，气郁体质之人，应该忌食辛辣助热之品，以防诱使气郁化火，或痰结。脾主运化，但肝病易传脾土，所以在调补中应该注意加用调理脾胃功能的食物。日常饮食习惯上，气郁之人不宜多用烟、酒、浓茶、咖啡等兴奋之品，以防加重失眠等症状。适合选择的食物如大麦、荞麦、高粱、猪肝、鸡肉、芹菜、刀豆、蘑菇、百合、豆豉、苦瓜、丝瓜、萝卜、柑橘、洋葱、佛手、橙子、菊花、玫瑰花、郁金、陈皮、香橼等。

(3) 起居调摄。气郁质者有气机郁结倾向。要舒畅情志，宽松衣着，适当增加户外活动和社会交往，以放松身心、和畅气血、减少怫郁。

(4) 运动调摄。气郁质是由于长期情志不畅、气机郁滞而形成，体育锻炼的目的是调理气机，舒畅情志。应尽量增加户外活动，可坚持进行较大量的运动锻炼。气郁质的锻炼方法主要有大强度、大负荷练习法，专项兴趣爱好锻炼法和体娱游戏法。大强度、大负荷的练习是一种很好的发泄式锻炼，如跑步、登山、游泳、打球、武术等，有鼓动气血，舒发肝气，促进食欲，改善睡眠的作用。有意识学习某一项技术性体育项目，定时间进行练习，从提高技术水平上体会体育锻炼的乐趣，是最好的方法。体娱游戏则有闲情逸致，促进人际交流、分散注意、提起兴趣、理顺气机的作用。如下棋、打牌、气功、瑜伽、打坐放松训练等，兴奋的同时要入静。抑郁的人还常伴有焦虑状态，可通过太极拳、武术、五禽戏、摩面、叩齿、甩手等方式调息养神。气郁质者气机运行不畅，可习练"六字诀"中的"嘘"字功以舒畅肝气。

（5）四季保养。重点在春季和秋冬之交。春季是阳气发越的季节，应及时调摄人体，使之与自然界同步，促进阳气正常发散，使人体的气血畅达。秋冬之交凄风苦雨，万木凋零，很容易使人的心情低落、悲忧，所以在这个季节要注意调整情绪。

常用中药：柴胡、佛手、陈皮、郁金、川芎、合欢皮、香附、枳壳、白芍、当归、薄荷、菊花、玫瑰花等。

常用方剂：逍遥散、柴胡疏肝散、越鞠丸、半夏厚朴汤等。

九、特禀质

【摄生原则】

特禀质人群在摄生保健上应坚持以下原则：

顺应四时变化，以适寒温；过敏人群避免接触致敏物质，忌食鱼腥发物，致敏物质如尘螨、花粉、油漆等，避免接触。

【摄生方法】

由于特禀质人群多属于先天所致，所以在调体方法上应注意正确养胎，预防特禀质的出现。

（1）精神调摄。特禀质是由于先天性和遗传因素造成的特殊体质，其心理特征因禀质特异情况而不同，但多数特禀质者因对外界环境的适应能力差，会表现出不同程度的内向、敏感、多疑、焦虑、抑郁等心理反应，可酌情采取相应的心理保健措施。

（2）饮食调摄。特禀质者应根据个体的实际情况制定不同的保健食谱。其中，过敏体质者要做好日常预防和保养工作，避免食用各种致敏食物，减少发作机会。一般而言，饮食宜清淡，忌生冷、辛辣、肥甘油腻及各种"发物"，如酒、鱼、虾、蟹、辣椒、肥肉、浓茶、咖啡等，以免引动伏痰宿疾。

（3）起居调摄。特禀质者应根据个体情况调护起居。其中，过敏体质者由于容易出现水土不服，在陌生的环境中要注意日常保健，减少户外活动，避免接触各种致敏的动、植物，适当服用预防性药物，减少发病机会。在季节更替时，要及时增减衣被，增强机体对环境的适应能力。

（4）运动调摄。特禀质的形成与先天禀赋有关，可习练"六字诀"中的"吹"字功，以调养先天，培补肾精肾气。同时，可根据各种特禀质的不同特征，选择有针对性的运动锻炼项目，逐渐改善体质。但过敏体质要避免春天或季节交替时长时间在野外锻炼，防止过敏性疾病的发作。

小结：辨体和摄生二者相辅相成，辨体是摄生的前提，摄生是辨体的结果，摄生的方法是由辨体的结果决定。辨体摄生要求我们在研究具体摄生方法时必须符合某种体质。进行辨体摄生，更符合中医个性化理念，同时也是中医辨证观在摄生领域的具体体现。尽管体质和症候不同，中医体质类型是对非病状态下的正常体质与不良体质的归纳，而中医症候是机体对发病后正邪交争所形成的某一阶段表现及机体的反应状态等疾病现象的概括，但是二者在机制上具有统一性。比如，痰湿体质机理是由于水液内停而痰湿凝聚，以黏滞重浊为主要特征的状态。我们在防治上可以长期使用能够阻止或者减慢水液内停而痰湿凝聚的燥湿化痰干预方法。又如气郁质是由于长期情志不畅、气机郁滞而形成的以性格内向不稳定、忧郁脆弱、敏感多疑为主要表现的体质状态，在干预上长期使用疏肝理气的方法，阻滞或者减慢气机郁滞。

第十五章　因时摄生

因时摄生，就是按照时令节气的阴阳变化规律，运用相应的摄生手段保证健康长寿的方法。这种"天人相应，顺应自然"的摄生方法，是中国摄生学的一大特色。祖国医学强调人与天地相应，与日月相参，认为"人以天地之气生，四时之法成"。四时六气的变化随时影响人体的各项生理功能，必须"人体与天调"才能求得"天地之美生"，这就是四时摄生的基本指导思想。

因时摄生的思想基础，来源于老庄哲学。《道德经》云："人法地，地法天，天法道，道法自然"，强调人要顺应自然。庄子在继承老子的自然观，主张象天学地、顺应自然规律的基础上，进一步掌握规律。《庄子·天运》中说："自乐者，先应之以人事，顺之以天理，行之以五德，应之以自然，然后调理四时，太和万物，四时迭起，万物循声。"主张顺天应时，在掌握四时规律的情况下，调理摄生。

《素问·宝命全形论》说："人能应四时者，天地为之父母，知万物者，谓之天子。"人的生命，是由天地阴阳之气和合而成。人能顺应四时变迁，则自然界的一切都能成为他生命的泉源，能够知道自然界万事万物变化规律者，则万事万物都能为他所用。因此顺应天时而摄生，是需要特别重视的。

第一节　因时摄生的原则

四时气候有常有变，气候异常变化，人也要随之调节。有些疾病具有一定季节易于发病的特点，《素问·金匮真言论》云："春善病鼽衄，仲夏善病胸胁，长夏善病洞泄寒中，秋善病风疟，冬善病痹厥。"指出各个季节都有其不同的好发病症，需要不同的防治原则。但是自然界的四季更替具有一个不变的规律，春生、夏长、秋收、冬藏，所以不论在什么情况下，人都应该顺应生、长、收、藏的特点。也就形成了因时摄生的一个总原则。

一、春夏养阳，秋冬养阴

"春夏养阳，秋冬养阴"，这是我们祖先在四时摄生的基础上提出的重要摄生原则。《素问·四气调神大论》说："夫四时阴阳者，万物之根本也。所以圣人春夏养阳，秋冬养阴，以从其根，故与万物沉浮于生长之门。逆其根，则伐其本，坏其真矣。故四时阴阳者，万物之始终也，死生之本也。逆之则灾害生，从之则苛疾不起，是谓得道"。告诉我们，春夏阳气盛，应顺应其生长之气养阳，秋冬阴气盛，应顺应其收藏之气养阴。而春夏所保养的阳气，又对秋冬的收藏做准备；秋里所保养的阴气，又为翌年春夏的生长做准备。如此则阴阳平衡，保持了自然界和人体的和谐。

春温夏热，这两个季节，天气由寒转暖，由暖转暑。是人体阳气生长之时，故应以调养阳气为主；秋凉冬寒，这两个季节，气候逐渐变凉，是人体阳气收敛，阴精潜藏于内之时，故应以保养阴精为主。所以，春夏养阳，秋冬养阴，正是顺应了四时的这种自然规律，顺四时而进行调养。它是建立在阴阳互根规律基础之上的摄生防病的积极措施。正如张景岳所说："阴根于阳，阳根于阴，阴以阳生，阳以阴长，所以古人春夏养阳以为秋冬之地，秋冬养阴以为春夏之地，皆所以从其根也。今人有春夏不能养阳者，每因风凉生冷伤其阳，以致秋冬多患病泄，此阴脱之为病也。有秋冬不能养阴者，每因纵欲过度伤此阴气，以及春夏多患火症，此阳盛之为病也"。所以，春夏养阳，秋冬养阴，寓防于养，是因时摄生法中的一项积极主动的摄生原则。

附："春夏养阳，秋冬养阴"的不同观点和认识

关于"春夏养阳，秋冬养阴"，后世医家多有发挥，主要观点有四：一、马莳、高世栻等认为春夏顺其生长之气即养阳，秋冬顺其收藏之气即养阴。二、王冰认为养即制也。春夏阳盛，故宜食寒凉以制其亢盛；秋冬阴盛，故宜食温热以抑其盛阴。三、张介宾认为养胃阴之根，养春夏之阳是为了养秋冬之阴；阴为阳之基，养秋冬之阴是为了养初夏之阳。四、张志聪认为春夏阳盛于外而虚于内，故当养其内虚之阳；秋冬阴盛于外而虚于内，故当养其内虚之阴。上述各说，均从不同角度阐发了《内经》的内涵，扩大了摄生防病的适用范围。近人据此进一步提出了许多新观点，如春夏温补阳气、秋冬滋养阴液说；春夏调理心肝、秋冬调理肺肾说；以及冬病夏治，夏病冬治说等等。后世所论均为养阳养阴的具体方法，而"春夏养阳，秋冬养阴"是摄生的原则，其内涵甚广，当从衣、食、住、行、精神情志等方面，因人、因时、因地制宜，不可拘泥一法。

二、春捂秋冻

春季，阳气初生而未盛，阴气始减而未衰。故春时人体肌表虽应气候转暖而开始疏泄，但其抗寒能力相对较差，为防春寒，气温骤降。此时，必须注意保暖，御寒，有如保护初生的幼芽，使阳气不致受到伤害，逐渐得以强盛，这就是"春捂"的道理。

秋天，则是气候由热转寒的时候，人体肌表亦处于疏泄与致密交替之际。此时，阴气初生而未盛，阳气始减而未衰，故气温开始逐渐降低，人体阳气亦开始收敛，为冬时藏精创造条件。故不宜一下子添衣过多，以免妨碍阳气的收敛，此时若能适当地接受一些冷空气的刺激，不但有利于肌表之致密和阳气的潜藏，对人体的应激能力和耐寒能力也有所增强。由此可见，秋天宜"冻"。

可见，"春捂""秋冻"的道理与"春夏养阳，秋冬养阴"是一脉相承的。

三、慎避虚邪

人体适应气候变化以保持正常生理活动的能力，毕竟有一定限度。尤其在天气剧变，出现反常气候之时，更容易感邪发病。因此，人们在因时养护正气的同时，有必要对外邪审识避忌，只有这样，两者相辅相成，才会收到如期的成效。《素问·八正神明论》说："四时者，所以分春秋冬夏之气所在，以时调之也，八正之虚邪而避之勿犯也"。这里所谓的"八正"，又称"八纪"，就是指二十四节气中的立春、立夏、立秋、立冬、春分、秋分、夏至、冬至八个节气。它是季节气候变化的转折点，天有所变，人有所应，故节气前后，气候变化对人的新陈代谢也有一定影响。体弱多病的人往往在交节时刻感到不适，或者发病甚至死亡。所以《素问·阴阳应象大论》有："天有八纪地有五里，故能为万物之母"之说，把"八纪"作为天地间万物得以生长的根本条件之一，足见节气对人体影响的重要性。因而，注意交节变化，慎避虚邪也是四时摄生的一个重要原则。

第二节　春季摄生

春三月，是一年的首季，是指从立春到立夏前一天的三个月时间，包括立春、雨水、惊蛰、春分、清明、谷雨六个节气。在这段时间里，随着阳气的逐渐增长、阴气的逐渐衰退，天气也由寒变暖，万事万物也萌发生机。《素问·四气调神大论》指出"春三月，此谓发陈。天地俱生，万物以荣"，春归大地、阳气升发、冰雪消融、蛰虫苏醒。自然界生机勃发，一派欣欣向荣的景象。春时人体阳气生发，气血流畅、肝气舒展、肌肤润泽、这是人体适应气候的反应。所以，春季摄生在精神、饮食、起居诸方面，都必须顺应春天阳气升发，万物始生的特点，注意保护阳气，着眼于一个"生"字。

一、精神摄生

春属木，与肝相应。肝主疏泄，在志为怒，恶抑郁而喜调达。故春季摄生，既要力戒暴怒，更忌情怀忧郁，要做到心胸开阔，乐观愉快，对于自然万物要"生而勿杀，于而勿夺，赏而不罚"（《四气调神大论》)，才能使情志生机盎然，而恬愉平和，与春生之气相应，以符合保养"生"机的要求。历代摄生家则一致认为，在春光明媚，风和日丽，鸟语花香的春天，应该踏青问柳、登山赏花、临溪戏水、行歌舞风、陶冶性情，使自己的精神情志与春季的大自然相适应，充满勃勃生气，以利春阳生发之机。

由此可知，精神愉快才能使志生，而要精神愉快，必须遇事戒怒。"怒"是历代摄生家最忌讳的一种情绪，它是情志致病的罪魁祸首，对人体健康危害极大。因为怒不仅伤肝，还伤心、伤胃、伤脑等，从而导致各种疾病。在《老老恒言·戒怒》中云："人借气以充身，故平日在乎善养。所忌最是怒，怒气一发，则气逆而不顺，窒而不舒，伤我气，即足以伤我身。"古人的这些论述充分说明了一定要把戒怒放在首位，指出了气怒伤身的严重危害性。

怎样才能戒怒呢？最有效的办法就是要学会用意识控制，即当你怒从心头起，将要和人冲突时，就要赶快提醒自己，这样只会给双方带来更多的苦恼，不能解决任何问题，用理智来克服自己的怒气。

二、起居调养

春回大地，人体的阳气开始趋向于表，皮肤腠理逐渐舒展，肌表气血供应增多而肢体反觉困倦，往往日高三丈，睡意未消。然而，睡懒觉不利于阳气生发。因此，在起居方面要求夜卧早起，免冠披发，松缓衣带，舒展形体，在庭院或场地信步慢行，克服情志上倦懒思眠的状态，以助生阳之气升发。正如《素问·四气调神大论》中指出："夜卧早起，广步于庭，被发缓行，以使志生。"

春季气候变化较大，极易出现乍暖乍寒的情况，加之人体腠理开始变得疏松，对寒邪的抵抗能力有所减弱。所以，春天穿衣一方面要求宽松舒适，另一方面还要柔软保暖，并且不宜顿去棉衣。特别是年老体弱者，减脱冬装尤宜审慎，不可骤减。为此，《千金要方》主张春时衣着宜"下厚上薄"，既养阳又收阴。《老老恒言》亦云："春冻未泮，下体宁过于暖，上体无妨略减，所以养阳之生气"。北方谚语："若要安乐，不脱不着"，南方谚语："若要安乐，频脱频着"。民间更有"吃了端午粽，才把棉衣送"的说法，此皆经验之谈，都说明人体一定要适应自然气候的变化，在春和日暖的时候，一定要做好春寒酿患的准备。

三、饮食调养

春季阳气初生，宜食辛甘发散之品，而不宜食酸收之味。故《素问·藏气法时论》说："肝主春……肝苦急，急食甘以缓之，……肝欲散，急食辛以散之，用辛补之，酸泄之"。酸味入肝，且具收敛之性，不利于阳气的生发和肝气的疏泄，且足以影响脾胃的适化功能，故《摄生消息论》说："当春之时，食味宜减酸增甘，以养脾气"。春时木旺，与肝相应，肝木不及固当用补，然肝木太过则克脾土，故《金匮要略》有"春不食肝"之说。但是，饮食调养之法，在实际应用时，还应观其人虚实；灵活掌握，切忌生搬硬套。

春季，在饮食方面，首先要遵循《黄帝内经》里提出的"春夏养阳"的原则，中医认为："阳气者，卫外而为"，即阳气对人体起着保卫作用，增强人体正气，免受六淫之气的侵袭。所以饮食上要适应春季阳气升发的特点，适当食用温补阳气的食品，《本草纲目》里主张"以葱、蒜、韭、蓼、蒿、芥等新嫩之菜，杂和而食。"第二，春季饮食调养多食甜，少食酸。药王孙思邈说："春日宜省酸，增甘，以养脾气"，春天肝气当令，在重视养肝的同时，同时要注意对脾胃的保养。根据五行理论，肝属木，脾属土，木土相克，即肝旺可以伤脾，再加之脾胃为后天之本，所以，应少食酸味，多食甘味，以保证气血生化之源的脾胃之气。第三，春天饮食调养要清淡，多吃点新鲜蔬菜瓜果。人们在经过冬季之后，要逐渐从膏粱厚味转变为清温平淡，在补充优质蛋白增强抵抗力的基础上，少食油腻之品。春季细菌、病毒繁殖活跃，容易侵犯人体而致病，因此要多补充各种维生素、无机盐及微量元素。一般来说，为适应春季阳气升发的特点，为扶助正气，此时，在饮食上遵循上述原则外，还应适当地使用一些辛温发散的食品，如：麦、枣、豉、花生、香菜等，而生冷粘杂之物，应当少食，以免损伤脾胃。

四、运动调养

在寒冷的冬季里，人体的新陈代谢，藏精多于化气，各脏腑器官的阳气都有不同程度的下降，因而入春后，应加强锻炼，多做户外运动，可到空气清新之处，活动肌肤，舒展筋骨，切不可久坐、枯坐，经常以站立位，挺胸收腹，目视正前方，以鼻徐徐吸气，以口缓缓呼气，做"六字诀"的"嘘"字功。因长嘘能治肝，肝属木，木在春而发，符合"春夏养阳"的要求。而年老行动不便之人，可在园林亭阁虚敞之处，凭栏远眺，以畅生气。但不可默坐，免生郁气，碍于舒发。众多寿星长寿的秘密之一就是散步，特别是春季散步。因为春天气候宜人，万物生发，更有助于健康。另外，在春季可以多出去旅游，在锻炼身体的同时还陶冶了情操，调畅情志，是一个春季摄生的好方法。但在外运动时，要多注意保暖。

五、防病保健

初春，由寒转暖，温热毒邪开始活动，致病的微生物细菌、病毒等，随之生长繁殖，因而风湿、春温、温毒、瘟疫等，包括现代医学所说的流感、肺炎、麻疹、猩红热等传染病多有发生、流行。预防措施，一是讲卫生，除害虫，消灭传染源；二是多开窗户，使室内空气流通；三是加强保健锻炼，提高机体的防御能力。

春季气温不稳定，忽冷忽热，所以要注意保暖措施，特别是一些本身就有关节炎、哮喘等慢性病和体质弱的人更要注意，尤其要防止风邪的侵入。因为春天是风气主令，虽然风邪在一年四季皆有，但主要以春季为主，并且风为百病之长，其他邪气多依附风邪侵犯人体。《黄帝内经》里曾明确指出："虚邪贼风，避之有时"，意思是，对于能使人致病的风邪要能够及时的躲避它，这一点在春季尤为重要。

另外，肝木应于春，肝阳、肝火、肝风也随着春天阳气生发而上升。所以春天往往也是高血压、慢性肝炎及精神病的好发时间，这类病人在春季就应该更加注意。

古代一些摄生家曾提出了在这个季节可以服用一些药物，以提高机体功能，预防疾病。如孙思邈在《千金翼方》中提出："凡人春服小续命汤三五剂及诸补散各一剂"，《寿世保元》亦指出："三月采桃花酒饮之，能除百病益颜色"。除此外，古人认为，在立春那天，可以服用蔓青汁，以预防春季传染病，在"三月之节宜饮松花酒"，在"春分后宜服神明散"等。在选择一些补药的同时，也可以选择一些药膳来增强身体的抵抗力。另外，每天可以选足三里、风池、迎香等穴做保健按摩，以此来增强机体免疫功能。此外，注意口鼻保健，阻断温邪上受首先犯肺之路，亦很重要。

第三节　夏季摄生

夏三月，从立夏到立秋前一天的三个月时间，包括立夏，小满、芒种、夏至、小暑、大暑六个节气。这段时间，随着阳气的逐渐增长至极而阴气渐渐衰无，但是在阳气到极致的时候，阴气也开始生长。此时烈日炎炎，雨水充沛，万事万物均生长至盛况。正如《素问·四气调神大论》所说："夏三月，此谓蕃秀；天地气交，万物华实"。初夏黄梅雨季，细雨纷纷，湿气较重；盛夏阳光艳丽，天气酷热，万物生长繁茂，地面一片葱绿。总之，夏季是天暑下迫，地湿蒸腾的暑湿主令的季节。人在气交之中，故亦应之。所以，夏季摄生要顺应夏季阳盛于外的特点，注意养护阳气，着眼于一个"长"字。

一、精神调养

夏属火，与心相应，暑易入心，心气容易耗伤，所以在赤日炎炎的夏季，要重视心神的调养。《素问·四气调神大论》指出："使志无怒，使华英成秀，使气得泄，若所爱在外，此夏气之应，养长之道也"。就是说，夏季要神清气和，快乐欢畅，胸怀宽阔，精神饱满，培养乐观外向的性格，以利于气机的通泄。与此相反，凡懈怠厌倦，恼怒忧郁，则有碍气机，皆非所宜，嵇康《养生论》说，夏季炎热，"更宜调息静心，常如冰雪在心，炎热亦于吾心少减，不可以热为热，更生热矣。"这里指出了"心静自然凉"的夏季摄生法，很有参考价值。

夏季精神摄生的基础是要保护好心脏，除此之外，在精神方面还要怎样做到"使华英成秀"呢？又怎样使精神饱满呢？首先，要有良好的精神寄托；其次，时时要对自己的性格进行陶冶。一是要有事情可做，这样可以使精神不空虚；二是要有较好的精神修养，可避免外界的不良情绪的干扰。只要这两点做好了，精神自然会饱满，就会"无厌于日"，这就是夏日精神调养的基本方法。

二、起居调养

夏季作息，宜晚些入睡，早些起床，以顺应自然界阳盛阴衰的变化。"暑易伤气"，炎热可使汗泄太过，令人头昏胸闷，心悸口渴、恶心、甚至昏迷。所以，安排劳动或体育锻炼时，要避开烈日炽热之时，并注意加强防护。午饭后，需安排午睡，一则避炎热之势，二则可消除疲劳。但不可午饭后立即入睡，以免造成食积。

酷热盛夏，每天洗一次温水澡，是一项值得提倡的健身措施。不仅能洗掉汗水、污垢，使皮肤清爽，消暑防病，而且能够锻炼身体。因为温水中冲洗时水压及机械按摩作用，可使神经系统兴奋性降低，扩张体表血管，加快血液循环，改善肌肤和组织的营养，降低肌肉张力消除疲劳，改善睡眠，增强抵抗力。没有条件洗温水澡时，可用温水毛巾擦身，也能起到以上作用。

夏日炎热，腠理开泄，易受风寒湿邪侵袭，所以睡眠时不宜扇类送风，更不宜夜晚露宿。在有空调的房间，也不宜室内外温差过大。纳凉时不要在房檐下、过道里，且应远门窗之缝隙，可在树荫下、水亭中、凉台上纳凉，但不要时间过长，以防贼风入中得阴暑症。更不可铺薄席于潮湿及冷石冷地上睡卧，以图凉快。这样，湿气透入筋脉以后，在上则面目黄肿，在下则大腿关节、膝关节肿痛，深入内脏则胀满泄泻，滞留体外肌肉皮肤层则头重身疼。体内亢热不能排出易生痈疽疔疮，体内凉湿不能排出则变成寒性痰涎，或患各类风湿关节炎。此外，凡漆桌漆凳，赤体单衣切不可坐卧，这样令毛孔闭塞，血气凝滞，危害不小。单衣亦不可坐冷石，若坐冷石寒气男子侵入睾囊，多患疝气、偏坠之症；女子寒气侵入子宫，则月经紊乱，或经行腹痛。遇日晒热之椅凳砖石之类不可就坐，恐热毒侵肤，多患坐板疮，或生毒疖。凡被太阳晒热烫手的衣服拿来即穿，轻则热毒引起皮肤病汗斑之症，重则重痧暴病。汗湿或淋湿的衣服不能老穿在身上，久着可令人发疮，所以需随时洗换为佳。人在出汗后，这时应顺其自然让其透出，不可立即脱去衣服，或用冷湿之布擦拭，也不可用扇取凉，更不可用冷水洗手洗身，否则令人得虚热阴黄之疾。另外，要注意睡眠时腹部不可离被，以免造成腹痛泻痢等疾病。

三、饮食调养

五行学说认为夏时心火当令，心火过旺则克肺金，故《金匮要略》有"夏不食心"之说。味苦之物亦能助心气而制肺气。故孙思邈主张："夏七十二日，省苦增辛，以养肺气"。夏季出汗多，则盐分损失亦多。若心肌缺盐，搏动就会失常。宜多食酸味以固表，多食咸味以补心。《素问·藏气法时论》说：心主夏，"心苦缓，急食酸以收之"，"心欲软，急食咸以软之，用咸补之，甘泻之"。阴阳学说则认为，夏月伏阴在内，饮食不可过寒，如《颐身集》指出："夏季心旺肾衰，虽大热不宜吃冷淘冰雪，蜜水、凉粉、冷粥。饱腹受寒，必起霍乱。"心主表，肾主里，心旺肾衰，即外热内寒之意，唯其外热内寒，故冷食不宜多吃，少则犹可，食多定会寒伤脾胃，令人吐泻。西瓜、绿豆汤，乌梅小豆汤，为解渴消暑之佳品，但不宜冰镇。夏季，由于出汗量多，会导致各种元素的丢失，所以，一定要注意补充维生素、蛋白质、无机盐和水分等。

夏季因为天气炎热，出汗量大增，所以要多喝水。那么喝水又有什么学问呢？一、饮水莫待口渴时；二、大渴时莫过饮；三、睡前不宜多饮；四、用餐时不宜喝水；五、晨起一杯淡盐水；六、最好是饮白开水。

夏季致病微生物极易繁殖，食物极易腐败、变质。肠道疾病多有发生。因此，讲究饮食卫生，谨防"病从口入"。一是注意生吃瓜果的消毒；二是注意食品的保鲜；三是不要忽略案板的消毒；四是可以适当吃点大蒜和生姜。另外，夏季不可贪冰凉、生冷食物，以免湿热瘀滞于经脉。夏季暑多夹湿，湿为阴邪，易损伤阳气，有重浊、黏滞、趋下的特性，容易导致脾阳被困，这将导致脾胃不能正常运化水谷，人的消化功能减弱，故饮食宜清淡不宜肥甘厚味。

总之，夏季饮食需要遵循以下几个原则：一是宜清淡可口，避免食用粘腻难以消化的食物；二是重视健脾养胃；三是宜清心解暑消毒，避免暑毒；四是宜清热利湿，生津止渴，以平衡液体的消耗。

四、运动调养

夏天运动锻炼，最好在清晨或傍晚较凉爽时进行，场地宜选择空气新鲜处，锻炼不宜做过分剧烈的运动。因为剧烈运动，可致大汗淋漓，汗泄太多，不仅伤阴，也伤损阳气。出汗过多时，可适当饮用盐开水或绿豆盐汤，切不可饮用大量凉开水；不要立即用冷水冲头、淋浴。否则，会引起寒湿痹证、"黄汗"等多种疾病。宋代大摄生家陈直在《寿亲养老新书》中说道："午睡初足，旋汲山泉，拾松枝，煮苦茗啜之，随意读周易、国风……从容步山径，抚松竹，与麛犊共偃息于长林丰草间。做弄泉流，漱齿濯足。晚饭后，弄笔窗间，随小大作数十字……出步溪边，邂逅园翁友，问桑麻……归而倚杖柴门之下，则夕阳在山，紫绿万状，变幻顷刻，悦可入目。"

除此之外，夏季还可以选择以下的运动。一是提倡旅游，海滨和山区最适宜。因为这些地方气温相对较低，比较舒适，环境也比较好；二是可以选择游泳。游泳能提高人的呼吸系统、心血管系统的功能，还能使大脑皮层的兴奋性增高，指挥功能增强。

但是游泳前要结合自己的实际情况再决定能否下水，不清楚的情况下最好咨询医生；三是玩健身球。这项运动能调和气血、舒筋健骨、健脑益智，且运动量小，不受场地、气候的限制，所以适合夏天练习。若能长期坚持，对颈椎病、偏瘫后遗症、冠心病等疾病均有较好的疗效；四是可以钓鱼。钓鱼可以调养心神，怡情养性、调养情操。

五、防病保健

夏季酷热多雨，暑湿之气容易乘虚而入，易致疰夏、中暑等病。疰夏主要表现为胸闷、胃纳欠佳、四肢无力、精神萎靡、大便稀薄、微热嗜睡、出汗多、日渐消瘦。预防疰夏，在夏令之前，可取补肺健脾益气之品，并少吃油腻厚味，减轻脾胃负担，进入夏季，宜服芳香化浊，清解湿热之方，如每天用鲜藿香叶、佩兰叶、飞滑石、炒麦芽、甘草等，水煎代茶饮。

如果出现全身明显乏力、头昏、胸闷、心悸、注意力不能集中、大量出汗、四肢发麻、口渴，恶心等症状，是中暑的先兆。应立即将病人移至通风处休息，给病人喝些淡盐开水或绿豆汤，若用西瓜汁、芦根水、酸梅汤，则效果更好。预防中暑的方法：合理安排工作，注意劳逸结合；避免在烈日下过度曝晒，注意室内降温；睡眠要充足；讲究饮食卫生。另外，防暑饮料和药物，如绿豆汤、酸梅汁、仁丹、十滴水、清凉油等，亦不可少。

夏季药补虽不如冬季那么重要，但亦不可缺少，主要是要贯彻以下三个原则：

（一）益气生津

夏季要吃一点能够补益阳气和津液的药物，但是性质要平和、微凉，切忌滋腻、温补之品。这是因为夏季气候炎热，汗出过多，而且耗气伤津。对于老年人、体质虚弱的人更应如此。

（二）健脾和胃

脾胃在夏季容易受到损害，特别是长夏。原因是：一是暑湿之气盛，而湿邪困脾，易于阻碍脾胃阳气；二是夏季人们常吃寒凉之品，容易伤脾胃；三是夏季喝水多，冲淡了胃液，降低了胃液的杀菌力，致使微生物容易滋生。所以夏季可以选择一些健脾化湿、消食和中的药物。

（三）冬病夏治

中医摄生学家发现，冬季常发的慢性病及一些阳虚阴盛的疾患，往往可以通过伏夏的调养，使病情得到好转。如慢性支气管炎、肺气肿、支气管哮喘、腹泻等，其中，以老年性慢性支气管炎的治疗效果最为显著。

从小暑到立秋，人称"伏夏"，即"三伏天"，是全年气温最高，阳气最盛的时节，"春夏养阳"，此时予以治疗，可以使患者的阳气充实，增强抗病能力，这时根据中医的"发时治标，平时治本"的原则，除了在冬天发作时治疗外，就采用"冬病夏治"的方法治疗。在夏天未发病时，就培本以扶助正气。人体正气旺盛，抵抗力增强，到了冬天自然就可以少发病或者是不发病了。具体方法：可内服中成药，也可外敷药于穴位之上。

第四节　秋季摄生

秋季，从立秋至立冬前一天的三个月，包括立秋、处暑、白露、秋分、寒露、霜降六个节气。气候由热转寒，是阳气渐收，阴气渐长，由阳盛转变为阴盛的关键时期，是万物成熟收获的季节，人体阴阳的代谢也开始向阳消阴长过渡。《管子》中云：秋者阴气始下，故万物收。因此，秋季摄生，凡精神情志、饮食起居、运动锻炼，皆以养收为原则。

一、精神调养

秋内应于肺。肺在志为忧，悲忧易伤肺。肺气虚，则机体对不良刺激耐受性下降，易生悲忧情结。秋天是宜人的季节，但气候渐转干燥，日照减少，气温渐降；草枯叶落，花木凋零，常在一些人心中引起凄凉，垂慕之感，产生忧郁、烦躁等情绪变化。宋代陈直说："秋时凄风惨雨，老人多动伤感，若颜色不乐，便须多方诱说，使役其心神，则忘其秋思。"因此，《素问·四气调神大论》指出"使志安宁，以缓秋刑，收敛神气，使秋气平；无外其志，使肺气清，此秋气之应，养收之道也"，说明秋季摄生首先要培养乐观情绪。保持神志安宁，以避肃杀之气；收敛神气，以适应秋天容平之气，我国古代民间有重阳节（阴历九月九日）登高赏景的习俗，也是养收之一法，登高远眺，可使人心旷神怡，一切忧郁、惆怅等不良情绪顿然消散，是调解精神的良剂。

那么秋天如何克服不良情绪，保持乐观呢？一是要让阳光绕着你，在工作场所，要争取照明充分；二是当情绪不好时，最好是转移一下注意力，适当的参加一些运动和娱乐活动。

二、起居调养

秋季，自然界的阳气由疏泄趋向收敛，起居作息要相应调整，应该提倡早睡早起，最佳睡眠时间为 21~22 时入睡，早上 5~6 点起床，午后小憩半小时到一个小时。《素问·四气调神大论》说："秋三月，早卧早起，与鸡俱兴"。早卧以顺应阳气之收，早起，使肺气得以舒展，且防收之太过。

初秋，暑热未尽，凉风时至，天气变化无常，则使在同一地区也会有"一天有四季，十里不闻天"的情况。但是此时，虽凉但不至于寒，人们还能耐受，此时应该进行一些锻炼，不宜一下子着衣太多，否则易削弱机体对气候转冷的适应能力，御寒能力会越来越差，容易受凉感冒。这就是人们常说的"秋不忙添衣"的"秋冻"，有意识的让机体冻一冻，就能避免多穿衣服产生的身热出汗、汗液蒸发、阴津消耗、阳气外泄，顺应了秋天精神内蓄、阳气内守的摄生原则。深秋时节，风大转凉，应及时增加衣服，体弱的老人和儿童，尤应注意。

秋季天气变冷，人的肌肤一下子不能适应这种变化，血液循环变慢，皮肤干燥，容易出现细纹，尤其是眼睛周围，所以秋天更应该加强对皮肤的护理。可以通过内服和外用两种方法来改善。

三、饮食调养

《素问·藏气法时论》说："肺主秋……肺欲收，急食酸以收之，用酸补之，辛泻之"。酸味收敛补肺，辛味发散泻肺，秋天宜收不宜散。所以，要尽可能少食葱、姜等辛味之品，适当多食一点酸味果蔬。秋时肺金当令，肺金太旺则克肝木，故《金匮要略》又有"秋不食肺"之说。

秋燥宜伤阴，所以秋季养阴是顺应四时摄生的基本原则，因此饮食应以滋阴润肺为佳，以防秋燥伤阴。《饮膳正要》说："秋气燥，宜食麻以润其燥，禁寒饮"，《臞仙神隐书》主张入秋宜食生地粥，以滋阴润燥。总之，秋季时节，可适当食用如芝麻、糯米、粳米、蜂蜜、枇杷、菠萝、乳品等柔润食物，以益胃生津，有益于健康。

另外，秋季饮食切莫贪食冷饮。秋季有时也还会偏热（秋老虎），但此时也不宜多食冷饮，尤其是小儿、老人及多病体虚之人。

四、运动调养

秋季是开展各种运动锻炼的好时期。可根据个人具体情况选择不同的锻炼方式。亦可采用《道藏·玉轴经》所载秋季摄生功法，即秋季吐纳健身法，对延年益寿有一定好处。具体做法：每日清晨洗漱后，于室内闭目静坐，先叩齿36次，再用舌在口中搅动，待口里液满，漱炼几遍，分3次咽下，并意送至丹田，稍停片刻，缓缓做腹式深呼吸。吸气时，舌舔上腭，用鼻吸气，用意将气送至丹田。再将气慢慢从口呼出，呼气时要稍撮（音致，擦的意思）口，默念（呬）（音审），但不要出声。如此反复30次。秋季坚持练此功，有保肺强身之功效。

附：秋季宜练减肥功

尽管一年四季皆可减肥，但还是以秋天减肥效果最好。因为现代医学研究证明，肥胖会随着季节的变化而变化。夏季，由于天气炎热，出热多，能量的消耗较大，脂肪细胞代谢也较快，因而肥胖程度有所减轻，到了秋天，随着天气逐渐转凉，脂肪细胞开始逐渐积聚，以防止热量扩散，加之脂肪细胞的组织结构较好，并具有极强的化学活性，在夏季虽然可以萎缩，但一般不会死亡，到了秋天便又会重新活跃起来，如果这时不加以抑制，人体就开始趋于肥胖，但这时正是我们减肥的最好时节。在运动方面，有以下功法可供我们选择：

（一）腰部减肥功

自然站立，双手叉腰，两拇指按于两侧肾腧穴（第二腰椎棘突下旁开约5厘米）处，意守命门。吸气、腰向后弯，两拇指放松，反复做10次。

站立时自然呼吸，意守肚脐，将毛刷放于腰部需要减肥处，左右大幅度扭腰，将毛刷摩擦需要减肥部位，左右各20次；意守命门，把毛刷由命门穴（第二腰椎棘突下）用力刷向长强穴（尾骨端与肛门之间），下刷时吸气，还原时呼气。

坐床垫时，两膝并拢弯曲，小腿伸长。以两手和两脚支撑，使臀部上抬5厘米，意守肚脐，自然呼吸，腰部向右扭，使右膝触床垫，然后向左扭，使左膝触床垫。左右各做10次。

仰卧，两手放于体侧，掌心向下，双腿并拢伸直，意守肚脐。吸气，两腿缓缓上抬45°，呼气，两腿缓缓放下，各做10次。

（二）腹部减肥法

双手掌从剑突下直推至耻骨联合上缘，连推12次，然后分别将两手置于腹部两侧，从左右肋缘下推至骨盆处，连推12次；再用右手掌置于脐周，按顺时针在腹部揉压50次；再用左手按同样方法以逆时针揉压50次，直至腹部有热感为度。

坐床垫上，两腿并拢伸直，使下肢与上肢成120°夹角，两手按于肚脐上，劳宫对肚脐，男子左手在内，女子右手在内，意守肚脐。吸气后闭气片刻，然后大吼一声"嗨"，反复做10次。

五、防病保健

秋季是肠炎、痢疾、疟疾、"乙脑"等病的多发季节，预防工作显得尤其重要。要搞好环境卫生，消灭蚊蝇。注意饮食卫生，不喝生水，不吃腐败变质和被污染的食物。群体大剂量投放中药，如板蓝根、马齿苋等煎剂，对肠炎、痢疾的流行可起到一定的防治作用；为防治"乙脑"则应按时接种乙脑疫苗。

秋季总的气候特点是干燥，故常称之为"秋燥"。燥邪伤人，容易耗人津液，常见口干、唇干、鼻干、咽干、舌上少津、大便干结、皮肤干，甚至皲裂。因此，秋季防护的原则为"燥则濡之——上燥清气，中燥增液，下燥养血"。平时可以在适当多服一些维生素外，还可服用宣肺化痰、滋阴益气的中药，如人参、沙参、西洋参、百合、杏仁、川贝等，对缓解秋燥多有良效。

另外，秋季早晚温差大，使人体的外围血管常处于收缩状态，容易导致血压增高，因此高血压患者要加强防护。

第五节　冬季摄生

冬三月，从立冬至立春前一天的三个月，包括立冬、小雪、大雪、冬至、小寒、大寒六个节气，是一年中气候最寒冷的季节。草木凋零，冷冻虫伏，是自然界万物闭藏的季节，人体的阳气也要潜藏于内。因此，冬季摄生的基本原则是要顺应体内阳气的潜藏，以敛阴护阳为根本，为来春生机勃发做好准备，所以说，冬季摄生之道，应着眼于一个"藏"字。

由于阳气的闭藏，人体新陈代谢水平相应较低，因而要依靠生命原动力"肾"来发挥作用，以保证生命活动适应自然界的变化。祖国医学认为，人体能量和热量的总来源是肾，也就是人们常说的"火力"。"火力"旺，肾脏能力强，生命力也强；反之，生命力弱。冬季，肾脏机能正常，则可调节机体适应严冬的变化，否则，就会使新陈代谢失调而发病。

怎样才能保证肾气旺盛呢？关键的一点是，要防治冬季严寒气候的侵袭。中医将能使人致病的寒冷气候，称之为寒邪，寒邪是以空气温度较低或气温骤降为特点的。寒为冬季的主气，即主要见于冬季，寒为阴邪，常伤人阳气。而人体阳气的盛衰，往往标志着人体生理功能活跃的程度，所以一旦阳气受损，则人体便会出现一系列的问题，因此在冬季尤其要注意防寒保肾气。

一、精神调养

为了保证冬令阳气伏藏的正常生理不受干扰，首先要求精神安静，即中医所说的"神藏于内"，《黄帝内经》云："精神内守，病安从之"；"躁则消之，静则神藏"。为此，《素问·四气调神大论》有"冬三月，此为闭藏……使志若伏若匿。若有私意，若已有得"之说。意思是欲求精神安静，必须控制情志活动。做到如同对待他人隐私那样秘而不宣，如同获得了珍宝那样感到满足。如是，则"无扰乎阳"，养精蓄锐，有利于来春的阳气萌生。

要使"神藏于内"，首先要加强道德修养，少私寡欲。儒家创始人孔子早就提出"仁者寿"，"大德必得其寿"，这是很有道理的。从生理上讲，道德高尚、心理宁静，有利于安神定志，气血调和，人体生理功能正常而有规律地进行，精神饱满，形体健壮，这说明养德可以养气、养神。其次，要能做到调摄不良情绪。当遇到不良情绪时，可以通过适当的方式宣泄，尽快回复心理平衡。

二、起居调养

冬季起居作息,中医摄生学的主张是,不应当扰动阳气,破坏阴成形大于阳化气的生理比值,要早睡晚起,日出而作,以保证充足的睡眠时间,以利阳气潜藏,阴精积蓄。如:《素问·四气调神大论》所说:"冬三月,此为闭藏。水冰地坼,无扰乎阳;卧晚起,必待日光。……去寒就温,无泄皮肤,使气亟夺,此冬气之应,养藏之道也"。《千金要方·道林养性》也说:"冬时天地气闭,血气伏藏,人不可作劳汗出,发泄阳气,有损于人也"。

至于防寒保暖,也必须根据"无扰乎阳"的养藏原则,做到恰如其分,因此要把握好穿着。衣着过少过薄,室温过低,则既耗阳气,又易感冒。反之,衣着过多过厚,室温过高,则腠理开泄,阳气不得潜藏,寒邪亦易于入侵。因此要把握以下几个原则:①重视"衣服气候",是指穿的衣服表面温度大约在零摄氏度左右,而衣服里层与皮肤间的温度始终保持在 32℃~33℃,这种理想的"衣服气候"可以在人体皮肤周围创造一个良好的小气候区,缓冲外界寒冷气候对人体的侵袭,使人体维持恒定的温度。具体措施是:老年人衣着以质轻又保暖为宜;青年人穿着不可过厚;婴幼儿在注意保暖的同时也不可捂的过厚。②戴帽有讲究。人的身体穿上厚衣服后,头和手等暴露在外面的部位就成了主要的散热地方了,因此头部的保暖与人体的热平衡是十分密切的。正如俗话所说:"冬天戴棉帽,如同穿棉袄。"③脚的保暖。俗话说:寒从脚起。脚离心脏最远,血液供应少,保温性最差,足部受邪,势必也会影响到身体的其他部位。

另外,《素问·金匮真言论》说:"夫精者身之本也,故藏于精者,春不病温"。说明冬季节制房事,养藏保精,对于预防春季温病,具有重要意义。

三、饮食调养

冬季饮食对正常人来说,应当遵循"秋冬养阴","无扰乎阳"的原则,既不宜生冷,也不宜燥热,最宜食用滋阴潜阳,热量较高的膳食为宜。现代营养学研究证实,在低温条件下,人体热能消耗有明显增加,因此冬天膳食的营养特点应该是:增加热量,保证充足的与其曝寒和劳动强度相适应的热能。为避免维生素缺乏,也应当摄取适当的新鲜蔬菜瓜果。

从五味与五脏关系来看,则如《素问·藏气法时论》说;"肾主冬……肾欲坚,急食苦以坚之,用苦补之,咸泻之"。这是因为冬季阳气衰微,腠理闭塞,很少出汗。减少食盐摄入量,可以减轻肾脏的负担,增加苦味可以坚肾养心。具体地说,在冬季为了保阴潜阳,宜食谷类、羊肉、鳖、龟、木耳等食品,宜食热饮食,以保护阳气。由于冬季重于养"藏",放在此时进补是最好的时机。

四、运动调养

"冬天动一动，少闹一场病；冬天懒一懒，多喝药一碗"。这句民谚，是以说明冬季锻炼的重要性。

冬日虽寒，仍要持之以恒进行自身锻炼，但要避免在大风、大寒、大雪、雾露中锻炼。还须指出，在冬天早晨，由于冷高压的影响，往往会发生逆温现象，即上层气温高，而地表气温低，大气停止上下对流活动，工厂、家庭炉灶等排出的废气，不能向大气层扩散，使得户外空气相当污浊，能见度大大降低。有逆温现象的早晨，在室外进行锻炼不如室内。

五、防病保健

冬季是进补强身的最佳时机。进补的方法有两类：一是食补，一是药补，两者相较，"药补不如食补"。不论食补还是药补，均需根据体质、年龄、性别等具体情况分别对待，有针对性，方能取效。食补多选择从冬至开始，冬至进补与宇宙间天地阴阳相合气交，可以促进人体阳气萌发，涵养精气，内藏于肾，化生气血津液，促使脏腑的生理功能。又因冬天闭藏，生理功能处于低潮，消耗较少，冬至进补后可发挥最大功效。药补应选择药性偏于温热养阳的药物，但应以温而不散、热而不燥为要。

冬季是麻疹、白喉、流感、腮腺炎等疾病的好发季节，除了注意精神、饮食运动锻炼外，还可用中药预防。现代医学研究认为，寒冷的气候会使疾病比平时更容易侵袭人体，因此要特别注意"冬至"这个节气，因为这标志着寒冬的来临。此时要特别注意保暖，尤其老年人，俗话说："冬至老人关"，在这前后一定要加强防病保健，尽量把不利的气候因素对人体的影响减少到最低限度。另外，冬寒也常诱发痼疾，如支气管哮喘、慢性支气管炎等。因此防寒护阳，是至关重要的。同时，也要注意颜面、四肢的保健，防止冻伤。

参考文献

[1]王玉川.中医摄生学[M].上海:上海科学技术出版社,1992

[2]马烈光.中医摄生学[M].北京:中国中医药出版社,2012

[3]王庆奇.内经选读[M].北京:北京中医药出版社,2009

[4]凌召.谈四季摄生[J].现代摄生,2001:(3):22~25

[5]孙思邈.备急千金要方[M].北京:中国医药科学出版社,2011

[6]李时珍.本草纲目[M].哈尔滨:北方文艺出版社,2007

[7]钱超尘.养性延命录.摄生消息论[M].北京:中华书局,2011

[8]张仲景.金贵要略[M].北京:人民卫生出版社,2005

[9]曹廷栋.老老恒言[M].北京:人民卫生出版社,2006

[10]龚廷贤.寿世保元[M].北京:人民卫生出版社,2003

[11]陈直.寿亲养老新书[M].北京:人民卫生出版社,2007

[12]忽思慧.饮膳正要[M].北京:中国医药科学出版社,2011

[13]老子.道德经[M].北京:燕山出版社,2009

[14]庄周.庄子[M].北京:中华书局,2007

[15]管仲.管子[M].哈尔滨:北方文艺出版社,2013

中医治未病旨要

附篇　名家摄生经验集锦

第一节　历代摄生名家经验

中国是世界上人均寿命较长的国家，研究长寿理论和方法有两千多年的历史。每一个不同的历史时期都有著名的长寿典型，他们不仅自己能够得以长生，而且创造了很多健体延寿的经验。譬如老子主张"顺乎自然，清境无为，致虚极，守静笃；知足常乐。"孔子"精神豁达，知足不贪，食居慎节，爱好广泛。"孟子的"善养吾浩然之气。"董仲舒提出"循天之道以养其身，谓之道也。"曹操"老骥伏枥，志在千里；烈士暮年，壮心不已，盈缩之期，不但在天，养怡之福，可得永年。"华佗"淡薄名利地位，动静相继，劳逸适度。"孙思邈"养生之道，常欲小劳，但莫大疲。"陆游"睡前热水洗脚，头脚寒暖，四季平安。"

一、老子："清静无为"

春秋战国时期，道家鼻祖老子提出了"清静无为"、"返璞归真"、"顺应自然"、"贵柔"、"动形达郁"的摄生观。所谓"清静"，指心神宁静；"无为"，不是说无所作为，而是指不要追求行为的结果，顺其自然。所以，清静无为的主要精神就是：心神宁静、少私寡欲。这样，人的精神才能得到润养，精气能够内藏，由此而健康长寿。清静无为以养神长寿的思想，一直为历代摄生家所重视，是中医摄生理论的源头之一，而气功导引等摄生方法中更是直接运用了"宁静"作为基本原则。传说老子寿命为160岁以上。

二、孔子："仁爱多寿"

孔子是儒家学术的奠基人。在摄生长寿方面，孔子提倡道德摄生，强调精神调摄，尽量减少物质欲望，以社会准则来规范人的行为，其"仁爱"、"中庸"的哲学观念，也体现在摄生实践之中。如《论语·颜渊》中所说"非礼勿视，非礼勿听，非礼勿言，非礼勿动"及"君子三戒"（"少之时，血气未定，戒之在色；及其壮也，血气方刚，戒之在斗；及其老也，血气既衰，戒之在得"）（《论语·季氏》）。此外，注意生活规律，不过劳过逸；在饮食上，要求"食不厌精，脍不厌细"，力求精致典雅、营养丰富、新鲜洁净、烹调精细、味道鲜美——"食饐而餲，鱼馁而肉败则不食；色恶不食；失饪不食；不时不食"。孔子生活在战乱时代，其寿命亦达 72 岁。另一位善养"浩然正气"的儒家代表人物孟子则享年 83 岁。

三、华佗："动则不衰"

汉代名医华佗，从理论上阐述了动形摄生的道理，认为"动"能够消化食物，流通血脉，"流水不腐，户枢不蠹"，所以健康长寿。在此基础上，他编创了著名的"五禽戏"，是模仿虎、鹿、熊、猿、鸟五种动物动作的健身体操，方法简便，行之有效。

四、陶弘景："调神养形"

南朝的著名摄生家陶弘景，精于医学，通晓佛、道，所著《养性延命录》一书，为现存最早的摄生学专著，其中收集了先秦及两汉时期的摄生文献，也反映了陶弘景的摄生学思想。书中论述的摄生法则甚多，大致有：顺四时、调情志、动诸节、调气息、节饮食、宜小劳、慎房事等，其中"调神养形"是其主导思想。陶弘景亦为 80 高寿之长者。

五、孙思邈："养性摄生"

唐代大医学家、摄生家孙思邈，有巨著《千金要方》、《千金翼方》存世，另著有《摄养枕中方》等摄生专著。其摄生术采用综合调理的方法，诸如食疗食养、房中补益（性生活对健康的促进作用）、调神动形、推拿按摩等，内容极其丰富。而其中食疗食养的论述，是我国药膳、食疗学的奠基之作。他说："安身之本，必资于食"，"不知食宜者，不足以存生也"。《千金要方》中记载食养、食疗食物 154 种，分谷米、蔬菜、果实、鸟兽四类，多为日常食品。这些摄生方法的使用，建立在"养性"（调摄情志，未病先防）学说的基础上。孙思邈高龄至 101 岁。

六、李东垣："调理脾胃"

金元四大家中"补土派"的李东垣，特别强调维护脾胃功能，认为脾胃运化功能正常是延年益寿的基础，他认为："元气之充足，皆由脾胃之气无所伤，而后能滋养元气"（《脾胃论·脾胃虚实传变论》）。即他认为调养脾胃之气，维护后天之本，是防病抗衰、延年益寿的一条重要原则。他调养脾胃的方法有三类：一是调节饮食滋养脾胃；二是调摄情志疏通脾胃；三是防病治病保护脾胃。该理论为摄生学，尤其是为老年摄生奠定了基础。李东垣的年寿为 71 岁。

七、朱丹溪："养护阴气"

朱丹溪对人体健康状态有一个著名的理论——"阳常有余，阴常不足"，在摄生上特别强调保护阴精，认为阴气"难成而易亏"，尤其对性生活损伤阴气的现象一再告诫，并著《色欲箴》以戒众人。具体措施为：强调顺四时以调养神气，饮食清淡以免升火助湿，节欲保精以息相火欲念。朱丹溪寿至 77 岁。

八、李时珍："耐劳增年"

明代李时珍不仅以《本草纲目》而闻名，而且对摄生术的综合运用甚有心得，论述药饵和食养的内容极为丰富，收集了很多食疗方法。李时珍主张老年人应培补元气，调理脾胃，用温补之剂延年益寿。他自己身体力行的健身术则是"耐劳增年"，不辞劳苦，跋山涉水，一方面寻求医药资料，一方面也强健了体格。寿至 75 岁。

九、张景岳："阴阳互根"

明代医学家张景岳认为，阳气、阴精的根本在肾，补益方剂，流传至今。此外，他还提出了"中年修理"预防老年病，具有积极的意义。张氏主张摄生必须强肾，阴阳兼顾，创立了一批阴阳互动的（重视中年人的摄生保健）的理论，对于防止早衰，预防老年病，具有积极的意义。年寿 77 岁。

第二节　当代名老中医经验

一、方和谦

【名家简介】

方和谦，1923 年出生于山东烟台莱州，12 岁开始随父习医，19 岁即考取中医师资格，继而悬壶京城。20 世纪 50 年代，他先后任职于北京市卫生局中医科及北京中医医院，并于 1968 年调到北京朝阳医院中医科任主任医师、教授。2009 年被授予"国医大师"称号。

方老医术精湛，医德高尚，从医 60 余年，临床疗效卓著。擅长治多种疑难杂症，对呼吸系统、心脑血管及肝胆系统疾病的治疗有独到之处，尤其是呼吸系统疾病，方老可谓独步天下，这从他在"非典"突袭我国时立下的汗马功劳可见一斑。

【名家经验】

1.方老在他 60 余年的中医生涯中，总结了不少椿根皮的治病经验，其中主要有以下几点：

（1）将椿根皮炒黑后，治疗妇女体虚引起的月经过多及产后出血不止，效果极好。

（2）椿根皮有收敛的作用，经过蜜制后，治疗久泻久痢疗效显著。

（3）患有慢性痢疾或结肠炎的病人，症见腹痛绵绵，大便每日数次，质稀而黏，或有脓血便者，可用椿根皮与香砂六君子汤合用，见效颇快。

（4）椿根皮药性寒味苦，脾胃虚寒者应慎用。

2.方和谦教授善用"和法"治病疗疾，总结多年临床经验，提出了"和为扶正、解为散邪"的精辟见解，其独创的"和肝汤"是治疗肝郁血虚、脾不健运的代表方剂。与此同时，他还以补气血重在补脾、滋阴阳重在益肾为原则，自拟"滋补汤"，作为补虚扶正的基本方剂。

（1）和肝汤。

组成：当归10克，白芍10克，党参10克，柴胡10克，茯苓12克，香附10克，白术10克，苏梗6克，大枣4枚，薄荷（后下）5克，炙甘草6克，生姜3片。

用法：水煎服，每日1剂。

"和肝汤"是方老积多年临床经验，师承《伤寒论》小柴胡汤和解之法所拟的方子。本方的应用范围极广，方老曾用于治疗肝胆系统疾病、脾胃系统疾病、心脏系统疾病、泌尿系统疾病、神经系统疾病等，均取得了较理想的效果。当然，这些病的病机必须是由于各种原因导致的肝血不足、肝气不柔、肝气郁滞、疏泄不利、脾不健运、水湿内停或筋脉失养、经络阻滞不畅，除此无效。

（2）滋补汤。

组成：党参9克，白术9克，茯苓9克，炙甘草5克，熟地黄9克，白芍9克，当归9克，官桂5克，陈皮9克，木香5克，大枣4枚。

用法：水煎服，每日1剂。

在《金匮要略·血痹虚劳篇》补法九方的基础上，方老自拟"滋补汤"作为补虚扶正的基本方剂。在本方中，用四君子汤之党参、茯苓、白术、炙甘草补脾益气，培后天之本；四物汤之当归、熟地、白芍滋阴补肾、养血和肝，固先天之本；另外，佐官桂、陈皮、木香、大枣温补调气、纳气归元，使其既有四君四物之气血双补之功，又有温纳疏利之力，使全方补而不滞，滋而不腻，补气养血，调和阴阳。不管临床表现如何，只要是气血不足、五脏虚损，均可灵活加减使用。

二、王玉川

【名家简介】

王玉川，男，汉族，1923年9月出生，江苏奉贤（今属上海市）人，北京中医药大学主任医师、教授，《黄帝内经》和中医基础理论专家。他是中医界最早研究《黄帝内经》理论体系、学术内涵的中医学家。他主要的研究领域为阴阳学说的演变、气血循环理论、五行学说、运气学说以及河图洛书等，有《黄帝内经素问译释》、《内经讲义》、《中医养生学》等专著，发表学术论文30余篇。

王玉川为人淡泊、低调、生性高洁。他名下的79级硕士研究生陶广正教授，得知恩师被评为"国医大师"后，欣然提笔："为人淡泊，不慕虚名。师出名门，有真才实学。学富五车，而无头角夸诞。虽非博导，而众多博导皆曾受教；未登讲堂，而授课讲稿竟出其手。著述不多，却不乏真知灼见；临床虽少，却每能一丝不苟。审查论文，从不敷衍；撰写书评，必中肯綮。尊为国医大师，谁敢谓曰不然！"

【名家经验】

脑力劳动者是亚健康的高危人群，据一项调查显示，近90%的脑力劳动者处于不同程度的亚健康状态。这是因为，大脑是人体最为精密的"仪器"，脑力劳动者长期承受单一姿势的静力性劳动，使肌肉处于持续紧张的状态，易致气血凝滞，脑供血不足，从而诱发各种疾病。对此，王玉川教授提出了以"健脑强骨，动静结合，协调身心"为核心的脑力劳动者的保健原则，对于脑力劳动者保持身心健康具有重要的指导意义。王氏健脑三原则：健脑强骨，动静结合，协调身心。具体方法如下：

1.学会科学用脑

勤奋工作，积极创造，可以刺激脑细胞再生，恢复大脑活力，是延缓人体衰老的方法。然而，大脑不能过度使用，一般连续工作时间不应超过2小时；在眼睛感到疲乏时，应该停下来闭目默想，然后眺望远景，做深呼吸数十次；另外，连续用脑时，还应注意更换工作内容，如高度抽象思维之后，可替换读外语、听录音、看图像，以利于左右脑活动的平衡。

2.利用营养调配补脑

脑组织由脂质、糖蛋白、钙、磷等物质构成，大脑在活动时还需要多种物质参与代谢，因此脑力劳动者除每日摄取必要热量外，还必须补充某些特殊营养物质，如此才能保证大脑正常工作。

（1）钙和磷。钙和磷是神经细胞不可缺少的元素，缺少时将导致神经过敏、失眠、焦躁和痉挛。

（2）镁。镁是保持良好记忆所必需的元素。含镁元素的食物有坚果仁、奶、蛋、鲜鱼、动物内脏及海产品等。

（3）谷氨酸。谷氨酸又称"智慧酸"，为大脑思维功能所必需，鲜奶、鲜蓐、鲜肝、味精及其他鲜味食品中都含有这种物质。

（4）B族维生素。B族维生素，包括维生素B_1、维生素B_6、维生素B_{12}等，存在于叶菜、粗粮、麦胚、豆类、酸奶、啤酒中，多吃有助于脑物质能量代谢，增加脑力。

3.运动按摩保健法

脑力劳动者通过运动和按摩可以达到舒筋活络、调畅气机的目的，从而防止各种骨关节病、心脏病、脑病的发生。

（1）运动保健。跑步有助于改善血液循环状态和内脏功能，从而保证大脑充足的血氧供应。另外，乒乓球、网球等球类运动可以提高大脑信息传导、反馈的速度，从而增强大脑反应的敏捷性。

(2) 脑部按摩。头顶按摩，即以两手搓头皮，从前发际到后发际做梳头动作。头侧按摩，用两手拇指按住太阳穴，其余四指从头两侧由上至下做直线按摩。再按揉太阳穴，顺时针与逆时针方向各数次，浴面摩眼。两手搓热后，从上至下，从内至外摩面数次，然后做眼部保健操，此法用于工作后大脑疲劳时。

三、王绵之

【名家简介】

王绵之，北京中医药大学终身教授，现代中医方剂学创始人。1923年出生于江苏省南通市一个中医世家，15岁开始随父识药辨病、出诊理证，研读中医典籍，19岁正式悬壶乡里。1955年，考入江苏省中医进修学校（南京中医药大学前身），培训一年，后留校任教。1957年，调入北京中医学院工作，担任方剂教研室主任。2009年6月被授予首届"国医大师"称号。7月8日，因病医治无效，在北京去世。

王绵之教授从事中医工作60余年，在长期的教学与科研实践中，中医方剂学在他手中逐步成熟，成为一门独立学科。方剂学科的建立，联系了中医基础和临床，沟通了中医和中药，衔接了传统中医和现代科学方法，为培养中医药人才开创了一条新途径。在辨证施治上，他善于兼融西医学说，特别注重患者的社会性和寓防于治，曾治愈脑干肿瘤、小脑肿瘤、垂体瘤、格林巴利综合征、Ⅰ型糖尿病、先天性免疫功能低下等多种疑难病症，深受患者信赖。

【名家经验】

每天保持愉悦的心情，是王绵之教授长寿的秘诀，与此同时，和其他国医大师一样，他也有一些摄生方法。

(1) 吃东西不"忌讳"。王绵之教授认为，只要在身体健康的情况下，吃东西不应该有什么过分的禁忌，而是应该每种食物都吃一些，这样营养才能均衡。

(2) 吃冰激凌多在嘴里含一会儿。王绵之教授从小爱吃甜食，进入老年之后，他居然喜欢上了冰激凌，而且还吃得很有讲究。在吃冰激凌的时候，他喜欢在嘴里多含一会儿。他说，这样下去就会使温度升高，对身体没有什么坏的影响。

(3) 冬虫夏草每天半克。在平时饮食中，王老会吃些虫草来保持身体健康，分量很少，每天只需要半克，研成粉末，放入牛奶中溶化后服用即可。他说："这种在于持之以恒，你拿十天的量搁在一天吃了，浪费，身体还造病，对身体没好处。"

(4) 腹式呼吸、吐故纳新。在王教授眼中，真正对身体起到根本性作用的除了健康向上、从容不迫的心态，还有就是注意锻炼。在练功的时候，他强调脑子里要空、要静，呼吸调匀、心率放慢，全身放松、集中意念。另外，他还有一个小窍门，那就是使用腹式呼吸，方法很简单：向外呼气时瘪肚子，向内吸气时鼓肚子，按照正常的呼吸频率即可。他说，这样可以将身体里的废气呼出去，然后再将新鲜的空气吸入体内，起到吐故纳新的作用。

四、任继学

【名家简介】

任继学，1926年1月出生于吉林省扶余县（现名三岔河），15岁从师吉林名医宋景峰先生，学成后投身革命，救治伤员。新中国成立之后，他先后在吉林省中医进修学校（长春中医药大学前身）、北京中医学院（北京中医药大学）举办的教学研究班进修学习，并于1960年毕业。现任长春中医药大学终身教授。

从医60余年，任老在学术上不断创新，先后提出了内科杂病伏邪理论；脑出血从瘀论治；《内经》道学内涵、象学内涵；真心痛清解化瘀，兼调肝肾证治理论；脏器脏真病机、权变法等多种中医理论体系，以及薄厥、心包络病、肺胀、胆胀等27种常见病症的证治体系。同时，还完成了新学科中医急诊学的体系构建和急症医疗中心、心脑急症专科专病的建设工作。由于成绩突出，任老先后获得10余项国家级奖励，在2004年被国家授予白求恩奖章，并于2009年荣获"国医大师"称号。

【名家经验】

现代人对摄生保健越来越重视，即使在冬季也有很多人积极进行体育锻炼。当然，这是好事，但值得注意的是，冬季健身一定要按照科学的方法，否则有可能出现适得其反的情况。关于冬季健身，任继学教授根据中医学理论，提出了以下几点要求：

（1）以室内运动为主，偶尔出门让严寒沐浴脸庞。任老认为，冬天还是以室内运动为主，但也不妨偶尔到室外走动走动，让新鲜空气把肺中混浊之气排挤出去，并且让脸庞沐浴在冬天的严寒中也有益无害。他说："五脏精华之血，六腑清阳之气皆诸于面。所以你看，一接触血脉呀、腠理呀，毛窍都收缩起来。我让你在里头收敛起来，来抵抗寒气，你外边冷，里边是热的，所以它不受伤。"

（2）室外运动，等太阳露头再出门。任老指出，冬三月是闭藏的季节，水冻地坼，无扰乎阳，人在冬天的时候阳气内收，阴气在外，所以这个季节早卧晚起，太阳不出来不要出门。

（3）冬天运动，尽量不要出汗。任老认为，在冬天只要一出汗就会伤阳，就会伤心。这是因为，汗是心之液，出汗就把阳气伤了，机体抵抗力就低下了，这在冬天是违背摄生规律的。所以，冬天室外运动，不能跑，不能跳，最好太阳出来慢慢走，慢慢溜达。

五、朱良春

【名家简介】

朱良春，1917 年出生于江苏镇江，18 岁跟随孟河马派传人马惠卿先生学医，次年考入苏州国医专科学校，抗战开始后转学到上海中国医学院，师承章次公先生，深得真传。现任南通市中医院首席技术顾问、主任中医师、南京中医药大学教授。2009 年获"国医大师"称号。

朱老从医 70 余年，是全国著名中医内科学家，对中医事业投入了毕生精力。1992 年，他在南通成立了"南通良春中医药临床研究所"。2006 年，在近 90 岁高龄时又成立了"南通良春风湿病医院"。朱老治学严谨，医术精湛，最早提出了"先发制病"的论点，大大提高了疑难病的疗效。另外，朱老还对虫类药进行了悉心研究，创制了"益肾蠲痹丸"，使类风湿关节炎的治疗获得突破性的进展。除此，朱教授还创制了"复肝丸"、"仙橘汤"、"痛风冲剂"、"金龙胶囊"等新药，对慢性肝炎、结肠炎、痛风、癌症等疗效显著。朱老用药灵巧，思考缜密，药量轻重、药味多少，皆以病情为定，体现了其辨证论治与辨病论治结合的思想。

【名家经验】

朱良春摄生哲学：动可延年，乐则长寿。

首先，要适度运动。俗话说"要活就要动"，运动可以促进血液循环，加强体力，提高抗病防御力。同时，运动还会让浑身发热、出汗，促进新陈代谢，对摄生有很大的好处。但需要注意的是，运动一定要适度，不可超量。朱老每天生活节奏比较紧凑，没有时间去练气功、打太极拳，为了保持适度的运动量，他坚持每天骑自行车上下班，有时候外出活动也骑，他说这是一种不占时间的锻炼方法。后来，由于客观条件不具备了，朱老又开始每天早晨或晚上做 5~10 分钟四肢活动的自由操，即左右摆动四肢，用手指梳头发，然后两手擦面部、按摩耳翼，左右缓慢转动头颈，这样能使头目清爽、两腿轻健，减少面部皱纹，控制颈椎病。

其次，要有乐观的生活态度。古人有句卫生歌，是这样说的："世人欲知卫生道，喜乐有常嗔怒少，心诚意正思虑除，顺理修身去烦恼。"朱老说，人是处在矛盾之中的，不顺心的事经常遇到，但他从不懊恼、耿耿于怀，对名利之争一笑了之，泰然自若，真正做到《黄帝内经》中所说的"恬淡虚无，真气从之"。

除此之外，朱老的摄生秘诀还包括以下几个方面：

（1）少睡多用脑，健脑抗衰老。美国心脏病专家研究发现，每天晚上睡 10 小时的人比睡 7 小时的人，因心脏病死亡的比例高一倍，因中风而死亡的比例则高出 35 倍。长期以来，朱老每天只睡六七个小时。他认为，睡得太多，人的精力易于懒散。而关于失眠，朱老说："失眠时不要急躁，全身放松，听之任之，恍恍惚惚，也可起到一定的睡眠效果。"另外，他还长期坚持"每日必有一得"的习惯，如果哪天没有什么新的见闻或心得体会，晚上就无法入睡，常常要翻阅书报、杂志，有了新的所得便能醋然入睡。他先后写了6部书、140多篇医学论文，绝大多数都是挤时间写的。

（2）食补摄生，益寿延年。"药补不如食补"，朱老说他从不吃补品，只吃一种自制的食物，一吃就是50年。有一次，他接受于丹的电视专访，公开了他的食疗方：用半斤黄芪煮水，除去药渣后，加薏苡仁、绿豆、扁豆熬煮，熟了之后放入冰箱冷藏。每天早晚取出少量，用微波炉加热后食用，不仅有营养，而且可以预防疾病，特别能降血脂、预防肿瘤。方子的成本低，普通百姓都可以接受。

（3）生活有规律。朱老指出，白天是阳，晚上是阴，古人日出而作，日落而息，符合阴阳之道；现代人则有的晨昏颠倒，晚上两三点钟才睡，第二天早上不知几点起来，这样就把生理规律打乱了，容易生病。

（4）注意饮食。朱老平时吃得就比较清淡，而且每次都吃七成饱，以素食为主，适当吃点鱼和瘦肉。他的经验就是，不要暴饮暴食。关于抽烟喝酒的习惯，他认为，烟一定不要抽，酒可以少喝，但一定不能贪杯，现在发现很多肿瘤，如肝癌、消化道肿瘤都和喝酒有关系。

六、何任

【名家简介】

何任，1921年出生于浙江杭州，父亲何公旦为江南名医，从小培养了他对中医的兴趣，后入上海新中国医学院学习，于1941毕业。当时，江浙一带疾病流行，各种急性传染病随处可见，年轻的何任沉着应诊，使许多危重病人转危为安。1947年，他在杭州开设了杭州中国医学函授社。新中国成立后，他潜心中医教育事业，历任浙江省中医进修学校校长、浙江中医学院院长等职，现为浙江中医药大学终身教授、主任医师，桃李满天下。

何老行医60余年，对张仲景学说研究造诣精深，被誉为"中国研究《金匮要略》第一人"，著有《金匮要略新解》等多部专著。在临床治疗上，何老擅长内科、妇科、肿瘤方面的疑难症，遇重大病症，常以"经方"取效；遇杂病、疑难症，则"经方"、历代各家方选而用之。治疗肿瘤采用扶正祛邪法，并探索出"不断扶正，适时祛邪，随证治之"的治疗原则。妇科宗陈素庵、傅山，以健理法治经、带，以调奇经法治崩漏。诊治时病则善用江南学派法则，以轻清渗解。

【名家经验】

1.何老认为，对于原发性痛经（实证），中药治疗效果不是很明显，但是，对于继发性痛经（虚证），中药治愈率就会很高。在临床治疗上，他一般采用《金匮要略》中所载的当归芍药散为基本方，视其寒、热、虚、实辨证加减。

组成：当归9克、芍药18克、茯苓12克、白术12克、泽泻12克、川芎9克。

用法：上六味，杵为散。每服6克，温酒送下，一日三次。

加减：虚者加黄芪、川断，实者加木香、川楝子、川芎，寒者加木香、小茴、苏梗，热者加丹皮，白芍易赤芍，血淤者加蒲黄、五灵脂。

另外，对于血淤明显而喜热的痛经患者，何老多用少腹逐淤汤。对于比较轻的痛经，或因学习工作服煎剂不方便的患者，何老建议冲服益母膏止痛。

2.结合各类中医衰老理念，何任教授提出了中医抗衰老的新观点：精神上要有修养，身体上要阴阳调和，生活上要适应自然规律，饮食上有所节制，锻炼休息应有常规，不过分疲劳，这样，精神和形体就会健旺，就能"尽终其天年，度百岁乃去"。与此同时，他还为大家推荐了几种常用的中医抗衰老方剂，通过对身体气血的调和，以及肾阳的补充，来达到延缓衰老的目的。

（1）扶桑至宝丹。

组成：桑叶500克、巨胜子120克、白蜜500克。

做法：炼蜜为丸，如梧桐子大。

用法：每服100丸，一日2次，白开水送下。

功效：驻容颜、乌须发、祛病延年，服至半年以后，精力能生，诸病不作；久服不已，自登上寿。老人服之，步健眼明，又能消痰生津、补髓填精。

（2）枸杞子酒。

组成：枸杞子200克，白烧酒500克。

做法：枸杞子洗净，剪碎，放入瓶中，再加入白烧酒，加盖密封，置阴凉干燥处，每日摇动1次，1周后即可饮用。边饮边添加白酒。

用法：根据酒量，晚餐前或临睡前饮用，通常每次服10~20克，不得过量。

功效：促进肝细胞新生，抗动脉硬化、降低胆固醇、降血糖等。长期服用可补虚延年。

（3）唐郑相国方。

组成：破故纸300克，胡桃肉600克。

做法：将破故纸酒蒸为末，胡桃肉去皮捣烂，蜜调如饴。

用法：每天早晨酒服一大匙，不能饮酒者，以熟水调服。忌芸菜、羊肉。

功效:补肾肺，治虚寒喘嗽、腰腿酸痛。

（4）七宝美髯丹。

组成：何首乌、白首乌（米泔水浸三四日，去皮切片，用黑豆 2 升同蒸至豆熟，取出去豆，晒干，换豆再蒸，如此 9 次，晒干）各 500 克，赤、白茯苓（去皮，研末，以母乳拌匀晒干）各 500 克，牛膝（酒浸 1 日，同何首乌第 7 次蒸至第 9 次，晒干）250 克，当归（酒浸，晒干）240 克，枸杞（酒浸，晒干）240 克，菟丝子（酒浸生芽，研烂，晒干）240 克，补骨脂（以黑芝麻拌炒）120 克。

做法：上药石臼捣为末，炼蜜和丸，如梧桐子大。

用法：每服 9 克，盐汤或温酒送下。

功效：治肝肾阴亏、气血不足而致的须发早白、牙齿动摇、遗精崩带、筋骨无力等，以滋养气血，血足则须发柔美，故有"美髯"之名。

七、张琪

【名家简介】

张琪，黑龙江省中医研究院主任医师、博士研究生导师、教授。1922 年出生于河北省乐亭县，受曾祖父的影响，从小对中医感兴趣，先后毕业于哈尔滨汉医讲习所、哈尔滨中医进修学校。1956 年起任职于黑龙江省祖国医药研究所（黑龙江省中医研究院前身）从事医疗、科研工作，如今已有 87 岁高龄，仍然坚持出诊。

从事中医工作 60 多年来，张老精于仲景学说，对金元四大家、明清各家学派及叶氏温病学术理论皆有高深造诣。在临床上，擅治多种疑难杂症，对治肾病、心病、糖尿病、肝病、神志病、风湿病、血液病及温热病、肺系疾病等，均有丰富经验。其中，对急慢性肾小球肾炎、肾病综合征、慢性肾盂肾炎、慢性肾功能衰竭等治疗研究有较深造诣，为黑龙江省中医肾病重点学科带头人。

【名家经验】

1.经过长期的临床观察，张琪教授提出了肾虚是早衰的基本病理基础的观点。他认为："肾虚与衰老密切相关，肾为人体先天之本，内寓元阴元阳，藏先天之精，为生命的物质基础。"肾气在人体发育过程中起着重要作用。人体在生、长、壮、老的生命过程中，必将不断消耗能量而伤及肾气，进入老年阶段出现身体自衰。如果肾气消耗过快，与一般人相比，就会过早衰老。由此可见，杜绝早衰，补肾是极为重要的。

2.张教授认为，中老年人之所以慢性前列腺炎发病率高，是因为人至中老年以后，就会造成肾气匮乏、肾元亏虚，从而没有力气将毒邪驱出体内，导致气滞、血淤、湿热、痰浊交互为患，使病情迁延，反复不愈。以此理念为基础，张教授在前列腺炎的治疗上注意扶正与祛淤并重，临床常用薏苡附子败酱散加减。组成：附子 15 克，薏苡仁 30 克，败酱草 50 克，蒲公英 30 克，金银花 25 克，竹叶 15 克，瞿麦 15 克，熟地黄 20 克，山茱萸 15 克，山药 15 克，川楝子 15 克，橘核 15 克，茴香 15 克，鹿角霜

20克，芦巴子15克，芡实15克，金樱子20克，丹参15克，桃仁15克，赤芍20克，甘草15克。用法：水煎每日1剂，早晚温服。

3.张琪教授对肾小球肾炎的治疗有独特的见解，他认为肾小球肾炎最初多是由气虚阳虚引起，时间一长就会转而伤阴，阳损及阴形成气阴两伤。因此，在治疗上，顾及气虚的同时，还要顾及阴虚。张教授常以清心莲子饮治疗本病，收效显著。组成：黄芪50克，党参20克，地骨皮20克，麦门冬20克，茯苓15克，柴胡15克，黄芩15克，车前子20克，石莲子15克，白花蛇舌草30克，益母草30克，甘草15克。用法：水煎服，每日服2次。

张教授指出，本方是清补兼施之剂。方中党参、黄芪、甘草补气健脾，助气化以治气虚不摄之蛋白尿；但气虚夹热，故用地骨皮退肝肾之虚热；黄芩、麦门冬、石莲子清心肺之热；茯苓、车前子利湿；益母草活血利水，因慢性肾小球肾炎多兼血瘀之证；白花蛇舌草清热解毒。诸药合用具有益气固摄、清热利湿解毒的功效。

另外，张教授还指出，本方虽然治疗气阴两虚，在方中黄芪、党参，用量较重（30~50克），在辨证时较适合以气虚为主的患者。本方服用一段时间后，有的患者出现咽干口干、纳食减少、舌尖红，显露伤阴之象，此时可加滋阴清热之品，减少参芪补气用量，否则坚持原方不变，就会出现阴虚症状加重，尿蛋白再次增加的状况。伴有血尿者，可加入二蓟、藕节、蒲黄等。

4.张琪教授可谓深谙摄生之道。多年来，他始终坚持用中医理论指导日常生活，因此，虽然已近90岁高龄，仍然鹤发童颜、心康体健。关于他的摄生秘诀具体有以下几点：

（1）调节情志。中医认为百病源于"七情六欲"，即人的健康与精神面貌息息相关。张老最爱听京剧、音乐、看电影和好看的文娱节目，累的时候，听一段京剧、看一段电视剧，立刻神清气爽，精力倍增。

（2）食饮有节。中医讲求"食饮有节"，张老解释"节"有两个含义，一是不过量，二是不嗜膏粱厚味，即鱼、肉等高脂肪、高蛋白的东西，尤其是老年人更应该注意。另外，他还主张膳食均衡，"想吃什么就吃什么"，因为"想吃"就是身体需要这种营养。

（3）饮茶有讲究。张老饮茶很讲究，他平时喝的都是清茶，用的是陶砂茶具，小巧玲珑，很适合品茶。他说，茶可以促进消化、清脑明目、利尿，能帮助清除体内有害物质，有利于身心健康。

（4）身体和大脑都要"运动"。张老认为，所谓"生命在于运动"，应该包括体力和脑力两个方面。张老天天坚持晨练，过去练"三浴功"，现在跳老年迪斯科。他每天伴随着节奏明快的音乐，一跳就是 1 小时，运动后，张老能吃能睡。

八、张镜人

【名家简介】

张镜人，1923 年出生于上海，家族世代行医，从小便接触医学，1941 年起随父侍诊，有时代父应诊，晚上则由父亲督课。在父亲的指导下，他边临床，边读书，进步很快。1946 年，经国家考试院中医师特种考试合格，开始独立应诊。新中国成立后，他积极投身新上海的公共医疗事业，并贡献了自己毕生的心血，被誉为"沪上中医第一人"。2009 年 6 月 14 日，国医大师表彰大会前夕，张老在上海华东医院病逝，享年86 岁。

张老行医 60 余年，积累了丰富的临床经验，对急性感染性疾病、慢性萎缩性胃炎、病毒性心肌炎后遗症、冠心病、慢性肾炎、慢性肾功能不全、系统性红斑狼疮等，均有深入研究，且疗效卓著。特别是对热病和脾胃病，有着深厚的造诣。治热病，他继承家学，熔伤寒与温病于一炉，主张祛邪为先，提倡"表"与"透"；疗杂病，多从脾胃入手，崇东垣、景岳之说，临床强调"宏观以辨证，微观以借鉴"。

【名家经验】

张镜人老人 86 岁去世，也许与其他国医大师相比，张老的年纪不算高寿。但在去世之前，他曾闯过多次大病的险关。其中，最严重的一次是 1991 年的胃部肿瘤手术，切除了胃的五分之四；2003 年的一次肠粘连肠梗阻，上下不通，有生命危险。张老每次手术后，不仅服用自己开的处方，还结合自己的身体状况，自创了一套健身操加以锻炼。因为他知道，生命在于运动，只要"动而适度"，就能使经脉气血流通畅顺，对摄生很有帮助。

张老这套操虽然只有简单的八节运动，但从上至下，举手投足，熊经鸥顾，能运动全身各部关节。张老说，他每天 7 点钟起床后坚持做这套摄生操，使自己受益很大。具体方法如下：

第一节，按摩洗脸。即所谓的"干浴面"，用手指及手掌摩洗脸部，特别是鼻翼两旁的迎香、眉梁，以及双脸颊。

第二节，叩齿吞津。有规律地上下叩击牙齿，将蓄积的唾液咽下，叩齿能坚固牙齿，吞津能滋养内脏。

第三节，运动眼球。远近上下左右多方位都要到位。

第四节，握拳振臂。双手握拳，左右臂轮换向上向后伸展扩胸，挥拳抡出时要有爆发力。

第五节，双臂弧圈圆抢。起势为双手撮指虚握，在脐前相对，然后将双臂悬肘沿着胸线缓缓上提，直达眉心，然后左右分开，展臂再回到起点，重点在于运臂提肩上移都要屏气运动。这一节动作有利于改善肩臂关节粘连，即伤科所谓的"五十肩"。

第六节，插手扭腰。要点是双手叉腰双脚合并，腰部摆浪抡圆，连同膝关节，幅度要大。

第七节，弯腰俯仰。要点是双脚并拢，前俯时弯腰，双臂下垂，指尖触地，后仰时双臂上举，上身尽量朝后仰，腰部尽量往前挺。

第八节，左右弹踢腿。要点是要有爆发力。

随着年龄的增长，有些运动不仅不能达到运动效果，反而会给老年人的健康带来危害。因此，老年人应避免在饱餐后 2 个小时内进行运动锻炼。

九、陈彤云

【名家简介】

陈彤云，1921 年生于北京，回族。北京中医医院皮肤科主任医师、硕士研究生导师。师从名医陈树人、哈锐川、秦伯未、任应秋、陈慎吾、宗维新、杨树谦等。为国家中医药管理局第三、四批指导老师。建有"陈彤云名老中医药专家传承工作室"。陈彤云从事中医皮外科临床、教学和科研 60 余年，对各种皮肤病的治疗及中医美容有独特的见解。她强调辨证论治，整体合一；重视胃气；巧用外治，改进剂型；健康为本，重视摄生。擅治神经性皮炎、黄褐斑、痤疮、慢性湿疹、银屑病、荨麻疹、带状疱疹及其他过敏性皮肤病等。此外，还应用现代科学技术成功研制了系列疗效型化妆品。其中，研制的中药"祛斑增白面膜"获北京市中医管理局科技成果一等奖。

【名家经验】

（1）心态平和，淡泊名利。陈彤云受佛家思想影响，慈善谦和、雍容文雅。尽管求医的患者很多，但无论工作多么劳累，她总是耐心友善地对待每一位患者；在家中喜欢养花侍草的她，总要在窗外定时摆放好猫粮，喂养着许多无家可归的"野猫"，用善待生命的博爱胸怀来颐养身心。她常说："我认为我只有 60 岁。""心不老，人就不会老。"陈老保持平静颐和、善良博爱的心态，是她摄生、驻颜的第一秘方。

（2）平衡调摄，远离厚味。陈彤云注意饮食的平衡调摄，但从不吃补药。她常说：日常的饮食，一定要坚持以五谷为主，五蔬、五果、五畜为辅，这在中医经典《黄帝内经》中就有记载。落实到三餐上，陈老是这样安排的：早餐是一杯牛奶泡燕麦片，一个包子或者小窝头，饭后再吃半个苹果。午餐相对丰富一些，但也是遵循五谷为主、蔬菜为辅的原则，并且让蔬菜尽量"好看"一点。她说："所谓好看，就是颜色多一点，中医讲五色养五脏，在选择蔬菜上，可以借鉴这一点。"晚餐以粥为主，陈姥姥经常尝试各种各样的粥。她特别强调饮食不要过饱，八分饱是最佳的状态。另外，在午

中医治未病旨要

餐和晚餐之后，陈姥姥都要吃一小盘凉拌芹菜，"生的芹菜一方面可以起到降压的作用，另一方面，其中含有大量粗纤维，还可刺激胃肠蠕动，促进排便。"

（3）起居有常，调顺气血。陈彤云常说，睡眠不足，不可能有好看的面色；生活没有规律，气血就不会调顺，就不会有好的身体。在日常生活中，她非常注意生活起居的规律，每天她总是 6 时左右起床，吃好早点喝好水，排净宿便，才走出家门去应诊。晚上看书、学习到 11 时，无论多忙从不熬夜。

（4）保持运动，持之以恒。"流水不腐，户枢不蠹"，陈老的另外一个摄生秘诀是运动。年轻时陈老喜欢游泳、打球。俗话说"人老腿先老"，走路是她 70 多岁以后选择的锻炼方式。为了保证运动量，她还专门买了记步器，每天检查是否达到了自己规定的运动量。每天晚饭后，她总是放下饭碗一边收看新闻联播，一边在走步机上快走。最让人佩服的也是让人最难学的，是陈老的持之以恒。每天走路 5000 步，听起来很简单，但长年坚持下来实属不易，而陈姥姥做到了。她做任何一件事情，吃饭的规律也好，生活的规律也好，锻炼的规律也好，总是持之以恒。要是晚上有事情，跟朋友聚会了，今天没有达到走路 5000 步的标准，回家的路上，她宁可早下几站车，也要补上。90 岁过后，陈姥姥根据身体状况，将 5000 步降到了 3000 步。她常说，运动不仅是锻炼身体，也是锻炼毅力，一个人连这点事都不能坚持，什么事情也不会做好。

十、周信有

【名家简介】

周信有，男，1921 年 2 月生，山东省牟平县人。中共党员。甘肃中医学院教授。早年从师习医。1941 年日本统治下的伪满政府实行汉医考试，应试合格，获得《汉医认许证》，取得中医资格。从事医、教、研 60 余年。20 世纪 40 年代悬壶于安东（今辽宁省丹东市）。50 年代曾先后任安东市中医师工会会长，安东市联合中医院院长，安东市第二人民医院中医科主任，市人大代表和市人民委员会委员。1960 年奉调北京中医学院（今北京中药大学）内经教研室任教。1970 年为了支援大西北医疗事业调到甘肃，从事医、教、研工作。1978 年甘肃中医学院成立，任该院内经教研室主任、教务处处长、教授等职。并任甘肃省中医学会名誉理事、仲景国医大学名誉教授、北京光明中医学院顾问、全国内经专业委员会顾问，甘肃省第五、六届政协委员等。是第一、二批全国继承名老中医药专家学术经验指导老师，享受政府特殊津贴。在临床科研上，研制推出中药新药"舒肝消积丸"和"心痹舒胶囊"，对治疗病毒性乙型肝炎、肝硬化和冠心病疗效显著。并已通过省级鉴定，作为国家级中药新药上报国家新药审批中心。出版著作有《内经类要》、《内经精义》、《决生死秘要》、《中医内科急症证治》、《老年保健》等。其中《内经精义》获甘肃省普通高等学校优秀教材一等奖；

《决生死秘要》一书后经台湾再版发行，对弘扬中医学和交流海峡两岸文化起到积极作用。所写学术论文近百篇，其中《慢性乙型肝炎辨治体会与舒肝消积丸的研制》科研成果学术论文获"第二届世界传统医学优秀成果大奖赛"国际优秀成果奖；《冠心病的辨治体会与心痹舒的研制》获《首届国际民族医药科技研讨会及展览会》论著一等奖。

【名家经验】

(1) 运动气血。生命在于运动，运动可以促进人体气血流通和促进人体的新陈代谢。人体的气血流通无阻，新陈代谢旺盛，就可以起到增强体质和防老抗衰的作用。因此，每个人在一生中一定要养成运动的习惯，特别是到了晚年。周老身体之所以如此硬郎，主要原因之一就是坚持运动的结果。

周老认为老人在整体运动的基础上，最好采取温和运动的形式，不多用爆发力，不采取对抗、顶撞的用劲特点，这样以太极拳的运动形式最好。根据运动要讲究整体运动的特点，并综合少林、武当武功风格之特长，并采取气功培养真气之要决，创立"螺旋运动健身法"。特别是老年人或体弱多病的人如能持之以恒，长久锻炼下去，对防病健身，却老延衰，当能收到意想不到的效果。

(2) 涵养精神。涵养精神，是指在日常生活中，要善于培养乐观情绪和豁达开朗的精神状态，即老有所乐。中医认为精神因素，情志失调是致病的主要因素。周老认为静坐是传统用来调摄精神，培养体内的元真之气，达到防病健身，延年益寿的好方法。周老在日常生活中，要求自己，始终保持乐观情绪和豁达开朗的精神状态。每遇到事情不顺心时，常用"五分钟静坐法"来调节失调心理，控制愤怒感情。每遇失眠时，也用此法来收敛精神，就能很快安然入睡。

(3) 调节饮食五味。周老在饮食方面提倡"六少六多"即"少烟多茶、少酒多水、少食多嚼、少盐多醋、少肉多菜，少糖多果。"

周老的饮酒习惯是每餐喜欢饮少量自己配的药酒，其法是一边吃饭，一边饮酒，这样既减少了酒对食道及胃黏膜的刺激，又可加速胃肠的蠕动。周老的摄生酒药味是淫羊藿、女贞子、何首乌、枸杞、生山楂，以高粱酒浸泡，每日中、晚餐各饮两小杯。周老认为饮这种药酒，既可起到防老抗衰的摄生保健作用，又可解决酒瘾问题，真是一举两得。这五味药中，淫羊藿、女贞子、何首乌、枸杞全系补肾之品，有补肾益精作用。

周老为了摄生保健，延缓衰老，还每日服自制的抗衰粉（主要成分为水蛭）5 克，装入胶囊，每日早晚分两次口服。

近几年来，周老夫人染病去世，周老因此精神懊恼，引起血脂偏高，血压偶有波

中医治未病旨要

动，于是他利用每周五个半天上门诊的时间，增饮自己配的药茶（平常我饮绿茶），即以决明子、淫羊藿、生山楂、葛根四味药，加茶叶、冰糖适量，以开水浸泡，当茶饮用，很快血脂下降，维持正常。

（4）起居有常，生活规律，老有所为。数十年来，周老坚持晨练，主要是练武术，每天早晨，选一空气清新的地方，把会的拳、剑、刀、鞭的套路系统练耍一遍，风雨不误，周老强健的身体素质是与晨练分不开的。另外周老还喜欢旅游，曾到过不少地方，对祖国大好河山，山川美景，倍感兴趣。在兰州，也常到五泉山、白塔山、徐家山、兴隆山等风景区，游山玩景，赏花野餐。周老认为人生苦短，盛年不再来，一日难再晨，及时宜自勉，岁月不待人，要颐养天年，及时享乐，度过幸福的晚年。周老这些兴趣与爱好，都与中医的摄生之道密切相关，对增进身心健康是大有好处的。

周老认为，老年人身体老化是自然规律，是无法抗拒的，但心理不能老化。老年人最怕心理老化，意志消沉，无所作为，精神空虚，无所寄托。因此周老认为，老有所为，这也是周老很重要的摄生方法之一。周老在临床、科研以及著书立说方面所取得的成就，多是在步入花甲之年以后。曾编写出版 9 部著作，发表文章近百篇。研制推出两种国家级中药新药：一是治疗乙型病毒性肝炎和肝硬化的中药新药"舒肝消积丸"；二是治疗冠心病和心绞痛的中药新药"心痹舒胶囊"。周老虽已 93 岁高龄，但仍在继续工作，做一些有益于人民的事情，除每天坚持应诊治病外，还肩负着培养后学的重任。周老认为，老有所为也是老年人最重要的防老抗衰的摄生之道。